心血管疾病
患者教育手册

主编◎刘锐锋 王佳丽 何虹佳

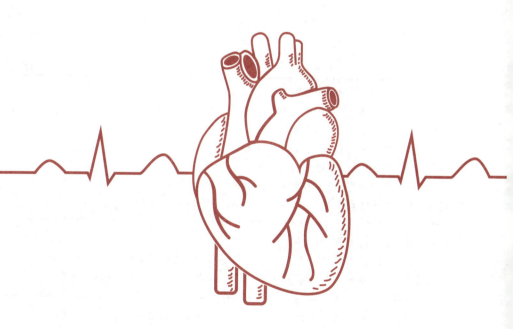

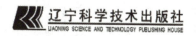
辽宁科学技术出版社
LIAONING SCIENCE AND TECHNOLOGY PUBLISHING HOUSE

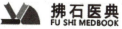
拂石医典
FU SHI MEDBOOK

内容简介

　　《心血管疾病患者教育手册》是一本专为心血管疾病患者及家属编写的实用指南，旨在帮助读者全面了解疾病知识、掌握科学管理方法。本书共十六章，系统涵盖了健康评估、疾病预防、自我管理、家庭医疗用品选择、心血管疾病基础知识、常见病症解析、检查手段、药物治疗及手术干预等内容。从基础的生命体征监测到复杂的疾病管理策略，手册结合医学理论与实际操作，提供低盐低脂饮食建议、体重控制技巧、急救技能等实用信息，并详细解读各类心血管疾病的临床表现与治疗方案。本书语言通俗，可帮助患者与医生有效沟通，提升健康素养，实现从被动治疗到主动管理的转变，最终达到改善生活质量、降低疾病风险的目标。

图书在版编目（CIP）数据

　　心血管疾病患者教育手册 / 刘锐锋，王佳丽，何虹佳主编 . -- 沈阳：辽宁科学技术出版社 , 2025. 6. -- ISBN 978-7-5591-4163-7

　　Ⅰ . R54-62

　　中国国家版本馆 CIP 数据核字第 20251TN611 号

出版发行：辽宁科学技术出版社

　　　　　北京拂石医典图书有限公司

地　　址：北京海淀区车公庄西路华通大厦 B 座 15 层

联系电话：010-88581828/024-23284376

E-mail：fushimedbook@163.com

印 刷 者：天津淘质印艺科技发展有限公司

经 销 者：各地新华书店

幅面尺寸：185mm×260mm

字　　数：500 千字

印　　张：20.5

出版时间：2025 年 6 月第 1 版

印刷时间：2025 年 6 月第 1 次印刷

责任编辑：陈　颖

责任校对：梁晓洁

封面设计：黄墨言

封面制作：黄墨言

版式设计：天地鹏博

责任印制：丁　艾

如有质量问题，请速与印务部联系

联系电话：010-88581828

定　　价：85.00 元

作者简介

刘锐锋　北京协和医院临床医学博士毕业，北京友谊医院心血管中心主治医师。对心血管内科常见及危重疾病有丰富的诊疗经验，长期从事冠心病介入治疗，具备丰富的独立手术经验，擅长处理复杂冠状动脉病变。现负责心脏重症监护病房的医疗工作，同时担任胸痛绿色通道组长。近年来积极参与心血管疾病的基础与临床研究，主持国家自然科学基金课题一项，发表 SCI 论文十余篇。

欢迎来信咨询就诊信息： fengziliu06@ccmu.edu.cn

王佳丽　北京协和医院医学博士毕业，北京友谊医院心血管中心主治医师。对心血管内科常见及危重疾病有丰富的诊疗经验，长期从事冠心病、高血压、心肌病、心律失常和心力衰竭等疾病的临床诊疗工作，擅长心律失常及心脏电生理与起搏、超声心动图诊断等。现负责心脏病区和门诊的医疗工作。近年来积极参与心血管疾病的基础与临床研究，参编参译著作多部，发表核心期刊及 SCI 论文十余篇。

欢迎来信咨询就诊信息： deepseastar02@163.com

何虹佳　首都医科大学护理学本科毕业，北京安贞医院介入诊疗中心护师。从事介入护理工作多年，在心血管内科急危重疾病及心律失常的护理方面具有丰富的临床经验。

欢迎来信咨询就诊信息： Jia996868@163.com

前言

心血管疾病是全球范围内威胁人类健康的"头号杀手"。随着生活方式的变化和人口老龄化的加剧，高血压、冠心病、心力衰竭等疾病的发病率逐年攀升，不仅给患者带来身心痛苦，也对社会医疗资源造成沉重负担。然而，许多心血管疾病的发生与发展，与患者对疾病认知不足、健康管理意识薄弱密切相关。在此背景下，《心血管疾病患者教育手册》应运而生。本书以"科学普及、主动预防、医患协同"为核心理念，致力于成为患者及家属的权威、实用、易操作的健康指南，助力每位读者成为自身健康的第一责任人。

心血管疾病具有病程长、并发症多、复发率高等特点，其防控需要患者长期参与。然而，在临床实践中我们发现，许多患者对疾病的理解停留在"按时服药"层面，忽视饮食、运动、心理等综合管理的重要性；部分家属因缺乏急救知识，面对突发状况时手足无措；更多人则陷入健康信息碎片化的困境，难以辨别真伪。基于此，我们系统梳理疾病知识，将复杂的医学理论转化为通俗易懂的实操建议，帮助读者构建完整的健康管理框架。全书共十六章，以"认知—预防—管理"为主线，逐层深入：第一至三章从健康评估切入，引导读者通过自我观察、数据记录、定期体检等方式全面了解身体状况，并详解健康饮食、科学运动、戒烟限酒等生活方式干预措施。第四至十三章按解剖结构与病理机制分类，系统解析高血压、动脉粥样硬化、心力衰竭、心律失常等常见病症的临床表现、危险因素及防治策略，特别针对易混淆概念（如心绞痛与心肌梗死）进行对比分析。第十四至十六章聚焦检查、药物与手术，解读心电图、冠脉造影等检查报告的关键指标，梳理常用药物的适应证与注意事项，并介绍介入治疗、搭桥手术等前沿技术，帮助患者理性面对治疗选择。

健康不是一场孤独的战役，而是医患携手、全家参与的持久战。本书的撰写并非为了替代专业诊疗，而是希望搭建一座桥梁——让医学知识走出诊室，融入日常生活。我们建议读者：

主动学习：结合自身病情精读相关章节，记录疑问并与主治医生充分沟通；

全家共读：心血管疾病的管理需要家庭支持，家属应共同掌握急救技能与护理要点；

持续实践：将书中的饮食计划、运动方案转化为生活习惯，定期评估改进。

最后，谨以希波克拉底誓言中的一句话与读者共勉："医学的艺术在于，有时去治愈，常常去帮助，总是去安慰。"愿这本手册不仅能传递知识，更能传递信心与希望，陪伴每一位读者走向更健康、更从容的人生。

编者

2025 年 4 月

目录

第一章　你健康吗?

如何总体评估健康?

健康不仅仅是没有疾病，而是身体、精神和社交方面的全面良好状态。简单来说，健康就是感觉好、心情好、生活好。

想知道自己是否健康? 试试这些方法:

1. 自我观察

通过日常观察身体的外在表现，可以发现一些潜在的健康问题。体重的突然增加或减少可能提示代谢异常、内分泌紊乱或其他健康问题，如甲状腺疾病或糖尿病。皮肤发黄可能提示肝脏问题（如黄疸），皮肤苍白可能是贫血的信号，而皮肤瘙痒或出现斑点可能与过敏、肾脏疾病或免疫系统异常有关。毛发干枯、脱落可能与营养不良或甲状腺功能异常相关，指甲出现凹陷、变色或条纹可能提示贫血、真菌感染或其他系统性疾病。此外，尿液颜色过深、泡沫增多可能提示脱水、肾脏问题或蛋白尿，但需结合饮水量和其他症状综合判断；大便颜色异常（如黑便或白陶土样便）可能提示消化道出血或胆道疾病。

2. 记录健康数据

生命体征如体温、血压和脉搏是重要的健康指标，正常体温一般在 36.1～37.2℃，长期偏离此范围可能提示感染或甲状腺功能异常；血压正常范围为收缩压 90～139mmHg，舒张压 60～89mmHg，血压长期偏高可能提示高血压，血压偏低可能导致头晕、乏力；脉搏正常为 60～100 次/分，过快可能提示心律失常或甲状腺功能亢进（甲亢），过慢可能与心脏传导异常有关。此外，记录饮食、运动和睡眠等生活习惯也很重要，应关注饮食结构是否均衡，运动量是否达标（每周至少 150 分钟中等强度有氧运动），以及睡眠的时间和质量是否正常，长期失眠或嗜睡可能提示心理压力或其他健康问题。

3. 简单自测

一些简单的自测方法可以帮助你初步评估身体状况，但需注意，这些方法仅供参考，不能替代专业检查。屏气测试是一种简单评估肺功能的方法，深吸一口气后屏住呼吸，记录能坚持的时间。正常成年人一般可以屏气 30 秒以上，若明显低于此时间，可能提示肺功能下降或心肺耐力不足。脉搏测量可以通过触摸手腕桡动脉或颈动脉，计数一分钟内的脉搏次数，观察是否有规律，若脉搏过快、过慢或不规则，可能提示心律失常。平衡测试则可以通过单脚站立、闭眼后保持平衡来评估，正常情况下成年人应能坚持 10 秒以上，若明显不足，可能提示平衡能力下降或神经系统问题。

4. 注意身体反应

头痛可能由疲劳或压力引起，但频繁或剧烈的头痛可能提示偏头痛、高血压或脑血管疾病；腹痛可能是消化不良导致的，但持续性或剧烈腹痛可能提示胃肠炎、胆囊炎或阑尾炎等问题；咳嗽若持续超过 3 周，可能提示慢性支气管炎、哮喘或肺部疾病；长期疲劳可能与睡眠不足或压力有关，但也可能提示贫血、甲状腺功能减退或慢性疾病。任何持续性或加重的不适症状都可能是身体发出的警告信号，应及时就医排查。

5. 定期体检

通过体检了解身体状况，做到早预防、早治疗。18～40 岁的健康成年人建议每 1～2 年进行一次全面体检，40 岁及以上的人群建议每年体检一次，尤其是有慢性病家族史或其他高危因素的人群。特殊情况下，如果患有慢性病（如糖尿病、高血压），应按照医生建议增加体检频率；若近期出现不适症状或有手术史、重大疾病史，则应及时进行体检。

6. 评估心理和社交健康

评估心理和社交健康是全面了解自身健康的重要组成部分，可以从多个方面进行观察。首先，关注自己的人际关系是否和谐，是否能够与家人、朋友、同事保持良好的沟通和互动，感受到支持和归属感。如果人际关系紧张或孤立感强烈，可能会对心理健康产生负面影响。其次，评估自己应对生活压力的能力，观察在面对工作、学习或生活中的挑战时，是否能够保持冷静、积极应对，还是容易感到焦虑、无助或情绪失控。长期的压力如果得不到有效缓解，可能会导致心理问题，如焦虑症或抑郁症。此外，留意自己的情绪状态，是否能够保持愉快的心情，感受到生活的满足感和幸福感，还是经常感到情绪低落、易怒或对日常活动失去兴趣。如果发现自己在人际关系、压力应对或情绪管理方面存在困难，建议及时与心理咨询师或专业人士沟通，寻求帮助，以维护心理和社交健康。

如果发现身体出现异常信号，及时就医是关键。如果在排除疾病后仍有以下症状，表明可能处于亚健康状态：

身体方面	心理方面	社交方面
持续紧张、焦虑，注意力难以集中。容易疲劳、精力下降、行动迟缓。体重减轻、体质虚弱、手脚冰凉。出汗多、口干、夜间出汗、腰背酸痛。反复口腔溃疡、食欲下降、消化不良。	感到孤独、自卑，情绪低落。对事物失去兴趣，生活欲望减少。入睡困难，多梦易醒。	焦虑不安，情绪不稳定。注意力难以集中，对事物失去兴趣。

如果你在生活中出现了这些症状，建议及时就医进行检查。

提升自己的健康素养

许多人在保护身体方面做得不够好，主要是因为缺乏健康知识和意识，以及存在一些不良的生活习惯。这些问题不仅影响身体健康，还可能导致心理压力增加和生活质量下降。

1. 摧毁健康的五大根源

（1）缺乏健康知识和意识

许多人没有充分认识到健康的重要性，缺乏对健康生活方式的基本了解。例如，不知道如何合理饮食、科学运动或保持心理健康，甚至对一些常见疾病的预防和早期症状缺乏认知。这种知识的缺乏可能导致忽视健康管理，直到身体出现明显问题时才予以重视。此外，部分人获取健康信息的渠道不够科学，容易受到网络谣言或不实信息的误导，进一步影响健康决策。因此，提升健康知识和意识是改善健康行为的第一步。

（2）不良的生活习惯

长期的不良生活习惯是健康的主要威胁之一。比如，熬夜会扰乱生物钟，导致免疫力下降和内分泌紊乱；吸烟和过度饮酒则会增加患心血管疾病、肝病和癌症的风险；久坐不动的生活方式会导致肥胖、代谢综合征和肌肉骨骼问题。此外，这些不良习惯还会加重心理压力，形成恶性循环。改变这些习惯需要从小事做起，比如规律作息、减少烟酒摄入、增加日常活动量等。

（3）工作压力大

现代社会的高压工作环境让许多人长期处于过度疲劳的状态，缺乏足够的休息和放松时间。高强度的工作不仅会导致身体疲劳，还可能引发心理问题，如焦虑、抑郁和职业倦怠。长期的压力还会影响免疫系统功能，增加患病风险。为了缓解工作压力，建议合理安排工作与生活，学会时间管理，并通过运动、冥想或培养兴趣爱好来释放压力。

（4）缺乏运动

快节奏的生活让许多人忽视了运动的重要性，久坐成为一种常见现象。适当的运动对身体健康至关重要，它不仅可以增强免疫力、改善心肺功能，还能帮助控制体重、缓解压力和提升心理健康。世界卫生组织建议成年人每周至少进行150分钟中等强度的有氧运动，但许多人难以坚持。为了克服这一问题，可以从简单的活动开始，比如每天步行30分钟或选择自己喜欢的运动项目，以增加运动的趣味性和可持续性。

（5）不合理的饮食

不良的饮食习惯是许多健康问题的根源。比如，暴饮暴食会增加胃肠负担，导致肥胖和代谢紊乱；偏食或挑食则可能导致营养不均衡，缺乏必要的维生素和矿物质；高盐、高糖、高脂饮食则会增加患高血压、糖尿病和心血管疾病的风险。为了改善饮食习惯，建议遵循均衡饮食原则，多摄入新鲜蔬果、优质蛋白和全谷物，减少加工食品和含糖饮料的摄入，同时注意饮食的规律性。

2. 提升健康意识和健康素养的五个妙招

（1）学习基础健康知识

了解健康的基本概念是提升健康素养的第一步。可以通过可信赖的渠道获取信息，比如世界卫生组织、国家卫生健康委员会等官方机构发布的资料，或阅读专业健康书籍和杂志。学习内容可以包括合理饮食、科学运动、心理健康管理以及常见疾病的预防和治疗等。通过掌握这些知识，可以帮助自己做出更科学的健康决策。

（2）了解自身健康状况

了解自身的健康状况是健康管理的基础。掌握家族病史、过敏史和慢性病风险等信息，可以帮助你更有针对性地预防疾病。此外，定期体检是早期发现潜在健康问题的重要手段。通过血液检查、影像学检查和其他专项检查，可以及时发现高血压、糖尿病、肿瘤等疾病的早期信号，从而采取有效的干预措施。

（3）关注身体变化

日常生活中，留意身体的细微变化有助于及时发现健康问题。例如，体重的突然变化可能提示代谢异常，皮肤、头发或指甲的变化可能反映营养状况或内分泌问题。如果出现持续的头痛、腹痛、咳嗽或疲劳等症状，应及时就医，避免延误病情。通过关注身体的信号，可以更好地保护自身健康。

（4）关注公共卫生和疾病预防

了解公共卫生知识和疾病预防措施是保护自身和他人健康的重要手段。例如，掌握疫苗接种的重要性、传染病的传播途径以及日常防护措施（如勤洗手、戴口罩）可以有效降低感染风险。此外，在面对健康决策时，学会分析各种方案的利弊，并咨询专业人士的意见，可以帮助你做出更科学的选择。

（5）拓展健康网络和培养自我调节能力

与他人分享健康经验和知识，可以帮助你建立一个支持性的健康网络。通过与家人、朋友或同事的互动，可以获得更多的健康建议和心理支持。此外，学会调节心理状态也是健康管理的重要部分。通过冥想、深呼吸、运动或培养兴趣爱好，可以有效缓解压力，提升心理韧性，从而保障身心健康。健康不仅是身体的无病状态，更是心理和社会适应能力的体现，全面提升健康素养需要从多方面入手。

获取健康知识的途径

官方健康机构网站：如世界卫生组织（WHO）和国家疾病控制与预防中心（CDC），提供值得信赖的健康信息。

咨询医生：家庭医生或专业医生能根据个人情况提供具体建议。

阅读健康书籍和杂志：选择经过审查的健康类书籍和杂志，或关注健康专家的博客和社交媒体账号。

推荐网站

科普中国：https://www.kepuchina.cn/health/yykx/

腾讯医典：http://baike.qq.com

丁香医生：http://dxy.com
医学微视：http://www.mvyxws.com
用药助手：http://drugs.dxy.cn

正确选择体检项目

定期体检是保持健康的重要措施，科学选择适合自己的体检项目，有助于及时发现潜在的健康问题，从而采取早期干预措施。体检不仅是疾病筛查的手段，也是评估整体健康状况的有效方法。体检的频率因年龄、健康状况和风险因素而异。18～40岁的健康成年人建议每1～2年进行一次全面体检；40岁以上的人群建议每年体检一次，尤其是有慢性病家族史者。此外，有特定健康问题的人群（如糖尿病、高血压患者），需根据医生建议增加专项检查的频率。

1. 体检项目有八类

（1）基础检查

基础检查是体检的起点，包括身高、体重、血压、体温、脉搏等基本生命体征。这些指标能够提供关于心血管健康、代谢状况和身体整体状态的线索。例如，通过体重和身高计算出的体重指数（BMI）可以评估是否存在肥胖、消瘦等问题，提示代谢性疾病的风险；血压是心血管健康的重要指标，血压持续偏高可能提示高血压，而血压偏低则可能导致头晕、乏力等症状；脉搏的异常（如过快、过慢或不规则）可能与心律失常或甲状腺功能异常相关。

（2）内科和外科检查

内科检查通过触诊、听诊和问诊来评估心、肺、腹部和神经系统的健康状况。例如，听诊心脏是否有杂音提示可能的瓣膜病变，触诊腹部是否有压痛或肿块可能提示肝脏、脾脏或消化道的异常。外科检查则包括对肛门、淋巴结、脊柱和四肢的检查，能够发现如痔疮、淋巴结肿大、脊柱侧弯等问题。此外，男性外科检查还可能包括睾丸和前列腺触诊，以筛查前列腺增生或肿瘤。

（3）眼科和耳鼻喉科检查

眼科检查不仅限于视力检测，还包括眼压测量和眼底检查。例如，眼底检查可以发现糖尿病视网膜病变、高血压性视网膜病变或青光眼等问题，而眼压测量有助于筛查青光眼等疾病。耳鼻喉科检查则包括对鼻腔、咽喉、耳部的全面检查，例如听力测试可以发现听力损失情况，鼻咽部检查可以早期发现鼻咽癌或慢性鼻炎。对于长期用眼或处于噪声环境中的人群，这些检查尤为重要。

（4）口腔科检查

口腔检查不仅关注牙齿健康，还包括对牙龈、舌头、口腔黏膜和唾液腺的检查。通过口腔检查，可以早期发现牙龈炎、口腔溃疡、舌癌等疾病。口腔健康与全身健康密切相关，例如牙周病可能与心血管疾病、糖尿病等系统性疾病的风险增加相关，因此定期检查口腔健康尤为重要。

（5）妇科检查

针对女性的专项检查包括宫颈涂片［液基薄层细胞学检测（TCT）］或人乳头瘤病毒（HPV）检测，用于筛查宫颈癌；乳腺检查（如乳腺B超或钼靶X线）则可以早期发现乳腺癌。此外，妇科检查还包括对子宫和卵巢的检查，能够发现如子宫肌瘤、卵巢囊肿等常见疾病。女性应根据年龄和病史定期进行妇科检查，尤其是有相关家族病史者。

（6）放射科检查

放射科检查包括胸部X线检查、腹部B超、计算机断层扫描（CT）或磁共振成像（MRI）等影像学检查。胸片可以筛查肺部感染、肺结节或肺癌，腹部B超可以发现肝囊肿、胆结石或肾结石，CT和MRI则适用于更详细的影像学检查。但需注意避免过度使用影像学检查，以减少不必要的辐射暴露，特别是CT检查应在医生建议下进行。

（7）实验室检查

实验室检查是体检中最重要的部分之一，包括血液、尿液和粪便的常规检测。血常规可以筛查贫血、感染或血液系统疾病；尿常规可发现泌尿系统感染或肾脏问题；生化全套检查则用于评估肝功能、肾功能、血糖、血脂、电解质等，帮助判断代谢状况和器官功能。此外，肿瘤标志物检测、甲状腺功能检测等也常用于筛查特定疾病。

（8）特殊人群的特殊检查

对于特殊人群，应根据具体健康需求进行专项检查。例如，糖尿病患者需定期监测血糖和糖化血红蛋白，心脏病患者需定期做心电图、超声心动图（Echo）或动态心电图，有肿瘤家族史的人群则需增加肿瘤标志物检测或相关影像学检查。孕妇则需进行孕期专项检查，如唐氏筛查、胎儿超声等。

2. 如何选择体检项目？

（1）年龄因素

体检项目应根据年龄段的特点有所侧重。例如，20～30岁的年轻人应关注疫苗接种、性传播疾病筛查和生殖健康，40岁以上的人群则需重点筛查心脑血管健康、血糖血脂水平以及肿瘤风险。50岁以上的中老年人建议增加骨密度检测和胃肠镜检查，以筛查骨质疏松和消化道癌症。

（2）性别因素

女性需定期进行乳腺和妇科检查，尤其是40岁以上的女性，建议每1～2年进行一次乳腺钼靶检查。男性则需关注前列腺健康，50岁以上的男性建议定期检查前列腺特异性抗原（PSA）和进行前列腺B超检查，以筛查前列腺疾病。

（3）家族病史

家族病史对体检项目的选择有重要影响。如果家族中有癌症、糖尿病、高血压或心脑血管疾病史，应有针对性地进行相关筛查。例如，有直系亲属患结直肠癌的人群建议提前进行肠镜检查。

（4）职业和生活环境

职业和生活方式也会影响健康风险。久坐办公的人群需关注颈椎、腰椎健康，增加骨骼和肌肉功能检查；高危职业（如化工、辐射接触者）应定期进行职业病筛查；长期暴露于噪声环境的人群则需关注听力和耳部健康。

（5）个人健康状况

有慢性病或既往手术史的人群，应根据病情选择体检项目。例如，高血压患者需定期监测血压、心电图和肾功能；曾接受胃部手术者需定期复查胃镜；肥胖者则需关注血糖、血脂和肝功能。

（6）医生建议

在选择体检项目时，咨询医生的专业意见非常重要。医生会根据你的年龄、性别、家族史、职业特点和健康状况，帮助制定个性化的体检方案，避免遗漏重要检查项目或过度检查。

维护健康的数字和公式

要保持身体健康，以下几个重要的数字和公式需要特别注意：

1. 体温

（1）腋测法：这是成人最常用的测量方法，正常值为 36 ～ 37℃。

（2）口测法：正常值为 36.3 ～ 37.2℃。

（3）肛测法：正常值为 36.5 ～ 37.7℃。

发热的分度（以口腔温度为例）：①低热：37.3 ～ 38℃；②中等度热：38.1 ～ 39℃；③高热：39.1 ～ 41℃；④超高热：41℃以上。

2. 呼吸

正常成人静息状态下，呼吸频率为 12 ～ 20 次 / 分，呼吸与脉搏之比为 1 ：4，新生儿呼吸频率约为 44 次 / 分，随着年龄的增长而逐渐减慢。

3. 体重指数（BMI）

用于评估是否超重或肥胖。BMI 的计算公式为体重（千克，kg）除以身高（米，m）的平方。BMI 正常范围通常为 18.5 ～ 23.9kg/m^2。24.0 ～ 27.9kg/m^2 为超重，≥ 28.0kg/m^2 为肥胖。BMI 不能准确地描述体内脂肪的分布情况，不能区分脂肪和肌肉的含量，肌肉发达的人往往容易被误判。

4. 理想体重

理想体重（kg）= 身高（cm）−105 或 =[身高（cm）−100]× 0.9（男性）或 × 0.85（女性）。理想体重 ±10% 为正常，超过理想体重 10.0% ～ 19.9% 为超重，超过理想体重 20.0% 为肥胖。低于标准体重的 10% 时称为消瘦。

5. 腰围

测量腰围时，站立，双脚分开 25 ～ 30cm，在肋骨下缘与髂前上棘之间的中点水平测量。

对于男性，正常腰围应小于 85cm；对于女性，正常腰围应小于 80cm。

6. 血压

血压的正常范围为收缩压 90 ～ 139mmHg，舒张压 60 ～ 89mmHg。血压超过 140/90mmHg 被认为是高血压，血压低于 90/60mmHg 被认为是低血压。

7. 24 小时动态血压监测

正常标准：24 小时平均血压值＜ 130/80mmHg；白昼平均血压值＜ 135/85mmHg；夜间平均血压值＜ 120/70mmHg。由病人或其家属在家庭中测定的血压，正常血压值为＜ 135/85mmHg，注意与诊所血压的标准有所不同。

8. 脉压

脉压明显增大（＞ 60mmHg），结合病史，可考虑甲状腺功能亢进、主动脉瓣关闭不全和动脉硬化等。若脉压减小（＜ 30mmHg），可见于主动脉瓣狭窄、心包积液及严重心力衰竭等。

9. 心率

心率是指每分钟心跳的次数，正常成人在安静、清醒情况下的心率范围通常为 60 ～ 100 次 / 分。如果心率超过 100 次 / 分，则称为心动过速，心率低于 60 次 / 分，则称为心动过缓。心率可以反映身体的生理状况，如运动、情绪变化、疾病等。

10. 最大心率（MHR）

MHR 是指一个人在极限运动时心脏每分钟跳动的最大次数。MHR 的计算公式为 220 减去年龄。了解自己的 MHR 有助于评估运动强度，避免过度运动或运动不足。

11. 目标心率（THR）

目标心率是指在进行运动时，为了达到一定的锻炼效果，心率应达到的区间范围。计算公式为最大心率乘以目标心率百分比。一般来说，运动心率建议在最大心率的 50% ～ 85% 之间。根据个人的健康状况和运动目的，可以设定不同的目标心率区间，以指导锻炼计划。

12. 空腹血糖

正常范围为 3.9 ～ 6.1mmol/L。空腹血糖受损的范围是 6.1 ～ 6.9mmol/L，而糖尿病的诊断标准是空腹血糖≥ 7.0mmol/L。餐后 2 小时血糖＜ 7.8mmol/L 为正常；7.8 ～ 11.0mmol/L 为糖耐量异常；≥ 11.1mmol/L 应考虑糖尿病。

13. 糖化血红蛋白（HbA1c）

用于评估长期血糖控制的情况，正常范围通常为 4% ～ 6%。由于红细胞在血液循环中的寿命约为 120 天，因此 HbA1c 反映病人近 8 ～ 12 周的平均血糖水平。

14. 总胆固醇

正常范围为＜ 5.2mmol/L。边缘升高的范围是 5.2 ～ 6.19mmol/L，升高的范围是≥ 6.2mmol/L。

15. 低密度脂蛋白胆固醇（LDL-C）

理想水平应＜2.6mmol/L，合适水平应＜3.4mmol/L。需要指出：低密度脂蛋白水平的高低与心血管疾病等的发生有密切关系。低密度脂蛋白偏高是动脉粥样硬化的危险因素之一。低密度脂蛋白的参考值因人而异。一般来说，对于没有心脑血管疾病危险因素的健康人，低密度脂蛋白的参考值通常为小于3.4mmol/L。然而，对于有高血压、糖尿病等慢性疾病的人群，低密度脂蛋白的控制目标通常需要更严格，如＜2.6mmol/L或更低。而对于已经患有心脑血管疾病的人群，控制目标则需要更严格，如＜1.8mmol/L甚至＜1.4mmol/L。

16. 高密度脂蛋白胆固醇（HDL-C）

理想水平应＞1.0mmol/L，合适水平应＞1.55mmol/L。其主要生理功能是转运磷脂和胆固醇，具有抗动脉粥样硬化的作用。高密度脂蛋白胆固醇水平降低与动脉粥样硬化的发病风险呈正相关，而高密度脂蛋白胆固醇水平升高则可以降低动脉粥样硬化的发病风险。

17. 甘油三酯（TG）

正常范围为＜1.7mmol/L。边缘升高的范围是1.7～2.25mmol/L，升高的范围是≥2.26mmol/L。甘油三酯过高可能引起急性胰腺炎，这是一种非常凶险的急腹症，可导致患者出现剧烈的急性腹痛、腹胀、恶心呕吐、发热等症状，严重时甚至可能危及生命。

18. 尿酸

目前将非同日2次血尿酸＞420μmol/L（7mg/dl）定义为高尿酸血症。高尿酸血症不等于痛风。5%～15%的高尿酸血症患者会发展为痛风。

19. 同型半胱氨酸

高同型半胱氨酸血症通常指同型半胱氨酸＞15μmol/L。正常空腹状态下，同型半胱氨酸的血浆浓度为5～15μmol/L。高同型半胱氨酸血症与心血管疾病、脑血管病、认知障碍和骨质疏松相关骨折等疾病的独立危险因素有关。

20. 基础代谢率（BMR）

BMR是一个人在静息状态下维持生命所需的最低热量。随着年龄的增长，基础代谢率会降低，计算公式因性别不同而有所差异。以下是哈里斯－本尼迪克公式：

男性　BMR=88.362+［13.397×体重（kg）］+［4.799×身高（cm）］－（5.677×年龄）

女性　BMR=447.593+［9.247×体重（kg）］+［3.098×身高（cm）］－（4.330×年龄）

21. 每日热量需求（TDEE）

TDEE是指一个人每天所需的热量总和，包括基础代谢率（BMR）和各种活动所消耗的热量。计算公式为BMR乘以活动系数。活动系数因个人活动水平的不同而有所差异，例如久坐、轻度活动、中度活动和高度活动等。了解自己的TDEE有助于制订合理的饮食计划，控制体重和保持身体健康。建议咨询医师或者营养师计算。

👤 对身体和健康认识的常见误区有哪些?

在追求健康的过程中,我们经常会遇到一些误区。了解这些误区有助于我们做出更明智的健康决策。

误区 1:多吃维生素就能提高免疫力

维生素确实在维持免疫系统功能方面起到重要作用,但过量摄入某些维生素不仅无益,反而可能对身体造成负担。例如,过量摄入脂溶性维生素(如维生素 A、维生素 D、维生素 E 和维生素 K)可能导致毒性反应,如肝损伤或钙代谢紊乱。提高免疫力的关键在于均衡饮食,摄取足够的水果、蔬菜、全谷物和优质蛋白质,而不是单纯依赖维生素补充剂。健康的生活方式,包括规律作息和适度运动,也对免疫系统的健康至关重要。

误区 2:糖尿病患者不能吃任何含糖食物

糖尿病患者确实需要控制血糖,但这并不意味着完全禁止含糖食物。关键在于合理设计饮食计划,控制总热量摄入,并选择低升糖指数(GI)的食物,如全谷物、豆类和绿色蔬菜。适量摄入水果和少量含糖食物是可以接受的,但需结合血糖监测和药物治疗来调整饮食。完全禁糖可能导致饮食结构单一,造成营养不良。与营养师合作制定个性化的饮食方案,可以帮助糖尿病患者更好地管理血糖。

误区 3:跳过早餐可以减肥

跳过早餐可能导致能量摄入不足,影响新陈代谢,甚至引发低血糖、头晕和疲劳等问题。不吃早餐还可能导致午餐和晚餐时的过度进食,增加脂肪储存的风险,从而不利于体重管理。一顿健康的早餐应包括优质蛋白质、复合碳水化合物和健康脂肪,如全麦面包、鸡蛋和坚果,这样不仅能提供充足的能量,还能帮助维持血糖的稳定,减少饥饿感和暴饮暴食的可能性。

误区 4:睡眠时间越长越好

成年人一般需要 7 ~ 9 小时的睡眠,但过长的睡眠可能与健康问题相关,如抑郁症、慢性疲劳综合征或心血管疾病。研究表明,过长的睡眠可能导致代谢紊乱、肥胖以及注意力和记忆力的下降。关键在于保持规律的作息时间,提高睡眠质量。良好的睡眠习惯包括睡前减少使用电子设备、保持卧室安静和舒适,以及避免摄入咖啡因和酒精。

误区 5:只有剧烈运动才能减肥

减肥的关键在于热量消耗大于摄入,而不仅仅是运动的强度。适度的有氧运动(如快走、骑自行车)和力量训练(如举重、瑜伽)同样可以帮助减肥。持续性和规律性运动比短期高强度运动更重要。此外,运动需要与合理的饮食计划相结合,避免运动后的过量饮食。选择自己喜欢的运动方式(如跳舞、游泳),不仅可以提高坚持的可能性,还能改善心理健康。

误区 6:抗生素可以治疗所有感染

抗生素是治疗细菌感染的重要药物,但对病毒感染(如感冒、流感)无效。滥用抗生素可能导致细菌耐药性,增加未来治疗的难度。耐药性细菌感染可能需要更昂贵、更具副作用的药物治疗，甚至可能危及生命。因此，抗生素的使用应遵医嘱，不可自行购买或随意服用。此外，预防感染的关键是良好的卫生习惯和疫苗接种，而不是依赖抗生素。

误区 7：高强度锻炼会导致关节磨损

适当的高强度锻炼不会损害关节，反而可以增强关节周围的肌肉力量，帮助稳定关节并减少受伤的风险。然而，不当的运动方式或过度锻炼可能导致关节损伤，如膝关节软骨磨损或韧带拉伤。选择适合自己体能水平的运动，并在运动前进行充分的热身和拉伸，可以有效保护关节健康。对于已有关节问题的人群，应在医生或物理治疗师的指导下进行低冲击运动，如游泳或骑行。

误区 8：足够的睡眠可以弥补缺乏锻炼的影响

虽然充足的睡眠对健康至关重要，但它无法替代运动的益处。运动不仅能改善心血管健康、增强肌肉力量，还能促进新陈代谢和免疫功能。研究表明，规律的运动可以改善睡眠质量，帮助缓解失眠和焦虑。因此，健康的生活方式需要综合考虑睡眠、饮食和锻炼，而不是单独依赖某一方面。

误区 9：吃夜宵会导致肥胖

吃夜宵本身并不会直接导致肥胖，关键在于全天的热量摄入和消耗是否平衡。然而，夜间进食可能影响胃肠道的休息和睡眠质量，尤其是高脂肪、高糖的食物，更容易导致体重增加和消化不良。建议避免在睡前 2 ～ 3 小时进食，选择低热量、易消化的食物（如酸奶或水果）作为夜宵，并控制分量。

误区 10：只要体重正常，就不需要锻炼

体重正常并不等于身体健康。即使体重在正常范围内，缺乏运动也可能导致肌肉无力、心血管疾病、骨密度降低以及代谢紊乱等问题。定期锻炼不仅能增强心肺功能和肌肉力量，还能改善心理健康，降低慢性病的风险。即使是每天 30 分钟的中等强度运动（如快走），也能显著提高整体健康水平。

误区 11：低脂饮食就是健康饮食

完全低脂饮食可能导致必需脂肪酸和脂溶性维生素（如维生素 A、维生素 D、维生素 E 和维生素 K）的缺乏，从而影响免疫功能、激素合成和细胞膜的健康。健康的饮食应包含适量的健康脂肪来源，如橄榄油、鳄梨、坚果和深海鱼。这些脂肪对心脏健康和大脑功能有益，而不健康的脂肪（如反式脂肪和过量的饱和脂肪）才需要限制。

误区 12：所有碳水化合物都不好

碳水化合物是身体的重要能量来源。健康的碳水化合物来源包括全谷物（如燕麦、糙米）、蔬菜和水果，它们富含膳食纤维和多种维生素矿物质，有助于维持肠道健康和稳定血糖水平。而精制糖和加工食品中的碳水化合物则会导致血糖快速波动，增加肥胖和慢性病的风险。

误区 13：只要吃得少就能减肥

极端节食可能导致营养不良、代谢减慢和肌肉流失，甚至引发暴饮暴食和饮食失调等问题。

健康的减肥方法包括均衡饮食、适度的热量控制和规律运动。通过增加膳食纤维和优质蛋白质的摄入，可以延长饱腹感，减少对高热量零食的渴望，从而更健康地减重。

误区 14：补充蛋白质越多越好

蛋白质是肌肉修复和生长的重要营养素，但过量摄入可能对肾脏造成负担，尤其是肾功能受损的人群。大多数成年人每天每千克体重需要 0.8 ~ 1.2g 蛋白质，而运动员或怀孕妇女可能需要更多。通过饮食摄取多样化的蛋白质来源（如瘦肉、鸡蛋、豆类和坚果），比单纯依赖蛋白质补充剂更健康。

第二章　和医生一起并肩作战

患者如何跟医院和医生打交道?

在决定看病时，选择合适的医疗机构和与医生进行有效沟通是获取高质量医疗服务的关键。以下是一些实用的建议：

1. 选择医疗机构

不同级别的医疗机构适合处理不同的病情，选择合适的医疗机构可以提高诊疗效率并节省时间和费用。根据病情的轻重缓急合理选择医疗机构，小病先到社区医院，大病再转诊到三级医院，不仅能减轻大医院的压力，还能提高自己的就诊效率。

（1）社区卫生服务中心或二级医院：对于常见病、慢性病或轻微疾病，社区卫生服务中心或二级医院通常能够提供足够的医疗服务。这些机构一般具有较短的候诊时间，且医生对常见病有丰富的经验。例如，感冒、胃炎、高血压等病症可以在社区卫生服务中心得到有效处理。此外，这些机构在慢性病管理、疫苗接种和健康教育方面具有优势。

（2）三级或三甲医院：如果病情复杂、涉及多学科或需要更高水平的医疗服务，三级或三甲医院是更好的选择。这类医院配备了更加先进的医疗设备和经验丰富的专家团队，适合处理疑难杂症、重大疾病或需要手术的患者。例如，癌症治疗、复杂的心血管疾病或器官移植等需要在三甲医院进行。

（3）特色专科医院或诊疗中心：许多医院和诊疗中心在特定领域具有显著优势，如肿瘤医院、妇产医院、中医医院或骨科医院等。患者可根据自身病情和需求，选择具有专科特长的医疗机构，以获得更精准的诊断和治疗。例如，骨关节疾病患者可以选择骨科专科医院，而中医调理则可以考虑中医医院。

此外，患者还可以通过互联网医院进行初步咨询或复诊，尤其是慢性病患者，这种方式既方便又高效。如今许多医院提供在线咨询、预约挂号和检查结果查询服务，患者可以通过这些平台减少排队时间。避免在高峰时段（如早晨或周末）就诊，可以减少等待时间。通过电话或互联网平台提前预约医生，尤其是专家门诊或特需门诊，可以节省时间并获得更高质量的医疗服务。

2. 医生看诊时间的特点

在我国，医疗资源相对紧张，尤其是在三级或三甲医院，医生的平均看诊时间通常较短，可能只有 5～10 分钟。这就要求患者在有限的时间内高效地表达病情，以便医生快速了解问题并制定诊疗方案。为了提高就诊效率，患者应该提前做好准备，清晰地描述病情，且避免重复或冗长地表达。对于需要复诊的患者，带上之前的检查报告和治疗记录也有助于医生更快地了解病情进展。此外，对于需要更详细沟通的患者，可以选择预约专家门诊或特需门诊，这些门诊通常会提供更充足的沟通时间。

3. 与医生有效沟通和配合

良好的医患沟通和配合是高质量医疗服务的基础。患者在就诊时应主动、清晰地阐述病情，同时尊重医生的专业判断。以下是一些具体建议：

（1）在就诊前，整理好自己的病史、症状、过敏史和正在服用的药物清单。这些信息有助于医生快速了解病情。例如，记录症状的持续时间、严重程度以及是否有加重或缓解的因素（如饮食、运动等）。此外，携带既往的检查报告、影像资料和病历也是非常重要的。

（2）为避免遗漏重要问题，患者可以在就诊前写下自己想问医生的问题。例如，病情的可能原因、治疗方案的副作用、生活中的注意事项等。

（3）与医生沟通时要如实描述自己的症状、生活习惯和担忧。隐瞒病史或服药情况可能导致误诊或不当治疗。例如，如果患者有吸烟或饮酒习惯，应如实告知医生，以便医生更全面地评估健康状况。

（4）在医生解释病情和治疗方案时，患者应集中注意力，仔细聆听，并积极提问以确保理解。例如，可以询问药物的使用方法、可能的副作用以及需要注意的事项。未经医生允许，避免录音或拍照，以免引起不必要的误解。

（5）就诊过程中，患者可以记录医生的诊断、治疗建议、药物使用方法及复查时间等要点。如果自己无法记录，可以请家属或朋友陪同并协助记录。

（6）如果对医生的诊断或治疗方案有疑虑，可以咨询其他医生以获取第二意见。这在涉及重大疾病或复杂手术时尤为重要，有助于患者做出更明智的决策。

（7）尊重专业意见：尊重医生的专业判断和建议，保持良好的态度，有助于建立信任关系。即使对诊疗方案有不同意见，也应以合理的方式表达，避免产生对立情绪。

（8）遵循医嘱：严格按照医生的建议进行治疗，包括药物使用、生活方式调整和康复计划。如果在治疗过程中出现不适或副作用，应及时向医生反馈，切勿擅自停药或更改剂量。例如，抗生素需要按疗程服用，过早停药可能导致感染复发或耐药性问题。

（9）定期复查有助于医生了解病情进展并调整治疗方案。尤其是慢性病（如糖尿病、高血压）患者，复查可以帮助监测病情并预防并发症。患者应根据医生的建议按时复查，并带上之前的检查结果以供医生参考。

（10）患者应了解自己的医疗权益，包括知情权、选择权和隐私权。例如，患者有权了解自己的病情、治疗方案和可能的风险，并可选择是否接受特定检查或治疗。此外，患者应熟悉医保政策，确保在治疗过程中享受应有的保障。

（11）患者在整个治疗过程中应保持积极的态度，主动参与自身健康管理。例如，学习相关疾病知识、记录病情变化，并在日常生活中坚持健康的饮食和生活方式。患者的积极参与不仅能提高治疗效果，还能增强对疾病的掌控感。

这个时代的疾病谱和心血管疾病

随着社会的发展、科技的进步和生活方式的改变，人类面临的健康挑战也在不断演变。疾病谱的变化反映了现代社会的复杂性和多样性，既有非传染性疾病的显著增多，也有传染病的持续威胁，心理健康问题日益突出。

非传染性疾病已成为全球范围内的主要健康威胁，占据了全球死亡原因的绝大部分。这类疾病包括心血管疾病、脑血管疾病、癌症、慢性呼吸道疾病和糖尿病等，其发病率和死亡率的上升主要与不健康的生活方式和环境因素密切相关。不良饮食习惯（如高糖、高脂、高盐饮食）、缺乏运动、吸烟和酒精滥用是主要诱因。此外，空气污染、水污染和工作场所的有害暴露也加剧了慢性疾病的发生。人口老龄化和城市化进程的加速，进一步推动了这些疾病的流行，尤其是在老年人群中，阿尔茨海默病、帕金森病等疾病的发病率显著提升。

其中，心血管疾病是全球范围内的头号死亡原因，其复杂性体现在多种风险因素的交互作用及多样的疾病表现上。例如，遗传因素、代谢性疾病（如糖尿病、高血压和高胆固醇水平）以及慢性炎症和免疫反应在心血管疾病的发生中起到重要作用。此外，久坐、吸烟、不健康饮食和过量饮酒是心血管疾病的可控风险因素，而心理压力、抑郁和焦虑等心理社会因素也通过神经内分泌系统影响血压、心率和炎症程度，从而增加了患病风险。预防心血管疾病需要采取综合措施，包括健康饮食（如地中海饮食）、定期锻炼、戒烟限酒、管理心理压力，以及通过药物控制高血压、高胆固醇和糖尿病等风险因素。

尽管全球卫生系统在控制传染病方面取得了显著进展，但新型病原体的出现和抗生素耐药性的扩散使传染病仍是一个重要的公共健康问题。新型冠状病毒感染（COVID-19）的流行凸显了新型病原体对全球卫生系统的威胁，而气候变化、全球化和人类活动的扩展（如森林砍伐、野生动物交易）增加了人类接触新病原体的机会。此外，抗生素的过度使用和滥用导致耐药性细菌大量出现，使得许多常见感染性疾病的治疗难度增大。地方性传染病如疟疾、登革热和霍乱在一些发展中国家仍然流行，且气候变化可能扩大这些疾病的传播范围。

心理健康问题已成为全球范围内的重要健康挑战，影响着数亿人的生活质量和社会经济发展。抑郁症和焦虑症是最常见的心理健康问题，快速城市化、社会竞争压力、经济不稳定以及孤独感的增加是其主要驱动因素。在青少年群体中，社交媒体的过度使用、学业压力大和家庭关系紧张，导致心理健康问题显著增加。而在老年人群中，阿尔茨海默病和抑郁症的发病率也随着人口老龄化而攀升。此外，心理健康问题在许多社会中仍然受到污名化，导致患者不愿主动寻求帮助，延误了治疗。

面对复杂多样的健康挑战，采取综合策略是维护和改善健康的关键。加强全民健康教育，普及科学的健康知识，帮助人们识别风险因素并采取预防措施；制定和实施有利于健康的政策，如控烟限酒、推广健康饮食、改善环境污染等；推动医疗科技的发展，如精准医学、人工智能辅助诊断和新型疫苗研发，以应对复杂的疾病谱；通过基因检测和健康大数据分析等手段，为个体提供精准的健康管理服务；加强全球卫生合作，推动跨国界的疾病防控和资源共享。这些措施的综合实施将有助于更好地应对健康挑战，改善个人和社会的整体健康水平。

心血管疾病的预防

心血管疾病的发生是多种危险因素共同作用的结果，其中最常见的类型是冠状动脉粥样硬化性心脏病（冠心病）。动脉粥样硬化是由于脂质、炎症细胞和纤维组织在动脉壁内堆积，形成粥样斑块，导致血管腔狭窄或阻塞，从而引发心肌缺血、心绞痛，甚至心肌梗死等严重后果。心血管疾病的危险因素可以分为不可改变的因素和可改变的因素。不可改变的因素包括年龄增长、性别（男性风险较高）和家族遗传史，而**可改变的因素则包括高血压、高血脂、糖尿病、吸烟、肥胖、不健康饮食、缺乏运动以及长期精神压力等**。通过积极控制可改变的危险因素，如改善生活方式、合理饮食、戒烟限酒、规律运动及药物治疗，可以显著降低心血管疾病的发生风险，延缓动脉粥样硬化的进展。

不可改变的危险因素包括年龄和性别，男性的发病风险通常高于女性，但绝经后的女性由于雌激素保护作用的丧失，发病风险会迅速上升。此外，早发心血管疾病的家族史（男性＜55 岁，女性＜65 岁）可显著增加个体的患病风险，这可能与遗传易感性和家族共同的生活方式有关。

可改变的危险因素中，吸烟是最重要的行为危险因素之一，吸烟者心血管疾病的发病率和病死率会增加 2～6 倍，并且与每日吸烟支数成正比，被动吸烟同样会增加患病风险。肥胖，尤其是腹型肥胖，与胰岛素抵抗密切相关，能够显著提高动脉粥样硬化的发病率，同时肥胖还常伴有其他代谢紊乱，如高血压和糖尿病。脂质代谢异常是动脉粥样硬化最重要的生物学危险因素，其中低密度脂蛋白胆固醇（LDL-C）被认为是主要的致粥样硬化因子，而高密度脂蛋白胆固醇（HDL-C）水平低则进一步增加风险。高血压患者的动脉粥样硬化发病率显著升高，其罹患冠心病的概率是正常血压人群的 3～4 倍，而糖尿病患者的风险更高，其动脉粥样硬化的发病率和进展速度均远超非糖尿病人群。其他危险因素还包括 A 型性格（易激动、压力大）、长期口服避孕药（尤其是吸烟女性），以及不健康的饮食习惯（高热量、高动物脂肪、高胆固醇和高糖饮食）。

1. 要有预防意识

综合来看，尽管某些危险因素不可避免，但通过戒烟、控制体重、改善饮食和积极管理血压、血脂及血糖等可控因素，可以显著降低心血管疾病的发病风险。心血管疾病的预防和治疗是一个系统工程，涉及多方面的措施和医学干预。以下是针对心血管疾病的一级和二级预防策略，以及常见的治疗方法。

2. 一级预防

一级预防是在没有疾病时预防疾病的发生，主要有以下措施：

（1）合理饮食

建议多摄入蔬菜、水果、全谷物和低脂奶制品，这些食物富含纤维、维生素和矿物质，有助于心脏健康。同时，减少盐、糖和饱和脂肪的摄入，以降低高血压和高胆固醇的风险。选择瘦肉、鱼类和植物油作为蛋白质和脂肪的来源。

（2）适度运动

每周至少进行 150 分钟的中等强度有氧运动（如快走、骑自行车）或 75 分钟的高强度运动（如跑步、游泳）。运动有助于改善心血管健康、控制体重和降低血压。结合力量训练可以增强肌肉和骨骼健康。

（3）通过合理饮食和规律运动保持健康体重

超重和肥胖会增加心血管疾病的风险。计算体重指数（BMI）和腰围是评估体重健康的重要指标。BMI 通过计算体重（kg）除以身高（m）的平方来评估体重状况，对于健康成年人，通常将 $18.5 \sim 23.9 kg/m^2$ 视为正常范围。腰围则通过测量腹部最窄处来评估腹部脂肪，对于男性，正常腰围应小于 85cm，对于女性，正常腰围应小于 80cm。

（4）监测血压

血压的正常范围为收缩压 $90 \sim 139mmHg$，舒张压 $60 \sim 89mmHg$。定期测量血压，尤其是有高血压家族史或其他风险因素的人群。如有高血压倾向，遵医嘱调整生活方式或使用药物。高血压是心血管疾病的重要风险因素。

（5）定期检测血脂水平

包括总胆固醇、低密度脂蛋白胆固醇、高密度脂蛋白胆固醇和甘油三酯。针对异常情况采取措施，如调整饮食、增加运动或使用降脂药物。注意血脂需要进行风险分层，风险程度不同，血脂的参考范围也不同。

（6）血糖管理

空腹血糖正常范围为 $3.9 \sim 6.1mmol/L$。餐后 2 小时血糖 $< 7.8mmol/L$ 为正常。尤其是糖尿病患者，需严格控制血糖水平。定期监测血糖并遵循医生的治疗方案，以减少心血管并发症的风险。

（7）戒烟限酒

不吸烟，吸烟会损害心血管系统。限制酒精摄入，男性每天不超过两杯，女性不超过一杯，过量饮酒会增加高血压和心脏病的风险。

（8）减轻压力

通过放松技巧（如冥想、瑜伽）、充足睡眠和社交支持来管理压力。长期压力会影响心血管健康，增加患病风险。

3. 二级预防

二级预防：针对已有心血管疾病的患者，旨在减少疾病进展和复发。

（1）健康生活方式

同一级预防。

（2）药物治疗

使用医生开的药物控制疾病发展。需要注意，是否使用药物，以及使用何种药物，需要根据病情的诊断，由医疗机构决定。常用的药物如下。

抗血小板药物：代表性药物为阿司匹林，用于预防心血管事件，常用剂量为每日 100mg。一些人可能会有胃部不适，应遵医嘱服用。氯吡格雷、铝镁匹林、吲哚布芬是常见的替代药物，尤其适用于阿司匹林不耐受或有出血史的患者。

调脂药物：调脂药物用于降低 LDL-C 水平，以减少高危患者的心血管事件风险。常用的药物包括他汀类，通过抑制肝脏胆固醇合成来降低 LDL-C，并具有抗炎作用；胆固醇吸收抑制剂如依折麦布，可减少肠道胆固醇吸收；前蛋白转化酶枯草杆菌蛋白酶/酵母菌蛋白酶 9 型（PCSK9）抑制剂，通过增加肝脏对 LDL-C 的清除显著降低其水平，如依洛尤单抗、阿西利尤单抗。siRNA 类降血脂药物是一种通过小干扰 RNA（siRNA）技术来降低血脂的药物，这类药物通过抑制特定基因的表达来减少胆固醇的产生或增加其清除，如英克西兰（Inclisiran）。

其他药物：如烟酸和纤维酸类，主要用于调整其他脂质成分。鱼油和 ω-3 脂肪酸则有助于降低甘油三酯。

β 受体阻滞剂是一类主要用于管理高血压和心率异常的药物，通过减慢心率和降低心肌耗氧量来改善心肌供血，常用于心力衰竭和心绞痛患者。它们通过阻断肾上腺素和去甲肾上腺素对心脏的作用，减轻心脏负担，改善心脏功能。

血管紧张素转换酶抑制剂（ACEI）、血管紧张素 II 受体拮抗剂（ARB）和血管紧张素受体脑啡肽酶抑制剂（ARNI）类药物则用于调控血压和改善心肌结构。ACEI 通过抑制血管紧张素转换酶，降低血压并减少心脏负担；ARB 通过阻断血管紧张素 II 的作用，达到类似效果；ARNI 结合了 ARB 和脑啡肽酶抑制剂的作用，进一步增强心脏保护效果。这些药物特别适合心脏功能不全的患者，有助于改善心脏结构和功能，降低心力衰竭的风险。

（3）手术治疗

根据病情的不同，有不同的手术方案。其中，冠心病的治疗有：冠状动脉介入治疗，主要有支架置入和药物球囊，通过微创手术改善血流；冠状动脉搭桥手术，用于复杂病变，通过搭桥的血管绕过狭窄部分改善血流。

👨‍⚕️ 如何建立和管理自己的健康档案？

建立个人健康档案就像为自己准备了一份详细的"健康说明书"，它不仅能帮助你更全面地了解自己的身体状况，还能在就医时为医生提供关键的参考信息，从而实现更精准的诊断和治疗。这份档案可以帮助你追踪健康变化、发现潜在问题，并在紧急情况下为医疗决策提供依据。科学、系统地建立和管理健康档案，是现代健康管理的重要组成部分。那么，如何科学地建立和维护这份档案呢？

1. 个人基本信息

健康档案的第一步是记录个人的基本信息，包括姓名、性别、出生日期、血型、联系方式以及紧急联系人。这些信息是医疗服务的基础，尤其在紧急情况下，血型信息和紧急联系人可以为医生快速采取行动提供重要依据。此外，还可以补充一些个人的生活环境信息，如职业、居住地和是否暴露于特殊环境（如高污染或高风险职业），这些因素可能对健康状况产生重要影响。

2. 家族病史

家族病史是评估遗传风险的重要部分。记录家族中一级亲属（如父母、兄弟姐妹）和二级亲属（如祖父母、叔伯姑姨）中常见的疾病，如心脏病、高血压、糖尿病、癌症、精神疾病等。这些信息有助于医生评估你可能面临的遗传风险。例如，家族中有早发冠心病（男性＜55岁，女性＜65岁）或某些遗传性癌症（如乳腺癌、结直肠癌）的病例时，医生可能会建议提前进行筛查或采取预防措施。此外，记录家族成员的生活习惯（如是否吸烟、饮酒）和环境暴露史也有助于了解疾病风险的来源。

3. 过往病史

过往病史是健康档案中不可或缺的一部分，它详细记录了你曾经患过的疾病、接受过的手术、住院经历以及过敏史。特别是过敏史（如药物过敏、食物过敏或环境过敏），可以帮助医生避免在治疗中使用可能引发不良反应的药物或疗法。曾经的手术记录（如手术类型、时间、术后恢复情况）也能为未来的治疗提供参考。例如，曾经的肿瘤切除手术记录可能影响后续治疗方案的选择，而慢性病（如哮喘、类风湿性关节炎）的病史可以帮助医生制订长期管理计划。

4. 药物清单

药物清单是健康档案的重要组成部分，需详细列出当前服用的所有药物，包括药物名称、剂量、用法和服药时间。此外，还应记录任何曾经使用但已停止的药物以及使用的原因。药物清单不仅可以帮助医生避免药物间的相互作用，还能防止重复开药或使用可能引发过敏反应的药物。例如，正在服用抗凝药物的患者在接受手术或牙科治疗时需要特别注意。对于长期服用维生素、保健品或中草药的情况，也应记录在案，以便医生全面了解你的用药情况。

5. 化验和检查报告

化验和检查报告是健康档案中最直观的健康记录，需整理并保存所有的体检报告、影像学检查（如X线、CT、MRI）、实验室检查（如血液、尿液、肝肾功能）以及病理报告。这些记录可以帮助医生快速了解你的健康状况和疾病发展趋势。例如，定期的血压、血糖和胆固醇水平监测可以帮助医生评估心血管疾病的风险，而影像学检查结果可以为诊断和治疗提供重要依据。将这些报告按时间顺序整理并标注检查时间，可以更方便地追踪健康变化。

6. 生活习惯和健康指标

生活习惯和健康指标的记录是健康档案中动态追踪健康状况的重要部分。日常饮食习惯、运动量、睡眠质量等生活方式因素直接影响健康，应详细记录。此外，定期监测并记录血压、血糖、体重、BMI、心率、血氧饱和度等健康指标，可以帮助你及医生评估健康状况并及时发现异常。例如，长期血压升高可能提示高血压风险，而体重的快速变化可能与代谢疾病或其他健康问题相关。

7. 疫苗接种

疫苗接种记录是健康档案中不可忽视的一部分，需详细记录接种的疫苗种类、接种时间、接种剂次以及是否需要补种。例如，记录儿童时期接种的疫苗（如麻疹、百日咳、脊髓灰质炎疫苗）和成年后接种的疫苗（如流感疫苗、HPV 疫苗、乙肝疫苗），可以帮助医生判断免疫状况。此外，某些疫苗（如破伤风疫苗）需要定期加强接种。完整的接种记录可以帮助你避免漏种，并在出国旅行或特殊场合（如疫情暴发）时提供必要的证明。

8. 存储和更新

健康档案的存储和更新是确保信息准确和可用的关键。档案可以以纸质形式保存，也可以使用电子化工具（如电子表格、健康管理应用）进行管理。电子档案的优势在于便于随时更新和分享，但需确保数据备份和安全性。定期更新档案内容，尤其是在体检、接种疫苗、疾病诊断或用药调整后，能确保信息的时效性。此外，为避免信息丢失或滥用，应将档案存储在安全的地方，并设置访问权限。

9. 隐私保护

隐私保护是健康档案管理中的重要环节。个人健康信息属于敏感数据，需采取措施避免信息泄露或滥用。例如，不随意将档案内容分享给非医疗专业人员或未经授权的第三方，避免在公共网络或设备上存储健康档案。使用电子化工具时，应选择具备数据加密和隐私保护功能的平台，并定期检查权限设置。隐私保护不仅是对个人健康信息的尊重，也是确保档案安全和可信的重要措施。

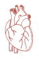 # 第三章　从我做起维护健康

如何控制自己的体重？

　　超重和肥胖会对身体健康造成多方面的危害，带来诸如心血管疾病、2型糖尿病、呼吸系统问题、骨骼和肌肉疾病以及心理健康问题等多种风险。在心血管疾病方面，肥胖会导致高血压、高血脂和动脉粥样硬化，增加心脏病和卒中的发生率；糖尿病方面，肥胖是胰岛素抵抗的主要诱因，会显著提高2型糖尿病的风险；呼吸系统问题，如阻塞性睡眠呼吸暂停综合征和呼吸困难也与肥胖密切相关。此外，肥胖还会对骨骼和肌肉系统造成负担，导致关节炎、骨质退化等问题的发生率升高。而在心理健康方面，肥胖常伴随自尊心下降、焦虑和抑郁等问题，严重影响生活质量。因此，保持适宜的体重对于预防和治疗这些疾病至关重要。

　　衡量体重的标准主要是体重指数（BMI），用来衡量身体的肥胖程度，其计算公式为BMI = 体重（kg）/ 身高（m）^{2}。正常范围是18.5～23.9kg/m^2，超重为24.0～27.9kg/m^2，肥胖为28.0kg/m^{2}及以上。可以通过公式计算自己的<u>理想体重</u>：①男性：理想体重（kg）=［身高（cm）– 100］× 0.9；②女性：理想体重（kg）=［身高（cm）– 100］× 0.85。腹围也是衡量肥胖的一个标准：男性超过85cm，女性超过80cm一般被认为是中心性肥胖（有些标准设为男性90cm，女性85cm）。中心性肥胖（腹型肥胖）是脂肪主要堆积在腹部的一种肥胖类型，与多种健康问题密切相关。它会显著增加心血管疾病、2型糖尿病和代谢综合征的风险，同时还可能导致脂肪肝、呼吸困难、睡眠呼吸暂停等问题。此外，中心性肥胖还与某些癌症的发生风险增加有关，并可能引发心理健康问题。

　　减肥是一件充满挑战的事情，受到多方面因素的影响。首先，节食虽然是常见的减肥方法，但可能导致新陈代谢下降，并引发疲劳、头晕等不适感，使坚持变得困难。其次，当代人面临的工作、经济和家庭压力，往往会导致情绪性饮食，从而摄入过多高热量食物。此外，久坐不动、缺乏运动，以及快餐和高热量食物的普及，使得不良的饮食和生活方式进一步增加了减肥的难度。最后，对健康饮食和科学减肥方法的误解，也常常导致减肥效果不佳甚至适得其反。

　　科学的减肥方法应遵循以下几个重要原则，以确保健康和可持续的效果。首先是饮食控制，应尽量减少高热量、高脂肪食物（如炸鸡、薯条、蛋糕等）的摄入，这些食物热量高且容易导致脂肪堆积。相反，应多选择富含营养且热量较低的食物，如蔬菜、水果、全谷物和瘦肉，这些食物不仅能提供身体所需的营养，还能帮助控制热量摄入。其次是增加运动，每天至少进行几千步的步行或数十分钟的有氧运动，如跑步、游泳或骑自行车，这不仅能增强心肺功能和肌肉力量，还能有效燃烧脂肪，促进减肥。充足的睡眠同样重要，睡眠不足会导致新陈代谢紊乱，增加食欲激素的分泌，从而影响减肥效果，因此保持每天7～8小时的高质量睡

眠有助于维持代谢平衡。多喝水也是关键，充足的水分摄入能促进消化、加速新陈代谢，同时减少饥饿感，避免不必要的热量摄入。最后，制订慢而稳的减肥计划尤为重要，健康的减肥速度是每周减重 0.5 ～ 1kg，这样不仅能让身体逐步适应体重的变化，避免因快速减重导致的代谢下降，还能降低反弹的风险，确保减肥效果更加持久。

药物和手术减肥是针对肥胖患者，尤其是病态肥胖或传统减肥方法无效者的重要治疗手段。药物方面，胰高血糖素样肽 –1（GLP–1）受体激动剂（如司美格鲁肽、利拉鲁肽）可以通过调节食欲、延缓胃排空和改善胰岛素敏感性，帮助患者减少食物摄入，从而实现体重管理；奥利司他则通过抑制脂肪吸收，减少热量摄入。但应注意，这些药物需在医生的指导下使用，以确保安全性和疗效。手术方面，袖状胃切除术和胃旁路手术是常见的减肥手术方式，前者是通过切除部分胃部减少胃容量，后者则通过改变胃肠道结构限制食物吸收，两者均能显著降低体重并改善与肥胖相关的代谢疾病。然而，手术减肥存在一定的风险，须在医生的建议和严格监控下进行，并配合术后长期的饮食管理和生活方式调整，以确保效果持久且健康。

不健康的减肥方式会对身体造成严重危害，甚至适得其反。首先，饥饿疗法是极端节食的一种，通过大幅减少热量摄入来快速减重，但这种方法会导致严重的营养不良，损害免疫系统，削弱肌肉力量，甚至引发代谢紊乱。其次，单一食物减肥法（如只吃苹果或黄瓜）虽然可能短期内见效，但由于长期缺乏均衡的营养摄入，容易导致维生素、矿物质和蛋白质等关键营养素的缺乏，最终损害健康。不当使用减肥药物也是一种危险的减肥方式，许多减肥药缺乏科学验证，可能引发心血管问题、肝肾损伤等严重副作用，甚至危及生命。剧烈运动虽然可以消耗大量热量，但过度运动会对身体造成损伤，尤其是关节、肌肉和心脏负担过重，可能导致运动损伤或疲劳综合征。不吃早餐也是一种常见的错误做法，虽然表面上减少了热量摄入，但会导致血糖波动，引发其他时间段的暴饮暴食，反而不利于减肥。对于减肥手术（如胃旁路手术），虽然这种方式适用于病态肥胖患者，但存在一定的风险，必须在医生的建议和专业监控下谨慎进行。最后，极端饮食法（如断食或极低碳水饮食）虽然短期内可能实现快速减重，但长期实行会对身体代谢、内分泌系统和心理健康造成严重损害，且容易导致体重反弹。因此，这些不健康的减肥方式不仅效果不可持续，还可能严重危害身体健康，应尽量避免。

如何选择正确的饮食结构?

选择一个健康均衡的饮食结构对保持健康和预防慢性疾病至关重要。需要确保饮食中包含必要的营养素，如蛋白质、碳水化合物、健康脂肪、维生素和矿物质。营养素推荐比例：蛋白质 15% ～ 20%，脂肪 < 30%，碳水化合物 50% ～ 55%。

1. 《中国居民膳食指南（2022）》平衡膳食八准则

准则一：食物多样，合理搭配
食物多样性：应包含谷薯类、蔬菜水果、畜禽鱼蛋奶和豆类食物。

每日食物种类：每天食物种类应超过 12 种，每周超过 25 种。

谷类食物：谷类每天 200 ～ 300g，其中包括全谷物和杂豆类 50 ～ 150g，薯类 50 ～ 100g。

解读：均衡饮食需要多种食物的合理搭配，确保摄入足够的能量和营养素。包括各类食物，可以帮助提供蛋白质、膳食纤维、维生素和矿物质。

准则二：吃动平衡，健康体重

保持活跃：各年龄段的人群都应每天运动，保持健康体重。

每日活动：每天至少 6000 步，每周 150 分钟的中等强度活动。

减少久坐：避免长时间不活动。

解读：通过运动和饮食的平衡实现健康体重。保持活跃有助于降低慢性疾病的风险。

准则三：多吃蔬果、奶类、全谷、大豆

蔬菜和水果：每日摄入不少于 300g 蔬菜（深色蔬菜占一半）和 200 ～ 350g 水果。

奶制品：每天相当于 300ml 以上的液态奶。

全谷物和大豆：经常食用，并适量吃坚果。

解读：这些食物富含关键的营养素，如维生素、矿物质和纤维，可以促进整体健康。

准则四：适量吃鱼、禽、蛋、瘦肉

适量摄入：鱼、禽、蛋、瘦肉平均每天 120 ～ 200g，每周最好吃鱼 2 次。

少吃深加工肉制品。

解读：鱼、禽、蛋和瘦肉是优质蛋白质的重要来源，适量摄入可以提供必要的脂肪酸和维生素，而不过量则有益心血管健康。

准则五：少盐少油，控糖限酒

清淡饮食：每天盐不超过 5g，烹调油 25 ～ 30g。

控糖：每天糖不超过 50g，最好控制在 25g 以下。

限酒：每天酒精量不超过 15g。

解读：减少盐、油和糖的摄入有助于降低高血压、糖尿病和心血管疾病的风险。

准则六：规律进餐，足量饮水

吃饭定时：不漏餐，尤其是早餐。

足量饮水：成年男性每天喝水 1700ml，成年女性每天喝水 1500ml。

解读：规律饮食和充足水分可支持健康的新陈代谢和良好体能。

准则七：会烹会选，会看标签

健康食物选择：选择新鲜、营养高的食物。

阅读食品标签：帮助了解营养成分。

学会烹饪：能更好地控制烹饪油和盐的用量，享受健康美味。

解读：了解食品的成分和营养更有助于健康膳食选择。

准则八：公筷分餐，杜绝浪费

食品安全：选择新鲜卫生的食物，注意烹饪过程的卫生。

节约食物：按需备餐以避免浪费。

解读：注意饮食卫生和节约，有助于个人健康和环境保护。

2. 五种常见饮食方案

以下是几种常见的饮食方案，每种方案都有其独特的特点和健康益处，适合不同的健康目标和生活方式：

（1）地中海饮食

以多样化的植物性食物为基础，包括大量的蔬菜、水果、全谷物、豆类和坚果，强调饮食的天然性和多样性。蛋白质主要来源于鱼类和海鲜，建议每周食用 2～3 次，同时减少红肉的摄入。橄榄油是这种饮食的核心脂肪来源，用于替代黄油和其他饱和脂肪，提供健康的不饱和脂肪酸。此外，地中海饮食还允许适量饮用红酒（可选），通常与餐一起享用，以增加饮食的愉悦感。这种饮食方式富含抗氧化剂和健康脂肪，与降低心血管疾病风险、改善代谢健康、减少炎症以及延长寿命密切相关，是一种被广泛认可的健康饮食模式。

（2）DASH 饮食（Dietary Approaches to Stop Hypertension）

专为降低高血压设计，强调低盐饮食，同时增加富含钾、钙和镁的食物摄入，如蔬菜、水果和低脂乳制品。它还鼓励食用全谷物、鱼类、家禽和坚果，同时限制红肉、糖和含糖饮料的摄入，以减少饱和脂肪和胆固醇的摄入量。这种饮食模式不仅有助于降低血压，还能改善心血管健康，减少卒中和心脏病的风险。DASH 饮食的平衡性和多样性使其易于长期坚持，是一种适合大多数人的健康饮食方案。

（3）弹性素食

是一种灵活的饮食方式，主要以植物性食物为主，但不完全排除动物性食物。它鼓励多吃蔬菜、水果、豆类和全谷物，同时允许适量摄入肉类、鱼类和乳制品。这种饮食方式兼顾了植物性饮食的健康益处和动物性食物的营养优势，既减少了饱和脂肪的摄入，又避免了完全素食可能导致的营养缺乏。弹性素食不仅易于遵循，还能帮助减少心血管疾病风险、控制体重和改善整体健康，同时对环境也更为友好。

（4）低脂饮食（TLC 饮食，Therapeutic Lifestyle Changes）

旨在降低胆固醇水平，特别适合需要改善心脏健康的人群。它强调减少饱和脂肪和胆固醇的摄入，建议选择瘦肉、低脂乳制品以及富含可溶性纤维的食物，如燕麦、豆类和水果。TLC 饮食还鼓励增加植物甾醇的摄入，这些成分可以帮助阻止胆固醇的吸收，从而降低血液中的胆固醇水平。这种饮食方式不仅有助于改善心脏健康，还能降低动脉粥样硬化和其他心血管疾病的风险，是一种科学且安全的饮食选择。

（5）生酮饮食

是一种高脂肪、低碳水化合物的饮食模式，通常将每日碳水化合物摄入限制在 50g 以下。脂肪作为主要的能量来源，来源于肉类、鱼类、鸡蛋、坚果和健康油脂，同时适量摄入蛋白质。生酮饮食严格限制高碳水化合物食物，如谷物、糖和大多数水果，以促使身体进入"酮症"状态，通过燃烧脂肪代替碳水化合物来提供能量。这种饮食方式常用于快速减肥和改善某些代谢健康指标，如胰岛素敏感性和血糖水平。然而，由于其限制性较强，可能导致营养不均衡或副作用，因此需要在专业人士的指导下进行，并不适合所有人群。

适当的运动与心血管疾病的防治

适当的运动对于防治心血管疾病非常重要。它能降低心血管疾病发病风险，对已经确诊患病的人也有好处，有助于控制病情，提高生活质量。可以根据个人的健康目标和身体状况选择合适的运动方式。有氧运动主要针对心肺功能的锻炼和减脂，而无氧运动则侧重于肌肉力量的训练和塑形。

有氧运动是指在氧气充分供应的情况下进行的体育锻炼，运动时身体的主要能量供应来自糖类和脂肪，并且需经氧化而产生。有氧运动的特点是强度低、有节奏、不间断和持续时间长。常见的有氧运动项目包括慢跑、快走、骑行、游泳、跳绳、健身操、有氧舞蹈、划船、爬山、徒步以及滑雪等。

无氧运动是指肌肉在"缺氧"的状态下高速剧烈的运动。这种运动会在体内产生过多的乳酸，导致肌肉疲劳不能持久，运动后感到肌肉酸痛，呼吸急促。常见的无氧运动项目包括力量训练（如哑铃、杠铃、壶铃等）、高强度间歇训练、短距离赛跑、跳高、跳远、引体向上、俯卧撑、仰卧起坐、深蹲以及举重等。

有氧运动的优点：可以提升氧气的摄取量，能更好地消耗体内多余的热量。在运动过程中，人体吸入的氧气与需求相等，达到生理上的平衡状态。因此，它的特点是强度低、有节奏、持续时间较长。可以降脂并在一定程度上加快身体各个器官新陈代谢，促进血液流动，降低胆固醇。

无氧运动的优点：可以塑形，增肌。无氧运动的最大特征是：运动时氧气的摄取量非常低。由于速度过快及爆发力过猛，人体内的糖分来不及经过氧气分解，而不得不依靠"无氧供能"。这种运动会在体内产生过多的乳酸，导致肌肉疲劳不能持久，运动后感到肌肉酸痛，呼吸急促。可以增强肌肉力量，提高身体的适应能力。

刚开始运动时，最好选择对心血管负担小的有氧运动，比如快步走、慢跑、游泳、骑自行车等，可逐步增加强度。如果运动时感觉心慌、胸闷、气喘，应立即停止，并及时就医。

运动强度如何掌握？一般做中等强度的运动即可，运动强度以稍微有点喘，但还能正常说话为宜。可以触摸桡动脉数脉搏，保持在最大心率的50%～70%就好。计算最大心率的方法是：用220减去年龄。

每周至少运动5天，每次至少30分钟，或者每周3次高强度运动，每次至少20分钟。当然，别集中在同一天运动，这样身体负担太大。

开始运动时遵循循序渐进的原则。如果运动后感觉不适，应立即停止运动，并咨询专业医生的意见。运动前，应该做些热身和拉伸活动。热身可以提高心率和关节灵活性；拉伸则有助于放松肌肉，减轻酸痛感。

时间紧张怎么办？忙碌常导致没时间运动，但哪怕疲倦或繁忙，也应抽时间运动，这有助于改善精力，提高工作效率。运动方式有多种，如走楼梯、不乘电梯、将车停在离出口远的车位、选择较长的步行路线。久坐（如看电视或在电脑前工作）有害健康，应尽量多起身走动。即使少量运动（如短程步行或做家务），也有益健康。

运动时应注意什么？为了安全运动和避免出现一些问题，请务必：运动期间和运动之后适量饮水，但不要喝含大量咖啡因的功能饮料。极寒极热时避免户外运动。分层着装，方便过热时脱衣。穿适合运动的鞋子。

总的来说，适当的运动对心血管健康有诸多好处，但也要注意方法和强度。出现下列情况，应该及时就诊：胸部、手臂、咽喉、下颌或背部疼痛或压迫感，恶心或呕吐，心脏极快跳动，头晕或昏倒。

👨‍⚕️ 如何拥有良好的睡眠？

睡眠对身体和大脑的恢复至关重要，成年人每天需要 7 ~ 9 小时的高质量睡眠。如果你经常睡不好，可以试试以下方法来帮助自己更快入睡、睡得更香：

1. 固定作息时间

每天尽量在同一时间睡觉和起床，包括周末。规律的作息能让你的生物钟保持稳定，帮助身体形成自然的睡眠节奏，晚上更容易入睡，早上也能更自然地醒来。

2. 打造舒适的睡眠环境

卧室应该是一个安静、黑暗、凉爽的地方。可以用遮光窗帘、耳塞或开启白噪声机来减少干扰。选择适合自己的床垫和枕头，确保身体在睡觉时完全放松。如果卧室温度太高或太低，也会影响睡眠，建议保持在 18 ~ 22℃。

3. 避免刺激性物质

晚上尽量不要喝咖啡、浓茶或能量饮料，因为它们会让你的大脑保持兴奋，难以入睡。虽然酒精可能让你感觉困倦，但它会干扰深度睡眠，导致夜间频繁醒来。晚饭后也尽量避免吸烟，因为尼古丁同样会刺激神经系统。

4. 控制白天的午睡

如果白天感到疲惫，可以小睡一会儿，但时间不要超过 20 ~ 30 分钟，最好在下午 3 点前完成。过长或太晚的午睡会干扰夜间正常的睡眠，导致晚上更难入睡。

5. 减少睡前使用电子设备

睡前 1 ~ 2 小时尽量远离手机、电脑和电视等电子设备。它们发出的蓝光会抑制褪黑素的分泌，让大脑误以为还在白天，从而影响入睡。如果必须使用，可以开启护眼模式或佩戴防蓝光眼镜。

6. 适量运动

每天进行适度的运动，比如散步、慢跑或瑜伽，可以帮助你更快入睡并提高睡眠质量。但要避免在睡前 2 小时内进行剧烈运动，因为这会让身体过于兴奋，反而难以入睡。

7. 睡前放松

睡前做一些让自己放松的事情，比如泡个热水澡、听轻柔的音乐、做深呼吸练习或冥想。这些活动可以帮助你缓解一天的压力，让身体和大脑进入放松状态，更容易入睡。

8. 注意晚餐和睡前饮食

晚餐不要吃得太饱或太油腻，以免消化不良而影响睡眠。如果睡前感到饥饿，可以吃一些容易消化的食物，比如一杯热牛奶、一小碗燕麦或一根香蕉。这些食物还能促进褪黑素的分泌，帮助你更快入睡。

9. 建立睡前习惯

养成一个固定的睡前流程，比如刷牙、洗脸、换上睡衣、阅读或听舒缓的音乐。这些习惯会告诉你的身体"该睡觉了"，帮助你更快进入睡眠状态。

10. 应对失眠

如果躺在床上超过 20 分钟还睡不着，不要强迫自己入睡。可以起身到另一个房间，做一些轻松的事情，比如看书、听音乐，等到感到困意再回到床上。这样可以避免把床和"睡不着"的焦虑联系起来。

我们要避免熬夜，因为长期熬夜对身体健康具有严重危害。首先，熬夜会影响消化系统，导致消化酶分泌紊乱，降低消化功能，引发腹胀、腹痛、食欲缺乏、便秘等症状。其次，熬夜会诱发心脑血管疾病，增加患高血压等疾病的风险。此外，熬夜会干扰内分泌激素水平，使细胞代谢异常，从而引发细胞突变，增加患癌风险。长期熬夜还会导致神经衰弱、失眠、抑郁症等问题，并加速皮肤衰老。同时，长期熬夜会使免疫力下降，身体容易感染疾病，如感冒、肠胃炎等。

严格戒烟和限制饮酒

1. 关于戒烟

吸烟及二手烟暴露与多种严重疾病的发生和风险直接相关，包括心血管疾病、肺癌、慢性呼吸道疾病、肝癌以及其他类型的肿瘤。吸烟不仅危害吸烟者自身的健康，还会对身边的人造成二手烟的危害，增加他们患病的风险。研究表明，无论何时戒烟都能带来健康益处，而越早戒烟，获益越大。然而，戒烟是一个充满挑战的过程，需要科学的方法和坚定的决心才能成功。

首先，明确戒烟的原因是成功戒烟的第一步。你可以从多个角度激励自己，比如为了改善健康、节省开支，或者为家人营造一个更清洁、更安全的无烟环境。清楚地认识到戒烟的意义，可以帮助你在戒烟过程中保持动力。接下来，制订一个详细的戒烟计划至关重要。设定一个具体的戒烟日期，并提前告诉家人、朋友和同事你的决定，这样他们可以为你提供鼓励和支持，帮助你度过困难的时刻。

在戒烟过程中，找到合适的替代品可以有效缓解戒断症状。比如，当你感到手痒或嘴痒时，可以选择嚼无糖口香糖、吃健康的小零食、喝水或者尝试深呼吸来分散注意力。与此同时，尽量避免让你联想到吸烟的环境和活动。例如，减少去常吸烟的场所，避免与烟友聚会，甚至可以改变一些日常习惯，比如饭后立即刷牙或者散步，而不是坐下来喝茶或咖啡，这样可以减少吸烟的诱惑。

压力是戒烟过程中常见的诱因，因此学会管理压力尤为重要。当感到焦虑或紧张时，可以尝试深呼吸、冥想、听音乐或者进行轻松的运动，如瑜伽或散步，这些都能帮助你放松心情。此外，锻炼身体是一个非常好的方法，不仅能改善情绪、缓解压力，还能帮助你控制体重并提升整体健康。

如果戒烟过程中感到困难，不要害怕寻求帮助。将你的戒烟计划告诉家人和朋友，他们的鼓励和支持会让你更有信心坚持下去。同时，你也可以加入戒烟小组，与其他正在戒烟的人互相分享经验和支持。必要时，还可以寻求专业人士的帮助，如医生或心理咨询师，他们可以为你提供科学的戒烟建议，甚至推荐一些辅助工具，如尼古丁替代疗法或戒烟药物。

推荐 5D 戒烟方法

戒烟一般要经历从"没有想过戒烟"到"完全戒烟"的过程。因此，对于戒烟干预的结果，不应简单地理解为"戒"或"没戒"，而是递增的、阶段性的"成功"过程。多数吸烟者会经历全部或大部分戒烟阶段，最后才完全成功戒烟。以下是 5D 戒烟法：

宣告（declare）：向身边所有人宣告自己戒烟的决心，借此争取他人支持；

拖延（delay）：采取拖延策略降低烟瘾，延迟吸烟行为；

深呼吸（deep breathing）和饮水（drink water）：烟瘾难忍时，深呼吸、饮水；

改做其他事情（do something else）：烟瘾难忍时，也可改做其他事情，如嚼口香糖、嗑瓜子、听音乐、看电影、散步、爬山等，务求分散注意力，减低心瘾。

2. 关于饮酒

过度饮酒会对身体和心理健康造成严重危害，长期大量饮酒不仅会损害多个器官的功能，还会显著增加多种疾病的风险。肝脏是酒精代谢的主要器官，长期饮酒会导致酒精性脂肪肝、酒精性肝炎，甚至发展为肝硬化或肝癌。过量饮酒还会损害心血管系统，增加高血压、心律失常和卒中的风险。酒精对大脑的影响也不容忽视，长期饮酒可能会导致记忆力减退、认知功能下降，甚至引发酒精性痴呆。对胃肠道的影响，过量饮酒会刺激胃黏膜，引发胃炎、胃溃疡等问题，同时影响营养吸收，导致营养不良。饮酒还会干扰内分泌系统，导致生育能力下降，尤其是对男性的睾酮水平和女性的月经周期产生不良影响。更严重的是，长期饮酒与多种癌症（包括肝癌、食管癌、胃癌和乳腺癌等）的发生密切相关。

除了身体健康，过度饮酒对心理健康的危害也十分显著。酒精会干扰大脑中神经递质的平衡，导致情绪波动，增加焦虑和抑郁的风险。长期饮酒者还可能出现酒精依赖或成瘾，进一步加重心理健康问题，并可能引发精神障碍，如酒精性幻觉症或妄想症。此外，饮酒过量还会影响人际关系和社会功能，导致工作效率下降、家庭矛盾增加，甚至引发暴力行为或交通事故。

不同类型的酒对健康的影响也有所不同。白酒酒精浓度较高，过量饮用会加重肝脏、大脑和心血管系统的负担，同时显著增加癌症风险。红酒中含有的多酚类物质（如白藜芦醇）具有一定的抗氧化作用，适量饮用可能对心血管健康有益，但过量饮用同样会对肝脏和其他器官造成损害。啤酒的酒精含量相对较低，但由于饮用量通常较大，过量饮用会导致肥胖、高血压和代谢综合征等问题。此外，啤酒中的嘌呤含量较高，长期大量饮用可能增加痛风的风险。

总体而言，适量饮酒对健康的影响相对较小，但过量饮酒则会对身体和心理健康造成严重危害。为了降低饮酒的风险，建议男性每日酒精摄入量不超过25g，女性不超过15g（相当于男性每天不超过750ml啤酒或250ml红酒，女性应更少）。此外，选择低度酒或果酒等酒精含量较低的酒类，搭配健康饮食和适量运动，有助于减少饮酒对身体的负面影响。对于有酒精依赖或健康问题的人群，戒酒是最好的选择。

第四章　家庭常用的医疗用品

心血管疾病的家庭常备健康用品有哪些?

1. 北京市居民家庭最常用的 8 种健康测量工具

（1）限量盐勺

用于控制食盐摄入量的工具。通常有 1g 或 2g 的容量。参考值范围：每日盐摄入量应控制在 6g 以下，以降低高血压和心血管疾病的风险。

（2）控油壶

用于测量食用油的摄入量，控制烹饪中使用的油量。参考值范围：每日脂肪摄入量应占总热量的 30% 以下，以降低肥胖和心血管疾病的风险。

（3）腰围尺

用于测量腰部周长，评估腹部肥胖和健康风险。参考值范围：男性腰围应控制在 85cm 以下，女性腰围应控制在 80cm 以下，以降低心血管疾病和糖尿病的风险（有些标准设为男性 90cm，女性 85cm）。

（4）体重计

用于测量体重，监测体重变化。参考值范围：根据身高和性别，存在不同的体重指数（BMI）参考值范围。一般来说，18.5 ～ 23.9kg/m² 的 BMI 值被认为是健康的范围。

（5）血压计

用于测量血压，监测心血管健康状况。高血压定义为收缩压（高压）等于或高于 140mmHg 和（或）舒张压（低压）等于或高于 90mmHg。

（6）血糖仪

用于测量血糖浓度，监测糖尿病患者的病情。参考值范围：空腹血糖正常值应为 3.9 ～ 6.1mmol/L，餐后 2 小时血糖正常值应小于 7.8mmol/L。糖尿病患者应遵循医生的指导进行监测和治疗。

（7）视力表

用于检查视力，评估是否存在视力问题。参考值范围：正常视力应为 1.0 或以上，即能够清晰地看到视力表上最小的行。低于正常视力时，应寻求医生或专业眼科医生进一步检查和治疗。

（8）体温计

用于测量体温，了解是否存在发热或其他健康问题。参考值范围：正常体温应为 36.0 ～

37.0℃（腋窝测量）。高于正常体温时，可能存在发热或其他感染性疾病。

2. 进阶医疗用品配置

为了更好地关注和保障家人的健康，可以考虑配置以下家庭医疗设备和用品：

（1）心电图仪（选配）

对于有高危心血管疾病家族史或已经患有心血管疾病的人，可以考虑购买家用心电图仪。这样可以在出现心律不齐等异常情况时，及时进行监测，尽早发现并处理问题。

（2）家庭急救箱

家中应备有一个急救箱，里面包含基本的医疗用品，如创可贴、纱布、绷带、酒精棉球、碘伏、棉签等。这些可以用于处理轻微的外伤和疼痛，为等待专业医疗救助争取时间。

（3）常备药物

根据家庭成员的健康状况，准备一些必要的常备药物。例如，高血压患者可能需要降压药，心脏病患者可能需要抗心律失常药等。务必按照医生的建议和处方来准备和服用药物。

（4）急救药物

心绞痛患者应常备速效救心丸或硝酸甘油片，以便在心绞痛发作时迅速舌下含化。如果症状持续不缓解，应立即拨打急救电话或前往医院就医。

（5）急救手册

用于了解和学习一些常见的心血管疾病急救措施。把急救手册放在家中显眼的位置，以便在紧急情况下能够迅速采取正确的急救措施。

（6）电话

家中应确保有一部畅通的电话，这样在发生紧急情况时可以迅速拨打急救电话（如120）。智能手机也可以替代电话进行紧急呼叫。对于独居老人，要提前存储好手机号码，并教他们如何快速拨打电话。

（7）健康档案信息

家庭成员的健康档案建议整理归纳，包括体检报告、纸质版病历和检查报告、影像胶片或者光盘、电子版资料等；对于独居老人，可以把身份信息和重要的疾病信息写在卡片上并佩戴在衣服上。已有的健康档案信息，能大大缩短医生诊断疾病的时间。

（8）家庭监控系统

家庭摄像头可以实时监控老人的生活情况，及时发现异常情况，如跌倒、长时间静止等。一旦出现异常情况，摄像头可以通过手机等设备及时通知家人或医护人员，以便及时采取救助措施。这不仅可以避免老人出现意外情况，还能在老人出现健康问题时及时发现并处理。

（9）家庭预警系统

以红外线为代表的家庭预警系统（不涉及隐私）可以监测室内的活动，并将数据通过手机等设备及时反馈给家人或医护人员。一旦出现异常情况，系统可以自动发出警报，以便及时采取措施。这不仅可以让老人得到及时的救助，还能为医护人员的诊断和治疗提供重要的参考数据。

血压计的选择和正确使用

血压参考值：140/90mmHg 以上为高血压，90/60mmHg 以下为低血压。

动态血压正常标准：24 小时平均血压值＜ 130/80mmHg；白天平均血压值＜ 135/85mmHg；夜间平均血压值＜ 120/70mmHg。由患者或家属在家庭中测定的血压，正常血压值为＜ 135/85mmHg，注意与诊所血压的标准有所不同。

脉压参考值：脉压也就是收缩压（高压）和舒张压（低压）的差值，如果脉压明显增大（＞60mmHg），结合病史，可考虑甲状腺功能亢进、主动脉瓣关闭不全和动脉硬化等。若脉压减小（＜30mmHg），可见于主动脉瓣狭窄、心包积液及严重心力衰竭等。

血压计是测量血压的医疗设备。市面上有两种主要类型的血压计：水银血压计和电子血压计。水银血压计较为准确，但因环保原因在很多国家逐渐被淘汰。电子血压计操作简便，方便家庭使用，准确度也足够满足日常需求。

电子血压计有上臂式和腕式两种。上臂式血压计测量结果更为准确，更适合家庭长期使用。腕式血压计便携性更好，但测量结果可能受姿势影响，准确度略低。选择知名品牌和经过权威认证的血压计，以确保质量和准确度。

在测量血压前，要确保身心平静，避免活动（30分钟内）、饮浓茶或咖啡、紧张、焦虑和激动。将被测上臂放置于桌面上，保持心脏水平线的高度；选择适合上臂尺寸的袖带，袖带过紧或过松都会影响测量结果。将袖带固定在上臂，使其下缘距离肘关节 2 ～ 3cm。电子血压计的气管应位于手臂内侧，正对肱动脉。开启血压计，开始测量。在测量过程中保持身体放松，不要说话或移动。

为了获得更准确的结果，建议至少进行两次测量，间隔 1 ～ 2 分钟。然后计算两次测量结果的平均值。尽量在同一时间段进行血压测量，例如早晨醒来后、晚餐前等。这有助于准确掌握血压的变化规律。将每次测量的结果记录下来，包括日期、时间以及其他相关信息。这有助于您和您的医生了解血压的变化趋势，评估治疗效果以及调整治疗方案。如果血压测量值明显异常，请务必及时就医。

人体血压的规律包括以下几个方面：

正常血压波动规律：正常血压波动呈"两峰一谷"的规律，即上午 6 ～ 8 点血压上升至第一高峰，下午 4 ～ 6 点再次逐渐升到第二高峰，此后血压渐趋平稳，在凌晨 2 ～ 3 点降至最低谷点。

血压昼夜节律变化：正常人的血压昼夜节律变化有一定的规律，表现为两峰一谷的特点。第一个高峰出现在上午 6 ～ 8 点，第二个高峰出现在下午 4 ～ 6 点，夜间血压会明显降低。这种血压昼夜节律变化对于维持机体的正常生理功能非常重要。

季节性血压波动规律：由于冬季天气寒冷，血管收缩，血压会相应升高；而夏季天气热，血管舒张，血压则会相应降低。这种季节性血压波动规律对于高血压患者的降压治疗有一定指导意义。

年龄对血压的影响：一般来说，随着年龄的增长，人体的血压水平会有所升高。因此，老年人群的血压水平普遍较高，而年轻人相对较低。对于不同年龄段的高血压患者，应根据其具体情况制定相应的降压治疗方案。

体温计的选择和体温的监测

　　体温是日常保健和临床诊疗最重要的生命体征之一。体温参考值：①腋温：正常值为 36～37℃；②口温：正常值为 36.3～37.2℃；③肛温：正常值为 36.5～37.7℃。发热的分度：低热：37.3～38℃；中等度热：38.1～39℃；高热：39.1～41℃；超高热：41℃以上。

　　选择体温计的一些原则：①类型：市面上主要有四种类型的体温计，包括水银体温计、数字体温计（电子体温计）、红外耳温计和红外额温计。水银体温计较为准确，但有一个致命的缺点，就是容易破碎而造成汞污染，由于环保原因逐渐被淘汰。数字体温计操作简便，准确度足够满足日常需求。红外耳温计和额温计采用非接触测量，适用于婴幼儿及特殊场合。②品牌和认证：选择知名品牌和经过权威认证的体温计，以确保质量和准确度。可以查阅消费者评价和专业评测来获取更多信息。③数字体温计通常可用于口腔、腋窝和肛门处温度测量；红外耳温计适用于耳部测温；红外额温计适用于额部测温。

　　正确使用体温计：①准备工作：水银体温计使用前需检查体温计是否破损，将水银柱甩至 35℃以下。②确保测量部位与体温计接触良好。口腔测温时，请闭嘴并将体温计放在舌下；腋窝测温时，确保腋窝干燥，夹紧体温计；肛门处测温时，请轻轻插入体温计，避免过深；红外耳、额温计测量时，请遵循说明书进行操作。③若测量的是腋下部位，通常需要测量 5～10 分钟；若测量的是口腔，通常需要测量 3～5 分钟；若测量的是肛门处，通常需要测量 3 分钟左右。数字体温计通常需要 30 秒到 1 分钟；红外耳温计、额温计则需要几秒钟。④记录体温计上显示的温度值。注意单位（摄氏度或华氏度）。⑤如果发现体温持续异常，请及时就诊并遵循医生的建议。

　　发热的常见原因有很多，主要包括各种感染、自身免疫性疾病、恶性肿瘤、坏死物质的吸收等。其中，最常见的原因是各种感染，如细菌、病毒、支原体、真菌等引起的感染。此外，一些常见疾病如感冒、肺炎、气管炎、结核、肠炎、尿道炎等也可能导致发热。

　　对于发热的处理，通常需要根据患者的具体情况进行对症治疗。如果体温超过 38.5℃，需要使用退热药物。常用的退热药物包括对乙酰氨基酚、布洛芬、赖氨匹林、消炎痛栓等。在使用退热药物时，遵医嘱使用，需要注意药物的副作用和用药时机，避免出现不良反应。发热可能会引起身体脱水，需要及时补充水分。

脉搏和心率的居家监测

1. 正常值

　　成年人的正常静息心率通常在 60～100 次 / 分，运动员可能更低。年龄、性别、身体状况等因素会影响正常心率范围。在运动过程中，心率会上升，但不应超过最大心率，最大心率计算公式为：220 减去年龄。在家庭环境中监测脉搏和心率对于了解自己的健康状况和评估运动效果很有帮助。

2. 监测办法

可以用食指和中指（不要用拇指，因为拇指自身有脉搏）轻轻按压身体的某个动脉部位，如颈动脉（颈部两侧）、桡动脉（手腕内侧靠近拇指一侧）或股动脉（腹股沟处）。一旦触摸到脉搏，可以计算在一分钟内的搏动次数，即心率。市面上有许多心率监测设备，如心率手环、运动手表和心电图仪等。这些设备可以实时监测心率，操作方便，且数据相对准确。

为了获得更准确的数据，尽量在同一时间段进行心率监测，以减少外部因素的影响。比如，可以在早晨醒来后、运动前后、晚餐前等时间进行测量。将每次测量的心率记录下来，包括日期、时间及其他相关信息。这有助于了解心率变化趋势，评估健康状况和运动效果。

3. 心跳异常

心跳异常主要分为以下几种情况：①心动过速：是指心脏跳动过快，超过了 100 次 / 分。心动过速可能是由情绪激动、运动、发热、缺氧、心力衰竭等原因引起的。②心动过缓：是指心脏跳动过慢，低于 60 次 / 分。心动过缓可能是由年龄、药物、甲状腺问题、心脏传导系统异常等原因引起的。③心律不齐：是指心脏跳动的节奏不规律，可能是由心脏传导系统异常、心脏疾病、电解质紊乱等原因引起的。

心律失常患者的一般注意事项包括以下几点：①保持积极乐观的心态，保持情绪稳定，避免大喜大悲，因为情绪可能会加重病情。②患者应积极配合医生进行治疗，并严格按照医嘱用药。③合理安排休息与活动。心律失常患者应保证充足的睡眠，避免过度劳累。只有严重心律失常、心功能极差的患者，才应长期卧床休息。④注意根据季节和气候变化调整生活习惯，以预防感冒等疾病的发生，从而避免病情加重。⑤心律失常患者的饮食应以清淡为主，戒烟限酒，一般浓茶和咖啡也建议尽可能避免。

4 猝死

猝死是一种突发的、非预期的死亡，通常是由心脏骤停引起的。心脏骤停可能是由心律失常（如室颤或心跳过缓）引发，导致心脏无法有效泵血。如果没有及时进行干预，心脏骤停可以迅速导致意识丧失和死亡。研究表明，猝死患者中超过 50% 是由心律失常引起的。对于这种类型的猝死，自动体外除颤器（AED）可以起到至关重要的作用。AED 使用简便，只需要按照语音和图形指示进行操作，在紧急情况下，AED 可以成为挽救生命的宝贵工具。

5. 心脏起搏器

心脏起搏器是一种电子治疗仪器，通过发放由电池提供能量的电脉冲来刺激心脏，使心脏激动和收缩，主要用于治疗缓慢性心律失常。随着医学科技的发展，起搏器也开始应用到快速型心律失常及非心电性疾病，如预防阵发性房性快速型心律失常、颈动脉窦晕厥、双室同步治疗药物难治性充血性心力衰竭等。安装心脏起搏器的主要适应证包括病态窦房结综合征、严重的窦性心动过缓（心率持续低于 40 次 / 分或者窦性停搏大于 3 秒）、慢快综合征、房室传导阻滞（特别是二度 Ⅱ 型或三度房室传导阻滞）、经内科治疗无效合并有完全性左束支传导阻滞的扩张型心肌病等。安装心脏起搏器后患者必须注意避免高磁场环境，如高压线、核磁共振室等，以免影响起搏器的正常工作。

心血管疾病的呼吸监测

呼吸系统和心血管系统在功能上密切相关。呼吸系统的首要任务是通过吸入空气来为身体提供氧气。空气中的氧气通过呼吸进入肺部，然后通过肺泡和血液之间的气体交换进入血液，再由血液输送到身体的各个组织和器官。同时呼吸系统也负责将身体代谢产生的二氧化碳排出体外。呼吸系统参与调节身体的酸碱平衡，通过控制呼吸的频率和深度，可以控制二氧化碳的排出量，从而调节血液的酸碱平衡。

1. 监测内容

（1）呼吸频率

正常成年人的呼吸频率通常在 12 ～ 20 次 / 分。心血管疾病患者应观察自己的呼吸频率，留意是否有异常。心血管疾病可能导致呼吸困难，表现为日常活动时气喘、呼吸急促、不能平卧等症状。肺功能测试（PFT）和六分钟步行测试（6MWT）等可以评估患者的肺部功能和运动耐受性。其中 6 分钟步行试验：＜ 150m 为重度异常；150 ～ 450m 为中度异常；＞ 450m 为轻度异常。

（2）血氧含量检测

可以通过血氧饱和度（SpO_2）监测，SpO_2 正常值一般大于 95%。心血管疾病患者可能需要定期监测血氧饱和度。如 SpO_2 ＜ 95%，表明供氧不足，需要吸入更多氧气，并减少活动，适当休息。如 SpO_2 ＜ 90%，表明存在低氧血症，要高度重视，并根据症状表现及时就医。

（3）呼吸综合评估

多导联睡眠呼吸检测是最常用的检查。在医疗机构，通过导联线，多导睡眠图可监测脑电图、心电图、肌电图、眼动图、胸式和腹式呼吸张力图、鼻及口通气量、体位体动、血氧饱和度等 10 余个通道的生理信号。通过分析这些指标，来区分深睡、浅睡、是否做梦以及是否存在睡眠呼吸暂停综合征，从而科学评判睡眠质量。

> **睡眠呼吸暂停综合征**
>
> 睡眠呼吸暂停综合征是一种常见的睡眠障碍，指在夜间睡眠过程中，呼吸停止持续的时间超过 10 秒，或每小时呼吸停止的次数超过 5 次。这种症状通常伴随着睡眠时打鼾和呼吸暂停。其危害包括：①呼吸暂停可导致氧气供应不足，会对身体各器官造成损害。②血管疾病的风险更高，包括高血压、冠心病、心律失常等。③容易出现注意力不集中、记忆力下降、情绪烦躁、抑郁等情况。④睡眠质量下降，影响生活和工作。

（4）呼吸功能疾病的检测

心血管疾病患者可能需要定期进行胸部 X 线或者胸部 CT 平扫检查，以评估心肺功能和检查肺部水肿、肺炎等并发症。

2. 呼吸衰竭与吸氧

呼吸功能衰竭分为 I 型呼吸衰竭和 II 型呼吸衰竭。I 型呼吸衰竭，即低氧性呼吸衰竭，血气分析的特点是血氧分压（PaO_2）< 60mmHg，血二氧化碳分压（$PaCO_2$）降低或正常。这种类型主要见于肺换气功能障碍（通气/血流比例失调、弥散功能障碍、肺动–静脉瘘等），如严重肺部感染性疾病、间质性肺疾病、急性肺栓塞等。II 型呼吸衰竭，即高碳酸性呼吸衰竭，血气分析特点是 PaO_2 < 60mmHg，同时伴有 $PaCO_2$ > 50mmHg。这种类型通常由肺泡通气不足所致。单纯通气不足，低氧血症和高碳酸血症的程度是平行的，若伴有换气功能障碍，则低氧血症更为严重，如慢性阻塞性肺疾病。

I 型呼吸衰竭可以高流量吸氧。II 型呼吸衰竭不可以高流量吸氧（吸氧浓度小于 35%，或者鼻导管流量 1 ~ 2L/min）。因为 II 型呼吸衰竭不仅缺氧，而且伴有二氧化碳潴留。如果患者吸入高流量氧气，虽然血氧分压可以迅速升高，低氧血症得以显著纠正，但这会减少外周化学敏感性的刺激，使呼吸变得浅而缓慢，从而导致二氧化碳的排出更加减少，加重二氧化碳的潴留。

关于制氧机，保健型制氧机的适用人群包括孕妇、轻微缺氧的人、用脑过度的脑力工作者。医用型制氧机的适用人群包括高龄老人，患有心脑血管、呼吸系统疾病的人群。市场产品鱼龙混杂，尽量选择大品牌的产品。制氧机氧流量参数：制氧量在 1 ~ 2L/min 属于保健型；制氧量在 3L/min 及以上属于医用型。

家用呼吸机是一种医疗设备，用于改善患者的呼吸功能，特别是在睡眠期间。这种设备通常用于治疗睡眠呼吸暂停综合征和慢性阻塞性肺疾病等呼吸系统疾病。家用呼吸机的工作原理是通过机械力量将空气送入患者的气道，帮助患者呼吸。根据患者的具体情况和需求，呼吸机有多种类型可供选择。其中，双水平呼吸机是最常用的一种，它能够在患者吸气和呼气时提供不同的压力支持。使用呼吸机通常需要进行压力滴定：通过逐渐调整压力，寻找并确定维持上气道开放所需最低有效治疗压力（即最适压力）。这个压力可消除所有睡眠期及各种睡眠体位下的呼吸暂停、低通气、呼吸努力相关性微觉醒和鼾声，并维持整夜睡眠中氧饱和度在正常水平，从而恢复正常睡眠结构。

家用血糖仪的使用和血糖监测

1. 血糖监测的意义

正常血糖的参考水平：正常空腹血糖值为 3.9 ~ 6.1mmol/L，超出这个范围，高或低都会存在问题。6.1 ~ 6.9mmol/L 为空腹血糖受损；≥ 7.0mmol/L 应考虑糖尿病。如果血糖异常，建议进一步进行糖耐量试验，以便尽早确诊是否患有糖尿病。口服葡萄糖耐量试验或者餐后 2

小时血糖＜7.7mmol/L 为正常糖耐量；7.8～11.0mmol/L 为糖耐量减退；≥11.1mmol/L 应考虑糖尿病。糖尿病是一种严重的慢性疾病，会对多个器官和系统造成长期损害，导致多饮、多尿、多食、乏力和消瘦等症状，并增加感染、心脑血管疾病、肾脏损伤、神经病变、眼部病变、物质代谢紊乱和糖尿病足等风险。

血糖监测是糖尿病患者自我管理的重要组成部分。对于糖尿病患者，血糖控制范围因个体差异而异，需要综合考虑患者的病史、年龄、病情、并发症等因素。一般对于年轻的糖尿病患者，建议将空腹血糖控制在 5.0～6.0mmol/L，餐后 2 小时血糖控制在 6.0～8.0mmol/L。对于年龄较大的糖尿病患者，建议将空腹血糖控制在 7.0～8.0mmol/L，餐后 2 小时血糖控制在 8.0～10.0mmol/L。糖化血红蛋白（HbA1c）：用于评估长期血糖控制的情况，正常范围通常为 4%～6%。由于红细胞在血液循环中的寿命约为 120 天，因此 HbA1c 反映患者近 8～12 周的平均血糖水平。

三种常见的血糖代谢异常：①低血糖：是指血液中的葡萄糖浓度过低（小于 3.9mmol/L），通常表现为饥饿感、头晕、心慌、出汗等症状。低血糖可能是胰岛素分泌过多、长时间未进食、剧烈运动等原因导致。②高血糖：是指血液中的葡萄糖浓度过高，通常表现为口渴、多尿、多饮、体重下降等症状。高血糖可能是糖尿病的前兆或并发症，长期高血糖可能导致多系统损害，引发包括心脑血管疾病在内的多种疾病。③糖尿病酮症酸中毒：是糖尿病的严重并发症，由于胰岛素缺乏或功能失效，糖代谢异常，脂肪分解加速，酮体生成增加，血液呈现酸性。其症状包括恶心、呕吐、腹痛、呼吸深快、呼气有烂苹果味等，严重时可能导致昏迷甚至死亡。

2. 血糖监测方法

目前血糖监测主要有以下几种方法：①静脉血血糖测定：通常在医院进行，患者在抽血测空腹血糖前应该空腹 8 小时以上，常选取肘正中静脉或手背的浅表血管进行采集。这种检测方法结果准确，但等待时间相对较长，通常用于诊断病情。②指尖血血糖监测：通过采取患者指尖的血液，使用血糖仪进行检测，这种测量方法简单、快速、便捷，适用于患者在家中自行测量。尽管与静脉血血糖结果有一定偏差，但是可以方便患者明确病情发展，对糖尿病的监测具有重要的意义。③红外线血糖监测：利用朗伯－比尔定律，在红外光照射下通过检测血糖吸收光线的程度来监测血糖。这种方法具有无创、无痛、无任何不适的优点，但目前技术尚不成熟，其测量准确性还有待进一步评估。

3. 血糖仪使用要点

使用血糖仪时，需定期使用标准溶液对血糖仪进行校准，确保测量准确。在进行血糖检测前，首先确保双手干净。用酒精棉签擦拭即将采血的指尖，待酒精自然干燥。然后使用采血针头在指尖刺破皮肤，弃去第一滴血，轻挤出足够量的血液。通常建议采用非拇指和食指的侧指尖来采血，因为这些部位较不敏感。将血液样本涂抹在血糖试纸上。确保试纸充分吸收血液，避免血液表面的气泡。将试纸插入血糖仪，等待结果。最后，将血糖测试结果记录在血糖日志中，包括测量时间、餐前或餐后、饮食、运动等相关信息。通常餐前和餐后 1～2 小时进行血糖监测。对于 1 型糖尿病患者，需要每天多次监测血糖；而 2 型糖尿病患者需要根据治疗方案和血糖控制情况进行相应调整。

家用体重秤和体脂监测

体重和体脂监测是家庭自我监测的重要部分，因为它们可以反映一个人的健康状况，尤其是对于糖尿病等慢性疾病的管理。体重监测可以反映一个人的能量摄入和消耗是否平衡，以及是否存在长期的健康问题。体脂监测则可以反映一个人的脂肪含量和分布情况。高体脂含量会增加罹患心血管疾病、糖尿病等疾病的风险。

在家庭自我监测中，建议使用电子体重秤和体脂秤进行体重和体脂的监测。最好是在每天的同一时间、空腹状态下进行测量，以保证数据的准确性。同时，也可以记录下自己的饮食、运动等生活习惯，以便更好地分析自己的健康状况。体脂称通过生物电阻抗分析（BIA）技术来估计身体成分，包括体脂、肌肉质量、骨密度等。

体重是否正常可以使用体重指数（BMI）来判断，其计算方法是用体重（kg）除以身高（m）的平方。正常 BMI 的范围是 $18.5 \sim 23.9 kg/m^2$，如果 BMI 低于 $18.5 kg/m^2$，则被认为体重过轻，而高于 $23.9 kg/m^2$ 则被认为超重或肥胖。成年人的体脂率正常水平范围是：女性 $20\% \sim 25\%$，男性 $15\% \sim 18\%$，若体脂率过高，体重超过正常值的 20% 就可视为肥胖。

超重和肥胖的危害是多方面的：①超重和肥胖会增加患心血管疾病的风险，如高血压、冠心病、卒中等。肥胖会使心脏负担加重，同时肥胖者多伴有高血脂和动脉粥样硬化等问题，会进一步增加患心血管疾病的风险。②超重和肥胖会影响身体的代谢，增加患糖尿病的风险。肥胖者对胰岛素的反应降低，从而导致胰岛素抵抗，进一步发展为糖尿病。③肥胖还会导致睡眠呼吸暂停综合征、脂肪肝、骨关节炎等多种疾病的风险增加。肥胖者的身体负担加重，容易导致疲劳和关节损伤等问题。④在心理健康方面，肥胖者易面临自卑、抑郁、焦虑等心理问题。这些问题可能与肥胖的身体形象、社交障碍和健康问题等有关。

超重和肥胖的常见原因主要有以下几点：①饮食不当：日常摄入的热量过高，尤其是脂肪和糖分的摄入过多，同时缺乏足够的膳食纤维和维生素，容易导致体重增加。②缺乏运动：长期久坐或缺乏适量的运动，会导致身体消耗的热量减少，从而导致体重增加。③遗传因素：肥胖具有一定的遗传倾向，家族中有肥胖史的人更易发生肥胖。④内分泌失调：内分泌系统对身体的代谢和生理功能起着重要的调节作用，发生内分泌失调时，可能导致体重增加。⑤药物影响：长期服用某些药物可能引起体重增加，例如抗抑郁药、抗精神病药物等。

心力衰竭患者的体重监测是重要的自我监测手段。患者应每天在相同条件下测量体重，最好是在早晨排尿后，穿着轻便衣物。如果连续 3 天内体重增长超过 1kg 或一天内增长超过 0.5kg，这可能表明体内液体潴留增多，需要尽快就医调整治疗方案。除了体重监测，心力衰竭患者还应观察自己是否有其他症状，如呼吸困难、足部肿胀、尿量减少等，这些都可能是心力衰竭加重的表现。在出现这些症状时，应立即就医。同时，患者应遵医嘱用药，保持健康的生活方式，包括低盐饮食、限制液体摄入、保持适当的运动等。

可穿戴智能设备

可穿戴智能设备已成为现代健康管理的重要工具，通过内置的多种传感器，这些设备能够实时收集用户的生理数据，并通过手机应用程序或云端平台进行分析，为用户和医疗专业人员提供全面、个性化的健康信息。这些设备不仅可以帮助用户了解自身健康状况，还能在疾病预防、健康干预和慢性病管理中发挥重要作用。以下是几类常见的可穿戴智能设备及其具体功能和应用场景。

智能手环和智能手表是最常见的可穿戴设备，功能涵盖计步、心率监测、睡眠监测、运动模式追踪等基础健康指标。一些高端型号还具备更高级的功能，如血氧饱和度监测、心电图（ECG）测量、血压监测等。这些设备通过持续监测用户的日常活动和生理数据，帮助用户了解自己的身体状况。例如，心率监测功能可以识别静息心率的变化，提示可能的健康问题；睡眠监测功能可以分析睡眠时长和深度，帮助用户改善睡眠质量。此外，智能手表还可以通过运动模式追踪（如跑步、游泳、骑行等）为用户提供个性化的锻炼建议。对于健康人群，这些设备可以帮助优化生活方式，而对于慢性病患者，则可以提供早期预警信号，辅助疾病管理。

心率监测带是一种专为运动设计的设备，通常佩戴在胸部，能够更精确地监测心率，尤其是在高强度运动中。相比智能手表，心率监测带的数据采集更加稳定，适合需要精确心率数据的运动员或健身爱好者。通过实时监测心率，用户可以确保锻炼时处于安全且有效的心率区间，从而提高运动效率并避免运动过度。此外，对于心血管疾病患者，心率监测带可以帮助实时监控心率变化，及时发现异常情况（如心律失常或心动过速），从而降低运动相关的健康风险。

胰岛素泵和连续葡萄糖监测器（CGM）是糖尿病患者管理血糖的重要工具。胰岛素泵通过模拟胰腺的功能，根据患者的血糖水平自动注射胰岛素，避免了传统注射方式的不便和误差。CGM则通过皮下传感器实时监测血糖水平，提供全天候的血糖数据，帮助患者了解血糖波动趋势，避免高血糖或低血糖的发生。这些设备不仅减少了频繁指尖采血的痛苦，还能通过与手机或云端平台连接，生成详细的血糖报告，供患者和医生参考。对于糖尿病合并心血管疾病的患者，CGM可以帮助优化血糖控制，降低心血管事件的风险。

睡眠监测设备通过记录睡眠时长、睡眠深度、睡眠周期和夜间活动等数据，帮助用户了解自己的睡眠质量。对于存在睡眠障碍（如失眠、睡眠呼吸暂停综合征）的用户，这些设备可以提供初步筛查信息，提示是否需要进一步的医学评估。对于确诊的睡眠呼吸暂停患者，夜间佩戴持续气道正压通气（CPAP）呼吸机可以有效改善低氧血症和呼吸暂停问题，降低心血管疾病的风险。现代睡眠监测设备还可以结合心率、血氧饱和度等数据，提供更全面的睡眠健康评估。通过长期监测和数据分析，用户可以采取针对性的措施（如调整作息、改善睡眠环境）来提高睡眠质量。

智能康复设备和生理治疗设备在术后康复和慢性病管理中发挥着重要作用。例如，智能运动康复器械可以根据患者的身体状况制订个性化的康复训练计划，帮助恢复关节活动度和肌肉力量；生物电刺激治疗设备则通过电刺激缓解疼痛，促进血液循环，加速组织修复。这些设备通常配备数据记录和反馈功能，能够实时监测患者的康复进展，并为医生提供客观的治疗效果评估数据。

可穿戴智能设备的实时性和便捷性使其在远程医疗中具有广泛应用。例如，医生可以通过设备收集的心率、血压、血糖等数据，远程监测患者的健康状况，及时发现潜在问题并调整治疗方案。对于慢性病患者或行动不便的老年人，这种远程监护模式可以显著提高医疗服务的可及性和效率。此外，可穿戴设备还可以通过提醒功能帮助患者按时服药或进行健康检查，从而提高治疗依从性。

尽管可穿戴设备在健康监测中具有显著优势，但其数据隐私和安全性问题不容忽视。这些设备收集的生理数据通常包含敏感信息，如心率、血压、血糖水平等，如果被不当使用或泄露，可能对用户造成隐私风险。因此，用户在使用设备时需了解数据的收集范围、存储方式及共享机制。选择具备数据加密功能和隐私保护政策的设备供应商尤为重要。此外，用户应避免在公共网络环境中同步数据，并定期检查设备的权限设置，以确保数据安全。

第五章 心血管疾病的一般知识

心血管系统的解剖和功能

心血管系统是维持生命活动的核心系统，就像一个复杂而高效的物流网络，负责将氧气、营养物质等"物资"源源不断地输送到全身，同时及时清除二氧化碳和代谢废物。这个系统由心脏、血管和血液组成，三者相辅相成，确保身体各个组织和器官能够正常运转。心血管系统的健康直接关系到生命的质量和长度，任何一个环节的异常都可能导致严重的后果。

1. 心脏

心血管系统的核心是心脏，它是一台不知疲倦的生物"泵"，每分钟跳动60～100次，将血液推送到全身。心脏由四个腔室组成，包括左右心房和左右心室，通过心脏瓣膜（如二尖瓣、三尖瓣、主动脉瓣和肺动脉瓣）确保血液单向流动。

2. 血管

围绕心脏的血管系统则是运输血液的"管道"，分为动脉、静脉和毛细血管三种：①动脉：动脉是将富含氧气和营养物质的血液从心脏输送到全身的血管，血管壁厚且富有弹性，能够承受心脏泵血时的高压。主动脉是体内最大的动脉，负责将血液从左心室输送到全身。②静脉：静脉将含氧量低、富含代谢废物的血液从身体各处送回心脏。静脉的特殊结构是内含瓣膜，这些瓣膜可防止血液倒流，尤其在下肢静脉中起到重要作用。静脉的血液流动依赖肌肉收缩和重力作用，因此久坐或久站可能导致静脉回流受阻，增加静脉曲张或血栓的风险。③毛细血管：毛细血管是连接动脉和静脉的微小血管，直径非常细，仅允许红细胞单个通过。它们分布在全身各处，是物质交换的主要场所，氧气和营养物质通过毛细血管进入组织细胞，而二氧化碳和代谢废物则从细胞进入毛细血管。

3. 血液循环

血液循环是心血管系统的核心功能，通过两个循环完成氧气和营养物质的输送及废物的清除：①肺循环：肺循环的任务是为血液"加氧"。血液从右心室被泵入肺动脉，进入肺部后，与肺泡中的空气进行气体交换，二氧化碳被排出，氧气被吸收。充满氧气的血液通过肺静脉返回左心房。②体循环：体循环负责将富含氧气的血液从左心室泵出，通过主动脉及其分支输送到全身各处。氧气和营养物质通过毛细血管进入组织细胞，同时带走二氧化碳和代谢废物。用过的血液通过静脉系统返回右心房，完成一次循环。整个血液循环是一个闭环系统，心脏的泵血功能驱动着血液的流动，而血管的结构和功能确保了血液在正确的路径上运行。

4. 心脏的跳动

心脏的跳动并非是随机的，而是由一套高度精密的电信号传导系统控制的。这套系统由特殊的心肌细胞构成，能够自动产生和传递电信号，确保心脏按节奏收缩和舒张：①窦房结：位于右心房顶部，是心脏的"天然起搏器"，能够以每分钟 60 ～ 100 次的频率自动发出电信号。这些信号首先传遍心房，引起心房收缩，将血液泵入心室。②房室结：位于心房和心室之间，它接收来自窦房结的信号，并稍作延迟，以确保心房有足够的时间将血液泵入心室。③传导系统：随后，电信号通过希氏束和浦肯野纤维传递到心室，引起心室收缩，将血液泵出心脏。

在正常情况下，窦房结是主要的起搏点，但当窦房结功能异常（如病态窦房结综合征或房室传导阻滞）时，房室结会作为次级起搏点启动，维持每分钟 40 ～ 60 次的心跳频率。这种"备份系统"确保心脏在异常情况下仍能维持基本功能。

5. 心包就像心脏的"盔甲"

心包是覆盖在心脏表面的一层膜性囊，就像心脏的"盔甲"，起到保护和固定心脏的作用。心包分为纤维心包和浆膜心包两层，其中浆膜心包又分为脏层和壁层，两层之间形成一个心包腔，内含少量浆液，减少心脏跳动时的摩擦。心包的主要功能包括：①保护心脏：防止外部物理冲击和感染对心脏的损害。②限制心脏扩张：防止心腔过度膨胀，维持血容量的稳定。③固定心脏位置：通过与膈肌、胸骨等结构的连接，确保心脏在胸腔内的稳定性。

当心包发生病变时，如心包积液（心包腔内液体异常增多）或心包炎（心包膜的炎症），可能导致心脏受压，影响其正常功能。心包积液的常见病因包括感染、肿瘤、结核性心包炎和自身免疫性疾病，严重时可能引发心脏压塞，威胁生命。

心血管疾病的常见表现有哪些?

心脏是维持生命的核心器官，像一台永不停歇的发动机，推动血液循环，供给全身氧气和营养。然而，当心血管系统出现问题时，身体会通过一些信号发出警告。了解这些常见表现，不仅有助于早期发现潜在的心血管疾病，还能为及时就医和治疗争取宝贵时间。

1. 胸闷 / 胸痛

胸闷或胸痛是心血管疾病最典型的症状之一，通常表现为胸口有压迫感、紧缩感，或者像被重物压住一样，严重时可能伴随呼吸困难。这种症状常见于心绞痛或心肌梗死，通常是由于冠状动脉供血不足导致心肌缺氧所致。心绞痛的胸痛通常在活动或情绪激动时出现，持续几分钟后缓解，而心肌梗死的胸痛则更为剧烈，持续时间更长，可能伴随恶心、呕吐、出汗等症状。然而，胸痛并非心血管疾病的专属症状，也可能由其他原因引起，如肺部疾病（如肺栓塞、气胸）、胃食管反流病或肋间神经痛。因此，出现胸痛时应尽快就医，由医生进行详细检查和鉴别诊断。

2. 心悸

心悸是指心跳的感觉变得异常明显，表现为心跳加快、跳动不规律，或者感觉心脏在"扑通扑通"地跳动。心悸可能是心律失常的表现，如心房颤动（房颤）、室性早搏或心动过速，也可能由其他因素引起，如焦虑、贫血、甲状腺功能亢进或药物副作用。心律失常可能导致心脏泵血效率下降，严重时会增加血栓形成和卒中（中风）的风险。如果心悸伴随头晕、胸痛或晕厥等症状，应高度警惕，及时就医。

3. 呼吸困难

呼吸困难是心血管疾病的另一个重要信号，尤其是在休息时仍感到喘不上气或夜间平躺时加重。这种症状可能是心力衰竭的表现，心脏泵血功能减弱导致血液在肺部淤积，引发肺水肿，从而出现呼吸困难。此外，急性心肌梗死、心包积液或肺动脉高压也可能导致呼吸困难。需要注意的是，呼吸困难也可能由呼吸系统疾病（如哮喘、慢性阻塞性肺疾病）或贫血引起，因此需要结合其他症状和检查结果进行综合判断。

4. 乏力 / 疲劳

异常的乏力或疲劳，即使没有进行剧烈活动，也会感到浑身无力、缺乏精力，可能是心脏泵血功能下降的信号。心力衰竭或心肌病等疾病会导致心脏无法有效将血液泵送到全身，组织和器官供氧不足，从而引发疲劳感。慢性疲劳还可能与冠心病相关，尤其是在活动后疲劳感加重时，应警惕心脏供血不足的可能性。此外，贫血、甲状腺功能减退或其他慢性疾病也可能导致类似的疲劳症状，因此需要通过详细检查明确病因。

5. 头晕 / 晕厥

头晕或晕厥是心血管疾病的常见表现之一，通常是由心脏输出量减少导致脑部供血不足引起的。常见原因包括严重的心律失常（如心动过缓、心动过速）、主动脉瓣狭窄、低血压或心肌梗死。晕厥可能是短暂的，但如果反复出现或伴随其他症状（如胸痛、心悸），可能提示严重的心血管问题，需立即就医。对于老年人，晕厥还可能与体位性低血压有关，即从坐姿或卧姿突然站立时血压下降，导致脑供血不足。

6. 水肿

水肿通常出现在脚踝、小腿等部位，按压后会留下凹陷，称为"凹陷性水肿"。这是心力衰竭的典型表现之一，心脏泵血功能减弱导致静脉回流受阻，体液潴留在组织间隙中。此外，肾功能受损或肝硬化也可能引起水肿，但心源性水肿通常伴随其他心血管症状，如呼吸困难或乏力。需要注意的是，长期久坐或久站也可能导致轻微的下肢水肿，但通常在休息后会缓解。

7. 其他症状

心血管疾病还可能表现出一些非特异性症状，如恶心、呕吐、出汗、面色苍白等。这些症状尤其常见于急性心肌梗死，可能与交感神经系统的过度激活有关。此外，某些心血管疾病（如主动脉夹层）可能表现为突发的剧烈胸背部疼痛，伴随血压下降或休克，属于危及生命的急症，需要立即就医。

心血管疾病的早期发现和干预是降低死亡率和改善生活质量的关键。许多心血管疾病在早期可能症状轻微或不典型，但通过定期体检和健康监测（如血压、血脂、血糖的监测），可以发现潜在的风险因素。对于高危人群（如有家族史、吸烟、高血压、糖尿病或肥胖者），更应重视心血管健康，定期进行心脏检查。早期诊断和治疗不仅可以防止疾病进展，还能显著降低心血管事件（如心肌梗死、卒中）的发生风险。

心血管疾病要关注哪些化验和检查？

　　心血管疾病的诊断和治疗需要结合多种化验和检查，以便医生全面了解病情，制定合适的治疗方案，并监测治疗效果。以下是一些常用的检查项目：

1. 血压

　　正常血压值通常为 90 ～ 140/60 ～ 90mmHg。高血压是心血管疾病的主要危险因素之一，通过定期测量血压，可以及早发现高血压症状，采取控制血压的措施，从而降低心脏病（主要是冠心病）和卒中的风险。对于已经被诊断为高血压的患者，血压测量是监测治疗效果的重要手段。通过测量血压，可以了解治疗是否有效，是否需要调整药物或生活方式。通过血压测量，可以及时发现生活方式不健康、压力过大等因素对血压的影响，从而提醒个人调整饮食、运动和应对压力的方式。血压异常可能是其他健康问题的信号，例如甲状腺功能异常、肾脏疾病等。通过血压测量，可以及早发现这些潜在的健康问题。

2. 心率

　　正常的心率是指心脏在静息状态下每分钟跳动的次数，通常为 60 ～ 100 次 / 分，这一范围因个体差异而略有不同。心率的快慢受到多种因素的影响，包括年龄、性别、体质、情绪状态、运动水平以及健康状况。例如，运动员的静息心率可能低于 60 次 / 分，而在剧烈运动或情绪激动时，心率可能短暂升高至 100 次 / 分以上。心率的监测是评估心脏健康的重要指标之一，可以通过手动测量脉搏、使用电子血压计或佩戴可穿戴设备（如智能手表）进行实时监测。持续的心率异常，如静息心率过快（心动过速）或过慢（心动过缓），可能提示心律失常、甲状腺功能异常或其他心血管疾病，应及时就医进行进一步检查。

3. 心电图

心电图检查的意义：①发现心律失常：心电图可以检测心脏的节律和传导系统，帮助发现心律失常，如心房颤动、室性心动过速等。②评估心肌缺血：心电图可以显示心肌缺血的迹象，如 ST 段改变，有助于早期发现冠心病等心血管疾病。③监测心脏肥大和心肌损伤：心电图可以评估心脏肥大和心肌损伤，例如监测心肌梗死时的 ST 段抬高和 Q 波变化。④评估心脏药物和器械治疗效果：心电图可用于监测心脏病患者的治疗效果，如药物治疗、心脏起搏器和除颤器等医疗器械的效果。⑤早期发现潜在心脏问题：即使没有明显的心脏症状，心电图也可以帮助早期发现潜在的心脏问题，如心肌炎、心肌病等。

4. 动态心电图

动态心电图（24 小时心电图，Holter 监测）是一种连续记录心脏电活动的检查方法，能够在日常生活中监测心脏的电生理变化。相比于常规心电图，动态心电图具有显著的优势。首先，它可以捕捉到间歇性或短暂发作的心律失常，如心房颤动、室性早搏或心动过缓等，这些异常可能在常规心电图检查时难以发现。其次，动态心电图能够记录心率的昼夜变化，评估自主神经功能对心脏的调节情况，如夜间心率过低或昼夜节律紊乱。再次，它可以帮助分析患者的症状与心电图变化的关系，如胸闷、心悸、头晕或晕厥等症状是否与心律失常相关。最后，动态心电图还可用于评估药物或起搏器治疗的效果，以及预测某些心血管事件的风险。

5. 胸片和胸部 CT

胸片和胸部 CT 检查的意义：①发现肺部疾病：可以帮助发现如肺炎、肺气肿、肺结核、肺部肿瘤、肺炎等肺部疾病。②评估心脏健康：可判断心脏的位置和大小，以及评估是否有肺水肿和胸腔积液等异常情况。③评估外伤及其他胸部问题：可评估外伤、肋骨骨折、气胸等胸部问题。

6. 血脂

血脂检查的重要意义：①评估心血管健康风险：血脂检查可以测量血液中的胆固醇和甘油三酯等脂质水平。高胆固醇与心血管疾病（如冠心病、心肌梗死、卒中）的发生风险密切相关。②监测治疗效果：对于已确诊为高胆固醇或高甘油三酯的患者，血脂检查可以用于监测治疗效果，如药物治疗或生活方式干预的效果。③指导生活方式调整：通过血脂检查可以及时发现血脂异常问题，从而提醒个人调整饮食、运动和其他生活方式，有助于降低心血管疾病的风险。④早期发现潜在的健康问题：高胆固醇和高甘油三酯水平可能是其他潜在健康问题（如糖尿病、肝脏疾病等）的信号。通过血脂检查，可以及早发现这些问题。

7. 血糖

血糖检查：通过血糖检查可以及时发现高血糖问题，从而提醒个人调整饮食、运动和其他生活方式，有助于预防糖尿病和其他代谢性疾病。正常空腹血糖值为 3.9 ~ 6.1mmol/L，超出这个范围，或高或低都存在问题。血糖检查可以帮助早期发现糖尿病和糖尿病前期（血糖控制不佳但尚未达到糖尿病诊断标准），有助于及早采取控制血糖的措施，减少患糖尿病的风险。对于已确诊为糖尿病的患者，血糖检查可以用于监测血糖控制情况，有助于调整治疗方案。

8. 血常规

血常规检查是对血液成分的基本检查，可以提供有关红细胞、白细胞和血小板数量和形态的信息，有助于评估个人的整体健康状况。血常规可以检测红细胞数量、血红蛋白水平和其他指标，有助于评估贫血和炎症等情况。白细胞数量的异常可能提示存在感染或其他炎症性疾病。血常规可以检测血小板数量，有助于评估凝血功能和发现出血倾向。

9. 肌酸激酶同工酶和肌钙蛋白

肌酸激酶同工酶（CK-MB）和肌钙蛋白（TnI/TnT）是心肌损伤的生物标志物。对于出现胸痛症状的患者，CK-MB 和肌钙蛋白的检测可以帮助医生判断胸痛的原因，排除或确认心肌梗死等心脏问题。怀疑心肌梗死：当出现胸痛、心绞痛等心血管疾病症状时，CK-MB 和肌钙蛋白的检测可以帮助医生判断是否存在心肌损伤，从而及时进行治疗。需要注意的是，这些血液指标的升高滞后于心肌梗死的症状，一般需要在心肌梗死数小时后才能检测到，所以对于初诊不能确定的疑似心肌梗死的患者，需要在 6 小时内复查心肌损伤指标。

10. B 型钠尿肽（BNP）或 N 末端 B 型钠尿肽前体（NT-proBNP）

这些化验指标在心力衰竭时升高，可以帮助诊断和评估心力衰竭的严重程度。不同的年龄段有不同的参考值：①年龄＜ 50 岁：NT-proBNP 为 125 ～ 450pg/ml 或 BNP 为 35 ～ 100pg/ml；②年龄 50 ～ 75 岁：NT-proBNP 为 450 ～ 900pg/ml 或 BNP 为 35 ～ 100pg/ml；③年龄＞ 75 岁：NT-proBNP 为 900 ～ 1800pg/ml 或 BNP 为 35 ～ 100pg/ml。

11. 甲状腺功能检查

通过检测甲状腺激素（T_3、T_4）和促甲状腺激素（TSH）水平，可以评估甲状腺的功能状况，有助于及早发现甲状腺功能异常。甲状腺功能亢进（甲亢）或甲状腺功能减退（甲减）等甲状腺问题有可能增加心血管疾病的发病风险，所以心血管疾病患者可能需要接受甲状腺功能检查。此外，甲状腺功能异常可能会影响生育和妊娠，因此对于备孕或者妊娠的妇女来说，进行甲状腺功能检查尤为重要。

12. 超声心动图

超声心动图（Echo）是一种使用超声波检查心脏结构和功能的无创性检查。它可以评估心脏腔室的大小、心脏室壁的厚度、血流速度、心脏瓣膜的形态和功能、心脏功能等指标。正常左室射血分数（LVEF）＞ 50%。左心室收缩功能不全时，LVEF 下降。超声心动图可以帮助医生发现心脏瓣膜病、心肌病变、心包疾病等心脏疾病，有助于疾病的早期诊断和治疗。对于需要进行心脏手术的患者，超声心动图可以提供手术前详细的心脏结构和功能信息，帮助医生制定手术方案。手术后的超声心动图则可用于评估手术效果。

13. 冠脉 CT 血管成像

冠脉 CT 血管成像（CTA）主要通过计算机断层扫描技术对冠状动脉进行成像，通过对所获得的图像进行处理，可以清晰地显示冠状动脉的分支、狭窄、斑块等信息，以便医生对患者的冠心病进行诊断和治疗。轻度狭窄一般指狭窄程度在 30% ～ 50%，中度狭窄指狭窄程度在 50% ～ 70%，重度狭窄指狭窄程度在 70% 以上。这些百分比通常是根据冠状动脉管腔的直径来进行评估的。冠脉 CTA 具有无创伤、检查时间短、成像质量高等优点，是目前心血管疾病诊断的常用方法之一。

14. 冠状动脉造影

冠状动脉造影（CAG）是一种通过插管将造影剂（对比剂）直接注入冠状动脉，观察冠状动脉狭窄或阻塞情况的侵入性检查。一般而言，冠状动脉狭窄程度＞50% 即考虑存在冠心病。它可以确诊冠心病并评估病变程度，为冠状动脉介入治疗或外科手术提供依据。如果冠状动脉严重狭窄，可以在冠脉造影时接受介入治疗。另外，急诊冠状造影术是目前诊治急性心肌梗死的常用方法。需要注意的是，冠状动脉造影是一种介入性检查，存在一定的风险，如出血、血管损伤等。因此，医生通常会根据患者的临床情况和其他检查结果综合考虑，决定是否进行冠状动脉造影检查。

15. 心脏核素显像

使用放射性物质注射到患者体内，然后借助专用摄像机来检测心脏功能和血流动力学状况。可分为静息和药物 / 运动负荷心肌灌注显像。心脏核素显像检查可以评估心脏的供血情况、心肌的收缩和舒张功能，还可以检测心脏病变（包括心肌梗死、心肌炎症），以及评估心脏瓣膜的情况，是临床上常用的检查方法。

16. 心脏磁共振成像

心脏磁共振成像（CMR）利用磁场和无线电波技术生成心脏的结构、功能、血流情况、心肌病变的详细影像。心脏磁共振可以提供高分辨率的心脏影像，能够清晰显示心脏的结构和功能。心脏磁共振检测不需要使用放射线，是一种非侵入性的检查方法，相对安全。它可用于评估心肌病、心内膜炎、主动脉疾病、心包疾病、心肌梗死部位及范围等。对于心血管疑难疾病，心脏磁共振在鉴别诊断方面有很大的优势。

低盐低脂饮食保护心脏健康

1. 为什么要低盐低脂？

想要保护心脏健康，低盐低脂饮食至关重要。

高盐饮食是高血压的重要诱因之一。盐中的主要成分钠离子会导致体内水分潴留，增加血容量，从而升高血压。长期高血压会增加心脏的负担，促进心室肥厚，损伤动脉血管内壁，诱发动脉粥样硬化，显著提高心血管疾病（如冠心病、心力衰竭、中风等）的风险。研究表明，减少食盐摄入可以有效降低血压，尤其对高血压患者和盐敏感人群效果显著。中国居民膳食指南建议，成年人每日食盐摄入量应控制在 6g 以内，相当于一个啤酒瓶盖的量。此外，降低钠盐摄入还能够减少钙的流失，有助于预防骨质疏松。

高脂饮食，尤其是饱和脂肪和反式脂肪的过量摄入，会导致血液中的低密度脂蛋白胆固醇（"坏"胆固醇）水平升高，同时降低高密度脂蛋白胆固醇（"好"胆固醇）的水平。这种胆固醇失衡会促进动脉粥样硬化的形成，即脂质在血管壁沉积，导致血管狭窄甚至完全堵塞，最终可能引发心肌梗死或脑卒中。世界卫生组织建议，饱和脂肪酸的摄入量应低于每日总热量的 10%，而反式脂肪酸的摄入量应尽可能接近零。低脂饮食的目标是将脂肪摄入量控制在每日总热量的 30% 以内，同时优先选择健康脂肪，如不饱和脂肪酸，避免摄入过多的饱和脂肪和反式脂肪。

2. 如何做到低盐低脂？

（1）注意选择食材：从源头减少盐和脂肪的摄入

选择新鲜、天然的食材是控制盐和脂肪摄入的关键。多吃新鲜的蔬菜、水果、全谷物（如糙米、燕麦）、豆类和瘦肉（如鸡胸肉、鱼肉），这些食材天然含盐量低且脂肪含量较少。低脂或脱脂奶制品也是优质选择，可以减少饱和脂肪的摄入。相反，尽量避免加工食品，如腌制食品（咸菜、腊肉）、加工肉类（火腿、香肠）、罐头食品和方便食品（方便面、速冻食品等），因为它们通常含有高盐和高脂肪。

（2）健康的烹饪方法：减少油盐使用

烹饪方式对饮食的健康影响巨大。蒸、煮、炖、烤、凉拌等方式可以最大程度保留食材的营养，并减少额外的油脂摄入。相比之下，煎、炸、炒等烹饪方法会显著增加脂肪摄入，尤其是油炸食品，会形成反式脂肪酸，对心血管健康的危害极大。炒菜时可以使用喷油壶控制用油量，每日烹调用油量最好控制在 25 ～ 30g 以内（约两汤匙）。

（3）控制盐的摄入：用替代品提升风味

减少盐的使用并不意味着牺牲菜肴的风味。可以用天然香料（如葱、姜、蒜、花椒、辣椒、香草等）或柠檬汁、醋等酸性调料提味，代替部分盐的使用。烹饪时可以逐渐减少盐的用量，给味蕾一个适应的过程。此外，尽量少用高盐调味品，如酱油、味精、豆瓣酱等，外出就餐时可以主动要求少盐或不放盐。

（4）选择健康的油脂：优先选择不饱和脂肪酸

不饱和脂肪酸（如单不饱和脂肪酸和多不饱和脂肪酸）对心血管健康有益，可以降低"坏"胆固醇水平，同时提升"好"胆固醇水平。富含不饱和脂肪酸的植物油，如橄榄油、菜籽油、亚麻籽油、葵花籽油等，是理想的选择。而动物油（如猪油、黄油）和富含饱和脂肪的植物油（如椰子油、棕榈油）则应尽量避免。

（5）减少高脂食物：选择更健康的蛋白质来源

高脂食物，如肥肉、动物内脏、油炸食品、糕点和甜食，会显著增加饱和脂肪和胆固醇的摄入，应尽量避免。可以选择瘦肉、去皮禽肉（如去皮鸡肉、鸭肉）、深海鱼等低脂蛋白质来源。深海鱼（如三文鱼、沙丁鱼）富含 ω–3 脂肪酸，有助于降低甘油三酯水平和炎症反应，对心血管健康十分有益。此外，用低脂或脱脂奶制品代替全脂奶制品也是减少饱和脂肪摄入的有效方法。

（6）增加膳食纤维的摄入：帮助降低胆固醇

膳食纤维能够通过干扰胆固醇的吸收来降低血液胆固醇水平，同时改善肠道健康。富含膳食纤维的食物包括蔬菜（如菠菜、芹菜）、水果（如苹果、梨）、全谷物（如糙米、全麦面包）和豆类（如红豆、扁豆）。每日膳食纤维的摄入量建议达到 25 ～ 30g。

（7）合理规划膳食：均衡饮食，避免外卖和快餐

自己做饭是控制盐和脂肪摄入的最佳方式。外卖和快餐通常含有高盐、高脂和高糖，长期食用会增加心血管疾病的风险。规划膳食时应注重食物多样化，保证营养均衡，避免过量摄入某一种成分。定时定量进餐，尤其是早餐要吃好，晚餐要吃少，避免暴饮暴食。

（8）学会看食品标签：选择低盐低脂产品

购买包装食品时，仔细阅读营养成分表，选择标注"低盐""低脂""无反式脂肪酸"的产品。根据食品标签，可以判断每 100g 食品中的钠含量是否低于 120mg，脂肪含量是否低于 3g，这样的产品通常更健康。

（9）健康零食：远离高盐高脂零食

零食的选择对低盐低脂饮食同样重要。可以选择水果、蔬菜、坚果（少量）或低脂酸奶作为零食，而避免薯片、炸鸡、蛋糕等高盐高脂零食。坚果虽然富含健康脂肪，但热量较高，建议每日摄入量不超过一小把（约 20g）。

控制液体摄入减轻心脏负担

对于心血管疾病患者，尤其是心力衰竭患者，控制液体摄入是管理病情的重要环节。由于心力衰竭患者的心脏泵血功能减弱，体内液体调节能力下降，过多的液体会加重心脏负担，就像向已经满溢的水桶继续加水，最终可能导致呼吸困难、水肿等严重症状。心力衰竭的核心问题在于心脏无法有效泵出足够的血液，同时血液回流的能力也受限，导致液体在体内潴留，尤其是在肺部和下肢，从而引发水肿、呼吸困难和疲劳等症状。如果液体摄入过多，心脏需要更努力地工作推动血液循环，这就像一台老旧的发动机被迫超负荷运转，可能进一步恶化病情。科学管理液体摄入不仅能缓解这些症状，减轻心脏负担，还能降低液体潴留的风险，减少住院次数，改善患者的生活质量和预后。

1. 如何科学控制液体摄入？

（1）与医生咨询：制订个性化的液体管理计划

控制液体摄入的第一步是与医生进行详细讨论。医生会根据患者的具体病情（如心功能分级）、体重、肾功能、血钠水平以及是否使用利尿剂等因素，制定适合的每日液体摄入量。通常，心力衰竭患者的每日液体摄入量建议控制在 1500 ～ 2000ml（6 ～ 8 杯）以内，但这一范围可能根据病情变化而调整。例如，严重心力衰竭患者或伴随低钠血症的患者可能需要更严格的限制。

（2）记录液体摄入：全面监控水分来源

科学管理液体摄入需要全面记录每天的液体摄入量。除了水和饮料外，还应包括汤、粥、果汁等液体食物，以及高水分含量的食物（如西瓜、橙子、黄瓜等）。可以使用量杯或记录表精确测量每次摄入的液体量，确保不超过医生建议的范围。对于喜欢喝茶、咖啡或其他饮

品的患者，也需要将这些饮品的液体量计算在内。

（3）控制钠摄入：减少水分潴留的关键

钠摄入过多会导致体内水分潴留，加重水肿和高血压，因此低盐饮食是控制液体平衡的重要措施。建议每日食盐摄入量控制在 5～6g 以内（相当于一啤酒瓶盖的量），严重心力衰竭患者还需要更加严格地限制食盐摄入（如 3g 以内）。避免高盐食物，如腌制食品（咸菜、腊肉）、加工食品（火腿、香肠）、罐头食品和高盐调味品（酱油、味精、豆瓣酱等）。烹饪时可以用天然香料（如葱、姜、蒜、辣椒）替代盐来增加风味。

（4）平均分配液体摄入：避免短时间内大量饮水

为了减轻心脏负担，应避免在短时间内大量饮水，而是将每日液体摄入量合理分配到全天。例如，可以在每餐前后适量饮水，并避免在晚上饮用过多液体，以减少夜间尿频和体液潴留。此外，尽量避免饮用含糖饮料或酒精饮品，因为它们可能增加热量摄入或对心血管健康产生不利影响。

（5）注意利尿剂的合理使用：遵医嘱服用

利尿剂是心力衰竭治疗的重要药物，可以帮助排出体内多余的水分，缓解水肿和呼吸困难。然而，长期使用利尿剂可能导致电解质紊乱（如低钾血症、低钠血症）或肾功能受损，因此必须严格按照医生的建议服用。在服用利尿剂期间，应定期监测血电解质水平和肾功能。如果出现头晕、乏力或心律不齐等症状，应及时告知医生。

（6）监测体重：评估体液变化的重要指标

体重的变化是评估体内液体潴留的重要参考。建议患者每天在同一时间测量体重（如早晨空腹排便后），并将测量结果记录下来。如果体重在短时间内快速增加（如 2～3 天内增加超过 2kg），可能提示液体潴留，需要及时与医生联系。此外，如果体重持续下降，也可能提示脱水或利尿剂使用过度。

（7）注意身体信号：及时识别液体潴留的症状

患者应密切关注身体的变化，及时识别液体潴留的早期信号。如果出现以下症状，应立即就医：

水肿：脚踝、小腿、手部或腹部出现明显肿胀，按压后留下凹陷。

呼吸困难：平躺时感到呼吸费力，需要垫高枕头才能入睡，或夜间因喘不过气而醒来。

腹胀：感觉腹部胀满、食欲下降。

疲劳：比平时更容易感到疲倦，活动耐力下降。

心血管疾病的家庭常备药物有哪些？

家中常备一些药物可以应对突发情况，但切记：任何药物的使用都必须遵医嘱！以下列举了一些可能需要常备的心血管疾病相关药物，但仅供参考，请勿自行购药或用药，务必先咨询医生或药师。

1. 缓解心绞痛的药物

心绞痛是冠心病的常见症状，主要是冠状动脉供血不足导致心肌缺氧而引发胸痛或胸部不适。缓解心绞痛的治疗目标是改善心肌供氧，降低心肌耗氧量以及缓解冠状动脉痉挛。常用的药物包括硝酸酯类、β受体阻滞剂、钙通道阻滞剂等，同时中成药也在辅助治疗中发挥重要作用。

硝酸酯类药物是缓解心绞痛的首选药物，代表药物为硝酸甘油和硝酸异山梨酯。硝酸甘油通过释放一氧化氮（NO），扩张冠状动脉和外周血管，迅速降低心脏前后负荷，从而改善心肌供氧，缓解心绞痛症状。硝酸甘油通常舌下含服，起效快（1～3分钟），适用于急性心绞痛发作的快速缓解。但需注意，硝酸酯类药物可能引起头痛、面部潮红、低血压等副作用，长期使用还可能导致耐药性，因此需间歇性使用。

β受体阻滞剂(如美托洛尔、比索洛尔)通过阻断心脏β$_1$受体，降低心率、心肌收缩力和血压，从而减少心肌耗氧量，预防心绞痛发作。β受体阻滞剂尤其适用于伴有高血压、心律失常或既往心肌梗死的患者。需要注意的是，这类药物不适用于严重心动过缓、支气管哮喘或严重外周血管疾病的患者。

钙通道阻滞剂（如地尔硫草、硝苯地平、维拉帕米）通过阻断钙离子进入心肌细胞和平滑肌细胞，扩张冠状动脉和外周血管，降低心脏负荷，改善心肌供氧。地尔硫草和维拉帕米主要用于缓解变异型心绞痛或伴有心律失常的患者，而硝苯地平则适用于高血压合并心绞痛的患者。钙通道阻滞剂的副作用包括头痛、面部潮红、踝部水肿等，需根据患者具体情况选择合适的药物。

中成药在缓解心绞痛方面也有一定的辅助作用，常用药物包括速效救心丸、丹参滴丸和复方丹参片等。速效救心丸含有冰片、川芎等成分，具有活血化瘀、行气止痛的作用，适用于急性心绞痛发作的辅助治疗。丹参滴丸和复方丹参片通过改善冠状动脉微循环、抗血小板聚集和抗炎作用，帮助缓解慢性心绞痛症状。中成药通常作为辅助治疗手段，与西药联合使用效果更佳，但需注意个体差异和药物相互作用。

其他药物及治疗措施：除了上述药物，抗血小板药物（如阿司匹林、氯吡格雷、吲哚布芬、铝镁匹林）和他汀类药物（如阿托伐他汀、瑞舒伐他汀）也常用于心绞痛患者的长期治疗，以预防血栓形成和动脉粥样硬化的进展。此外，生活方式的改善（如戒烟、控制体重、低盐低脂饮食）和积极控制危险因素（如高血压、高血脂、糖尿病）也是缓解心绞痛和预防心血管事件的重要措施。对于药物治疗效果不佳的患者，可能需要进一步采取介入治疗（如冠状动脉支架置入术）或冠状动脉旁路移植术（CABG）来改善冠状动脉供血。

2. 控制血压的药物

高血压是一种需要长期管理的慢性疾病，患者通常需要规律服用降压药物以维持血压在目标范围内（通常为 < 140/90mmHg，合并糖尿病或慢性肾病的患者目标更低）。降压药物的选择需根据患者的具体情况（如年龄、合并症、靶器官损害情况等）由医生制定个性化方案。以下是常见的降压药类别及其特点：

血管紧张素转换酶抑制剂（ACEI）通过抑制血管紧张素转换酶的活性，减少血管紧张素Ⅱ的生成，从而扩张血管、降低血压，同时减少醛固酮分泌，减少钠和水的潴留。代表药物包括卡托普利、依那普利、培哚普利和雷米普利。ACEI 适用于伴有糖尿病、慢性肾病（尤其是蛋白尿患者）或心力衰竭的高血压患者，尤其适合年轻或中年患者，伴有左心室肥厚的患者效果更佳。常见副作用为干咳（因缓激肽增多所致），部分患者可能无法耐受，其他副作用包括高钾血症、低血压、皮疹和肾功能恶化（尤其是双侧肾动脉狭窄患者）。使用前需监测肾功能和血钾水平，避免与高钾饮食或其他升高血钾的药物（如螺内酯）联合使用。

血管紧张素 II 受体拮抗剂（ARB）通过阻断血管紧张素 II 与其受体（AT_1 受体）的结合，抑制血管收缩和醛固酮分泌，达到降压效果。代表药物包括氯沙坦、缬沙坦、厄贝沙坦、替米沙坦和奥美沙坦。ARB 的作用机制与 ACEI 类似，适用于糖尿病、慢性肾病、心力衰竭患者，尤其是对 ACEI 引起干咳的患者是良好的替代选择。ARB 副作用较少，干咳发生率显著低于 ACEI，但可能引起高钾血症、头晕、疲劳，少数患者可能出现肾功能恶化。与 ACEI 类似，ARB 使用时需监测肾功能和血钾水平，避免与其他升高血钾的药物联合使用。

血管紧张素受体 – 脑啡肽酶抑制剂（ARNI）是一种新型降压药物，通过联合 ARB 和脑啡肽酶抑制剂，既能阻断血管紧张素 II 的作用，又能抑制脑啡肽酶的降解，从而增强利钠肽的作用，促进血管舒张、利尿和钠排泄，降低血压。代表药物为沙库巴曲缬沙坦。ARNI 主要用于伴有心力衰竭的高血压患者，尤其是射血分数降低的心力衰竭（HFrEF）患者，同时也可用于部分顽固性高血压患者。常见副作用包括低血压、高钾血症、头晕和肾功能恶化。ARNI 不适用于有血管性水肿病史的患者，使用前需停用 ACEI 至少 36 小时，以避免严重的不良反应。

钙通道阻滞剂（CCB）通过阻滞钙离子进入血管平滑肌细胞和心肌细胞，导致血管舒张、外周阻力降低，从而降低血压。代表药物包括硝苯地平、氨氯地平、非洛地平、地尔硫䓬和维拉帕米。CCB 适用于老年高血压患者，尤其是伴有动脉硬化或单纯收缩期高血压的患者，也适用于不能耐受 ACEI 或 ARB 的患者。地尔硫䓬和维拉帕米还可用于伴有心律失常（如心房颤动）的患者。CCB 的常见副作用包括外周水肿（尤其是踝部）、头痛、面部潮红和心悸。地尔硫䓬和维拉帕米可能引起心动过缓或房室传导阻滞，不适用于严重心功能不全的患者。外周水肿可通过联合使用 ACEI 或 ARB 缓解，长效制剂（如缓释片）更适合高血压患者，避免短效制剂引起血压波动。

利尿剂通过促进钠和水的排泄，减少血容量，从而降低血压。代表药物包括氢氯噻嗪、吲达帕胺（噻嗪类利尿剂）、呋塞米（袢利尿剂）和螺内酯（保钾利尿剂）。噻嗪类利尿剂适用于老年高血压患者，尤其是伴有水肿或单纯收缩期高血压的患者；螺内酯适用于顽固性高血压或伴有原发性醛固酮增多症的患者；呋塞米主要用于伴有心力衰竭或肾功能不全的患者。噻嗪类利尿剂可能引起低钾血症及高尿酸血症（易诱发痛风）、高血糖；螺内酯可能引起高钾血症及男性乳腺增生；呋塞米可能导致电解质紊乱（低钾、低钠）及脱水。使用利尿剂时需定期监测电解质水平（尤其是钾、钠），噻嗪类利尿剂在低剂量时降压效果最佳，副作用较少。

β 受体阻滞剂通过阻断心脏 $β_1$ 受体，减慢心率、降低心肌收缩力和心输出量，从而降低血压。代表药物包括美托洛尔、比索洛尔、卡维地洛和阿替洛尔。β 受体阻滞剂适用于伴有心绞痛、心肌梗死后、心力衰竭或快速型心律失常的高血压患者，也适用于年轻高血压患者，尤其是伴有交感神经兴奋症状（如心悸、焦虑）的患者。常见副作用包括心动过缓、乏力、低血压、外周循环障碍（如手脚冰凉），不适用于支气管哮喘、严重外周血管疾病或心动过缓的患者。

停药需逐渐减量，避免突然停药引起反跳性高血压或心绞痛。

对于单药治疗效果不佳的患者，常需联合使用两种或多种降压药物以达到更好的降压效果，同时减少单药高剂量引起的副作用。常见的联合用药方案包括 ACEI/ARB 与 CCB、ACEI/ARB 与噻嗪类利尿剂、CCB 与噻嗪类利尿剂或 β 受体阻滞剂与 CCB（非二氢吡啶类，如地尔硫䓬）。

除了药物治疗，高血压患者还需通过健康的生活方式来辅助控制血压，包括低盐饮食（每日盐摄入量控制在 6g 以下）、控制体重（保持 BMI < 24kg/m²）、规律运动（每周至少进行 150 分钟中等强度的有氧运动）、戒烟限酒（男性每日酒精摄入量不超过 25g，女性不超过 15g）以及心理调节（避免长期压力和焦虑，保持良好的睡眠质量）。通过药物治疗与生活方式干预的结合，大多数高血压患者可以有效控制血压，降低心血管事件的风险，提高生活质量。

3. 预防血栓的药物

血栓的形成是心血管疾病的重要危险因素，可能导致严重的并发症，如心肌梗死、脑卒中（中风）或深静脉血栓（DVT）。预防血栓的药物主要分为抗血小板药物和抗凝药物，它们通过不同的机制减少血栓形成，但同时也可能增加出血风险，因此使用时需格外谨慎。

抗血小板药物通过抑制血小板的聚集，减少动脉血栓的形成，常用于预防和治疗动脉粥样硬化相关的心血管事件，如心肌梗死和缺血性卒中。常见药物包括阿司匹林和氯吡格雷。阿司匹林通过抑制环氧化酶 1（COX-1），减少血小板中血栓素 A_2 的生成，从而抑制血小板聚集，常用于预防心肌梗死、缺血性卒中以及冠心病的二级预防，但长期使用可能导致胃肠道不适或出血。氯吡格雷通过抑制血小板表面的 P2Y12 受体，阻断 ADP 介导的血小板聚集，常用于急性冠脉综合征（ACS）或支架置入术后的血栓预防，但可能引起皮肤瘀斑或出血风险增加。此外，替格瑞洛和普拉格雷等新型抗血小板药物起效更快，适用于急性冠脉综合征患者。

临床上除上述药物外，还有其他多种抗血小板药物可供选择，如吲哚布芬和铝镁匹林。这些药物通过不同的作用机制抑制血小板聚集，适用于不同的心血管疾病患者：

吲哚布芬是一种环氧化酶（COX）抑制剂，与阿司匹林类似，通过抑制血小板中血栓素 A_2 的生成来减少血小板聚集。与阿司匹林相比，吲哚布芬对胃肠道的刺激较小，适用于需要抗血小板治疗但对阿司匹林耐受性较差的患者。它常用于预防心肌梗死、脑卒中以及其他动脉粥样硬化相关的血栓事件，但仍需注意出血风险，尤其是消化道出血。

铝镁匹林是一种复方制剂，含有阿司匹林和抗酸剂（铝、镁化合物），通过阿司匹林的抗血小板作用预防血栓形成，同时抗酸剂可以中和胃酸，减少阿司匹林对胃肠道的刺激。它适用于需要长期抗血小板治疗但胃肠道耐受性较差的患者，尤其是有轻度胃炎或胃溃疡病史的患者。但需要注意的是，铝镁匹林仍可能引起胃肠道不适或出血，且抗酸剂可能影响其他药物的吸收。

替格瑞洛是一种新型的 P2Y12 受体拮抗剂，与氯吡格雷作用机制类似，但其起效更快、作用更强且可逆性更高。替格瑞洛常用于急性冠脉综合征患者，尤其是接受经皮冠状动脉介入治疗（PCI）后预防支架内血栓形成。与氯吡格雷相比，替格瑞洛在减少心血管事件（如心肌梗死和卒中）方面效果更显著，但可能增加出血风险，且部分患者可能出现呼吸困难等不良反应。

抗凝药物通过抑制凝血因子的活性，可以减少静脉血栓的形成，常用于预防和治疗深静脉血栓、肺栓塞（PE）以及心房颤动相关的血栓栓塞风险。华法林是经典的抗凝药物，通过抑制维生素 K 依赖性凝血因子的合成来减少血栓形成，适用于心房颤动患者的血栓预防、人工心脏瓣膜置换术后的抗凝治疗以及深静脉血栓和肺栓塞的治疗，但需定期监测国际标准化比值（INR），并注意饮食中维生素 K 的摄入量。新型口服抗凝药物（NOACs）/ 直接口服抗凝剂（DOACs），如利伐沙班、达比加群、阿哌沙班和依度沙班，通过直接抑制凝血因子（如 Xa 因子或 IIa 因子），起效迅速，且无需常规监测，适用于心房颤动患者的卒中预防以及深静脉血栓和肺栓塞的治疗，但仍需注意肾功能和出血风险。肝素类药物（普通肝素和低分子量肝素）通过增强抗凝血酶 III 的活性抑制凝血因子，常用于急性血栓事件的治疗、术后血栓预防以及透析患者的抗凝。

注意事项

使用抗血栓药物时需注意个体化治疗，根据患者的具体病情（如是否有心房颤动、冠心病、人工瓣膜等）、年龄、肾功能及出血风险进行综合评估，选择合适的药物和剂量。使用华法林时需定期监测 INR，确保在安全范围内，而新型口服抗凝药物虽无需常规监测，但仍需定期评估肾功能和出血风险。抗血栓药物可能导致牙龈出血、皮肤瘀斑、消化道出血或颅内出血等，出现异常情况需立即就医。此外，需警惕药物相互作用，如华法林与多种药物（如抗生素、抗癫痫药物）及食物（如富含维生素 K 的食物）有相互作用，新型抗凝药物的相互作用较少，但仍需避免与其他增加出血风险的药物［如非甾体抗炎药（NSAID）］联合使用。

4. 控制心律的药物

控制心律的药物主要用于治疗和管理各种心律失常，如心房颤动、室性早搏和室性心动过速等。这些药物通过调节心脏的电活动，帮助恢复或维持正常的心律，减少心律失常的症状并降低相关并发症的风险。根据作用机制和适应证的不同，常见的控制心律的药物包括以下几种：

美托洛尔：是一种 β 受体阻滞剂，通过阻断交感神经对心脏的兴奋作用，减慢心率、降低心肌收缩力和抑制异常的心脏电活动，从而控制心律失常。它常用于治疗心房颤动、房扑及其他快速型心律失常，同时也适用于预防心绞痛和改善心力衰竭患者的预后。美托洛尔的副作用包括心动过缓、低血压以及疲劳感，部分患者可能出现头晕或乏力，使用时需根据心率和血压调整剂量。

胺碘酮：是一种广谱抗心律失常药物，适用于多种类型的心律失常，包括心房颤动、室性心动过速和心室颤动。胺碘酮可通过延长心脏的动作电位和不应期，抑制异常的心脏电活动，帮助恢复正常心律或预防心律失常复发。由于其作用广泛，胺碘酮常被用于难治性心律失常的治疗。然而，该药物可能引起多种副作用，如甲状腺功能异常（甲亢或甲减）、肺纤维化、肝功能损伤及光敏性皮肤反应，因此长期使用需定期监测甲状腺、肝功能和肺功能。

普罗帕酮：是一种 I c 类抗心律失常药物，通过阻断心肌细胞膜上的钠通道，抑制心脏的异常电活动，稳定心肌电传导，从而有效控制心律失常。普罗帕酮主要用于治疗阵发性室性心动过速和室上性心动过速，也可用于预防心律失常的复发。普罗帕酮起效较快，但可能引起心动过缓、低血压或加重某些类型的心律失常，尤其是在有严重心脏结构性疾病的患者中，因此使用时需谨慎，并在医生指导下进行。

> **注意事项**
>
> 抗心律失常药物的选择需根据患者的具体心律失常类型、病情的严重程度、基础心脏疾病以及个体对药物的耐受性来决定。使用这些药物时需密切监测心电图、心率和血压，避免因剂量不当或药物相互作用引发新的心律失常或其他并发症。此外，部分药物（如胺碘酮）可能需要长期使用，但需定期随访以监测可能的副作用，确保治疗的安全性。

5. 降低血脂的药物

他汀类药物是目前临床上最常用的降脂药物，包括阿托伐他汀、瑞舒伐他汀和辛伐他汀等。它们通过抑制肝脏中羟甲基戊二酰辅酶 A（HMG-CoA）还原酶的活性，减少胆固醇的合成，从而显著降低低密度脂蛋白胆固醇（LDL-C）水平。这类药物不仅能够有效预防和延缓动脉粥样硬化的进展，还能显著降低心血管事件（如心肌梗死和卒中）的发生风险。由于疗效确切且安全性较高，他汀类药物被广泛用于高胆固醇血症、冠心病以及其他动脉粥样硬化性疾病的一级和二级预防。然而，他汀类药物可能引起肌肉相关不良反应（如肌痛或罕见的横纹肌溶解）及肝功能异常，因此在使用过程中需定期监测肝功能和肌酶水平。

胆固醇吸收抑制剂如依折麦布是一种通过抑制小肠对胆固醇吸收来降低胆固醇水平的药物。它的作用机制与他汀类药物不同，主要通过阻断小肠上皮细胞中的 NPC1L1 蛋白，减少膳食胆固醇和胆汁胆固醇的吸收，从而降低血液中的 LDL-C 水平。依折麦布常与他汀类药物联合使用，以进一步增强降脂效果，尤其适用于他汀类药物单药治疗效果不佳的患者。由于其作用机制局限于肠道，依折麦布的全身不良反应较少，耐受性良好，但在某些情况下可能引起轻微的胃肠道不适。

PCSK9 抑制剂是一类新型的降脂药物，包括依洛尤单抗和阿利西尤单抗等。这些药物通过抑制 PCSK9 蛋白的活性，增加肝细胞表面低密度脂蛋白受体（LDL 受体）的数量，从而显著降低血液中的 LDL-C 水平。PCSK9 抑制剂通常以皮下注射的形式给药，适用于他汀类药物效果不佳或不耐受的患者，尤其是患有家族性高胆固醇血症或动脉粥样硬化性心血管疾病的高危患者。与传统口服降脂药物相比，PCSK9 抑制剂降脂效果更强且不良反应较少，但由于价格较高，目前主要用于特定高危人群。

小干扰 RNA（siRNA）类降血脂药物是一种基于 RNA 干扰（RNAi）技术的新型治疗手段，通过靶向特定基因的 mRNA，抑制其翻译，从而降低与血脂代谢相关的蛋白质表达。这类药物的作用机制独特，与传统降脂药物（如他汀类和 PCSK9 抑制剂）不同，具有高特异性、长效性和良好的安全性。例如，Inclisiran 是一种靶向 *PCSK9* 基因的 siRNA 药物，通过减少 PCSK9 蛋白的合成，间接增加 LDL 受体的数量，从而降低 LDL-C 水平。由于其长效性，

siRNA 类药物通常每年仅需注射 2 ~ 3 次，显著提高了患者的依从性。这类药物为高胆固醇血症患者，尤其是对传统药物疗效不佳或不耐受的患者，提供了新的治疗选择。

6. 中成药

心血管常用的中成药包括丹参滴丸、复方丹参片、麝香保心丸、通心络胶囊和银杏叶片等。这些药物以中医理论为基础，结合现代药理研究，主要用于改善心血管健康，具有活血化瘀、扩张血管、改善微循环和抗氧化等作用，广泛应用于冠心病、心绞痛、心肌缺血以及其他心脑血管疾病的辅助治疗。

丹参滴丸和复方丹参片是以丹参为主要成分的中成药，具有活血化瘀、通络止痛的功效，常用于冠心病和心绞痛的辅助治疗。丹参滴丸因其剂型特点，吸收更快，适合急性心绞痛发作时使用，而复方丹参片则适合长期服用以改善慢性心肌缺血症状。这两种药物在缓解胸闷、胸痛等症状方面效果显著，但需注意长期服用可能引起胃肠不适，建议在医生指导下使用。

麝香保心丸是一种以麝香、苏合香、冰片等为主要成分的中成药，具有芳香开窍、活血化瘀、止痛的作用，主要用于缓解心绞痛和心肌缺血。其起效迅速，常用于急性心绞痛发作的应急处理，同时也可用于冠心病的长期辅助治疗。由于其含有麝香等成分，孕妇禁用，且部分患者可能对其芳香成分敏感，需谨慎使用。

通心络胶囊是一种以人参、黄芪、丹参、冰片等为主要成分的中成药，具有活血化瘀、通络止痛、益气养阴的功效，常用于改善心脑血管疾病引起的症状，如胸闷、心悸、头晕等。研究表明，通心络胶囊在改善冠心病、脑梗死等疾病的微循环障碍方面具有显著疗效，同时还具有一定的抗炎和抗氧化作用。长期服用需注意监测肝肾功能，避免不良反应。

银杏叶片以银杏提取物为主要成分，具有活血化瘀、改善血液循环、抗氧化和保护血管内皮的作用。它不仅用于心脑血管疾病的辅助治疗，如冠心病、脑供血不足等，还因其改善记忆力和认知功能的功效而广泛应用于老年性痴呆的预防和治疗。银杏叶片通常耐受性较好，但可能引起轻微的胃肠不适或头晕，且需避免与抗凝药物（如华法林）联合使用，以免增加出血风险。

7. 保健药物

心血管常用保健药物包括辅酶 Q10、ω－3 脂肪酸、大蒜素和维生素 E 等，这些天然或营养补充剂通过多种机制支持心血管健康，常作为心血管疾病的辅助治疗手段。它们在改善心脏功能、调节血脂、降低血压以及抗氧化方面具有一定的作用，但需结合具体病情和医生建议合理使用。

辅酶 Q10 是一种天然存在于人体细胞线粒体中的抗氧化剂，参与能量代谢和 ATP 的生成，对心脏等高能量需求的器官尤为重要。辅酶 Q10 能够改善心肌细胞的能量供应，支持心脏功能，常用于辅助治疗心力衰竭、高血压和心肌病等疾病。此外，它还具有一定的抗氧化和抗炎作用，可减轻心血管系统的氧化应激和炎症反应。研究表明，辅酶 Q10 在改善慢性心力衰竭患者的症状和生活质量方面效果显著，但需长期服用才能发挥作用，且可能与某些降压药物或抗凝药物产生相互作用。

ω－3 脂肪酸是一类多不饱和脂肪酸，主要来源于深海鱼油、亚麻籽油和某些坚果。它具有调节血脂、抗炎和抗血小板聚集的作用，有助于降低甘油三酯水平，改善血管内皮功能，并减少心血管疾病（如冠心病和心肌梗死）的风险。ω-3脂肪酸还可通过降低心率和血压，减少心律失常的发生风险。长期补充ω-3脂肪酸对高血脂、高血压和动脉粥样硬化患者尤为有益，但需注意剂量控制，过量可能增加出血风险，尤其是与抗凝药物联合使用时。

大蒜素是从大蒜中提取的活性成分，具有抗氧化、抗炎和抗菌作用，对心血管健康有多方面的益处。研究表明，大蒜素能够帮助降低血压、减少LDL-C水平，并改善血管弹性，从而降低动脉粥样硬化和心血管事件的风险。此外，大蒜素还具有一定的抗血小板聚集作用，有助于预防血栓形成。大蒜素通常以保健品形式服用，耐受性较好，但部分患者可能出现胃肠不适或口腔异味，需根据个体情况调整剂量。

维生素E是一种脂溶性抗氧化剂，通过清除自由基，保护细胞膜和血管内皮免受氧化损伤，从而维护心血管系统的健康。维生素E在预防动脉粥样硬化、改善血管功能以及减少炎症反应方面具有一定作用。它还可能通过抑制血小板聚集和改善血液流变性，降低血栓形成的风险。然而，过量补充维生素E可能增加出血风险，尤其是与抗凝药物或抗血小板药物联合使用时，因此需严格控制剂量。

心血管疾病的紧急情况有哪些？

心血管疾病突发情况往往具有极高的危险性，需要迅速采取有效措施进行应对。家庭自救只能作为临时措施，最重要的是尽快就医，获得专业治疗。通过科学的急救知识和及时的处理，可以为患者争取宝贵的抢救时间。同时，预防胜于治疗，保持健康的生活方式，定期体检，以及积极控制血压、血脂、血糖等危险因素，是降低心血管疾病发生风险的关键。以下是几种常见的心血管急症：

1. 急性心肌梗死

急性心肌梗死（俗称"心梗"）是心血管疾病中最危险的突发情况之一，其典型症状包括剧烈而持续的胸痛，常被描述为胸前区有压迫感或紧缩感，疼痛可能放射至左肩、左臂、后背、下巴或牙齿。患者可能伴随呼吸困难、大汗淋漓、面色苍白或灰暗，甚至出现恶心、呕吐和濒死感。家庭自救的关键是立即拨打急救电话（120），让患者保持安静，坐下或躺下，避免活动以减轻心脏负担。松开衣领和腰带，保持呼吸通畅。如果患者有医生开具的硝酸甘油片，可按医嘱舌下含服，但需注意血压是否过低（低于90/60mmHg时禁用）。有条件的情况下可为患者吸氧，并密切观察其意识、呼吸和脉搏，如出现猝死，立即进行心肺复苏（CPR）。

2. 心力衰竭急性加重

心力衰竭急性加重通常表现为突然加重的呼吸困难，尤其在夜间或平躺时更为明显，患者可能被迫采取端坐呼吸（坐着才能缓解）。其他症状包括咳嗽（可能咳出白色或粉红色泡沫痰）、心跳加快、下肢水肿以及极度疲乏无力。家庭自救的重点是立即拨打急救电话（120），并让患者采取半卧位或坐位，双腿下垂，以减少肺部淤血，缓解呼吸困难。同时，保持环境安静，避免刺激性因素，减轻患者的心理压力。如果患者有医生开具的利尿药（如呋塞米），可按照医嘱服用，但需密切观察病情变化，如有恶化，立即告知医生。

3. 严重心律失常

严重心律失常的典型症状包括心悸（心跳过快、过慢或不规律）、头晕、眼花，甚至出现短暂的晕厥或意识丧失。患者可能还会感到胸闷、胸痛，伴随呼吸困难和全身乏力。家庭自救的关键是根据患者的意识状态采取不同措施。如果患者出现意识丧失或呼吸停止，应立即拨打急救电话（120）并开始心肺复苏，直到急救人员到达。如果患者意识清醒，应尽量保持平静，避免情绪激动和剧烈活动。如果患者有医生开具的抗心律失常药物，可按照医嘱服用，但需注意剂量和用法，同时密切观察症状变化并记录心率，为急救医生提供参考。

4. 脑卒中（中风）

脑卒中是另一种常见的心血管急症，其典型症状包括突发的面部不对称（如口角歪斜、一侧眼睛闭合不全）、一侧肢体无力或麻木、言语障碍（如言语不清或无法表达）、视物模糊或视力丧失，以及严重头痛、头晕、呕吐，甚至意识障碍或昏迷。家庭自救的重点是争分夺秒，立即拨打急救电话（120），并告知接线员怀疑是脑卒中。让患者平躺，头部略微抬高15 ~ 30度，避免头部过高或过低，以减少颅内压力。松开衣领和腰带，保持呼吸通畅，切勿给患者喂食或饮水，以免呛咳或窒息。同时，记录发病时间和症状，为急救医生评估是否可以进行溶栓治疗提供重要信息。

5. 高血压急症

高血压急症是指血压急剧升高（通常超过180/120mmHg），并伴有靶器官损害的迹象，如严重头痛、头晕、视物模糊、恶心、呕吐，甚至出现胸痛、呼吸困难、意识模糊或抽搐等症状。家庭自救的重点是立即拨打急救电话（120），让患者保持安静，避免情绪激动和体力活动。如果患者正在服用降压药，可按照医嘱继续服用短效降压药（如硝苯地平片 / 卡托普利片），但需避免过快降压，以免引发脑供血不足。同时，密切监测血压变化并记录数值，为急救医生提供参考。

心血管疾病突发情况的处理强调"早识别、早处理、早就医"，但更重要的是通过预防来降低突发风险。保持健康的生活方式，包括均衡饮食、规律运动、戒烟限酒、控制体重等，是预防心血管疾病的基础。定期体检，监测血压、血脂、血糖等指标，并积极管理危险因素（如高血压、高胆固醇、糖尿病），可以显著降低心血管疾病的发生率和死亡率。

心血管疾病的家庭急救技能

掌握一些基本的心血管疾病家庭急救技能，可以在关键时刻帮助稳定患者病情，为专业医护人员的到来争取宝贵时间。但请记住，家庭急救只是临时措施，最终还是要尽快拨打急救电话120，并告知接线员患者的具体情况，以便救护人员做好准备。

1. 胸痛

在家庭急救中，如果遇到有人出现胸痛症状，首先应该立即拨打急救电话（如120），并在等待急救人员到达的过程中，采取以下措施：让患者找一个舒适的位置，可以让他们坐下或半坐，以减轻胸部不适感；如果患者穿着紧身衣物，可以帮助他们解开领口、腰带等，以减轻呼吸困难；如果患者曾被医生开具过硝酸甘油或者速效救心丸等急救药物，可以按照医生指导帮助患者服用；如果患者突然停止呼吸或心跳，应该立即进行心肺复苏，直到急救人员到达。在等待急救人员到达的过程中，不要让患者激动或过度活动，以免加重症状。

2. 心肺复苏

猝死是指突然发生的意外死亡，通常发生在短时间内，可在数分钟内导致死亡。猝死可能由心脏原因引起，最常见的原因是心律失常，特别是室颤。其他可能引起猝死的心脏原因包括心肌梗死、心肌病变、心脏瓣膜病等。除了心脏原因外，猝死还可能由其他原因引起，如卒中、严重呼吸系统疾病、严重感染等。心肺复苏是一种紧急救治心脏骤停（猝死）患者的生命挽救措施，主要内容如下：

（1）识别和呼救：是否心脏骤停，判断病人的反应，检查呼吸，触摸大动脉（颈动脉），在5～10秒内完成。在不延缓实施心肺复苏的同时进行。

（2）胸外按压：仰卧于坚固的平面上，按压胸骨下部（双乳头连线中点），肩肘腕在同一垂直轴线，按压放松时间大致相等，按压频率100～120次/分，按压深度5～6cm。

（3）开放气道和人工呼吸：仰头抬颏法，一手置于患者前额用力加压，使头后仰，另一手的示、中两指抬起下颏，使下颏尖、耳垂连线与地面垂直，以通畅气道；开放气道后，首先进行2次人工呼吸，每次持续吹气1秒以上，两次人工通气后立即进行胸外按压，按压和通气的比例为30∶2；亦可使用简易球囊通气，通气频率为6秒钟一次，每分钟10次。

（4）心源性猝死患者大部分情况是由心室颤动（室颤）所导致，电除颤是终止室颤最有效的方法。时间是治疗室颤的关键，每延迟除颤1分钟，复苏成功率下降7%～10%。自动体外除颤器（AED）是一种用于纠正心律失常的设备，能够识别心律失常并自动释放电击。在公共场所、大型商场等地点通常都配备有AED，可以根据语音提示及图示使用。

3. 急性心力衰竭

急性心力衰竭是指心脏突然发生功能性障碍，导致心脏无法有效泵血，从而使全身组织器官无法得到足够的血液供应。急性心力衰竭可能是由心肌梗死、心律失常、心脏瓣膜病等心脏疾病引起的，也可能是由高血压、肺部感染、贫血等因素诱发的。典型的症状包括呼吸困难、咳嗽、水肿、乏力等。主要急救措施如下：

（1）吸氧：血氧饱和度＜90%的患者需要给氧。如果没有血氧仪，也可以直接吸氧。

（2）平稳呼吸：在心血管疾病患者出现呼吸困难、胸闷等症状时，要尽量保持患者平稳呼吸。让患者保持安静，尽量避免激动和紧张。必要时可以让患者进行深呼吸练习。

（3）稳定体位：在患者出现心血管疾病症状时，让患者保持适当的体位，如半卧位。这有助于减轻心脏负担，缓解呼吸困难。

（4）紧急药物的使用：了解常见的心血管紧急药物，如硝酸甘油片/速效救心丸、抗心律失常药物等，按照医生的建议在紧急情况下使用。

4. 高血压急症

高血压急症是指原发性或继发性高血压患者，在某些诱因作用下，血压突然和明显升高（一般超过 180/120mmHg），伴有进行性心、脑、肾等重要靶器官功能不全的表现。高血压急症的治疗原则包括迅速降低血压、控制性降压。在初始阶段，血压控制目标为平均动脉压的降低幅度不超过治疗前水平的 25%；随后 2～6 小时内将血压降至较安全水平，一般为160/100mmHg 左右；如果患者可耐受，且临床情况稳定，随后 24～48 小时逐步降至正常水平。如果降压后发现有重要器官缺血表现，血压降低幅度应更小。在随后 1～2 周内，再将血压逐步降到正常水平。常用药物包括硝普钠、硝酸甘油、尼卡地平、拉贝洛尔等。

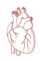 # 第六章　心血管疾病常见的首发疾病

高血压

高血压是一种常见的慢性疾病，是指在心脏搏动时血液在血管中的压力过高，其主要危害是对各个脏器的损害，导致血管壁受损，增加心脑血管疾病的风险。血压高本身不可怕，可怕的是会引起的一系列后果。

1. 什么是高血压?

高血压是指血液在动脉内的压力高于正常水平，通常以"收缩压／舒张压"来表示，收缩压是心脏收缩时血压的最高值，舒张压是心脏松弛时血压的最低值。高血压可能导致心血管疾病、脑血管疾病、肾脏疾病等并发症。诊室测量高血压：收缩压 ≥ 140mmHg 和（或）舒张压 ≥ 90mmHg。

2. 为什么得这种病?

高血压分为原发性高血压和继发性高血压。

原发性高血压的确切原因尚不清楚，占所有高血压病例的 90% ～ 95%，但它通常与多种因素相关，包括遗传、环境和生活方式因素。家族史、年龄、肥胖、高盐摄入、饮食不健康、缺乏体力活动、饮酒过量以及慢性压力等都可能增加患原发性高血压的风险。原发性高血压患者，除了治疗性的生活方式转变，一般需要长期用药治疗。

继发性高血压是由已知的疾病或药物使用（如口服避孕药、非甾体抗炎药）所引起的高血压。这些疾病包括肾脏疾病（如肾小球肾炎、多囊肾）、内分泌疾病（如甲状腺功能亢进、嗜铬细胞瘤）和心血管疾病（如主动脉缩窄、肾动脉狭窄）等。在去除这些继发因素后，血压能有很大程度的下降。

3. 应该做哪些检查?

如果您有高血压的风险因素或症状，可能需要做以下三个方面的检查：

（1）确定是否有高血压：多次测血压或者做动态血压监测，务必排除情绪、睡眠等因素的影响。

（2）确定高血压是原发性还是继发性：常见的检查有各种激素的化验（如卧位和立位的肾素、醛固酮，不同时间点的皮质醇，血液和尿液的儿茶酚胺系列激素）、肾动脉和肾上腺的影像检查（超声和 CT 等）。

（3）评估是否有各个脏器的损伤：长期未经治疗或未有效控制的高血压可能对多个器官系统造成损害。高血压本身不可怕，可怕的长期高血压对各个器官的损害。常见的检查包括

心电图和超声心动图、尿液检查（尿蛋白）、肾功能化验、眼底检查评估眼底损害、颈动脉超声等。

4. 该如何确诊这种疾病?

高血压的确诊通常需要多次血压测量。

诊室血压的标准：在医疗机构，如果收缩压多次超过 140mmHg 和（或）舒张压多次超过 90mmHg，可能会被诊断为高血压。

家庭自测血压的标准：由患者或其家属在家中测定的血压，正常血压值为＜135/85mmHg（注意与医院就诊时血压的标准有所不同）。如连续监测 5～7 天，平均血压 ≥ 135/85mmHg，可诊断为高血压。

动态血压监测的标准：24 小时平均血压值 ≥ 130/80mmHg，白天平均血压值 ≥ 135/85mmHg，或夜间平均血压值 ≥ 120/70mmHg，也可诊断为高血压。

特殊情况下的直接诊断：血压亚急症或急症（收缩压 ≥ 180mmHg 或舒张压 ≥ 120mmHg）。

确诊建议：对于大多数患者，推荐首先使用家庭血压测量值进行诊断。若家庭血压平均值 ≥ 135/85mmHg，则诊断为高血压。

若条件允许，可使用动态血压监测（ABPM）作为替代，特别是在家庭血压测量值存疑或诊室血压与家庭测量值差异大时。ABPM 白天平均血压值 ≥ 130/80mmHg，也可诊断为高血压。

若无法进行诊室外血压测量，建议在数周到数月内，至少进行连续 3 次诊室测量，若平均血压 ≥ 140/90mmHg，则可确诊为高血压。

5. 该怎样去治疗?

（1）需要区分原发性高血压和继发性高血压。原发性高血压重点在于控制血压水平，继发性高血压的重点是找到并尽可能纠正继发因素。

（2）需要评估高血压的器官损害。通过评估器官损害，可以更好地了解高血压对身体的影响，并制订最适合的治疗计划。主要包括以下几个方面的评估：

心脏：高血压会增加心脏负荷，导致心肌肥厚（心肌增大）和心脏功能减退。长期患有高血压的人可能发展为左心室肥厚（左心室壁增厚），最终导致心力衰竭。

大脑：高血压会增加脑血管破裂、缺血性卒中（脑血供不足导致的缺血）和脑梗死（脑血管阻塞）的风险。此外，长期高血压可能导致认知功能下降和血管性痴呆等神经系统并发症。

肾脏：高血压会对肾脏的血管造成损害，可能导致肾小球硬化（肾小球变硬和损坏）和慢性肾病。肾脏是调节血压的重要器官之一，当肾功能受损时，可能导致高血压的进一步恶化。

眼睛：长期不受控制的高血压可能导致视网膜病变，包括视网膜动脉或静脉阻塞，从而引起视力丧失或视力减退。

血管系统：高血压会使血管壁受损，增加动脉硬化（动脉壁变硬）和动脉瘤（血管壁膨出）的风险。这可能导致心血管疾病如冠心病、心肌梗死和主动脉夹层等。

（3）高血压的治疗包括生活方式改变和药物治疗两大核心部分。生活方式改变是基础措施，主要包括减少盐的摄入（每日盐摄入量控制在 6g 以下）、增加有氧运动（如快走、游泳等，每周至少 150 分钟）、戒烟限酒、保持健康体重（BMI 控制在 18.5～23.9kg/m²）、缓解心理压力和保持心理平衡等。这些措施不仅有助于降低血压，还能改善整体心血管健康。

药物治疗是高血压管理的核心，常用药物包括以下几类：①利尿剂（如噻嗪类利尿剂），通过排钠利尿降低血容量，适用于伴有水钠潴留的患者；②钙通道阻滞剂（CCB，如氨氯地平），通过扩张血管降低外周阻力，尤其适用于老年患者或单纯收缩期高血压；③血管紧张素转化酶抑制剂（ACEI，如依那普利）和血管紧张素Ⅱ受体拮抗剂（ARB，如缬沙坦），通过抑制肾素－血管紧张素－醛固酮系统（RAAS）降低血压，适用于年轻患者或伴有糖尿病、蛋白尿的患者；④血管紧张素受体－脑啡肽酶抑制剂（ARNI，如沙库巴曲缬沙坦），适用于某些合并心力衰竭的患者；⑤β受体阻滞剂（如美托洛尔），通过减慢心率和降低心肌耗氧量控制血压，适用于伴有冠心病或心力衰竭的患者；⑥其他药物：α受体阻滞剂（如多沙唑嗪），可扩张血管，适用于伴前列腺增生的患者；直接肾素抑制剂（如阿利吉仑），通过抑制肾素活性降低血压；中枢性降压药（如甲基多巴），通过降低交感神经活性控制血压，常用于妊娠高血压；直接血管扩张剂（如肼屈嗪），可松弛血管平滑肌，适用于顽固性高血压；以及醛固酮受体拮抗剂（如螺内酯），适用于伴水钠潴留或原发性醛固酮增多症患者。

部分患者可能需要多种药物组合，组合的依据主要是作用机制的互补性和减少副作用的可能性，常见的组合包括：① CCB+ACEI/ARB，适用于大多数患者，尤其是老年人、糖尿病患者或伴有蛋白尿的患者；②利尿剂 +ACEI/ARB，适用于伴有水钠潴留或心力衰竭的患者；③ CCB+ 利尿剂，适用于单药治疗效果不佳或合并代谢综合征的患者；④β受体阻滞剂 +ACEI/ARB，适用于伴有冠心病、心力衰竭或心肌梗死后患者。对于顽固性高血压（经 3 种及以上药物治疗仍无法控制的高血压），通常需要 3 种或以上药物联合治疗，如 CCB+ACEI/ARB+ 利尿剂，并在必要时加用β受体阻滞剂或醛固酮受体拮抗剂。此外，合并特殊情况时也需调整治疗策略，如妊娠高血压优先选择甲基多巴或拉贝洛尔。

高血压的手术治疗主要用于某些特殊情况或顽固性高血压患者，尤其是药物治疗效果不佳或存在明确病因的继发性高血压。常见的手术包括：肾交感神经消融术，这是一种微创介入治疗，通过射频或超声波技术消融肾动脉周围的交感神经纤维，降低交感神经活性，从而降低血压，适用于顽固性高血压患者；肾动脉成形术或支架植入术，适用于因肾动脉狭窄（如动脉粥样硬化或纤维肌性发育不良）引起的继发性高血压，通过恢复肾动脉血流改善肾脏灌注和血压控制；肾上腺手术，如针对原发性醛固酮增多症或嗜铬细胞瘤的肾上腺切除术，可根治病因性高血压；减重代谢手术，如胃旁路术或袖状胃切除术，适用于伴有肥胖的高血压患者，通过减轻体重和改善代谢功能降低血压；以及针对罕见病因（如主动脉缩窄）的外科矫正手术。这些手术需在明确病因、充分评估适应证后实施，并结合药物治疗和生活方式干预以达到最佳效果。

6. 这种病对我和我的家庭有什么影响？

高血压可以导致心血管疾病、脑血管疾病、肾脏疾病等并发症，严重情况下可能导致心脏病发作、卒中、肾衰竭等危及生命的疾病。因此，高血压需要及时治疗和管理，以减少长期高血压对各个脏器的影响。

高血压作为一种常见的慢性疾病，其治疗具有一定的挑战性，但是只要我们积极采取措施，改变不良的生活习惯，紧密配合医生的治疗，就能够有效地控制病情，降低并发症的发生风险。

7. 日常生活中应该注意什么？

日常生活中，患者应该注意以下方面：平衡饮食，减少高盐、高脂、高糖的食物，少吃咸肉、咸菜等腌制品，多吃蔬菜水果、全谷物、低脂肪的食物；适度运动，增加身体的活动量，例如散步、骑车、游泳等；减轻压力，保持良好的心态和心理健康；戒烟限酒，以降低高血压的风险；定期测量血压，根据医生的建议监测血压。

8. 患者需要知道的其他内容

脉压改变：收缩压和舒张压的差值即为脉压，一般为 30 ～ 60mmHg。

脉压明显增大（＞60mmHg），可能与多种因素有关，包括动脉硬化、心脏疾病、肾脏疾病、甲状腺功能亢进等。临床上以动脉硬化最为常见，尤其是在老年人群中。

若脉压减小（＜30mmHg），可见于高血压早期、心包积液、严重二尖瓣狭窄、严重心功能不全、主动脉瓣狭窄、重度心力衰竭，以及肥胖或合并糖尿病、高脂血症等疾病。

单纯舒张压高，也称为舒张期高血压，是指舒张压（心脏舒张时的血压）超过 90mmHg，而收缩压（心脏收缩时的血压）正常（小于 140mmHg）的一种疾病。该疾病常见于青年人。不论是收缩压升高，还是舒张压升高，都是高血压。

糖尿病和血糖代谢异常

糖尿病是一种常见的代谢性疾病，其特征是体内胰岛素分泌不足或者胰岛素的生物活性降低（胰岛素抵抗）。因为葡萄糖的代谢需要胰岛素的参与，所以糖尿病患者的血糖水平均有不同程度的升高。

血糖代谢异常包括空腹血糖升高和糖耐量异常，前者是指在空腹状态下血糖水平高于正常范围，而后者是指在餐后血糖水平高于正常范围。一般认为血糖代谢异常是糖尿病前状态。

1. 什么是糖尿病？

糖尿病是一种代谢性疾病，其主要特征是血糖水平升高。糖尿病分为两种类型，分别是 1 型糖尿病和 2 型糖尿病。1 型糖尿病通常是由免疫系统攻击胰腺中的胰岛细胞导致的胰岛素不足，2 型糖尿病通常是由胰岛素抵抗或胰岛素分泌不足引起的。糖尿病早期的胰岛素分泌相对不足，随着病情进展，可能出现胰岛素分泌绝对不足。

同高血压一样，血糖高本身并不可怕，可怕的是长期高血糖对其他器官的损害。长期未经治疗或控制不佳的糖尿病可能对多个器官系统造成损害。以下是糖尿病的一些靶器官损害：

（1）心血管系统：糖尿病可增加心血管疾病的风险。高血糖和糖尿病引起的慢性炎症会导致动脉硬化，增加心脏病、心肌梗死、冠心病和卒中的发生率。

（2）肾脏：糖尿病肾病是糖尿病最严重的并发症之一。长期高血糖会损伤肾脏的血管和肾小球，导致肾功能逐渐下降，最终可能发展为慢性肾脏疾病（慢性肾衰竭）。

（3）眼睛：糖尿病可引起眼部并发症，如糖尿病视网膜病变。高血糖会损伤视网膜中的微血管，导致视物模糊、视力减退甚至失明。

（4）神经系统：糖尿病可对神经系统造成损害，称为糖尿病神经病变。可能导致感觉异常、麻木、疼痛和肌肉无力等神经症状，严重时可能导致足部溃疡甚至截肢。

（5）足部：糖尿病足是一种常见的并发症，由于神经和血管损伤，可能导致足部溃疡、感染和下肢缺血性坏死（坏疽）。

2. 为什么得这种病？

糖尿病的病因很多，包括遗传因素、生活方式、环境等多种因素。常见的风险因素包括不良饮食习惯、缺乏体育锻炼、过度进食、生活习惯不规律、肥胖、高血压等。

3. 应该做哪些检查？

如果怀疑自己可能患有糖尿病，建议进行以下检查：空腹血糖、口服葡萄糖耐量试验、糖化血红蛋白检测等。这些检查有助于评估您的健康状况和诊断是否患有糖尿病。

4. 该如何确诊这种疾病？

根据国际标准，空腹血糖升高的定义是空腹血糖值≥6.1mmol/L（正常值一般为3.9～6.1mmol/L），而糖耐量异常的定义是餐后2小时血糖值在7.8～11.0mmol/L（正常值一般为3.9～7.8mmol/L）。

如果您在两次检测中的空腹血糖值≥6.1mmol/L或口服葡萄糖耐量试验中餐后2小时血糖值在7.8～11.0mmol/L，则可以被诊断为空腹血糖受损或糖耐量异常。

如果空腹血糖值≥7.0mmol/L或口服葡萄糖耐量试验中餐后2小时血糖值≥11.1mmol/L，或者糖化血红蛋白（HbA1c）水平≥6.5%，可能会被诊断为糖尿病。

5. 该怎样去治疗？

糖尿病的治疗包括药物治疗和生活方式干预两大核心方法，目标是有效控制血糖水平、预防并发症并改善患者的生活质量。生活方式干预是糖尿病管理的基础，贯穿整个治疗过程。饮食方面，建议患者遵循低糖、低脂、适量蛋白质、高纤维的饮食原则，控制总热量摄入，避免高血糖负荷的食物，同时注意均衡营养。体育锻炼是改善胰岛素敏感性和控制体重的重要手段，建议每周进行至少150分钟的中等强度有氧运动（如快走、游泳、骑自行车），并结合阻力训练以增强肌肉力量和代谢功能。此外，保持良好的睡眠质量和心理健康同样重要，长期睡眠不足或压力过大会影响血糖控制，应通过规律作息、放松训练或心理咨询进行调整。

药物治疗是糖尿病管理的重要组成部分，主要包括口服降糖药和胰岛素注射。口服降糖药根据作用机制分为多种类型：双胍类药物（如二甲双胍）通过减少肝糖输出和改善胰岛素敏感性降低血糖，是2型糖尿病的一线治疗药物；α-糖苷酶抑制剂（如阿卡波糖）通过延缓碳水化合物的吸收降低餐后血糖，适用于以餐后高血糖为主的患者；磺脲类药物（如格列美脲）通过刺激胰岛β细胞分泌胰岛素起效，但可能增加低血糖风险；DPP-4抑制剂（如西格列汀）和GLP-1受体激动剂（如利拉鲁肽）通过调节肠促胰岛素作用改善血糖控制，其中GLP-1受体激动剂还具有减重和心血管保护作用；SGLT-2抑制剂（如达格列净）通过抑制肾小管对葡萄糖的重吸收促进尿糖排泄，不仅能降低血糖，还具有心血管和肾脏保护作用，适用于伴有心力衰竭或慢性肾病的患者；噻唑烷二酮类药物（如吡格列酮）通过改善胰岛素抵抗降低血糖，但可能导致体重增加和水钠潴留，需注意心衰风险；胰岛素促泌剂（如瑞格列奈）通过短效刺激胰岛β细胞分泌胰岛素，主要用于控制餐后血糖。

对于需要更强效血糖控制的患者，尤其是1型糖尿病或长期2型糖尿病患者，胰岛素注射是必不可少的治疗手段，可根据血糖水平选择基础胰岛素（如甘精胰岛素）、餐时胰岛素（如门冬胰岛素）或混合胰岛素方案。此外，近年来还出现了胰岛素类似物和超长效胰岛素，可提供更平稳的血糖控制并减少低血糖风险。药物治疗应根据患者的具体情况（如病程、血糖水平、并发症及合并症）进行个体化选择，并与生活方式干预相结合，以实现最佳的血糖控制和并发症预防效果。

糖尿病的治疗方案应根据患者的具体情况（如年龄、病程、血糖水平、并发症及合并症）进行个体化调整，并需定期监测血糖、糖化血红蛋白、血脂、血压及肾功能等指标，以评估治疗效果并及时优化方案。此外，患者教育是糖尿病管理的重要组成部分，通过提高患者对疾病的认识和自我管理能力，帮助其更好地控制血糖并预防并发症的发生。药物治疗与生活方式干预相辅相成，唯有两者共同作用，才能实现糖尿病的长期有效管理。

6. 这种病对我和我的家庭有什么影响？

糖尿病可导致多种健康问题，如心血管疾病、肾病、神经病变、视网膜病变等，不仅会影响患者的生活质量和工作效率，也可能影响家庭生活，例如影响家庭成员的饮食结构、体育锻炼习惯和生活方式等。

7. 日常生活中应该注意什么？

日常生活中，患者应该注意以下方面：控制饮食，少吃高糖、高脂肪、高胆固醇的食物，多吃蔬菜、水果、全谷物等健康食品；增加体育锻炼，每周至少进行150分钟的中等强度有氧运动，如快走、慢跑、游泳等；保持良好的睡眠质量，充足的睡眠可以维持代谢和内分泌的平衡；减轻压力，保持良好的心理状态和心态；定期检查身体健康状况，监测血糖、血压、胆固醇等指标。

患者还需要了解一些常见食物的升糖指数（GI）。升糖指数值越高，食物的血糖响应就越大。白米饭、土豆和糖类水果（如香蕉和西瓜）是高升糖指数食物，会迅速提高血糖水平。相反，低升糖指数食物如蔬菜和某些水果（如葡萄柚和苹果）对血糖影响较小。以下是一些常见食物的升糖指数：

食物	GI	食物	GI	食物	GI	食物	GI	食物	GI
白面包	100	土豆	78	西瓜	72	胡萝卜	47	葡萄柚	25
玉米片	85	熟米饭	73	香蕉	62	苹果	39	绿叶蔬菜（如生菜、菠菜）	10

需要注意的是，升糖指数不是影响血糖的唯一因素，它还受到食物的净碳水化合物含量、食物的加工方式、食物与其他食物搭配等因素的影响。所以，在选择食物时，除了升糖指数外，还应考虑食物的整体营养价值、纤维含量和搭配方式，以保持血糖稳定。对于糖尿病患者或需要控制血糖的人群来说，合理选择食物是非常重要的。

8. 患者需要知道的其他内容

低血糖是指血糖浓度低于正常范围，通常低于 3.9mmol/L（70mg/ml）。低血糖可能导致一系列症状，如头晕、心慌、出冷汗、乏力等，严重时甚至可能导致昏迷、抽搐和死亡。低血糖的主要原因包括：糖尿病患者使用胰岛素或口服降糖药；不规律饮食、饥饿；过度运动；大量饮酒；其他疾病，如肿瘤、肝脏疾病；减重手术的副作用等。如出现前述症状，需要补充糖分（含糖食物）并尽快就诊。

血脂异常

血脂异常，俗称高脂血症、高血脂，是指人体内脂质代谢紊乱，导致血液中的脂质含量异常升高或降低。血脂化验主要有以下指标：

总胆固醇（TC）：高水平的总胆固醇可能增加患心血管疾病的风险。一般来说，总胆固醇水平高于正常范围可能需要进一步的评估和管理。

低密度脂蛋白胆固醇（LDL-C）：LDL-C 被认为是"坏"胆固醇，其高水平与动脉粥样硬化和心血管疾病的发展密切相关。控制 LDL-C 水平对预防心血管疾病至关重要。

高密度脂蛋白胆固醇（HDL-C）：HDL-C 被认为是"好"胆固醇，其水平较高可能有助于减少动脉粥样硬化的风险。因此，高水平的 HDL-C 水平一般被视为有益的。

甘油三酯（TG）：TG 水平也与心血管疾病的风险增加相关。此外，高甘油三酯水平还可能与胰腺疾病相关。

此外，小而密低密度脂蛋白具有较强的致动脉粥样硬化作用，是动脉硬化的重要危险因素。其成分主要是由低密度脂蛋白和极低密度脂蛋白组成，比较容易被氧化。小而密低密度脂蛋白颗粒的体积较小、密度较高，容易沉积到血管内膜并进入血管壁，可造成动脉血管主要硬化斑块，导致管腔狭窄，促进动脉硬化的发生和发展。

1. 什么是血脂异常？

一般来说，对于既往健康的正常人群，血脂的正常范围定义为：

总胆固醇：一般在 5.2mmol/L 以下。

低密度脂蛋白胆固醇：理想水平应低于 3.4mmol/L。

高密度脂蛋白胆固醇：理想水平应高于 1.0mmol/L。

甘油三酯：正常范围一般在 1.7mmol/L 以下。

注意：一方面我们需要定期检测血脂水平；另一方面，一定要做血脂危险分层评估。每个人的血脂控制目标不尽相同，如果患者合并高血压、糖尿病和冠心病等疾病，其血脂控制目标需要更低一些（低于参考值更多一些）。

2. 为什么得这种病？

血脂异常的病因很多，主要包括：①饮食因素：摄入高脂肪、高胆固醇食物，以及高糖分饮食可能导致血脂异常。②肥胖：肥胖是血脂异常的常见原因，尤其是腹部肥胖。③缺乏运动：缺乏体育锻炼会导致血脂异常，而适度的运动有助于提高 HDL-C 水平。④遗传因素：家族史中有血脂异常的人，患血脂异常的风险更高。⑤糖尿病：糖尿病患者更容易出现血脂异常，尤其是高甘油三酯水平。⑥肝脏疾病：肝脏疾病可能导致血脂代谢异常。⑦药物：某些药物，如避孕药、糖皮质激素、抗精神病药物等可能引起血脂异常。⑧酗酒：过量饮酒会影响脂质代谢，导致血脂异常。

3. 应该做哪些检查？

建议完善以下检查：

血脂相关检查：①血脂本身检查和复查，以及常与血脂异常相伴随的血糖、血压、尿酸、同型半胱氨酸等指标的检查。②肝功能检查：由于肝脏在脂质代谢中起着重要作用，因此检查肝功能可以帮助评估脂质代谢的情况。③甲状腺功能检查：甲状腺功能异常可能对血脂代谢产生影响。④高敏感 C 反应蛋白测定：可以帮助评估炎症情况，因为炎症与动脉粥样硬化和心血管疾病风险密切相关。

动脉粥样硬化相关检查：①血脂异常与动脉粥样硬化密切相关，如果是初次发现血脂异常，建议查颈动脉超声，因为颈动脉病变具有一定的代表性。超声检查简单、方便、经济，可以用于筛查和动态观察动脉粥样硬化性疾病，相当于对全身血管做抽样调查。②心脑血管疾病的筛查和诊断：如果有心脑血管等动脉硬化的证据，还需要对受影响的部位做进一步检查（超声 /CT 血管显影 / 动脉造影），如脑血管、冠状动脉、肾动脉、下肢动脉等。

动脉粥样硬化性心血管疾病（ASCVD）是指由动脉粥样硬化导致的冠状动脉、脑动脉等血管的狭窄、阻塞或痉挛，从而引起的心脏、大脑等器官的缺血、缺氧甚至坏死。动脉粥样硬化的特点是动脉内膜出现脂质沉积，随着病情的发展，逐渐形成斑块，使血管管腔变窄，血流受阻。ASCVD 是全球范围内最常见的慢性疾病之一，也是导致人类死亡的主要原因之一。其发病机制涉及多个因素，包括高血压、高血脂、糖尿病、吸烟、缺乏运动等。早期检出血脂异常个体，监测和控制其血脂水平变化，是有效实施 ASCVD 防治措施的重要基础。

4. 该如何确诊这种疾病？

血脂异常应该早发现、早干预。建议：① 20 ～ 40 岁成年人至少每 5 年检测一次血脂。② 40 岁以上男性和绝经期后女性每年检测血脂。③ ASCVD 患者及其高危人群，每 3 ～ 6 个月检测一次血脂。④因 ASCVD 住院的患者，应在入院时或入院 24 小时内检测血脂。

血脂检测的重点对象为：①有 ASCVD 病史者。②存在多项 ASCVD 危险因素（如高血压、糖尿病、肥胖、吸烟）的人群。③有早发性心血管病家族史者（指男性一级直系亲属在 55 岁前或女性一级直系亲属在 65 岁前患缺血性心血管病），或有家族性高脂血症患者。④皮肤或肌腱黄色瘤及跟腱增厚者。

5. 该怎样去治疗？

血脂异常首先需要进行危险分层（需要医生进行评估），然后再决定治疗的目标和方法。

血脂异常危险分层

1. 未来 10 年间 ASCVD 总体发病危险：< 5% 为低危；5% ～ 9% 为中危；≥ 10% 为高危。

2. 已诊断 ASCVD 者为极高危人群：包括急性冠脉综合征、稳定型冠心病、血运重建术后、缺血性心肌病、缺血性卒中、短暂性脑缺血发作、外周动脉粥样硬化病等。极高危者需要控制 LDL-C < 1.8mmol/L。

3. 符合以下条件之一者为高危人群：① LDL-C 水平 ≥ 4.9mmol/L，或者 TC 水平 ≥ 7.2mmol/L；② 年龄 ≥ 40 岁的糖尿病患者，1.8mmol/L ≤ LDL-C 水平 < 4.9mmol/L，或者 3.1mmol/L ≤ TC 水平 ≤ 7.2mmol/L。高危者 LDL-C 水平 < 2.6mmol/L。

4. 不符合者，评估 10 年 ASCVD 发病风险，需要专门医务人员评估。中危和低危者 LDL-C 水平 < 3.4mmol/L。

5. 最新指南中，中国超高危 ASCVD 患者的风险分层采用严重事件＋高风险因素模式，定义为发生过 ≥ 2 次严重的 ASCVD 事件或发生过 1 次严重的 ASCVD 事件合并 ≥ 2 个高风险因素的患者为超高危 ASCVD 患者，需要控制 LDL-C 水平 < 1.4mmol/L。

治疗血脂异常的方法包括生活方式干预、药物治疗等。

生活方式干预包括改善饮食习惯、增加体育锻炼、控制体重、戒烟等。对采取生活方式干预等非药物治疗者，开始 3 ～ 6 个月应复查血脂水平，如血脂控制达到建议目标值，可以继续非药物治疗，但仍需每 6 个月至 1 年复查一次，长期达标者可每年复查一次。当生活方式干预不能达到降脂目标时，应考虑加用药物治疗。

药物治疗的一般性原则如下：

（1）LDL-C 是首要干预靶点：LDL-C 水平升高是导致动脉粥样硬化性心血管疾病（ASCVD）的关键因素。调脂治疗需设定目标值：超高危者 LDL-C 水平 < 1.4mmol/L；极高危者 LDL-C 水平 < 1.8mmol/L；高危者 LDL-C 水平 < 2.6mmol/L；中危和低危者 LDL-C 水平 < 3.4mmol/L。若基线值较高无法达标，LDL-C 应至少降低 50%；即使极高危患者的基线值已在目标范围内，LDL-C 仍应降低 30% 左右。

（2）首选药物：他汀类药物是大多数高脂血症患者的首选，它能有效降低 LDL-C 水平，且安全性和耐受性良好。

（3）药物联合治疗：对于单一药物无法达标者，可联合不同类别的药物，如他汀类、肠道胆固醇吸收抑制剂、PCSK9 抑制剂或 siRNA 类调脂药物，以进一步降低 LDL-C。

（4）甘油三酯的治疗：对于 TG 水平显著升高（≥ 5.6mmol/L）的患者，以防止胰腺炎为主要目标，可优先使用贝特类药物（如非诺贝特），必要时联合鱼油制剂（ω-3 脂肪酸）。对于 TG 水平中度升高（2.3 ～ 5.6mmol/L）的患者，尤其是合并 ASCVD 或其他危险因素时，需优先控制 LDL-C，同时考虑贝特类药物或鱼油制剂以进一步降低 TG 水平。

（5）个体化治疗：根据患者的年龄、性别、合并症、肝肾功能及药物相互作用等因素综合评估，选择合适的药物和剂量。

（6）定期监测和调整：首次用药后 4～6 周复查血脂、肝酶和肌酸激酶，若达标且无不良反应，可改为每 3～6 个月复查一次，并根据监测结果调整治疗方案。

6. 这种病对我和我的家庭有什么影响？

血脂异常可能导致心脑血管疾病，可能会影响患者的生活质量和工作效率。同时，也可能会增加家庭经济负担，影响家人心理及生活习惯。

7. 日常生活中应该注意什么？

日常生活中，患者应该注意以下方面：控制饮食，合理膳食对血脂的影响较大，限制饱和脂肪酸及反式脂肪的摄入，增加水果、蔬菜、全谷薯类、膳食纤维及鱼类的摄入；增加体育锻炼，每周至少进行 150 分钟中等强度的有氧运动，如快走、慢跑、游泳等；控制体重，减轻体重可以降低血脂水平和心血管疾病的风险；戒烟和限制饮酒；定期检查身体健康状况，监测血脂、血糖、血压等指标。

8. 患者需要知道的其他内容

对于心血管风险较高（高血压、糖尿病、吸烟）的人群，建议从男性 25～30 岁、女性 30～35 岁时开始血脂筛查。对于心血管风险较低（上述因素均不存在）的人群，建议从男性 35 岁、女性 45 岁时开始血脂筛查。

代谢综合征

1. 什么是代谢综合征？

代谢综合征是一种由多种代谢异常共同组成的病理状态，包括中心性肥胖、高血糖（如糖耐量异常或 2 型糖尿病）、血脂异常（如高甘油三酯血症或低高密度脂蛋白胆固醇）和高血压等。这些代谢异常通常同时存在并相互作用，形成一个复杂的临床症候群。代谢综合征的核心机制是胰岛素抵抗和慢性低度炎症状态，它反映了机体能量代谢的深层次失调。代谢综合征不仅会显著增加心脑血管疾病（如冠心病、脑卒中）的风险，还与 2 型糖尿病、脂肪肝和多囊卵巢综合征等疾病密切相关，是全球范围内慢性病的重要公共健康问题。

2. 为什么得这种病？

代谢综合征的发生是遗传、环境和生活方式等多种因素共同作用的结果。遗传因素可能决定了个体对胰岛素敏感性、脂质代谢和血压调节的易感性，而环境和生活方式则是触发疾病的关键因素。不健康的饮食习惯（如高糖、高脂、高盐饮食）、缺乏运动、长期久坐及肥胖是代谢综合征的主要诱因。特别是腹部脂肪的过度堆积，会导致胰岛素抵抗和慢性炎症，进一步加重代谢紊乱。此外，慢性压力、睡眠不足、年龄增长以及某些内分泌疾病（如甲状腺功能减退）也可能增加代谢综合征的风险。

3. 应该做哪些检查?

如果怀疑患有代谢综合征,应尽早进行全面的医学检查,以明确诊断并评估相关风险。常规检查包括:体格检查,如身高、体重、腰围和体重指数(BMI),以评估肥胖程度;血压测量,以判断是否存在高血压;血糖检查,如空腹血糖、糖化血红蛋白和口服葡萄糖耐量试验(OGTT),以评估血糖水平及胰岛素敏感性。此外,还需进行血脂检测,包括甘油三酯(TG)、高密度脂蛋白胆固醇(HDL-C)和低密度脂蛋白胆固醇(LDL-C)。其他辅助检查如肝功能、尿酸水平和胰岛素水平检测,也有助于全面了解代谢状态。

4. 该如何确诊这种疾病?

代谢综合征的诊断通常基于国际公认的诊断标准,如国际糖尿病联盟(IDF)或美国国家胆固醇教育计划(NCEP-ATP Ⅲ)标准。根据我国标准,符合以下任意 3 项或以上即可确诊:①中心性肥胖:男性腰围 ≥ 90cm,女性腰围 ≥ 85cm。②高血糖:空腹血糖 ≥ 6.1mmol/L,或餐后 2 小时血糖 ≥ 7.8mmol/L,或已确诊糖尿病。③高血压:收缩压 ≥ 130mmHg 和(或)舒张压 ≥ 85mmHg,或已确诊高血压并接受治疗。④血脂异常:空腹甘油三酯(TG)≥ 1.7mmol/L,和(或)高密度脂蛋白胆固醇(HDL-C)低于 1.04mmol/L。确诊后,还需进一步评估相关并发症及心血管病的风险,以制订个性化治疗方案。

5. 该怎样去治疗?

代谢综合征的治疗目标是纠正代谢紊乱,降低心血管疾病和糖尿病的发生风险。治疗的基础是生活方式干预,包括合理饮食、增加体力活动、减轻体重和戒烟限酒。饮食方面,应选择低糖、低脂、高纤维的食物,减少精制碳水化合物和反式脂肪的摄入,增加蔬菜、水果、全谷物和优质蛋白质的摄入;运动方面,建议每周至少进行 150 分钟中等强度的有氧运动(如快走、游泳),结合力量训练以改善胰岛素敏感性。对于血糖、血压和血脂异常等具体问题,可在医生指导下使用药物治疗,如二甲双胍、他汀类药物或降压药物。治疗应根据患者的年龄、病程、合并症及家族史制订个性化方案,并定期随访调整。

6. 这种病对我和我的家庭有什么影响?

代谢综合征不仅威胁患者个人健康,还会给家庭带来经济和心理负担。患者可能因并发症(如心血管疾病、糖尿病、肾病等)需要长期药物治疗和医疗护理,从而增加医疗费用。此外,患者的生活质量可能下降,长期的慢性病管理还可能导致家庭成员的心理压力和照护负担。代谢综合征还具有一定的遗传倾向,家庭成员可能面临相似的代谢紊乱风险。因此,家庭中的健康教育和共同改善生活方式尤为重要,家人可以通过支持患者的治疗和生活方式改变,共同降低疾病风险。

7. 日常生活中应该注意什么?

代谢综合征患者在日常生活中应特别注意控制饮食、增加运动、管理体重和定期监测健康指标。饮食方面,应遵循低盐、低糖、低脂、高纤维的饮食原则,避免暴饮暴食,减少加工食品的摄入;运动方面,每周至少进行 150 分钟中等强度的有氧运动(如快走、骑车),结合力量训练以改善胰岛素敏感性和降低体脂;体重管理方面,应通过健康的生活方式逐步减轻体重，特别是减少腹部脂肪。此外，还需定期测量血压、血糖和血脂，及时发现异常。戒烟限酒也是重要措施，因为吸烟和过量饮酒会加重代谢紊乱。保持心理健康同样重要，通过运动、冥想或心理咨询缓解压力，保持乐观的心态。规律体检和早期干预是预防并发症的重要保障。

8. 患者需要知道的其他内容

代谢综合征是一种需要长期管理的慢性疾病，患者需要认识到治疗的持续性和综合性。除了遵从医嘱服用药物外，患者还应积极参与治疗过程，通过生活方式的改变来控制病情。

高尿酸血症

高尿酸血症是指人体内尿酸水平升高的病症。其危害主要包括以下几个方面：①关节损伤：高尿酸血症可导致尿酸盐结晶沉积于关节或肌腱、肌鞘中，形成痛风性关节炎。②肾脏病变：高尿酸血症可引起肾脏病变，包括肾结石、痛风性肾病等。痛风性肾病则可引起肾衰竭、肾盂肾炎等疾病。③心脑血管疾病：高尿酸血症与高血压、高血脂、糖尿病等代谢性疾病密切相关，可增加心脑血管疾病的风险，如动脉粥样硬化、冠心病、脑卒中等。④代谢紊乱：高尿酸血症可导致代谢紊乱，如胰岛素抵抗、糖尿病、血脂异常等。这些疾病之间相互影响，可形成恶性循环，加重病情。

1. 什么是高尿酸血症？

尿酸为嘌呤代谢的终产物，体内 37℃时尿酸的饱和浓度约为 420μmol/L（7mg/dl），超过此浓度，尿酸盐形成结晶沉积在多种组织（包括肾脏、关节滑膜空腹），引起组织损伤。目前将非同日 2 次空腹血尿酸水平＞420μmol/L（7mg/dl）定义为高尿酸血症。并非所有的高尿酸血症患者都会出现痛风，5%～15% 的高尿酸血症患者会发展为痛风。

2. 为什么得这种病？

高尿酸血症的病因很多，包括遗传因素、饮食习惯、生活方式等多种因素。常见的风险因素包括饮食中高嘌呤食物的摄入过多、肥胖、代谢综合征等。

3. 应该做哪些检查？

如果怀疑自己患有高尿酸血症，建议进行血尿酸测定、肾功能检查等。高尿酸血症和痛风是慢性全身性疾病，可能导致多个靶器官的损伤，包括痛风、肾结石、慢性肾病、心脑血管疾病和糖尿病，并且可能影响预期寿命。因此，定期监测靶器官损害并及时处理相关合并症至关重要。

4. 该如何确诊这种疾病？

高尿酸血症的确诊需要评估尿酸水平及相关症状，如关节疼痛、红肿等。尿酸水平＞

420μmol/L（男性和绝经后女性）或＞360μmol/L（绝经前女性）可以诊断为高尿酸血症。

5. 该怎样去治疗？

建议所有高尿酸血症与痛风患者保持健康的生活方式：控制体重、规律运动；限制酒精及高嘌呤、高果糖饮食的摄入；鼓励奶制品和新鲜蔬菜的摄入及适量饮水；不推荐也不限制豆制品（如豆腐）的摄入。建议患者了解控制血尿酸水平的重要性，以及可能需要长期甚至终身服用降尿酸药物来维持在目标范围内（240～420μmol/L）。

（1）高尿酸血症患者的干预时机

建议无症状高尿酸血症患者出现下列情况时开始降尿酸药物治疗：血尿酸水平≥540μmol/L或血尿酸水平≥480μmol/L且伴有下列合并症之一——高血压、脂代谢异常、糖尿病、肥胖、脑卒中、冠心病、心功能不全、尿酸性肾石病、肾功能损害（≥CKD2期）。无合并症者，建议血尿酸控制在＜420μmol/L；伴有合并症者，建议血尿酸控制在＜360μmol/L。

（2）痛风患者的干预时机

建议血尿酸水平≥480μmol/L时，开始降尿酸药物治疗，或血尿酸水平≥420μmol/L且合并下列任何情况之一时开始降尿酸药物治疗：痛风发作次数≥2次/年、痛风石、慢性痛风性关节炎、肾结石、慢性肾脏疾病、高血压、糖尿病、血脂异常、脑卒中、缺血性心脏病、心力衰竭和发病年龄＜40岁。建议痛风急性发作完全缓解后2～4周开始降尿酸药物治疗，正在服用降尿酸药物的痛风急性发作患者，不建议停用降尿酸药物。建议痛风患者控制血尿酸水平＜360μmol/L，合并上述情况之一时，控制血尿酸水平＜300μmol/L，不建议将血尿酸水平长期控制在＜180μmol/L。

选择降尿酸药物时，应综合考虑药物的适应证、禁忌证和高尿酸血症的分型。推荐别嘌醇、非布司他或苯溴马隆为痛风患者降尿酸治疗的一线用药，推荐别嘌醇或苯溴马隆为无症状高尿酸血症患者降尿酸治疗的一线用药。单药足量、足疗程治疗，血尿酸仍未达标的患者，可考虑联合应用两种不同作用机制的降尿酸药物，不推荐尿酸氧化酶与其他降尿酸药物联用。尿pH＜6.0时，建议服用枸橼酸制剂、碳酸氢钠碱化尿液，使晨尿pH维持在6.2～6.9，以降低尿酸性肾结石的发生风险，并有利于尿酸性肾结石的溶解。

6. 这种病对我和我的家庭有什么影响？

高尿酸血症可能导致痛风等健康问题，严重影响患者的生活质量和工作效率。此外，高尿酸血症也可能影响家庭生活，例如影响家庭成员的饮食、体育锻炼和生活方式等。

7. 日常生活中应该注意什么？

日常生活中，患者应该注意以下方面：控制饮食，少吃高嘌呤食物，如肉类、海鲜等，多吃蔬菜、水果、全谷物等健康食品；增加体育锻炼，每周至少进行150分钟的中等强度有氧运动，如快走、慢跑、游泳等；减轻体重，减重可以降低尿酸水平和痛风的风险；戒烟，吸烟会导致心血管疾病等健康问题；定期检查，定期监测身体健康状况，如尿酸水平等指标。

8. 患者需要知道的其他内容

痛风急性发作期，推荐尽早使用小剂量秋水仙碱或非甾体类药物（足量、短疗程）。对上述药物不耐受、疗效不佳或存在禁忌的患者，推荐全身应用糖皮质激素。在水肿状态患者中，如心力衰竭、消化性溃疡或肾功能不全的患者中谨慎使用或避免使用非甾体抗炎药。

高同型半胱氨酸血症

1. 什么是高同型半胱氨酸血症？

高同型半胱氨酸血症是指血液中同型半胱氨酸（Hcy）水平升高的一种代谢异常状态。它既可以是由遗传性疾病造成的，也可以是由后天因素导致的。同型半胱氨酸是一种含硫氨基酸，是甲硫氨酸（蛋氨酸）代谢过程中的中间产物。在正常情况下，同型半胱氨酸会通过维生素 B_6、维生素 B_9（叶酸）和维生素 B_{12} 参与的代谢途径转化为半胱氨酸或重新合成蛋氨酸。然而，当这些代谢途径中的关键酶功能异常或相关维生素缺乏时，就会导致同型半胱氨酸在体内积累。高同型半胱氨酸血症是心血管疾病和动脉粥样硬化的重要危险因素，也与脑卒中、阿尔茨海默病、骨质疏松等疾病密切相关。

2. 为什么得这种病？

高同型半胱氨酸血症的病因可以分为遗传性因素和后天性因素两大类。遗传性因素主要是由于基因突变导致同型半胱氨酸代谢相关酶（如 *MTHFR* 基因编码的 5, 10- 亚甲基四氢叶酸还原酶）的功能异常，影响其正常代谢。后天性因素则包括饮食中缺乏维生素 B_6、叶酸和维生素 B_{12}，这些维生素是同型半胱氨酸代谢的关键辅助因子。此外，高蛋白饮食会增加蛋氨酸的摄入量，从而导致同型半胱氨酸水平升高；长期吸烟、酗酒、缺乏运动、慢性肾病等也会加重代谢紊乱。我国人群由于基因突变率较高，加上饮食习惯中叶酸摄入不足以及烹饪过程中叶酸损失较大，因此高同型半胱氨酸血症的发病率较高。

3. 应该做哪些检查？

如果怀疑自己患有高同型半胱氨酸血症，应进行以下检查以明确诊断并评估病情。首先是血液中同型半胱氨酸水平的测定，这是确诊的金标准。还需要检查血浆中维生素 B_6、叶酸和维生素 B_{12} 的水平，以确定是否存在维生素缺乏。对于有遗传性高风险的患者，可以进行基因检测（如 *MTHFR* 基因突变检测）以明确遗传因素。其他相关检查可能包括肾功能评估（如血清肌酐和尿素氮水平），因为慢性肾功能不全会导致同型半胱氨酸的排泄障碍。为评估心血管风险，还可以进行血脂检测和动脉硬化相关指标的评估，如颈动脉超声检查。

4. 该如何确诊这种疾病？

高同型半胱氨酸血症的诊断主要依据血液中同型半胱氨酸的浓度水平。根据成人的诊断标准，血浆同型半胱氨酸水平 $\geq 10\mu mol/L$ 即可诊断为高同型半胱氨酸血症，其中 $10 \sim 15\mu mol/L$ 为轻度升高，$15 \sim 30\mu mol/L$ 为中度升高，$> 30\mu mol/L$ 为重度升高。需要注意的是，孕妇和儿童属于特殊人群，其正常参考值低于成人，因此诊断标准应适当调整。此外，还需结合患者的病史、临床表现及相关检查结果（如 B 族维生素水平和遗传检测）综合判断。如果患者伴随心血管疾病、动脉粥样硬化或其他代谢异常，需进一步评估高同型半胱氨酸血症对全身健康的影响。

5. 该怎样去治疗?

高同型半胱氨酸血症的治疗目标是降低血液中同型半胱氨酸水平，从而减少心脑血管疾病和其他相关并发症的风险。治疗方法包括药物治疗和生活方式干预两方面。药物治疗主要是补充维生素 B_6、叶酸和维生素 B_{12}，这些维生素是同型半胱氨酸代谢的关键辅酶，能够有效降低血液中的同型半胱氨酸水平。对于重度患者，可在医生指导下使用叶酸片、维生素 B_{12} 注射剂或其他降同型半胱氨酸药物。生活方式干预同样重要，包括控制饮食（减少蛋白质和脂肪摄入，增加富含叶酸的食物，如绿叶蔬菜、豆类和柑橘类水果的摄入）、适量减轻体重、戒烟限酒以及增加体育锻炼。治疗方案应根据患者的具体情况制定，并定期复查同型半胱氨酸水平以评估治疗效果。

6. 这种病对我和我的家庭有什么影响?

高同型半胱氨酸血症对患者个人和家庭都会产生深远的影响。长期未控制的高同型半胱氨酸水平会显著增加心脑血管疾病（如冠心病、脑卒中）的风险，还可能导致动脉粥样硬化、认知功能下降和骨质疏松等问题，严重影响患者的生活质量和工作能力。此外，疾病的长期治疗和管理还会带来较大的经济负担，尤其是当患者需要长期服用药物或发生相关并发症时。对于家庭成员来说，由于高同型半胱氨酸血症可能具有遗传倾向，家人也需要关注自身健康，定期进行相关检查，预防疾病的发生。

7. 日常生活中应该注意什么?

在日常生活中，患者应采取综合措施来降低同型半胱氨酸水平并改善整体健康状况。首先，调整饮食结构是关键，应增加富含叶酸、维生素 B_6 和维生素 B_{12} 的食物摄入，如绿叶蔬菜、豆类、肝脏、柑橘类水果和全谷物，同时减少蛋白质和脂肪的摄入，避免过度进食。需要注意的是，烹饪过程中叶酸容易流失，尤其是煮沸时，因此建议采用蒸煮或短时间加热的方式烹调食物。其次，增加体育锻炼，每周进行至少 150 分钟的中等强度运动（如快走、骑行或游泳），有助于改善心血管健康和降低同型半胱氨酸水平。最后，应戒烟限酒，因为吸烟和过量饮酒会加重代谢紊乱和心血管风险。此外，定期监测同型半胱氨酸水平及其他健康指标，及时调整治疗方案，以确保疾病得到有效控制。

8. 患者需要知道的其他内容

患者需要了解高同型半胱氨酸血症的基本知识，包括其病因、危害及预防措施。治疗高同型半胱氨酸血症需要长期坚持，患者应认识到药物治疗和生活方式干预的重要性，并严格遵循医生的建议。药物治疗过程中，需注意可能的副作用，如叶酸补充剂可能引起轻微的胃肠道不适，维生素 B_{12} 注射剂可能导致注射部位疼痛等，若出现不适，应及时与医生沟通。

低血压

1. 什么是低血压?

低血压,医学上称为"低血压症",是指血压水平低于正常范围,一般定义为收缩压低于 90mmHg 和(或)舒张压低于 60mmHg。低血压可能导致一系列症状,如头晕、乏力、视物模糊、恶心、冷汗,甚至晕厥。在某些情况下,低血压可能会导致重要器官(如大脑和心脏)供血不足,严重时甚至危及生命。然而,并非所有低血压患者都会出现明显不适,有些人可能在低血压状态下仍感觉良好,尤其是年轻人或身体健康的人群。低血压本身并不总是危险的,但如果伴随症状或由其他疾病引起,则可能预示潜在的健康问题,需要进一步评估和治疗。

2. 为什么会得这种病?

低血压的发生原因多种多样,可以分为生理性、病理性及药物诱发性。生理性低血压往往与遗传因素、体质和年龄有关,例如一些年轻女性或体型瘦弱的人群可能天生血压较低。病理性低血压则可能由多种疾病或身体状况引起,包括:

心血管疾病:如心力衰竭、心动过缓、心肌梗死等,导致心脏泵血能力下降,无法维持正常血压。

内分泌失调:如甲状腺功能减退、肾上腺皮质功能减退(如艾迪生病)或低血糖,这些状况会干扰身体对血压的调节。

体液不足:如严重脱水、大量失血或电解质紊乱,导致血容量减少,从而引发低血压。

感染和过敏反应:严重感染(如败血症)或过敏性休克可能导致血管扩张和血压骤降。

神经调节异常:如体位性低血压(站立时血压突然下降)或神经源性低血压,可能由自主神经功能障碍引起。

此外,药物诱发性低血压也是常见原因,某些降压药、利尿剂、抗抑郁药或麻醉药可能导致血压下降,尤其是在剂量过高或与其他药物相互作用时。生活方式因素,如长期营养不良、过度劳累、睡眠不足或剧烈运动后未及时补充水分,也可能诱发低血压。

3. 应该做哪些检查?

怀疑低血压时,应进行全面检查以确认诊断、排除潜在病因并评估低血压对身体的影响。以下是常见的检查项目:

血压测量:通过多次测量血压,记录不同时间和体位(如卧位、坐位和站立)下的血压变化,尤其是体位性低血压患者,可能需要进行卧–立试验。

心电图(ECG):用于评估心脏电生理功能,检测是否存在心律失常、心动过缓或心肌缺血等心脏疾病。

动态血压监测(ABPM):通过 24 小时动态监测血压变化,评估血压波动情况及其与症状的关系。

实验室检查:包括血常规(评估是否贫血或失血)、血生化(检测电解质水平、肾功能和血糖)、甲状腺功能和肾上腺功能检测(如皮质醇水平),以排除内分泌疾病。

超声心动图(Echo):用于评估心脏结构和功能,判断是否存在心脏疾病(如心室功能不全）。

直立倾斜试验：通过模拟站立状态下的血压和心率变化，用于诊断体位性低血压或神经源性低血压。

其他检查：如血液培养（排除感染性休克）、尿液检查（评估脱水或电解质紊乱）等，根据患者具体情况进行选择。

4. 如何确诊低血压？

确诊低血压需要结合患者的病史、症状和检查结果。首先，医生会通过多次血压测量记录患者的血压水平，并观察其在不同体位下的变化。临床表现是诊断的重要线索，如出现头晕、乏力、视物模糊或晕厥等症状，尤其是在体位改变时症状加重，提示可能存在体位性低血压。结合心电图、血液检查和超声心动图等辅助检查，可以排除其他可能导致低血压的疾病（如心脏病、内分泌疾病或感染）。在某些复杂病例中，直立倾斜试验或动态血压监测可以进一步明确低血压的类型和严重程度。

5. 如何治疗低血压？

低血压的治疗因病因和症状的不同而有所差异，通常包括针对病因的治疗和症状管理。对于由疾病引起的低血压，如心力衰竭或内分泌失调，应优先治疗原发病。例如，甲状腺功能减退导致的低血压可通过甲状腺激素替代治疗改善，而失血引起的低血压则需要输血或补液。对于药物诱发性低血压，应调整药物剂量或更换药物。

在生活方式调整方面，患者可以通过适量增加盐分摄入（在医生指导下）、多饮水、避免剧烈运动后立即站立等方法缓解症状。对于体位性低血压，渐进性体位改变训练（如缓慢起身）和穿戴弹力袜有助于促进血液回流。此外，医生可能会根据患者具体情况开具药物，如中枢神经系统兴奋剂（如米多君）或收缩血管药物（如去氧肾上腺素），以提高血压水平。

对于轻度低血压且无明显症状的患者，可能无需特殊治疗，但需定期监测血压并保持健康的生活方式。

6. 低血压对我和我的家庭有什么影响？

低血压可能对患者的日常生活和家庭生活造成一定影响。患者可能因头晕、乏力或昏厥而影响工作效率和生活质量，严重时甚至可能导致跌倒或其他意外伤害。家庭成员需要了解低血压的症状和应急处理方法。例如，在患者出现头晕或晕厥时，迅速帮助患者平躺并抬高下肢，以促进血液回流大脑。此外，家庭成员可能需要在患者体力较弱或症状明显时提供额外的照顾和支持，帮助其完成日常活动。

7. 日常生活中应注意什么？

低血压患者在日常生活中需采取一系列措施来预防症状发作并改善生活质量。饮食方面，可以适量增加盐分摄入（如食用低钠盐或补充电解质饮料）以提高血容量，但需避免过量摄入。保持良好的作息习惯，确保充足的睡眠和适度的休息，避免过度劳累。适当的运动，如散步、瑜伽或游泳，有助于增强心肺功能和血管弹性，但应避免突然的剧烈运动或长时间站立。对于体位性低血压患者，起床或改变体位时应缓慢进行，避免突然站立导致头晕或晕厥。此外，患者应避免长时间暴露在高温环境中（如桑拿或热水浴），因为高温可能导致血管扩张和血压进一步下降。

8. 患者需要知道的其他内容

低血压并非一种不可控的疾病，大多数患者可以通过生活方式调整和适当的治疗改善症状。患者应了解低血压的潜在风险，如跌倒和供血不足，并采取预防措施。

阻塞性睡眠呼吸暂停

阻塞性睡眠呼吸暂停是指在睡眠时呼吸暂停或减弱，可能导致氧气供应不足和高碳酸血症等健康问题。患者常伴有日间嗜睡、记忆力下降、注意力不集中等表现。

1. 什么是阻塞性睡眠呼吸暂停？

阻塞性睡眠呼吸暂停是指在睡眠过程中上气道反复完全和（或）部分阻塞，引起呼吸暂停和（或）低通气，从而造成反复间歇低氧、高碳酸血症、睡眠结构紊乱。由于反复发作的夜间间歇性缺氧和睡眠结构破坏，可引起一系列靶器官功能受损，包括高血压（50% 伴发高血压）、冠心病、心律失常（特别是以慢 – 快心律失常为主）、2 型糖尿病、慢性肺源性心脏病、缺血性或出血性脑卒中、代谢综合征、胃食管反流、心理异常和情绪障碍等。此外，儿童患有睡眠呼吸暂停可导致发育迟缓、智力降低。

2. 为什么得这种病？

阻塞性睡眠呼吸暂停的病因多种多样，可能与生活方式、家族遗传等多种因素有关。已明确危险因素包括年龄较大、男性、肥胖、颅面异常和上气道异常。潜在危险因素包括吸烟、鼻充血，以及打鼾或睡眠呼吸暂停家族史。此外，该病易与其他疾病伴发，如肥胖低通气综合征、妊娠、终末期肾病、充血性心力衰竭、慢性肺疾病、2 型糖尿病和脑卒中、肢端肥大症、甲状腺功能减退、多囊卵巢综合征和眼睑松弛综合征等。

3. 应该做哪些检查？

如果怀疑自己可能患有阻塞性睡眠呼吸暂停，建议进行以下检查：血氧含量检测、多导睡眠监测（PSG）、在家睡眠监测等。

4. 该如何确诊这种疾病？

阻塞性睡眠呼吸暂停的确诊需要评估睡眠监测结果及相关症状，如白天嗜睡、注意力不集中等。PSG 结果中呼吸事件指数（AHI）≥ 5 次 / 小时可以被认为是阻塞性睡眠呼吸暂停。

5. 该怎样去治疗？

治疗目的是消除睡眠低氧和睡眠结构紊乱，改善临床症状，防止并发症的发生，提高病人生活质量，改善预后。

（1）一般治疗：控制体重，包括饮食控制、药物或手术；睡眠体位改变，建议侧位睡眠并抬高床头；戒烟酒，慎用镇静催眠或肌肉松弛药物。

（2）病因治疗：纠正基础疾病，如应用甲状腺素治疗甲状腺功能减低等。

（3）药物治疗：因疗效不肯定，目前尚无有效的药物治疗。

（4）呼吸机治疗：为中至重度睡眠呼吸暂停患者的一线治疗，可以采用无创气道正压通气呼吸机治疗，包括持续气道正压通气和双水平气道正压通气治疗。

（5）口腔矫治器治疗：下颌前移器是目前临床应用较多的一种口腔矫治器，通过前移下颌位置，使舌根部及舌骨前移，上气道扩大。

（6）手术治疗：仅适用于确实有手术可解除的上气道解剖结构异常的病人，需严格掌握手术适应证。

6. 这种病对我和我的家庭有什么影响？

阻塞性睡眠呼吸暂停可能导致氧气供应不足和高碳酸血症等健康问题，影响患者的生活质量和工作效率。此外，阻塞性睡眠呼吸暂停还可能影响家庭生活，例如影响家庭成员的睡眠质量。

7. 日常生活中应该注意什么？

日常生活中，患者应该注意以下方面：控制体重，保持健康的体重；改善睡眠环境，如保持房间安静、减少光线等；改变生活方式，如戒烟、限制饮酒、避免夜间进食等；保持规律的睡眠时间和睡眠姿势；按照医生的治疗方案进行治疗，如使用持续气道正压通气治疗等。

8. 患者需要知道的其他内容

患者还需要了解阻塞性睡眠呼吸暂停的相关知识和信息，包括风险因素、预防和治疗措施等。此外，家用呼吸机方便实用，对于患者而言是很好的治疗选择。

高血压急症

1. 高血压急症是什么病？

高血压急症，又称高血压危象，是一种严重的临床综合征，主要发生于原发性或继发性高血压患者中，表现为血压突然显著升高［通常收缩压 ≥ 180mmHg 和（或）舒张压 ≥ 120mmHg］，并伴随靶器官（包括心脏、脑、肾、眼底和大血管等）的急性损害。受损情况可能表现为高血压脑病、急性左心衰竭、肺水肿、急性冠脉综合征、主动脉夹层、脑出血或脑梗死、急性肾衰竭以及视网膜病变等。高血压急症的特点是病情进展迅速且危及生命，若不及时治疗，可能导致不可逆的器官损害甚至死亡。与高血压急症相对应的是高血压亚急症，尽管血压水平同样显著升高，但靶器官未出现急性损害，处理上相对不如急症紧迫。高血压急症的诊治是心血管急救中的重要内容，需要快速识别和干预。

2. 为什么会得高血压急症？

高血压急症的发生通常与长期未控制的高血压有关，但也可能由其他诱因触发。长期高血压会导致血管结构的改变，如动脉硬化和内皮功能障碍，使血管对血压变化的调节能力下降。当受到某些急性诱因刺激时，血压可能迅速升高并引发靶器官损害。常见诱因包括突然停用降压药（尤其是 β 受体阻滞剂或中枢性降压药）、情绪激动、剧烈运动、过量饮酒、高盐饮食或药物（如非甾体抗炎药、可卡因和安非他明）滥用。此外，某些疾病如嗜铬细胞瘤、甲状腺功能亢进、急性肾炎、主动脉夹层和妊娠期子痫等，也可能导致血压急剧升高。高血压急症的发生机制通常涉及血管阻力的急性增加、血容量的变化以及内分泌系统的异常调节，这些因素共同作用导致靶器官的急性损害。

3. 应该做哪些检查？

高血压急症的诊断和评估需要一系列检查来明确血压水平、评估靶器官损害以及寻找潜在诱因。以下是常用的检查项目：

血压测量：多次测量血压，记录收缩压和舒张压的水平，尤其是在患者症状明显时进行测量，确保数据准确。

心电图（ECG）：用于评估心脏的电生理活动，检测是否存在心肌缺血、心律失常或左心室肥厚等心脏并发症。

血液检查：包括血常规（评估贫血或炎症）、血生化（检测肾功能、电解质水平、血糖和心肌酶）、动脉血气分析（评估氧合状况）等。

尿液检查：检测蛋白尿、血尿和尿比重，以评估肾脏功能是否受损。

影像学检查：①颅脑 CT 或 MRI：用于排除脑出血、脑梗死或高血压脑病等中枢神经系统并发症。②胸部 X 线或 CT：评估肺水肿、主动脉夹层或心脏扩大等情况。③超声心动图：用于评估左心室功能和心脏结构是否异常。

眼底检查：通过直接眼底镜检查，评估视网膜病变的程度，如视网膜出血、渗出或乳头水肿。

其他特殊检查：根据具体情况，可进行肾动脉超声（筛查肾动脉狭窄）、内分泌功能检测（如嗜铬细胞瘤相关的儿茶酚胺水平）等。

这些检查的目的是评估血压升高的程度、靶器官的急性损害以及可能的病因，从而为制定治疗方案提供依据。

4. 如何确诊高血压急症？

确诊高血压急症需要结合患者的病史、临床表现和检查结果。首先，患者需多次测量血压，确认是否达到高血压急症的诊断标准［通常为收缩压 ≥ 180mmHg 和（或）舒张压 ≥ 120mmHg］。其次，医生会仔细评估患者的症状，如剧烈头痛、视物模糊、胸痛、呼吸困难、恶心呕吐、意识障碍或肌无力等，这些症状提示可能存在靶器官的急性损害。通过检查结果（如心电图、血液和尿液检查、影像学检查等），可以进一步明确是否存在心脏、脑、肾或其他器官的损害。例如，颅脑 CT 可发现脑出血或脑梗死，心电图和超声心动图可评估心肌缺血和心功能，尿液检查可提示肾功能受损。通过综合分析这些信息，医生能够确认高血压急症的诊断，并迅速制订治疗计划。

5. 如何治疗高血压急症？

高血压急症的治疗是紧急且复杂的，需要在医院内进行密切监测和干预。治疗的首要目标是迅速降低血压，防止进一步的靶器官损害，同时避免血压下降过快导致的灌注不足。通常采用静脉给药的方式使用短效降压药物，如硝普钠、拉贝洛尔或尼卡地平，以便快速控制血压。在治疗的初始阶段（数分钟到 1 小时内），目标是将平均动脉压降低不超过基线水平的 25%，以避免因血压下降过快导致的脑灌注不足或缺血性损害。在接下来的 2 ~ 6 小时内，将血压逐步降至 160/100mmHg 左右，并在 24 ~ 48 小时内进一步调整至正常水平。

治疗过程中，针对原发病的处理同样重要。例如，主动脉夹层患者可能需要手术干预，急性冠脉综合征患者需要抗凝和溶栓治疗，高血压脑病患者需要控制颅内压。在治疗期间，患者需要密切监测血压、心电图、尿量和靶器官功能指标，以便医生及时调整治疗方案。对于高血压急症的长期管理，患者需要接受规范的降压治疗并进行生活方式干预，以预防复发。

6. 高血压急症对我和我的家庭有什么影响？

高血压急症对患者和家庭的影响深远。患者可能因急性并发症（如脑出血、心肌梗死或急性肾衰竭）导致长期功能障碍或生活质量下降，甚至可能面临死亡风险。同时，家庭的经济负担也会增加，尤其是长期的医疗费用和护理需求。

7. 日常生活中应注意什么？

为了预防高血压急症，患者需要在日常生活中采取一系列措施来控制血压和降低风险。饮食方面，应坚持低盐、低脂、高纤维的饮食习惯，避免高钠食品（如腌制品和加工食品）和过量饮酒。保持良好的作息习惯，确保充足的睡眠，避免过度劳累和熬夜。适当的有氧运动（如散步、慢跑或游泳）有助于改善心血管功能，但需避免剧烈运动或突然用力。情绪管理也至关重要，患者应学会应对压力，避免情绪激动或长期焦虑。此外，严格遵医嘱服用降压药物，定期监测血压并复查，及时调整治疗方案。患者应避免突然停药，尤其是长期使用降压药的患者，以防止反跳性高血压的发生。

8. 患者需要知道的其他内容

高血压急症是一种危及生命的紧急情况，但通过及时的医疗干预和科学的管理，大多数患者可以避免严重并发症。患者和家庭成员应了解高血压急症的症状、风险因素和急救措施，以便在紧急情况下迅速识别并就医。长期管理高血压是预防高血压急症的关键，包括定期随访、规范用药和坚持健康的生活方式。患者还应重视潜在的诱发因素，如肾脏疾病或内分泌疾病，并在医生的指导下进行针对性治疗。

脂肪肝

1. 什么是脂肪肝？

脂肪肝（hepatic steatosis）是一种由于肝细胞内脂肪异常堆积而引起的常见肝脏疾病。当肝脏中脂肪含量超过肝脏重量的 5% 时，即可诊断为脂肪肝。根据病因，脂肪肝分为非酒精性脂肪性肝病（NAFLD）和酒精性脂肪性肝病（AFLD）。非酒精性脂肪肝通常与代谢综合征相关，包括肥胖、胰岛素抵抗、高血脂等，而酒精性脂肪肝则与长期过量饮酒直接相关。脂肪肝在早期可能没有明显症状，但如果不及时干预，可能发展为非酒精性脂肪性肝炎（NASH）、肝纤维化、肝硬化，甚至肝癌。此外，脂肪肝还与心血管疾病、2型糖尿病等系统性疾病密切相关，其危害不仅局限于肝脏本身。

2. 为什么得这种病？

脂肪肝的发生是多种因素共同作用的结果，主要包括代谢、生活方式、遗传和环境等方面。非酒精性脂肪肝通常与代谢综合征密切相关，包括肥胖（尤其是腹型肥胖）、胰岛素抵抗、高血压、高血脂和2型糖尿病等。此外，高热量饮食（如高糖、高脂饮食）、久坐不动的生活方式，以及某些药物（如糖皮质激素、甲氨蝶呤等）也可能诱发脂肪肝。酒精性脂肪肝则主要由长期过量饮酒引起，酒精代谢过程中产生的乙醛会直接损伤肝细胞，同时抑制脂肪酸的氧化，促进脂肪在肝脏内堆积。其他因素如快速减重、营养不良、胃肠道手术后营养吸收障碍，以及某些疾病（如甲状腺功能减退、多囊卵巢综合征）也可能导致脂肪肝的发生。

3. 应该做哪些检查？

如果怀疑自己患有脂肪肝，应尽早就医并接受相关检查以明确诊断和评估病情。血液检查是基础，包括肝功能检查（如ALT、AST、GGT）、血脂（如甘油三酯、胆固醇）、空腹血糖及糖化血红蛋白（评估胰岛素抵抗）等，用于评估肝脏功能和代谢状态。影像学检查是诊断脂肪肝的重要手段，腹部超声是最常用的筛查方法，可发现肝脏脂肪浸润，但无法准确量化脂肪含量。CT或MRI可更精确地评估肝脏脂肪含量，而瞬时弹性成像（FibroScan）可通过测量肝脏硬度和脂肪含量评估肝纤维化和脂肪变性程度。在必要时，肝穿刺活检可用于确诊脂肪性肝炎并评估肝纤维化程度，但因其为侵入性检查，通常仅在影像学和临床评估无法明确诊断时使用。

4. 该如何确诊这种疾病？

脂肪肝的确诊需要结合临床症状、实验室检查和影像学检查进行综合评估。诊断标准包括通过影像学检查（如腹部超声、CT或MRI）发现肝脏脂肪含量超过肝脏重量的5%，同时排除其他可能导致肝脏脂肪堆积的疾病（如病毒性肝炎、自身免疫性肝病、胆汁淤积性肝病和药物性肝损伤等）。此外，还需明确患者的饮酒史，男性每日饮酒量低于30g、女性每日饮酒量低于20g时，考虑为非酒精性脂肪肝。对于病情复杂或怀疑脂肪性肝炎的患者，可通过肝穿刺活检进一步确诊，并评估是否存在肝纤维化或炎症。

5. 该怎样去治疗？

脂肪肝的治疗以综合干预为核心，目标是减少肝脏脂肪堆积、改善代谢紊乱并预防疾病进展。生活方式干预是治疗的基础，包括减重、健康饮食和规律运动。减重5%～10%可显著改善肝脏脂肪堆积和炎症，推荐采用地中海饮食模式，减少高热量、高脂肪、高糖食物的摄入，增加富含膳食纤维的蔬菜、水果和全谷物的摄入，同时每周至少进行150分钟的中等强度有氧运动（如快走、游泳）。酒精性脂肪肝患者必须戒酒，非酒精性脂肪肝患者也应限制饮酒。在药物治疗方面，目前尚无针对脂肪肝的特效药物，但在医生指导下可使用胰岛素增敏剂（如二甲双胍、吡格列酮）、抗氧化剂（如维生素 E）或调脂药物（如他汀类药物）进行辅助治疗。对于严重肥胖患者，可考虑减重手术（如胃旁路手术），以显著改善脂肪肝及其相关代谢紊乱。

6. 这种病对我和我的家庭有什么影响？

脂肪肝不仅会对患者的健康产生深远影响，还可能对家庭和社会造成广泛的连锁反应。如果脂肪肝不加以控制，可能发展为脂肪性肝炎、肝纤维化、肝硬化，甚至肝癌，显著增加医疗负担。此外，脂肪肝患者患心血管疾病和 2 型糖尿病的风险显著升高，可能导致劳动能力下降和生活质量受损。对于家庭来说，患者需要改变饮食和生活方式，这可能需要家人共同参与和支持。例如，全家一起调整饮食结构、增加运动量，不仅有助于患者康复，也能提高家庭成员的健康水平。

7. 日常生活中应该注意什么？

脂肪肝患者在日常生活中应注意保持健康的生活方式，以预防和改善病情。饮食管理是关键，应选择低热量、高营养的饮食，避免高脂肪、高糖和高盐食物，多吃富含膳食纤维的蔬菜、水果和全谷物，适量摄入优质蛋白质（如鱼肉、豆类）。规律运动同样重要，每周至少进行 150 分钟的中等强度运动（如快走、骑车），并结合力量训练改善代谢功能。戒烟限酒是必要的，酒精性脂肪肝患者必须完全戒酒，非酒精性脂肪肝患者也应尽量减少酒精摄入。此外，保持健康体重，避免暴饮暴食或快速减重，规律作息，避免熬夜，并学会缓解压力（如通过冥想或瑜伽），也有助于改善脂肪肝。

8. 患者需要知道的其他内容

脂肪肝是一种可逆的疾病，通过早期干预和健康管理，大多数患者可以显著改善病情甚至完全恢复。患者应避免盲目使用减肥药物或极端节食等不安全的减肥方法，这可能对肝脏造成进一步损害。此外，脂肪肝与心血管疾病和代谢综合征密切相关，患者需要定期随访，监测肝功能、血糖和血脂水平。寻求专业医生的指导和个体化治疗方案尤为重要，同时家庭成员的支持和配合也能帮助患者更好地管理疾病并改善生活质量。通过科学的治疗和健康的生活方式，脂肪肝是可以控制甚至逆转的。

风湿热

1. 什么是风湿热？

风湿热（rheumatic fever）是一种由 A 组 β 溶血性链球菌感染引发的自身免疫性疾病，通常与未及时治疗的链球菌性咽峡炎或扁桃体炎有关。它的发生是由于链球菌感染后，人体免疫系统对链球菌抗原产生异常反应，导致免疫系统攻击自身组织，特别是心脏、关节、皮肤和中枢神经系统。风湿热的典型症状包括：①关节炎：多为游走性非化脓性关节炎，常累及大关节，如膝关节、踝关节等，每个关节的症状持续数天到数周；②心脏炎：风湿性心脏炎常累及心脏瓣膜，尤其是二尖瓣和主动脉瓣，严重者可能发展为慢性风湿性心脏病；③皮肤损害：表现为环形红斑、皮下结节等；④中枢神经系统受累：可表现为舞蹈症（Sydenham 舞蹈症），患者出现不自主的舞蹈样动作，以及情绪波动、注意力障碍等。风湿热如果未及时治疗，可能导致不可逆的心脏瓣膜病变，甚至危及生命。

2. 为什么得这种病？

风湿热的发生与链球菌感染密切相关，特别是未治疗或治疗不充分的 A 组 β 溶血性链球菌感染（如链球菌性咽喉炎或扁桃体炎）。当链球菌感染后，人体免疫系统产生的抗体不仅攻击链球菌，还会错误地攻击自身组织中的某些蛋白质（如心脏、关节、皮肤和脑组织中的蛋白质），从而引发风湿热。风湿热多见于 5 ～ 15 岁的儿童和青少年，尤其是在发展中国家或医疗资源匮乏地区，这与链球菌感染的高发病率和抗生素治疗不足有关。此外，遗传因素也可能在风湿热的易感性中起一定作用，例如某些人群的免疫系统对链球菌抗原的反应更强烈，导致更高的风险。

3. 应该做哪些检查？

如果怀疑风湿热，医生会根据症状和检查结果进行综合评估。常见的检查包括：①血液检查：检测炎症指标［如 C 反应蛋白（CRP）、红细胞沉降率（ESR）］和抗链球菌抗体滴度［如抗链球菌溶血素 O 抗体（ASO）］，以确认近期是否有链球菌感染；②心电图（ECG）：用于评估心脏是否受到影响，特别是评估是否存在心律异常；③超声心动图（Echo）：用于检测心脏瓣膜是否受损或存在心脏炎；④咽拭子培养：检查是否存在链球菌感染；⑤胸部 X 线：用于评估心脏扩大或肺部充血情况。根据症状的严重程度和检查结果，医生可以进一步明确诊断并评估疾病的影响。

4. 该如何确诊这种疾病？

风湿热的诊断主要依据 1992 年美国心脏病学会修订的 Jones 标准。该标准要求在明确近期链球菌感染的基础上，结合患者的临床表现进行诊断。Jones 标准包括主要表现和次要表现：主要表现包括游走性关节炎、心脏炎、环形红斑、皮下结节和舞蹈症；次要表现包括发热、关节痛、炎症指标升高（如 CRP、ESR）和心电图异常（如 PR 间期延长）。诊断风湿热需要满足"2 个主要表现"或"1 个主要表现 +2 个次要表现"，并有链球菌感染的证据（如 ASO 滴度升高或咽拭子阳性）。医生会根据患者的病史、体格检查和实验室结果进行综合判断。

5. 该怎样去治疗？

风湿热的治疗目标是清除链球菌感染、控制炎症反应、保护心脏和预防复发。具体治疗措施包括：①抗生素治疗：早期使用抗生素（如青霉素或红霉素）清除链球菌感染，预防进一步的免疫反应；②抗炎治疗：使用非甾体抗炎药（如阿司匹林或布洛芬）缓解关节炎症状，严重者可能需要使用糖皮质激素（如泼尼松）控制心脏炎症；③心脏保护：对于心脏受累的患者，可能需要使用抗心力衰竭药物（如利尿剂、β 受体阻滞剂）或抗凝药物；④预防复发：在急性期治疗后，需要长期使用抗生素预防复发，通常每 3 ～ 4 周注射一次长效青霉素，持续数年至成年期，特别是有心脏受累者需使用更长时间。治疗期间需定期随访，监测心脏功能和炎症指标。

6. 这种病对我和我的家庭有什么影响？

风湿热可能对患者及其家庭造成多方面的影响。急性期的症状（如关节炎、心脏炎）可能导致患者活动受限、学习和生活受到干扰，而未及时治疗的风湿热可能引发严重的长期并发症，如心脏瓣膜损害、慢性风湿性心脏病，甚至心力衰竭。此外，长期使用抗生素预防复发，需要患者和家庭成员的高度配合，可能增加经济和心理负担。对于家庭来说，风湿热患者的护理需要更多的关注和支持，包括帮助患者调整饮食和生活习惯，避免感染复发。家庭成员还需提高对链球菌感染的重视，及时治疗咽喉感染，以降低其他家庭成员患病的风险。

7. 日常生活中应该注意什么？

被诊断为风湿热的患者在日常生活中需要注意多方面的健康管理。首先，严格按照医生的要求按时服用药物，包括抗生素和抗炎药物，以控制病情并预防复发。其次，注意休息，尤其是在急性期需避免剧烈活动，以减少对心脏的负担。饮食上应注重营养均衡，多摄入富含维生素和蛋白质的食物，避免高盐高脂饮食。保持良好的卫生习惯（如勤洗手、避免共用餐具）以预防链球菌感染复发，避免接触感染源（如咽喉感染者或其他病人）。此外，患者应定期随访，监测心脏功能和炎症指标，及时发现和处理可能的并发症。对于儿童和青少年患者，家长需要密切关注病情变化，帮助孩子养成健康的生活习惯。

8. 患者需要知道的其他内容

风湿热是一种需要长期管理的疾病，患者需要了解其慢性特性以及治疗的重要性。即使急性期症状缓解，也不能忽视后续的抗生素预防治疗，因为复发可能导致更严重的心脏损害。患者应定期复诊，接受超声心动图（Echo）和其他检查，以监测心脏功能和瓣膜病变的进展。此外，风湿热患者尤其需要重视链球菌感染的早期治疗，若出现咽喉痛、发热等症状，应及时就医，避免感染复发。

药物性心脏损伤

1. 什么是药物性心脏损伤？

药物性心脏损伤（drug-induced cardiotoxicity）是指由于某些药物的使用直接或间接对心脏造成损害，导致心脏结构或功能异常的疾病。根据损伤的性质，可分为可逆性和不可逆性损伤，主要表现为心肌病（如扩张型心肌病）、心律失常（如心房颤动、室性早搏）、心肌缺血、心包炎，甚至心力衰竭等。某些药物对心脏的毒性作用可能是直接的，例如化疗药物通过损伤心肌细胞导致心功能下降；也可能是间接的，例如某些药物通过引起高血压、电解质紊乱或代谢异常对心脏产生负面影响。药物性心脏损伤的表现因个体差异和药物种类不同而有所差异，部分患者可能无明显症状，而严重者可能出现胸痛、气短、心悸、晕厥等症状，甚至危及生命。

2. 为什么得这种病？

药物性心脏损伤的发生与使用某些特定药物密切相关，尤其是长期使用或高剂量使用时风险更高。常见的致心脏损伤药物包括：①抗肿瘤药物：如蒽环类药物（如阿霉素）、靶向治疗药物（如曲妥珠单抗）等，这些药物通过直接毒性作用损害心肌细胞；②抗精神病药物：如抗抑郁药、抗精神病药物，可能通过延长 QT 间期或引起电解质紊乱导致心律失常；③抗心律失常药物：某些药物在治疗心律失常时，可能因剂量过大或个体敏感性引发新的心律失常；④抗生素和抗真菌药物：如氟喹诺酮类、两性霉素 B 等，可能引起 QT 间期延长或心肌毒性。此外，药物使用不当（如剂量过大、联合使用多种心脏毒性药物）、患者自身的高危因素（如高龄、既往心脏病史、肾功能不全）以及遗传易感性（如药物代谢酶的基因多态性）都会增加药物性心脏损伤的风险。

3. 应该做哪些检查？

如果怀疑药物性心脏损伤，医生会根据患者的症状和病史安排一系列检查，以评估心脏功能和损伤程度。常见的检查包括：①心电图（ECG）：用于检测心律失常、QT 间期延长或其他电活动异常；②超声心动图（Echo）：通过观察心脏结构和功能，评估心肌收缩能力［如左室射血分数（LVEF）］以及是否存在心腔扩大或瓣膜异常；③血液检查：检测心肌损伤标志物［如肌钙蛋白 T、B 型钠尿肽（BNP）］、炎症指标［如 C 反应蛋白（CRP）］和电解质水平；④心脏磁共振成像（CMR）：可用于评估心肌的炎症、纤维化和坏死情况，尤其在疑似心肌病患者中具有较高的敏感性；⑤心肌灌注显像或 PET 扫描：用于评估心肌缺血或代谢异常；⑥药物浓度检测：对于某些药物（如地高辛），可以通过检测血药浓度判断是否存在药物毒性。医生会根据检查结果和病史综合分析，明确药物性心脏损伤的诊断。

4. 该如何确诊这种疾病？

药物性心脏损伤的确诊需要综合评估患者的用药史、临床表现和检查结果。首先，医生会详细询问患者的用药情况，包括药物种类、剂量、使用时间以及是否有联合用药史。其次，结合患者的症状（如心悸、胸痛、气短）和体格检查发现（如心脏杂音、下肢水肿），初步判断是否存在心脏功能异常。最后，通过心电图、超声心动图、心肌标志物等检查进一步评估心脏损伤的性质和程度。如果患者的心脏损伤与特定药物的使用时间高度相关，并排除了其他可能的心脏病因（如冠心病、病毒性心肌炎），即可诊断为药物性心脏损伤。在某些复杂病例中，医生可能需要通过停药观察或试验性治疗来确认药物与心脏损伤之间的因果关系。

5. 该怎样去治疗？

药物性心脏损伤的治疗原则是尽早发现并及时干预，以减轻心脏损害并改善患者的预后。治疗措施包括：①停止或调整相关药物：在医生指导下停用或更换可能引起心脏损伤的药物，同时避免联合使用其他心脏毒性药物；②药物治疗：根据具体情况使用心脏保护药物，如 β 受体阻滞剂（如美托洛尔）和血管紧张素转换酶抑制剂（ACEI，如依那普利），以改善心功能，利尿剂可用于缓解心力衰竭症状，抗心律失常药物用于控制心律失常；③心脏康复：通过适当的运动和营养支持改善心脏功能；④监测和随访：患者需定期复查心脏功能（如超声心动图、心肌标志物），以评估治疗效果和病情进展。对于严重心力衰竭或难治性心律失常的患者，可能需要植入心脏起搏器或除颤器，甚至考虑心脏移植。治疗过程中，患者需严格按照医生的指导用药，避免自行停药或调整剂量。

6. 这种病对我和我的家庭有什么影响？

药物性心脏损伤可能对患者及其家庭造成多重影响。如果得不到及时治疗，患者的心脏功能持续恶化，可能导致心力衰竭、严重心律失常甚至猝死，显著降低患者的生活质量和劳动能力，长期治疗和随访还可能带来经济负担。同时，患者及家属可能因疾病的不确定性和治疗的复杂性产生心理压力。家庭成员需了解药物性心脏损伤的特性，支持患者积极配合治疗，并帮助患者调整生活方式，如健康饮食、规律作息、适度运动等。通过家庭的共同努力，可以有效减轻疾病的影响，提高患者的生活质量。

7. 日常生活中应该注意什么？

药物性心脏损伤患者在日常生活中需要采取多方面的健康管理措施。首先，严格遵医嘱按时服药，并定期复查心脏功能，以监测病情变化。其次，注意休息，避免过度劳累或剧烈运动，尤其是在急性期，需减少心脏负担。饮食方面，应选择低盐低脂饮食，多摄入富含膳食纤维的蔬菜和水果，同时限制高胆固醇和高热量食物的摄入。患者应避免吸烟和饮酒，因为这些行为会加重心脏负担。此外，保持良好的心理状态也很重要，可以通过适当的心理咨询或加入支持小组缓解焦虑和压力。对于正在服用其他药物的患者，应将已患药物性心脏损伤的病情及时告知医生，以避免再次使用可能引发心脏毒性的药物，防止病情恶化。

8. 患者需要知道的其他内容

药物性心脏损伤是一种需要长期管理的疾病，患者需要了解其慢性特性和复发风险。即使症状缓解，也需要坚持随访和监测，以确保心脏功能稳定。患者应主动与医生沟通，告知所有正在使用的药物，避免不必要的药物使用或超剂量服药。此外，患者需警惕新的症状（如胸痛、气短、心悸），一旦出现，应及时就医。对于高危患者，如老年人、既往有心脏病史者，需特别关注药物的潜在心脏毒性，尽量选择对心脏友好的替代药物。通过科学的治疗和健康管理，大多数药物性心脏损伤患者可以控制病情，维持较高的生活质量。

遗传性心血管疾病

1. 什么是遗传性心血管疾病？

遗传性心血管疾病是一类由遗传因素引起的心血管系统疾病，病因主要与基因突变或遗传变异相关，可分为单基因遗传疾病和多因素遗传疾病两大类。单基因遗传疾病包括肥厚型心肌病、扩张型心肌病、致心律失常型右室心肌病、长 QT 综合征、Brugada 综合征、家族性高胆固醇血症等，通常具有明确的遗传模式（如常染色体显性、隐性或 X 连锁遗传）。多因素遗传疾病如冠心病、高血压等，则是由多个基因与环境因素共同作用引起的。遗传性心血管疾病的临床表现多样，可能包括心肌病（如心肌肥厚、心腔扩大）、心律失常（如心房颤动、室性早搏、猝死风险增加）以及心力衰竭等。由于其遗传特性，这类疾病在家族中可能呈现聚集性，部分患者可能无明显症状，但在剧烈运动或其他诱因下突然发病，甚至发生猝死。

2. 为什么得这种病？

遗传性心血管疾病的发生与基因突变密切相关。某些基因的突变可能导致心肌细胞结构或功能异常、离子通道功能紊乱或脂质代谢障碍，从而引发心血管疾病。例如，肥厚型心肌病通常与编码心肌收缩蛋白的基因（如 *MYH7*、*MYBPC3*）的突变相关；长 QT 综合征与离子通道基因（如 *KCNQ1*、*KCNH2*）的突变有关。遗传性心血管疾病的风险还受到环境因素的影响，例如不良的生活方式（如高脂饮食、缺乏运动）、长期压力或某些药物的使用，都可能加重病情。家族史是遗传性心血管疾病的重要风险因素，如果直系亲属中有人患有相关疾病，其他家庭成员也可能携带相同的致病基因。此外，部分患者的疾病可能是由新发突变引起的，而非遗传自父母。

3. 应该做哪些检查？

如果怀疑患有遗传性心血管疾病，医生会根据症状和家族史安排一系列检查：

心电图（ECG）：用于评估心脏电活动异常，如长 QT 综合征、Brugada 综合征等特征性改变。

超声心动图（Echo）：评估心脏的结构和功能，如心肌肥厚、心室扩大或瓣膜病变。

心脏磁共振成像（CMR）：提供更详细的心肌组织结构信息，特别是在心肌病的诊断和评估中。

运动负荷试验：评估运动诱发的心律失常或心肌缺血。

24 小时动态心电图（Holter 监测）：监测心律失常，如心房颤动、室性早搏等。

基因检测：通过高通量测序技术（如全外显子组测序或靶向基因测序）检测是否存在已知的致病基因突变。

血液检查：如检测血脂水平（家族性高胆固醇血症患者可能表现为极高的低密度脂蛋白胆固醇水平）。

这些检查可以帮助确认疾病的类型和严重程度，并为个体化治疗提供依据。

4. 该如何确诊这种疾病？

遗传性心血管疾病的确诊需要结合详细的家族史、临床表现和实验室检查结果。医生会首先询问患者及其家属是否存在心血管疾病的病史，如心肌病、心律失常、早发性冠心病或猝死等。随后，通过心电图、超声心动图、心脏磁共振等影像学和功能学检查，评估是否存在心脏结构或功能异常。基因检测是确诊遗传性心血管疾病的重要手段，尤其对于疑似单基因遗传疾病的患者，通过检测已知的致病基因突变，可以明确疾病的分子病因。此外，基因检测还可以用于家族成员的筛查，帮助识别携带相同致病基因但尚未发病的高危个体。确诊过程中，医生还需排除其他非遗传性心血管疾病（如冠心病、病毒性心肌炎）或家族聚集性疾病（如由共同生活方式引起的高血压）。

5. 该怎样去治疗？

遗传性心血管疾病的治疗需要根据具体疾病类型和严重程度制定个体化方案。

药物治疗：如β受体阻滞剂（用于肥厚型心肌病、长QT综合征）、抗心律失常药物（如胺碘酮）或他汀类药物（用于家族性高胆固醇血症）。

植入设备：对于高危患者（如有猝死风险或顽固性心律失常者），可能需要植入植入型心脏转复除颤器（ICD）或起搏器。

手术治疗：如肥厚型心肌病患者可考虑心肌切除术，严重瓣膜病变患者可能需进行瓣膜置换术。

生活方式干预：包括避免剧烈运动（如肥厚型心肌病患者）、限制高脂饮食（如家族性高胆固醇血症患者）等。

家族筛查和预防：通过基因检测识别携带致病基因的家族成员，并对其进行定期监测和早期干预。

治疗的目标是缓解症状、延缓疾病进展、降低并发症和猝死的风险。患者需定期随访，监测病情变化，并根据需要调整治疗方案。

6. 这种病对我和我的家庭有什么影响？

遗传性心血管疾病不仅对患者的自身健康构成威胁，还可能对家庭成员产生重要影响。由于这些疾病具有遗传性，患者的直系亲属（如父母、兄弟姐妹、子女）可能携带相同的致病基因，因此需要进行基因检测和定期监测。部分遗传性心血管疾病（如长QT综合征、肥厚型心肌病）在无症状期可能突然发作，甚至导致猝死，这会对家庭成员的心理健康和生活质量造成巨大压力。此外，长期治疗和随访还会带来经济负担。通过家族筛查和早期干预，可以降低其他家庭成员的发病风险，同时患者及家属需共同努力，调整生活方式，积极配合治疗和管理。

7. 日常生活中应该注意什么？

遗传性心血管病患者在日常生活中需要特别注意健康管理，以降低疾病进展和并发症风险。首先，严格按照医生的建议按时服药，并定期复查心脏功能。其次，避免剧烈运动或高强度体力活动，尤其是对于肥厚型心肌病或长QT综合征患者，这些活动可能诱发心律失常或猝死。饮食方面，应选择低盐低脂饮食，避免高胆固醇和高热量食物，同时戒烟限酒。患者还需警惕新的症状（如胸痛、心悸、晕厥），一旦出现，应立即就医。此外，遗传性心血管疾病患者应避免使用可能延长QT间期或加重心脏负担的药物（如某些抗生素、抗精神病药物）。家庭成员也需要提高警惕，定期进行健康检查和基因筛查。

8. 患者需要知道的其他内容

在诊断遗传性心血管疾病时，需要注意区分是否为家族聚集性心血管疾病，因为这类疾病可能由共同的不良生活方式（如高盐高脂饮食、缺乏运动）引起，而非遗传因素导致。对于确诊的遗传性心血管疾病患者，需要认识到基因检测的重要性，这不仅有助于明确诊断，还能指导家族成员的筛查和预防。此外，患者需要了解遗传咨询的意义，通过专业的遗传咨询服务，可以更好地认识到疾病的遗传风险及其对后代的影响。尽管遗传性心血管疾病可能无法完全治愈，但通过科学的治疗和保持健康的生活方式，绝大多数患者可以有效控制病情，维持较高的生活质量。

第七章 心血管疾病之血管问题

动脉粥样硬化

1. 这是种什么病?

动脉粥样硬化（atherosclerosis）是一种常见的慢性进行性疾病,主要表现为动脉壁脂质沉积、炎症反应和纤维化,最终形成硬化斑块。正常情况下,动脉壁具有良好的弹性,能够维持血液的正常流动,而动脉粥样硬化会导致动脉壁逐渐增厚、变硬,弹性下降,并伴随管腔狭窄甚至完全闭塞,从而影响血流供应。动脉粥样硬化是一种全身性疾病,可以累及全身各部位的动脉,如冠状动脉（引起冠心病）、颈动脉（引起脑卒中）、肾动脉（引起肾功能不全）和下肢动脉（引起下肢缺血性疾病）等。随着疾病进展,可能出现严重并发症,如心肌梗死、卒中或动脉瘤破裂等,严重威胁生命安全。

2. 为什么会得这种病?

动脉粥样硬化的发生是多种危险因素长期作用的结果,主要包括不可控因素和可控因素。不可控因素包括年龄（随着年龄增长,动脉硬化风险增加）、性别（男性风险高于女性,尤其在绝经期前）和遗传（家族中有早发心血管疾病者,风险显著增加）。可控因素则包括高血压、高胆固醇、高血糖、吸烟、肥胖、缺乏运动和不健康饮食等。高血压会增加动脉壁的机械压力,高胆固醇尤其是低密度脂蛋白胆固醇（LDL-C）过高是动脉粥样硬化的核心危险因素,而糖尿病和吸烟会损伤血管内皮,加速炎症反应。不良生活方式如高脂高盐饮食、缺乏运动和长期压力也会显著增加患病风险。因此,遗传因素与环境因素共同作用是导致动脉粥样硬化的主要原因。

3. 应该做哪些检查?

动脉粥样硬化的检查需要结合非侵入性和侵入性手段,以评估动脉硬化的程度和范围。颈动脉超声是最常用的检查方法,其代表性在于颈动脉作为全身动脉粥样硬化的"窗口",能够敏感地反映全身动脉硬化程度。颈动脉位置表浅,便于超声检测,通过内膜中层厚度（IMT）和斑块评估早期病变,IMT $\geq$ 1.0mm 提示动脉硬化,局限性增厚 $\geq$ 1.5mm 可定义为斑块。颈动脉病变与冠状动脉、脑动脉等部位的病变密切相关,且 IMT 增厚或斑块形成与心血管事件风险显著相关,具有重要的预测价值。作为一种安全、无创、简便且经济的检查,颈动脉超声适合筛查和动态监测,是评估动脉粥样硬化的首选方法。

CT 血管成像（CTA）和磁共振成像（MRI）可用于评估动脉狭窄程度和斑块组成,尤其适用于冠状动脉、脑动脉和下肢动脉的检查。有创性血管造影是诊断动脉狭窄的"金标准",

可直接观察血管内腔的狭窄程度和病变分布，并在必要时进行介入治疗。此外，血液检查如血脂全套（总胆固醇、LDL-C、HDL-C、甘油三酯）、空腹血糖和C反应蛋白（CRP）等指标有助于评估动脉粥样硬化的风险。

4. 该如何确诊这种疾病？

动脉粥样硬化的确诊需要综合评估患者的病史、危险因素、临床表现和检查结果。医生会首先询问患者是否存在相关症状，如胸痛（冠状动脉粥样硬化）、头晕或肢体麻木（颈动脉粥样硬化）、下肢疼痛或间歇性跛行（下肢动脉粥样硬化）等。随后，通过影像学检查（如颈动脉超声、CTA或血管造影）明确动脉壁的斑块形成和狭窄程度，并结合血液检查评估危险因素（如高胆固醇、高血糖）。确诊过程中，医生还需排除其他可能导致类似症状的疾病（如血栓性疾病、动脉瘤或炎症性血管病），以确保诊断的准确性。

5. 该怎样去治疗？

动脉粥样硬化的治疗目标是延缓疾病进展、改善症状和预防并发症发生。治疗包括生活方式干预和药物治疗两方面。生活方式干预是基础，包括戒烟限酒、低盐低脂饮食、适量运动（如每周150分钟中等强度有氧运动）和控制体重（BMI < 25kg/m²）。药物治疗方面，调脂药物如他汀类药物（阿托伐他汀、瑞舒伐他汀）是降低LDL-C的核心药物，可显著减缓斑块进展；抗血小板药物如阿司匹林或氯吡格雷可预防血栓形成；降压药物如ACEI、ARB或钙通道阻滞剂可将血压控制在目标范围内；降糖药物如SGLT2抑制剂或GLP-1受体激动剂不仅能控制血糖，还可降低心血管风险。对于严重狭窄或闭塞患者，可考虑介入治疗（如支架植入）或手术治疗（如冠状动脉搭桥术）。

6. 这种病对我和我的家庭有什么影响？

动脉粥样硬化是导致心脑血管疾病的主要病因之一，其并发症（如心肌梗死、脑卒中、下肢坏疽）会严重影响患者的生活质量，甚至危及生命。一旦发生并发症，患者可能面临长期的功能障碍（如偏瘫、失语或行走困难），给家庭带来沉重的经济和心理负担。此外，由于动脉粥样硬化的危险因素（如高血压、高胆固醇）具有一定的家族聚集性，患者的直系亲属也可能面临较高的患病风险。因此，家庭成员需共同关注健康的生活方式，并定期进行健康检查，早期发现和干预高危因素。

7. 日常生活中应该注意什么？

动脉粥样硬化患者在日常生活中需积极管理危险因素，保持健康的生活方式。首先，遵医嘱服用调脂、降压、抗血小板药物等，不可随意停药。饮食上应选择低脂、低盐、高纤维的饮食结构，多食用新鲜蔬菜和水果，减少动物脂肪和反式脂肪酸的摄入。适量运动是改善血管功能的重要手段，但需避免剧烈运动，选择如快走、游泳等中等强度的活动。患者需定期监测血压、血脂和血糖水平，并控制在目标范围内。此外，戒烟限酒是降低动脉粥样硬化风险的关键措施，吸烟者应尽早戒烟，同时避免二手烟暴露。保持良好的心理状态，避免过度劳累和精神压力，也是疾病管理的重要部分。

8. 患者需要知道的其他内容

动脉粥样硬化是一种慢性疾病，需要长期管理和定期随访。患者应认识到疾病的隐匿性，即使没有明显症状，也可能存在潜在的动脉硬化风险，因此需要定期检查并积极干预。此外，患者应了解他汀类药物等调脂治疗的重要性，不必因担心副作用而拒绝服药。在疾病管理过程中，患者及其家属可寻求专业医生或营养师的帮助，制订科学的饮食和运动计划。患者还需警惕急性事件的发生（如突发胸痛、肢体无力或语言障碍），一旦出现，应立即就医。通过科学的治疗和保持健康的生活方式，大多数患者可以有效控制病情，预防并发症，提高生活质量。

冠心病

冠心病全称为冠状动脉粥样硬化性心脏病，它是一种常见的心血管疾病，是由于冠状动脉狭窄或阻塞导致心肌缺血缺氧或坏死而引起的心脏病，会导致胸痛、心悸、气短等症状。

1. 这是种什么病？

冠心病的主要原因是心脏的冠状动脉发生了粥样硬化（俗称长了"斑块"），导致血管狭窄或阻塞，一般狭窄 50% 以上，从而影响心脏的血液供应，引起心肌缺血、缺氧和心脏功能异常。如果冠状动脉狭窄程度 < 50%，一般称之为冠状动脉粥样硬化。

根据病程分类：①急性冠脉综合征（ACS）：包括不稳定型心绞痛、非 ST 段抬高型心肌梗死（NSTEMI）和 ST 段抬高型心肌梗死（STEMI）。②慢性冠状动脉综合征：主要包括稳定型心绞痛、无症状性心肌缺血和缺血性心肌病。

2. 为什么会得这种病？

冠心病的发生通常是多种因素共同作用的结果。高血压和高胆固醇是主要的风险因素，因为它们会导致动脉硬化，使血管变窄，影响心脏的血液供应。糖尿病也会增加冠心病的风险，因为它会损伤血管壁。吸烟是另一个重要因素，它会损害心血管系统，加速动脉硬化。肥胖和缺乏锻炼会导致代谢紊乱，增加心脏负担。此外，遗传因素也可能影响冠心病的发生，如果家族中有人患冠心病，个人患病的风险可能会更高。这些因素综合作用，可能导致冠状动脉的血流受阻，进而引发冠心病。

3. 应该做哪些检查？

如果出现了胸痛、心悸、气短等症状，可能需要通过心电图、超声心动图、冠状动脉造影等检查，以确认是否患有冠心病。

静息时心电图，约半数患者在正常范围。心绞痛发作时心电图，绝大多数患者可出现暂时性心肌缺血引起的 ST 段移位。

心电图负荷试验：运动中出现典型心绞痛、心电图改变，主要以 ST 段水平型或下斜型压低 ≥ 0.1mV 持续 1 分钟为运动试验阳性标准。

负荷超声心动图：有运动能力的患者首选超声心动图运动负荷试验，因其可提供生理状态下的数据，如运动时长和运动量，心率、血压和心电图变化等。

核素心肌灌注显像是冠状动脉功能性评价（心肌缺血）应用广泛、循证医学证据最充分的无创性方法。核素心肌灌注显像可准确诊断心肌缺血及心肌缺血的部位、程度和范围，其对稳定型冠心病的诊断、危险分层、治疗决策及预后评估有重要价值。

冠状动脉 CTA 有较高阴性预测价值，若未见狭窄病变，一般可不进行有创检查；但其对狭窄程度的判断仍有一定限度，特别当钙化存在时，会显著影响判断。冠状动脉狭窄程度 6 级分级：①正常：无斑块和狭窄（狭窄率为 0%）。②轻微：可见斑块，狭窄 < 25%。③轻度：25%～49% 狭窄，但没有血流动力学意义。④中度：50%～69%，狭窄可能造成血流受阻。⑤重度：70%～99%，狭窄造成血流受阻。⑥闭塞：100% 狭窄。（备注：也有 4 级分级）

冠脉造影是用特殊形状的心导管，经桡动脉、股动脉或肱动脉送到主动脉根部，分别插入左、右冠状动脉口，注入少量对比剂，在不同的投射方位下摄影，可使左、右冠状动脉及其主要分支得到清晰的显影。狭窄分级同冠脉 CTA。

冠脉内超声显像（IVUS）、冠脉内光学相干断层显像（OCT）、冠脉血流储备分数（FFR）以及最新的定量冠脉血流分数（QFR）等，也可用于冠心病的诊断并有助于指导介入治疗。

4. 该如何确诊这种疾病？

根据心绞痛的发作特点和体征，休息或含用硝酸甘油后缓解，结合年龄和存在的冠心病危险因素，除外其他疾病所致的心绞痛，即可诊断。发作不典型者，诊断要依靠观察硝酸甘油的疗效和发作时心电图的变化。

未记录到症状发作时心电图者，可行心电图负荷试验或动态心电图监测，如负荷试验出现心电图阳性变化或诱发心绞痛时亦有助于诊断。诊断困难者，可行放射性核素检查、冠状动脉 CTA 或选择性冠状动脉造影检查（狭窄程度 > 50%）。考虑介入治疗或外科手术者，须行选择性冠状动脉造影。

5. 该怎样去治疗？

治疗冠心病的方法包括药物治疗、介入治疗和手术治疗。药物治疗包括二级预防治疗，如 "ABCDE" 方案（详见以下描述），可以控制病情。介入治疗包括冠状动脉球囊扩张术、支架植入术等，以缓解心肌缺血。手术主要为冠状动脉旁路移植术。

在尚未出现冠心病之前，可以通过培养良好的生活方式（如低盐低脂低糖饮食、注意休息）和减少高危因素（如高血压、高脂血症、高血糖、肥胖、吸烟、缺少体力活动、精神紧张）来预防冠心病的发生，这是冠心病的一级预防。

如果已经诊断为冠心病，那么就应该严格遵守冠心病的二级预防措施，其目的是改善症状、防止病情进展，其预防的 "ABCDE" 方案如下：

A：包括三方面。第一个是抗血小板药物治疗，代表药物有阿司匹林、氯吡格雷、替格瑞洛等。第二个是抗心绞痛药物，主要是可以应用硝酸酯类药物，比如硝酸甘油或地尔硫草等。第三个是血管紧张素转换酶抑制剂（ACEI）/ 血管紧张素 Ⅱ 受体拮抗剂（ARB）/ 血管紧张素受体 - 脑啡肽酶抑制剂（ARNI），能够改善心肌重构。

B：包括两方面。第一个是 β 受体阻滞剂，如酒石酸美托洛尔（倍他乐克）、比索洛尔等，抑制交感神经，控制心率，减少心肌代谢。第二个是高血压，因为高血压是冠心病的高危因素，很多冠心病患者都合并有高血压。所以，要使用多种降压药物，甚至联合用药使血压达标。冠心病合并高血压的患者，血压达标的目标值是低于 130/80mmHg。

C：包括两方面。第一个指胆固醇，在冠心病治疗过程中，抗胆固醇的药物是常用药物，其中最常见的为他汀类药物，可以有效降低体内胆固醇水平，特别是低密度脂蛋白胆固醇水平。现在除了他汀类药物之外，还有一些新型药物，如前蛋白转化酶枯草溶菌素 9（PCSK9）抑制剂，可以靶向性下调低密度脂蛋白胆固醇，其效果良好，临床试验结果也很好。第二个是戒烟，因为吸烟对冠心病冠脉血管的影响很大，故冠心病患者一定要戒烟。

D：包括两方面。第一个是糖尿病，因为糖尿病是冠心病的等危症，糖尿病患者发生冠心病的概率非常高，所以一定要使血糖达标。第二个是饮食，冠心病患者一定要保持低盐、低脂饮食。

E：包括两方面。第一个是宣教，第二个是运动。心脏康复治疗如今在整个冠心病治疗当中被提到了非常高的位置。故对于合并冠心病的患者，要找到合适自己的运动方式，以帮助患者更好地康复。

主要的药物治疗包括：①常用的救急药物：硝酸甘油、速效救心丸。②缓解心绞痛的药物：硝酸酯类药物、β受体阻滞剂、钙通道阻滞剂等。③核心药物：血小板抑制剂，用于预防血栓形成，避免心绞痛发作，如阿司匹林、氯吡格雷等。④调血脂类药物：首选他汀类调脂药物。起始宜应用中等强度他汀，再根据个体调脂疗效和耐受情况，适当调整剂量。若血脂水平不能达标，应与其他调脂药物联合使用。⑤其他药物：改善冠状动脉微循环的尼可地尔，改善心肌代谢的曲美他嗪，改善心肌重塑的 ACEI/ARB/ARNI 类药物等。

对于稳定型冠心病，有下列特征者行经皮冠状动脉介入治疗可改善预后：①左主干病变直径狭窄＞50%；②左前降支近段狭窄≥70%；③伴左心室功能减低的 2 支或 3 支病变；④大面积心肌缺血（心肌核素等检测方法证实缺血面积大于左心室面积的 10%）。具有下列特征的患者则可以改善症状：①任何血管狭窄≥70% 伴心绞痛，且优化药物治疗无效；②有慢性心力衰竭，且缺血面积大于左心室的 10%；③存活心肌的供血由狭窄≥70% 的罪犯血管提供。

冠状动脉复杂病变：左主干及多支血管病变的血运重建策略可参考病变复杂程度评分（如SYNTAX 评分）和外科手术风险评分（如 EUROSCORE 评分），由包括心内科和心外科医师在内的多学科团队协作，以制定合理的治疗策略。SYNTAX 评分：0～22 分，低危，经皮冠状动脉介入治疗；22～32 分，中危，经皮冠状动脉介入治疗或冠状动脉旁路移植术（CABG）均可；CAGB；≥33 分，高危，冠脉搭桥。

6. 这种病对我和我的家庭有什么影响？

冠心病可能会导致严重的并发症，如心肌梗死、心力衰竭等，对患者的健康和生活产生长期影响。此外，冠心病需要长期的药物治疗和随访，这也会给患者及其家庭带来经济和心理上的负担。

7. 日常生活中应该注意什么？

对于冠心病患者，保持健康的生活方式非常重要。包括适当的饮食、避免进食过饱（尤其是饱餐后运动）、定期锻炼、控制体重、戒烟和限酒等。此外，患者需要定期检查，严格按照医生的建议服药，同时避免过度劳累和情绪波动等。

8. 患者需要知道的其他内容

患者需要了解疾病预防、治疗的副作用、手术风险等。预防冠心病最好的方法是通过保持健康的生活方式来降低患病风险。此外，患者也需要了解药物治疗的副作用和手术治疗的风险，以便及时寻求医疗帮助并避免不必要的风险。

心绞痛

心绞痛通常与动脉粥样硬化有关，即动脉壁内积累的胆固醇和其他脂质物质形成的斑块使得冠状动脉管腔狭窄或闭塞，从而导致心肌缺血。

1. 这是什么病？

心绞痛是一种常见的心脏疾病，是冠状动脉粥样硬化性心脏病（简称"冠心病"）的常见亚型之一，通常表现为胸痛或不适，这种症状是由心肌缺血引起的。心绞痛包括稳定型心绞痛和不稳定型心绞痛，它们在临床表现、病因和治疗方面有所不同。

稳定型心绞痛，也称为劳力性心绞痛或典型心绞痛，其主要特点是阵发性的前胸压榨性疼痛或憋闷感觉，主要位于胸骨后部，可放射至心前区与左上肢尺侧，常在体力劳动或情绪激动时发作，休息或舌下含服硝酸甘油后可缓解，且一天内发作的次数一般不多。这种类型的心绞痛通常由冠状动脉粥样硬化导致冠状动脉狭窄，心肌耗氧量超过冠状动脉的供氧能力所引起。

不稳定型心绞痛则是一种介于稳定型心绞痛和急性心肌梗死之间的临床状态，其特点是心绞痛症状逐渐加重、新发心绞痛或病情恶化，且休息时也会发作。这种情况通常是由冠状动脉粥样硬化斑块破裂、血栓形成，导致冠脉部分或完全阻塞所引发。不稳定型心绞痛属于急性冠脉综合征，治疗原则包括尽快恢复血流灌注、防止血栓扩散、稳定斑块等，以防止心肌梗死等严重后果的发生。

2. 为什么得这种病？

其风险因素包括多种可控和不可控的因素。高血压、糖尿病、肥胖、吸烟、高胆固醇水平、缺乏运动和不健康的饮食习惯都是主要的可控风险因素，这些因素会增加心脏的负担，促进动脉硬化。年龄增长和男性性别是不可控的风险因素。通过改善生活方式，如健康饮食、定期锻炼、戒烟和控制体重，可以有效降低患病风险。同时，定期体检和监测血压、血糖、胆固醇水平也很重要。此外，遗传因素也起着重要作用，如果家族中有冠心病病史，则患病风险可能会增加。

3. 应该做哪些检查？

如果您出现了胸痛或不适等症状，医生可能会建议进行心电图、超声心动图、冠状动脉

CT 血管成像或者冠脉造影等检查，以确认是否患有心绞痛。

4. 该如何确诊这种疾病？

诊断心绞痛需要综合病史（胸闷、胸痛）、体格检查和心电图等检查结果，以及其他必要的检查，如化验检查和影像学检查等。

> **冠状动脉狭窄程度分级**
>
> 冠状动脉狭窄程度 6 级分级：①正常：无斑块和狭窄（狭窄率为 0%）。②轻微狭窄：可见斑块，狭窄程度 < 25%。③轻度狭窄：狭窄程度 25% ～ 49%，但没有血流动力学意义。④中度狭窄：狭窄程度 50% ～ 69%，狭窄可能造成血流受阻。⑤重度狭窄：狭窄程度 70% ～ 99%，狭窄造成血流受阻。⑥闭塞：100% 狭窄。

5. 该怎样去治疗？

治疗心绞痛的方法包括药物治疗、介入治疗和手术治疗。

药物治疗包括：①常用的救急药物有硝酸甘油、速效救心丸。②缓解心绞痛的药物：硝酸酯类药物（如硝酸异山梨酯片、单硝酸异山梨酯缓释片）、β 受体阻滞剂（如倍他乐克）、钙通道阻滞剂（如地尔硫草）等，可以缓解症状。③核心药物：血小板抑制剂，用于预防血栓形成，避免心绞痛发作，如阿司匹林、氯吡格雷等；调血脂类药物，首选他汀类调脂药物。起始宜应用中等强度他汀，根据个体调脂疗效和耐受情况，适当调整剂量，若血脂水平不能达标，与其他调脂药物联合使用。④其他药物：改善冠状动脉微循环的尼可地尔，改善心肌代谢的曲美他嗪，改善心肌重塑的 ACEI/ARB/ARNI 类药物等。

介入治疗包括冠状动脉球囊扩张术、支架植入等，可以缓解心肌缺血。对于稳定型冠心病，有下列特征者行经皮冠状动脉介入治疗可改善预后：①左主干病变直径狭窄 > 50%；②左前降支近段狭窄 ≥ 70%；③伴左心室功能减低的 2 支或 3 支病变；④大面积心肌缺血（心肌核素等检测方法证实缺血面积大于左心室面积的 10%）。具有下列特征的患者则可以改善症状：①任何血管狭窄 ≥ 70% 伴心绞痛，且优化药物治疗无效；②有慢性心力衰竭（CHF），且缺血面积大于左心室的 10%；③存活心肌的供血由狭窄 ≥ 70% 的罪犯血管提供。

手术治疗包括冠状动脉旁路移植术等，可以修复或代替受损的冠状动脉，主要适用于诊断复杂的病变。左主干及多支血管病变的血运重建策略可参考病变复杂程度评分（如 SYNTAX 评分）和外科手术风险评分（如 EUROSCORE 评分），由包括心内科和心外科医师在内的多学科团队协作，以制定合理的治疗策略。SYNTAX 评分：0 ～ 22 分，低危，经皮冠状动脉介入治疗（也就是通常说的心脏支架和药物球囊治疗等）；22 ～ 32 分，中危，经皮冠状动脉介入治疗或冠脉搭桥均可；≥ 33 分，高危，冠脉搭桥。

6. 这种病对我和我的家庭有什么影响？

心绞痛可能导致胸痛、呼吸急促、疲劳等症状，从而影响患者的日常生活和工作。如果不及时治疗，它还可能导致心肌梗死等严重并发症，对患者的健康和家庭经济造成不良影响。

7. 日常生活中应该注意什么？

心绞痛患者需要注意饮食和运动等方面。患者应该控制饮食，减少高脂、高胆固醇和高盐的食物，增加膳食纤维和蔬菜水果的摄入量。适量运动有助于增强心肌功能和降低血脂水平。同时，患者应该戒烟、限制饮酒，以降低心绞痛发作的风险。

8. 患者需要知道的其他内容

心绞痛患者应该密切关注自己的病情变化，并按时进行复诊和随访。如果出现了胸痛、呼吸急促、头晕等症状，应及时就医。此外，患者还应该学会急救技能，以便在需要时进行自救或向他人寻求帮助。

急性心肌梗死

急性心肌梗死是指急性心肌缺血性坏死，此病大多是在冠脉病变的基础上，发生冠脉血供急剧减少或中断，使相应的心肌严重而持久地急性缺血。为便于确定即刻治疗策略（如再灌注治疗），在临床实践中通常根据有缺血症状时心电图是否存在相邻至少2个导联ST段抬高，将心肌梗死分为ST段抬高型心肌梗死（STEMI）和非ST段抬高型心肌梗死（NSTEMI）。

1. 这是什么病？

急性心肌梗死是一种严重的心血管疾病。心肌梗死与冠状动脉不稳定斑块关系密切：一类斑块的脂质核心相对较大，而纤维帽相对较薄、容易破裂，被称为不稳定斑块；而另一类斑块的脂质核心相对较小，而纤维帽相对较厚、不容易破裂，被称为稳定斑块。若冠状动脉不稳定斑块的纤维帽发生破裂，继发血栓形成，将导致冠状动脉管腔持续、完全闭塞，使心肌发生严重而持久的急性缺血。

2. 为什么得这种病？

急性心肌梗死的发生与多种因素有关，包括高血压、高胆固醇、糖尿病、吸烟、肥胖、缺乏锻炼等。此外，遗传因素也可能会影响急性心肌梗死的发生。

3. 应该做哪些检查？

如果您出现了胸痛、呼吸困难、恶心、呕吐等症状，可能需要进行多次心电图、血液检查（包括心肌酶检查）等检查，以确认是否患有急性心肌梗死。

4. 该如何确诊这种疾病？

急性心肌梗死的确诊需要根据病史、体检和检查结果来确定。通常需要根据心电图、心肌酶检查等检查结果来判断是否患有急性心肌梗死。心电图可以帮助识别心肌梗死的特征性变化，如ST段抬高或T波倒置，但这些变化可能在发病初期不明显，因此需要多次复查以捕捉动态变化。心肌酶（如肌钙蛋白、CK-MB等）是心肌损伤的标志物，其水平在心肌梗死后会升高。由于这些酶的释放和清除有一定的时间过程，单次检测可能无法准确反映心肌损伤的程度，因此需要多次复查以监测其变化趋势。

此外，冠脉造影是评估冠状动脉狭窄或阻塞程度的直接方法，如果发现冠状动脉存在显著的狭窄或阻塞，可以根据具体情况直接进行冠脉介入治疗（如经皮冠状动脉介入治疗，PCI）。这种治疗通常包括球囊扩张和支架植入，以恢复血流，改善心肌供血。直接在冠脉造影后进行介入治疗的优势在于，可以在同一程序中快速解决血管狭窄问题，减少患者的等待时间和再次手术的风险。这种"一站式"治疗方式在急性心肌梗死等紧急情况下尤为重要，因为它可以显著降低心肌损伤的程度，提高患者的生存率和改善预后。

5. 该怎样去治疗？

治疗急性心肌梗死的方法包括药物治疗、介入治疗和手术治疗。药物治疗包括抗凝、抗血小板和溶栓治疗。介入治疗包括冠状动脉球囊扩张术、支架植入等，可以开通血管缓解心肌缺血。手术治疗包括冠状动脉旁路移植术等，可以修复或代替受损的冠状动脉。

对 STEMI，强调及早发现，及早住院，并加强住院前属地处理。治疗原则是尽快恢复心肌的血液灌注（到达医院后 30 分钟内开始溶栓或 90 分钟内开始介入治疗）以挽救濒死的心肌，防止梗死扩大或缩小心肌缺血范围，保护和维持心脏功能，及时处理严重心律失常、心力衰竭和各种并发症。

对于 NSTEMI，即刻缓解缺血和预防严重不良反应（即死亡或心肌梗死或再梗死）。其治疗方式包括抗缺血治疗、抗血栓治疗和根据危险度分层进行有创治疗。《中国经皮冠状动脉介入治疗指南（2012 年版）》推荐采用 GRACE 评分作为患者危险分层的首选评分方法（由医务人员评定）：中高危患者，建议选择早期 PCI 治疗（24 小时内）；低危者，建议早期保守治疗；在病情相对稳定后采取更为个体化的长期二级预防治疗。

6. 这种病对我和我的家庭有什么影响？

急性心肌梗死可能会导致严重的后遗症，如心力衰竭、心律失常、再发心肌梗死等，会对患者的生活质量和预后产生重大影响。对家庭来说，患者的病情也会带来经济和心理上的负担。

7. 日常生活中应该注意什么？

对于急性心肌梗死患者，保持健康的生活方式非常重要。具体措施包括适当的饮食、定期锻炼、保持健康体重、戒烟和限制饮酒等。此外，患者需要定期检查，按照医生的建议服药，避免过度劳累和情绪波动等。

8. 患者需要知道的其他内容

如果出现胸部疼痛、压迫感或不适；上半身其他部位疼痛或不适，包括肩部、手臂、背部、颈部、颌部或胃部；呼吸急促；恶心、呕吐或烧心；出汗或皮肤湿冷；心跳加快或不均匀；感觉头晕或就像要昏倒一样等疑似急性心肌梗死的症状，应立即拨打急救电话。

颈动脉硬化和狭窄

1. 这是什么病?

颈动脉硬化和狭窄是一种因动脉粥样硬化斑块在颈动脉血管内形成,造成动脉壁增厚、弹性下降,并导致血管内径逐渐变窄的疾病。颈动脉是为大脑供血的重要血管,颈动脉硬化和狭窄会显著影响脑部血液供应,可能导致脑组织缺血和损伤。随着病情进展,颈动脉硬化和狭窄可以引发严重并发症,如缺血性卒中(脑中风)和短暂性脑缺血发作(TIA)。TIA 表现为短时间的脑功能障碍,如一过性肢体无力、言语困难或视物模糊,是卒中的重要预警信号。该病常见于中老年人群,并且与全身性动脉粥样硬化密切相关。

2. 为什么得这种病?

颈动脉硬化和狭窄的发生是多种危险因素共同作用的结果,主要包括可控因素和不可控因素。可控因素包括高血压、高血脂(尤其是低密度脂蛋白胆固醇升高)、糖尿病、吸烟、肥胖、缺乏运动和高盐高脂饮食等。这些因素会导致血管内皮损伤、炎症反应和脂质沉积,从而加速动脉硬化的进展。不良生活方式如长期吸烟和饮酒,会进一步加重血管病变。不可控因素包括年龄增长(尤其是 50 岁以上)、性别(男性患病风险较高,绝经后女性患病风险增加)和遗传因素(如家族中有早发心血管疾病史)。此外,慢性炎症和代谢综合征也可能增加颈动脉硬化和狭窄的风险。

3. 应该做哪些检查?

颈动脉硬化和狭窄的诊断依赖于多种影像学检查。颈动脉超声是最常用的初步筛查手段,能够通过高频声波测量颈动脉内膜中层厚度(IMT),评估斑块形成和血流速度。IMT ≥ 1.0mm 提示动脉硬化,局限性增厚 ≥ 1.5mm 则定义为斑块。CT 血管成像(CTA)和磁共振血管成像(MRA)可进一步明确颈动脉狭窄的具体位置、严重程度及斑块的组成特点(如是否钙化)。数字减影血管造影(DSA)是诊断血管狭窄的"金标准",通过导管注入造影剂直接观察血管内腔的形态和血流情况,适用于需要评估复杂病变或计划手术的患者。此外,血液检查如血脂全套(总胆固醇、LDL-C、HDL-C、甘油三酯)和炎症指标(如 C 反应蛋白)也有助于评估动脉粥样硬化的风险。如果患者出现头晕、肢体无力、言语困难或视物模糊等症状,应尽早进行检查。

4. 如何确诊这种疾病?

确诊颈动脉硬化和狭窄需要结合患者的病史、临床表现和影像学检查结果。医生会首先询问患者是否存在典型症状,如头晕、短暂性肢体麻木或无力、言语困难或视物模糊等,这些可能是 TIA 的表现。随后,通过颈动脉超声评估动脉壁厚度、斑块形成及狭窄程度。CTA 和 MRA 则可提供血管的三维图像,帮助判断狭窄的具体部位和严重程度。DSA 是评估血管狭窄最精确的方法,可直观显示血流受阻情况,并用于术前评估和介入治疗。根据影像学检查结果,颈动脉狭窄可分为轻度(< 30%)、中度(30% ~ 69%)、重度(70% ~ 99%)和完全闭塞(> 99%)。确诊后,医生会根据狭窄程度和患者的症状制定个体化治疗方案。

5. 该怎样去治疗？

颈动脉硬化和狭窄的治疗目标是改善血流、预防卒中和延缓病情进展。治疗方式包括药物治疗和手术治疗两大类。药物治疗是基础，主要包括：抗血小板药物（如阿司匹林或氯吡格雷），以预防血栓形成；降脂药物（如他汀类药物），以降低 LDL-C 水平并稳定斑块；降压药物（如 ACEI 或 ARB），以控制血压在目标范围内（< 130/80mmHg）；以及必要时使用降糖药物控制血糖。对于中度以上狭窄或有症状的患者，可能需要手术治疗。常见的手术方式包括：颈动脉内膜剥脱术（CEA），通过手术切除斑块恢复血流通畅；以及颈动脉支架植入术（CAS），通过支架撑开狭窄的血管。治疗方案需根据患者的病情、年龄及全身状况综合评估后决定。

6. 这种病对我和我的家庭有什么影响？

颈动脉硬化和狭窄对患者和家庭的影响主要体现在健康、心理和经济等方面。该病可能导致卒中（脑中风），引发严重的后遗症，如偏瘫、失语或认知障碍，显著降低患者的生活质量。卒中不仅对患者的生命安全构成威胁，还可能导致长期的功能障碍，需要家庭成员提供持续的照护，从而增加心理和经济负担。此外，由于颈动脉硬化和狭窄与全身性动脉粥样硬化密切相关，患者的直系亲属也可能面临较高的患病风险。因此，家庭成员应关注健康生活方式，定期进行健康检查，早期发现和干预高危因素。

7. 日常生活中应该注意什么？

颈动脉硬化和狭窄患者在日常生活中应积极管理危险因素，保持健康的生活方式。首先，应戒烟限酒，避免二手烟暴露；饮食上选择低脂、低盐、高纤维的饮食结构，多吃新鲜蔬菜、水果和富含不饱和脂肪酸的食物（如鱼类和坚果），避免高胆固醇和高糖食物。适量运动是改善血管功能的重要手段，建议进行如快走、游泳等中等强度的有氧运动，但需避免剧烈运动。患者应定期监测血压、血脂和血糖水平，将其控制在目标范围内。遵医嘱服用药物（如他汀类药物和抗血小板药物），不可随意停药。保持良好的心理状态，避免过度劳累和精神压力，也是疾病管理的重要部分。定期复查颈动脉超声和相关检查，监测病情变化。

8. 患者需要知道的其他内容

颈动脉超声检查是一种简单、无创且高效的检查方法，在颈动脉硬化和狭窄的诊断和随访中发挥着重要作用。通过测量颈动脉 IMT 和评估斑块形成情况，超声检查可以早期发现动脉硬化的迹象，帮助评估动脉粥样硬化性心血管疾病（ASCVD）的风险。此外，超声检查可以评估斑块的稳定性，预测卒中等心血管事件的风险，对于高危患者尤为重要。对于已经接受治疗的患者，颈动脉超声还可以用于监测治疗效果，观察动脉壁厚度和斑块的变化，以评估治疗是否有效。

肾动脉硬化和狭窄

1. 这是什么病?

肾动脉硬化和狭窄是一种由于肾动脉内壁的粥样斑块形成和动脉硬化导致血管腔变窄或阻塞的疾病。这种病会显著影响肾脏的血液供应,导致肾脏无法获得足够的氧气和营养,进而引起肾功能障碍甚至肾衰竭。肾动脉狭窄还会通过激活肾素－血管紧张素－醛固酮系统(RAAS),导致继发性高血压,特别是难治性高血压(即常规药物治疗效果不佳的高血压)。这种疾病在老年人群中较为常见,尤其是伴有其他动脉硬化性疾病(如冠心病、脑血管病)的患者。

2. 为什么得这种病?

肾动脉硬化和狭窄的主要原因是动脉粥样硬化。这是一种慢性、全身性的血管疾病,通常由不健康的生活方式和代谢紊乱引起。高胆固醇水平、高血压、糖尿病和吸烟是动脉粥样硬化的主要诱因,这些因素会加速脂质在动脉壁的沉积,导致血管壁增厚、斑块形成和血管腔狭窄。此外,肥胖、缺乏运动、不健康的饮食(如高盐、高脂饮食)以及慢性炎症(如类风湿关节炎)也会增加患病风险。遗传因素也可能起一定作用,尤其是家族中有早发动脉粥样硬化或高血压病史的人群。此外,少数年轻患者可能由于纤维肌发育不良等非动脉粥样硬化性原因而导致肾动脉狭窄。

3. 应该做哪些检查?

诊断肾动脉硬化和狭窄需要结合临床表现、实验室检查和影像学检查。首先,医生可能会通过血液检查评估肾功能(如血肌酐、尿素氮)及电解质水平,以判断肾脏是否受损。尿液检查(如尿蛋白、尿红细胞)可提示肾脏损伤的程度。影像学检查是关键,包括肾动脉彩色多普勒超声(无创检查,可初步评估血流动力学改变)、肾动脉CT血管成像(CTA)和磁共振血管成像(MRA),这些检查可以显示肾动脉的狭窄程度和斑块分布。对于高度怀疑肾动脉狭窄的患者,肾动脉造影是诊断的"金标准",它通过直接注入对比剂观察肾动脉的形态和血流情况。此外,功能性检查如肾素活性测定和肾脏核素扫描可评估肾动脉狭窄对肾脏功能的影响。

4. 如何确诊这种疾病?

确诊肾动脉硬化和狭窄需要结合临床表现、危险因素和检查结果。典型的患者可能表现为难治性高血压、肾功能恶化或听诊时发现腹部血管杂音。肾动脉彩超通常是首选的初筛手段,狭窄的诊断标准包括:肾动脉收缩期峰值流速＞180cm/s,肾动脉与腹主动脉收缩期峰值流速比值≥3.5,狭窄后血流的加速时间＞0.07秒等。对于疑似病例,CTA或MRA可进一步明确狭窄的部位和程度。最终,肾动脉造影仍是确诊最可靠的方法,它不仅可以直观显示狭窄的解剖结构,还能评估血流动力学改变。如果狭窄程度超过50%并伴有肾功能受损或高血压难以控制,则高度提示肾动脉狭窄。

5. 该怎样去治疗？

治疗肾动脉硬化和狭窄的目标是改善肾脏血流、控制高血压和保护肾功能。治疗方式包括药物治疗和手术治疗两大类。药物治疗是基础，主要包括：降压药（如 ACEI、ARB、钙通道阻滞剂和 β 受体阻滞剂），以控制血压；他汀类药物，以降低胆固醇水平和稳定斑块；以及抗血小板药物（如阿司匹林），以预防血栓形成。在药物治疗的基础上，对于狭窄程度较重（如 > 70%）且药物治疗效果不佳的患者，可考虑介入治疗（如肾动脉球囊成形术或支架植入术），这些方法可以直接扩张狭窄的血管，恢复血流。对于复杂病变或伴有其他血管疾病的患者，可能需要进行外科手术（如肾动脉旁路移植术）。治疗方案的选择需根据患者的具体情况、狭窄程度和全身状况综合评估。

6. 这种病对我和我的家庭有什么影响？

肾动脉硬化和狭窄对患者和家庭的影响主要体现在健康和经济两方面。如果不及时治疗，患者肾功能逐渐恶化，最终发展为慢性肾衰竭甚至需要透析或肾移植，这将严重影响患者的生活质量。此外，持续的高血压可能导致心血管并发症（如心力衰竭、脑卒中），增加疾病负担。患者的长期治疗和随访也会给家庭带来经济压力，包括药物费用、检查费用以及可能的手术费用。同时，患者可能因疾病限制日常活动或心理负担加重，影响家庭生活和社会功能。因此，早期诊断和干预至关重要，可以显著改善患者的预后和生活质量。

7. 日常生活中应该注意什么？

肾动脉硬化和狭窄患者应特别注重生活方式的调整，以配合治疗和延缓疾病进展。饮食方面，建议采用低盐、低脂、低糖的饮食结构，多食用富含膳食纤维的食物（如新鲜蔬菜和水果），避免高胆固醇和高热量食物。戒烟和限制饮酒是必要的，因为吸烟会加速动脉硬化，而过量饮酒会加重血压波动。适度的有氧运动（如步行、游泳）有助于控制体重和改善代谢，但应避免剧烈运动。患者还需定期监测血压、血糖和血脂水平，严格按照医生的建议服药，并定期复查肾功能和肾动脉情况。此外，避免使用有可能损害肾脏的药物（如非甾体抗炎药）和某些草药，防止进一步加重肾脏负担。

8. 患者需要知道的其他内容

患者需要了解肾动脉硬化和狭窄是一种慢性疾病，需要长期管理和随访。除了常规治疗外，患者应特别关注肾功能的变化，如尿量减少、尿液颜色变深或泡沫增多等异常情况，并及时就医。此外，患者应了解药物治疗的潜在副作用，如降压药可能引起低血压或电解质紊乱，抗血小板药物可能增加出血风险等。对于接受介入治疗或手术的患者，需注意术后并发症（如血管再狭窄）和长期随访的重要性。

下肢动脉硬化

1. 这是什么病？

下肢动脉硬化指的是由于动脉粥样硬化，导致下肢动脉管壁增厚、弹性降低、管腔狭窄甚至闭塞的一种慢性血管疾病。动脉粥样硬化的核心病变是动脉内膜中的脂质沉积、炎症反应和纤维化，这些病变逐渐形成斑块，阻碍血液流动，导致下肢供血不足。下肢动脉硬化最常见的表现是间歇性跛行，即患者在行走一段距离后出现下肢疼痛或无力，休息后可缓解。随着病情进展，可能发展为静息痛、溃疡、组织坏死，严重时导致肢体坏疽甚至截肢。由于该病常与其他动脉硬化性疾病（如冠心病、颈动脉狭窄）共存，因此也是全身动脉硬化的局部表现之一，具有较高的致残率和致死率。

2. 为什么得这种病？

下肢动脉硬化的主要病因是动脉粥样硬化，这是一种复杂的慢性病理过程，涉及脂质代谢紊乱、炎症反应和血管内皮功能障碍。高危因素包括不可控因素和可控因素。不可控因素包括年龄增长（尤其是 50 岁以上人群）、性别（男性患病率更高）和家族遗传史。可控因素则包括吸烟、高血压、高胆固醇血症、糖尿病、肥胖和久坐不动的生活方式等。此外，慢性炎症性疾病（如类风湿关节炎）、高同型半胱氨酸血症以及长期的心理压力也可能加速动脉硬化的发生。吸烟是最重要的危险因素之一，烟草中的有害物质会直接损伤血管内皮，促进斑块形成和血管痉挛，加速病情发展。长期忽视健康管理以及未控制的慢性疾病（如高血压和糖尿病）是导致下肢动脉硬化的主要原因。

3. 应该做哪些检查？

下肢动脉硬化的诊断需要结合临床症状、体格检查和影像学检查。医生通常会通过触诊足背动脉和胫后动脉搏动来初步评估血流情况，同时观察下肢皮肤颜色、温度和溃疡等体征。踝臂指数（ABI）是最常用的无创筛查手段，通过测量踝部和上臂的血压比值来评估下肢血管的通畅情况，正常值为 1.0 ～ 1.4，< 0.9 提示动脉狭窄，< 0.5 提示严重缺血。此外，下肢动脉彩超可进一步评估血流动力学改变，显示血管狭窄的部位和程度。对于需要更精确诊断的患者，可进行 CT 血管造影（CTA）或磁共振血管成像（MRA），这些检查可以直观显示动脉狭窄或闭塞的解剖结构和范围。对于手术计划或复杂病变的患者，数字减影血管造影（DSA）是诊断的"金标准"，可明确病变部位、狭窄程度和侧支循环情况。

4. 该如何确诊这种疾病？

下肢动脉硬化的确诊需要综合分析患者的症状、体格检查和影像学检查结果。典型的临床表现包括间歇性跛行、下肢静息痛、皮肤苍白或发绀、溃疡和坏疽等。体格检查时，医生会重点评估足背动脉和胫后动脉的搏动情况，观察下肢皮肤颜色、温度、毛发分布和溃疡。踝臂指数（ABI）是初步诊断的重要工具，ABI 低于 0.9 提示动脉狭窄，低于 0.5 提示严重缺血，但在糖尿病或动脉钙化患者中可能出现假阴性。影像学检查如彩色多普勒超声可显示血流速度和狭窄程度，而 CTA 或 MRA 可以提供更详细的血管解剖信息。最终确诊通常需要借助 DSA，这种检查不仅可以明确诊断，还能为介入治疗提供指导。

5. 该怎样去治疗?

　　下肢动脉硬化的治疗目标是缓解症状、改善下肢血液循环、预防并发症和延缓病情进展。治疗方法包括药物治疗、介入治疗和生活方式干预三大方面。药物治疗是基础，包括抗血小板药物（如阿司匹林或氯吡格雷）以预防血栓形成，降脂药物（如他汀类）以降低胆固醇和稳定斑块，以及扩张血管和改善微循环的药物（如前列腺素 E_1 类药物）。对于症状严重或药物治疗无效的患者，可选择介入治疗（如经皮腔内血管成形术、支架植入术）以恢复血流，或外科手术（如旁路移植术）以绕过闭塞部位。生活方式干预是治疗的重要组成部分，包括戒烟、健康饮食、控制体重、适度锻炼（如步行疗法）和管理慢性疾病（如高血压、糖尿病）。对于严重缺血或坏疽的患者，可能需要截肢以挽救生命。

6. 这种病对我和我的家庭有什么影响?

　　下肢动脉硬化不仅影响患者的健康，还可能对家庭和社会生活造成重大影响。患者可能因间歇性跛行或持续性下肢疼痛而限制活动能力，影响日常生活和工作效率。随着病情进展，严重的肢体缺血可能导致溃疡、坏疽甚至截肢，这不仅对患者的身体和心理造成沉重打击，还会增加家庭的经济和照护负担。此外，由于下肢动脉硬化常与其他动脉硬化性疾病（如冠心病、脑卒中）共存，患者还可能面临多种心血管并发症的风险。对于家庭而言，患者的长期治疗费用、护理需求以及心理支持需求可能带来多方面的挑战。因此，早期诊断和治疗对于改善患者预后和减轻家庭负担至关重要。

7. 日常生活中应该注意什么?

　　下肢动脉硬化患者在日常生活中应特别注意控制危险因素和养成健康的生活习惯。首先，戒烟是最重要的措施，因为吸烟会加速动脉硬化和血管痉挛。饮食方面，建议采用低盐、低脂、高纤维饮食，多吃新鲜蔬菜、水果和富含不饱和脂肪酸的食物（如深海鱼），避免高胆固醇和高热量食物。适度运动有助于改善下肢血液循环，推荐步行疗法，即在耐受范围内尽量多步行，以促进侧支循环的形成。患者需注意避免下肢受凉或外伤，保持皮肤清洁干燥，防止感染。对于糖尿病患者，应特别注意足部护理，避免足部溃疡的发生。此外，定期监测血压、血糖和血脂水平，严格按照医生建议服药，并定期复查以评估病情进展和治疗效果。

8. 患者需要知道的其他内容

　　下肢动脉硬化是一种慢性疾病，治疗需要长期坚持并与医生密切配合。患者需要了解药物治疗的作用和可能的副作用，如抗血小板药物可能增加出血风险，他汀类药物可能引起肌肉不适等。对于接受介入治疗或手术的患者，术后需注意预防血管再狭窄，严格遵循医生的用药和复查计划。此外，患者应警惕病情加重的信号，如下肢疼痛加剧、皮肤颜色改变、溃疡不愈合等，及时就医。患者还需认识到下肢动脉硬化往往与全身动脉硬化相关，因此需同时关注心脑血管健康，采取综合性的管理策略。

主动脉夹层

动脉夹层是一种危险的心血管疾病，如果不及时治疗可能会危及患者的生命。

1. 这是什么病?

主动脉是从心脏向身体其他部位运送血液的主要血管（动脉）。内层出现小撕裂可使血液流入主动脉壁内。然后，由于血压的作用，主动脉内层会与中层分离。这种分离被称为夹层。只要主动脉壁被撕开，夹层就会沿着主动脉向下扩展。这导致血液流入本不应该进入的空间。不断扩大的撕裂口会封闭与主动脉相连的较小血管或者阻碍血液正常流入主动脉。它通常发生在主动脉的内层和外层之间的空间。

主动脉夹层的症状主要包括以下几个方面：①疼痛：这是主动脉夹层最主要的症状，多见于前胸、肩胛间区、背部和腹部。疼痛性质为刀割样、针刺样或撕裂样，通常持续且难以忍受，应用镇痛类药物时效果不佳。②血压变化：部分患者会出现高血压症状，表现为面色苍白、心率加速、焦虑不安等。严重的情况下，可能导致下肢缺血或截瘫。③其他症状：部分患者可能伴随面色苍白、四肢皮肤湿冷、出汗、晕厥、意识障碍、急性左心衰竭、主动脉关闭不全、心脏压塞等症状。

2. 为什么得这种病?

主动脉夹层的发生通常与血管壁的损伤有关。高血压是一个主要因素，因为持续的高血压会对血管壁施加过大的压力，导致其撕裂。动脉硬化也会增加主动脉夹层风险，因为它会使血管壁变得僵硬和脆弱。此外，感染和先天性缺陷（如马方综合征）可能导致血管壁结构异常，增加夹层的风险。外伤也是一个可能的原因，尤其是在发生严重事故或创伤时。这些因素都可能导致主动脉内膜撕裂，血液进入血管壁层间，形成夹层。

3. 应该做哪些检查?

如果怀疑主动脉夹层，可能需要进行一系列检查来确认诊断。超声心动图是一种利用声波查看心脏和大血管的检查，可以快速提供信息。胸部 X 线检查和胸部 CT 可以帮助观察胸腔内的结构变化。主动脉 CT 血管造影（CTA）是一种详细成像技术，通过 X 线和对比剂来清晰显示主动脉的结构及异常。磁共振成像（MRI）则利用磁场和无线电波生成详细的图像，帮助评估主动脉的状态。主动脉造影是一种通过导管注入对比剂直接观察主动脉的检查。此外，血清标志物如 D- 二聚体和肌钙蛋白 I 可以通过血液检测来辅助判断主动脉夹层的可能性。这些检查共同帮助医生准确诊断和评估主动脉夹层的严重程度。

4. 该如何确诊这种疾病?

主动脉夹层的确诊需要通过综合评估患者的病史、体征和检查结果。急性主动脉夹层的患者通常表现为剧烈的胸痛，可能向背部放射，伴有持续性的剧痛。患者可能出现血压不对称，如上肢和下肢的血压差异，以及出现脉搏不对称，或出现其他周围循环改变的表现。其他症状可能包括呼吸困难、恶心、呕吐、出汗等。医生会通过身体检查，包括听诊心脏和肺部，测量血压，观察有无脉搏不对称或其他异常体征进行初步评估。影像学检查可以确诊。

急性主动脉夹层、肺栓塞、急性冠脉综合征是三种临床上常见的严重心血管疾病，它们都可能表现为胸痛和呼吸困难等症状。以下是鉴别要点：①肺栓塞：肺栓塞可能引起胸痛，可能于深呼吸或咳嗽时加重，常伴有呼吸困难。肺栓塞是由于下肢深静脉血栓脱落到肺动脉系统引起，患者可能伴有下肢深静脉血栓形成的病史。②急性冠脉综合征：通常表现为剧烈的胸痛，可能伴有压迫感、憋闷感，也可能放射到左臂、颈部或下颌部，可能出现呼吸困难、出汗、恶心、呕吐等症状，心电图可能出现 ST 段抬高或下降、T 波倒置等心电图变化。

5. 该怎样去治疗？

主动脉夹层是一种危及生命的紧急情况，需要立即进行治疗：①紧急抢救和监护：患者需要立即进行心电监护、血压监测等，确保患者的生命体征稳定。②手术治疗：主动脉夹层的治疗主要依赖于手术干预，包括开胸手术或经血管内介入手术。手术的目标是修复主动脉壁的撕裂，防止夹层扩展和破裂。③药物治疗：主要是降压和控制心率治疗，通过给予 β 受体阻滞剂和其他降压药物来降低血压和控制心率，减少主动脉的压力，减缓夹层的扩展。④疼痛管理：给予镇痛药物，缓解患者的疼痛症状。

6. 这种病对我和我的家庭有什么影响？

主动脉夹层可能会对患者及其家庭产生重大影响。该疾病可能需要患者接受长期治疗和康复，需要家庭提供支持和照顾。同时，主动脉夹层的发生还会给患者和家人带来心理压力和经济负担。

7. 日常生活中应该注意什么？

遵医嘱服药，按时复查，注意药物的不良反应；避免剧烈运动和重体力劳动，保持适当的运动和休息；饮食清淡，避免食用高脂肪和高盐食物，控制体重；定期进行血压、心率等检查，及时发现和处理心血管疾病的相关问题。

8. 患者需要知道的其他内容

对于主动脉夹层的患者，需要长期进行随访和监测，以预防夹层的再发。

👤 主动脉瘤

1. 这是什么病？

主动脉瘤是一种严重的血管疾病，指主动脉壁局部发生病理性扩张或膨胀，其直径超过正常范围的 1.5 倍。根据病变部位的不同，主动脉瘤可分为腹主动脉瘤（最常见）和胸主动脉瘤，也可能同时累及胸腹部（胸腹主动脉瘤）。主动脉瘤的形成通常是由于主动脉壁的中层结构遭到破坏，导致血管壁变薄、弹性丧失和局部扩张。主动脉瘤通常发展缓慢，但其潜在的风险极为严重，特别是当瘤体直径增大时，可能发生主动脉破裂或夹层，导致大出血甚至猝死。由于早期可能没有明显症状，主动脉瘤常被称为"沉默的杀手"，需要高度警惕并及时诊断和治疗。

2. 为什么得这种病?

主动脉瘤的发生是多种危险因素共同作用的结果。动脉粥样硬化是最常见的病因,它会导致主动脉壁的中层弹性纤维退化和破坏,增加血管壁的脆弱性。高血压对主动脉壁的长期压力会进一步加剧病变进展。吸烟是另一个重要的危险因素,烟草中的有害物质会直接损伤血管内皮,加速动脉硬化并削弱血管壁的强度。遗传因素也起到关键作用,如马方综合征、埃勒斯 – 当洛综合征等结缔组织病患者更容易患主动脉瘤。此外,男性、年龄超过 65 岁者以及有心血管疾病史(如冠心病、外周动脉疾病)的人群患病风险显著增加。其他因素还包括感染性动脉瘤(如梅毒性主动脉炎)和外伤性动脉损伤等。所有这些因素综合作用,导致主动脉壁的结构退化、弹性丧失和局部扩张,从而形成主动脉瘤。

3. 应该做哪些检查?

主动脉瘤的诊断需要通过影像学检查来明确病变的存在、大小和位置。腹部超声是筛查腹主动脉瘤的首选方法,特别适用于老年男性或有吸烟史的高危人群,因为它无创、快速且成本低。CT 血管成像(CTA)是最常用的进一步检查手段,通过注入对比剂并结合 X 线成像,可以清晰显示主动脉瘤的大小、形态以及与周围结构的关系。磁共振血管成像(MRA)是一种无辐射的检查方法,适用于对对比剂过敏或需要详细评估主动脉壁和周围组织的患者。对于复杂病例或计划手术的患者,数字减影血管造影(DSA)是诊断的"金标准",可以提供最精确的解剖信息。此外,超声心动图(Echo)(经胸或经食管超声)可用于评估胸主动脉瘤或主动脉瓣功能异常。其他辅助检查如血液化验(评估炎症或感染性动脉瘤)和基因检测(如结缔组织病相关突变)也可能有助于明确病因。

4. 该如何确诊这种疾病?

主动脉瘤的确诊需要结合患者的病史、体格检查和影像学检查结果。病史中可能包括高血压、吸烟史、家族遗传病史或心血管疾病史等危险因素。体格检查可能发现腹部搏动性肿块(腹主动脉瘤)或胸部听诊发现杂音(胸主动脉瘤)。影像学检查是确诊的关键,腹部超声通常用于初筛,CTA 和 MRA 则可明确瘤体的大小、位置、形态以及是否存在破裂风险。对于胸主动脉瘤,经胸或经食管超声可以提供心脏和主动脉根部的详细信息。确诊后,需要根据瘤体的直径、扩张速度和临床症状来确定下一步治疗方案。通常,主动脉瘤直径超过 5.5cm(胸主动脉)或 5.0cm(腹主动脉)时,手术干预的指征较为明确。

5. 该怎样去治疗?

主动脉瘤的治疗策略取决于瘤体的大小、位置、扩张速度以及患者的整体健康状况。药物治疗主要用于控制病情,尤其是对于瘤体较小、不需要立即手术的患者。常用药物包括:降压药(如 β 受体阻滞剂、ACEI 或 ARB),以降低主动脉壁的压力,降低瘤体扩张和破裂的风险;他汀类药物,用于稳定动脉粥样硬化斑块;抗血小板药物(如阿司匹林),用于预防血栓形成。对于瘤体较大的患者或存在破裂风险者,手术治疗是唯一有效的选择。常见的手术方式包括:开放性手术置换,即通过外科手术切除病变主动脉并植入人工血管,适用于健康状况较好的患者;以及腔内修复术(EVAR/TEVAR),通过微创技术将支架植入主动脉内,适用于高龄或伴有其他疾病的患者。手术后的长期随访和影像学监测至关重要，能够有效地评估治疗效果并预防再发。

6. 这种病对我和我的家庭有什么影响？

主动脉瘤是一种潜在致命的疾病，对患者及其家庭的影响可能是深远的。瘤体增大可能导致破裂或夹层，造成大出血和严重的并发症，甚至危及生命。一旦发生破裂，死亡率极高，特别是在未能及时治疗的情况下。即使成功接受手术治疗，患者仍需接受长期随访和监测，可能面临经济负担和心理压力。此外，患者在患病期间可能会出现焦虑、抑郁等情绪问题，影响家庭和社会生活。对于家族中有遗传性主动脉瘤病史的患者，其他家庭成员也可能面临较高的患病风险，因此需要进行筛查和预防性健康管理。主动脉瘤的治疗和康复需要患者和家属共同努力，以提高生活质量和减少疾病带来的负面影响。

7. 日常生活中应该注意什么？

主动脉瘤患者在日常生活中需要特别注意控制危险因素和保持健康的生活方式。首先，严格控制血压是关键，建议每天监测血压并坚持服用降压药物。戒烟是最重要的生活方式干预措施之一，因为吸烟会显著增加瘤体扩张和破裂的风险。饮食方面，应选择低盐、低脂、高纤维的健康饮食，多食用新鲜蔬菜、水果和富含不饱和脂肪酸的食物（如深海鱼），避免高胆固醇和高热量食物。适度的有氧运动（如散步、瑜伽）有助于改善心血管健康，但应避免剧烈运动和提重物，以免增加主动脉压力。患者还需避免情绪剧烈波动和过度劳累，因为这些因素可能诱发瘤体破裂。此外，定期随访和影像学监测是必不可少的，患者应严格按照医生建议进行检查和调整治疗方案。

8. 患者需要知道的其他内容

主动脉瘤是一种慢性、进展性疾病，治疗需要患者长期坚持并与医生密切配合。患者需要了解药物治疗的潜在副作用，例如β受体阻滞剂可能导致乏力或心率过低，他汀类药物可能引起肌肉酸痛等。对于接受手术治疗的患者，术后可能面临支架移位、内漏（腔内修复术后）或人工血管感染等并发症，因此需要进行定期监测和随访。患者还需警惕瘤体破裂的早期信号，如突发性剧烈胸痛、腹痛或背痛，一旦出现立即就医。此外，家族中有遗传性主动脉瘤病史的患者应主动告知医生，并建议其他家庭成员接受筛查。通过规范治疗和健康管理，大多数患者可以显著降低瘤体破裂的风险，提高生活质量并延长寿命。

冠状动脉肌桥

1. 这是什么病？

冠状动脉肌桥是指冠状动脉的某一段在发育过程中被心肌覆盖，而不是像正常情况那样行走于心外膜下脂肪或心外膜深面。这种异常导致冠状动脉在心肌收缩时受到挤压，尤其是在心脏的收缩期，可能出现血流受限，导致心肌供血不足或缺血。冠状动脉肌桥通常发生在左前降支（LAD）冠状动脉的中段，是一种先天性解剖变异，发病率在普通人群中为10%～30%。尽管大部分患者没有明显症状，部分患者可能会因冠状动脉血流受限而出现胸痛、心绞痛、心悸、气短甚至心肌梗死等症状，尤其是在运动、情绪激动或其他诱发心肌耗氧量增加的情况下。

2. 为什么得这种病？

冠状动脉肌桥是一种先天性的冠状动脉发育异常，其形成原因与胚胎期冠状动脉的发育过程有关。在胚胎发育早期，冠状动脉最初位于心肌内，随着心脏的发育和成熟，冠状动脉逐渐迁移至心外膜。然而，在某些人群中，冠状动脉的部分段落未能完全迁移到心外膜，导致其仍然位于心肌内，从而形成冠状动脉肌桥。这种解剖变异是先天性的，与后天的生活习惯或环境因素无直接关系，但其临床表现可能受到后天因素的影响，如高血压、冠状动脉粥样硬化或剧烈运动等，这些因素可能加重冠状动脉肌桥引起的血流受限和心肌缺血症状。

3. 应该做哪些检查？

诊断冠状动脉肌桥需要结合症状、体格检查和影像学检查。心电图是基础检查，尤其是在运动试验中可能提示心肌缺血的表现，如ST段压低。超声心动图可以评估心脏结构和功能，但对冠状动脉肌桥的直接诊断能力有限。冠状动脉CTA是无创检查的首选方法，可以清晰显示冠状动脉的走行及其与心肌的关系，准确识别冠状动脉肌桥的部位和长度。冠状动脉造影（CAG）是诊断冠状动脉肌桥的"金标准"，通过动态观察冠状动脉在心脏收缩期和舒张期的血流变化，可以发现冠状动脉的"挤压现象"或"钳夹现象"，从而明确诊断。此外，心肌灌注显像（核医学检查）和冠脉血流储备分数（FFR）等功能性检查可以评估冠状动脉肌桥对心肌血流的影响程度，帮助判断病情的严重性。

4. 该如何确诊这种疾病？

确诊冠状动脉肌桥需要结合病史、症状和影像学检查结果。对于有胸痛、心绞痛或心悸等症状的患者，医生会首先通过心电图和运动试验评估是否有心肌缺血的迹象。如果怀疑冠状动脉肌桥，冠状动脉CTA或冠状动脉造影是确诊的关键检查。冠状动脉CTA可以直接显示冠状动脉被心肌覆盖的情况，并测量肌桥的长度和深度，而冠状动脉造影可以动态观察冠状动脉在心脏收缩期的"挤压现象"，进一步明确诊断。对于症状明显但影像学检查结果不典型的患者，心肌灌注显像或冠脉血流储备分数检查可以评估肌桥对心肌供血的实际影响，帮助确诊和指导治疗。

5. 该怎样去治疗？

冠状动脉肌桥的治疗取决于症状的严重程度和对心肌供血的影响。药物治疗是大多数患者的首选，包括β受体阻滞剂（如美托洛尔）和钙通道阻滞剂（如地尔硫䓬），这些药物可以减慢心率、降低心肌收缩力，从而减少冠状动脉的压迫和心肌缺血的发生。此外，抗血小板药物（如阿司匹林）和他汀类药物可能用于合并冠状动脉粥样硬化的患者，以预防血栓形成和动脉硬化进展。对于药物治疗效果不佳或症状严重的患者，可能需要考虑介入治疗或手术治疗。介入治疗通常包括冠状动脉支架植入，但由于支架可能受到心肌的挤压，效果可能有限。手术治疗包括肌桥切除术或冠状动脉搭桥术，适用于严重影响心肌供血且药物治疗无效的患者。总体而言，大多数冠状动脉肌桥患者通过药物治疗和生活方式干预可以有效控制症状，无需手术治疗。

6. 这种病对我和我的家庭有什么影响？

冠状动脉肌桥通常是一种良性疾病，大多数患者预后较好，对生活和工作影响较小。然而，对于症状较重或伴随心肌缺血的患者，可能会影响日常活动能力，尤其是在剧烈运动或情绪激动时容易诱发胸痛、心绞痛或心悸等不适症状。部分患者可能因反复发作的症状而产生焦虑或抑郁情绪，影响心理健康。此外，少数严重病例可能出现心肌梗死、心律失常或猝死等并发症，对患者和家庭造成较大的心理和经济负担。因此，及时诊断、规范治疗和良好的健康管理对于改善患者生活质量和预后至关重要。

7. 日常生活中应该注意什么？

冠状动脉肌桥患者在日常生活中应注意避免诱发心肌缺血的因素，保持健康的生活方式。首先，应避免剧烈运动和过度劳累，尤其是高强度的无氧运动（如举重、短跑），因为这些活动可能增加心肌耗氧量，诱发症状。饮食方面，应选择低盐、低脂、高纤维的健康饮食，避免高胆固醇食物，以减少冠状动脉粥样硬化的风险。患者还需戒烟、限制饮酒，并保持健康体重。心理健康同样重要，应避免过度紧张和情绪波动，学会通过冥想、深呼吸等方式放松身心。此外，患者应严格遵医嘱服用药物，定期随访并监测病情，特别是在出现新症状或症状加重时及时就医。

8. 患者需要知道的其他内容

冠状动脉肌桥是一种先天性解剖变异，虽然大多数患者预后良好，但需要注意其可能引起心肌缺血的风险。患者应了解药物治疗的作用机制和可能的副作用，例如β受体阻滞剂可能导致乏力或心率减慢，钙通道阻滞剂可能引起头晕或低血压。对于症状严重或药物治疗无效的患者，手术治疗是可行的选择，但手术的风险和预期效果需要与医生充分沟通。

冠状动脉微循环功能障碍

1. 这是什么病？

冠状动脉微循环功能障碍（coronary microvascular dysfunction，CMD）是一种影响冠状动脉微小血管（直径小于200μm）的疾病。这些微小血管负责为心肌提供氧气和营养物质。当微循环功能出现障碍时，心肌的血液供应不足，可能导致心肌缺血，表现为心绞痛、胸痛或胸闷等症状，即便冠状动脉的大血管没有明显狭窄或阻塞。CMD通常被归类为微血管心绞痛的一种形式，可能独立存在，也可能与冠状动脉大血管病变（如动脉粥样硬化）同时发生。CMD的病理机制复杂，涉及内皮功能障碍、血管痉挛、炎症反应及代谢异常等。虽然CMD的症状与冠状动脉大血管病变类似，但其诊断和治疗具有一定的挑战性，因此需要特别关注。

2. 为什么得这种病?

冠状动脉微循环功能障碍的确切病因尚未完全明确,但研究表明其发生与多种因素密切相关。内皮功能障碍是主要机制之一,内皮细胞功能异常会导致血管扩张能力下降、血流调节失衡及血管痉挛。炎症反应和氧化应激也会损伤微血管壁,进一步加重血流障碍。此外,代谢紊乱(如高血糖、胰岛素抵抗)会影响微循环血流的调节,增加 CMD 的风险。女性特别是绝经后的女性更容易患上 CMD,这可能与雌激素水平下降导致的血管保护作用减弱有关。其他高危因素包括年龄增长、高血压、高血脂、吸烟、肥胖以及既往心血管疾病史。心理因素如长期压力、焦虑或抑郁也可能通过神经激素机制影响微循环功能,增加 CMD 的发病风险。

3. 应该做哪些检查?

如果出现胸痛、心悸或其他疑似心肌缺血的症状,医生会通过一系列检查来评估冠状动脉微循环功能障碍的可能性。心电图(ECG)是基础检查,可以捕捉心肌缺血时的电活动变化,但在 CMD 中可能无明显异常。运动负荷试验或药物负荷试验可诱发症状并观察心电图变化,有助于初步筛查心肌缺血。超声心动图可以评估心脏的结构和功能,并检测负荷状态下的心肌运动异常。为了排除冠状动脉大血管病变,冠状动脉 CT 血管成像(CTA)或冠状动脉造影(CAG)是必要的检查,CMD 患者的冠状动脉通常显示正常或轻微狭窄。此外,心肌灌注显像[单光子发射计算机断层成像(SPECT)或正电子发射断层成像(PET)]可以评估心肌的血流灌注情况,帮助判断是否存在微循环功能障碍。对于确诊 CMD,冠脉血流储备分数(FFR)或冠脉微循环阻力指数(IMR)等侵入性检查是更精确的诊断工具,可以直接测量微循环血流和阻力。

4. 该如何确诊这种疾病?

冠状动脉微循环功能障碍的确诊需要结合病史、体格检查和多种检查结果。首先,医生会详细了解患者的症状特点,包括胸痛的性质、发作频率、持续时间以及诱发因素。体格检查通常无特异性发现,但有助于排除其他心血管疾病。影像学检查如冠状动脉 CTA 和冠状动脉造影主要用于排除冠状动脉大血管狭窄或闭塞。对于 CMD 的确诊,功能性检查是关键。心肌灌注显像可以识别心肌血流的区域性异常,而 IMR 和 CFR 是目前用于评估微循环功能的"金标准"。CFR 通过测量冠状动脉血流在休息和负荷状态下的变化来评估微循环功能,而 IMR 则直接反映微循环阻力的大小。这些检查结果结合病史和临床症状,可以帮助确诊 CMD 并排除其他类似疾病。

5. 该怎样去治疗?

冠状动脉微循环功能障碍的治疗目标是改善微循环血流、缓解症状以及控制危险因素。药物治疗是主要的治疗手段,包括:

硝酸酯类药物:如硝酸甘油,可以通过扩张血管缓解心绞痛症状。

钙通道阻滞剂:如地尔硫草或维拉帕米,可以缓解血管痉挛并改善微循环血流。

β 受体阻滞剂:如美托洛尔,用于降低心率和心肌耗氧量,减轻缺血症状。

抗血小板药物:如阿司匹林,用于预防血栓形成。

他汀类药物：用于降低胆固醇水平，稳定血管内皮功能。

其他药物：如曲美他嗪（改善心肌代谢）、尼可地尔（扩张冠状动脉和微循环）等，也可能在某些情况下使用。

对于合并焦虑或抑郁的患者，心理干预如认知行为疗法可能有助于改善症状。此外，非药物治疗同样重要，包括戒烟、限制饮酒、健康饮食、适当运动以及控制血压、血糖和血脂等危险因素。

6. 这种病对我和我的家庭有什么影响？

冠状动脉微循环功能障碍可能会对患者的身体和心理健康产生长期影响。反复发作的胸痛和心绞痛症状可能导致患者活动受限，影响工作和生活质量。一些患者可能因症状不典型、检查结果正常而产生焦虑或抑郁情绪，进一步加重生活负担。此外，CMD 的诊断和长期治疗可能带来一定的经济负担，尤其是对于那些需要反复检查和药物治疗的患者。对于家庭来说，患者的疾病可能需要家属更多地关注和支持，尤其是在心理健康和生活方式管理方面。尽管 CMD 的预后通常优于冠状动脉大血管病变，但其长期症状可能给患者及其家庭带来持续的挑战，因此需要综合管理。

7. 日常生活中应该注意什么？

冠状动脉微循环功能障碍患者应在日常生活中采取积极的健康管理措施，以改善症状并预防病情进展。首先，应遵医嘱服用药物，并定期复查监测病情。饮食方面，建议选择低盐、低脂、高纤维的健康饮食，多摄入新鲜蔬菜、水果和富含不饱和脂肪酸的食物（如深海鱼），避免高胆固醇和高糖饮食。适度的有氧运动（如散步、瑜伽）有助于改善心血管健康，但应避免剧烈运动和过度劳累。戒烟和限制饮酒是必不可少的生活方式改变，因为吸烟和过量饮酒会显著损害血管功能。此外，患者需要注重心理健康，学会通过冥想、深呼吸等方式缓解压力，保持良好的情绪状态。避免熬夜和过度紧张，保持规律的作息。最后，患者应警惕症状的变化，特别是胸痛频率或严重程度，一旦发现症状加重，及时就医，以调整治疗方案。

8. 患者需要知道的其他内容

冠状动脉微循环功能障碍是一种复杂的心血管疾病，其症状可能与冠状动脉大血管病变相似，但其病理机制和治疗策略有所不同。患者需要了解，CMD 可能与其他心血管危险因素（如高血压、糖尿病、高脂血症）共同存在，因此综合管理这些危险因素是治疗的关键。目前尚无针对 CMD 的特效药物，但通过药物治疗和生活方式干预，大多数患者可以有效控制症状并改善生活质量。患者还需认识到 CMD 可能是慢性疾病，需要长期随访和管理。

冠状动脉瘤样扩张

1. 这是什么病？

冠状动脉瘤样扩张（coronary artery aneurysm，CAA）是一种较为罕见的心血管疾病，是指冠状动脉局部或弥漫性扩张，扩张直径超过同部位正常血管直径的 1.5 倍。它可以发生在冠状动脉的任何部位，但最常见于右冠状动脉（RCA），其次是左前降支（LAD）和左回旋支（LCX）。冠状动脉瘤样扩张的病理机制主要包括动脉壁的退行性病变、炎症反应以及血管壁弹性层和中层的破坏。虽然部分患者可能无症状，但冠状动脉瘤样扩张可能引发严重的并发症，包括血栓形成、瘤体破裂、心肌梗死甚至猝死等。其罕见性和复杂性使得诊断和治疗具有一定挑战性，因此需要高度重视。

2. 为什么得这种病？

冠状动脉瘤样扩张的发生机制复杂，与多种因素密切相关。动脉粥样硬化是成人冠状动脉瘤样扩张最常见的病因，占病例的 50% 以上。动脉粥样硬化引起的炎症反应可导致冠状动脉壁的退行性变和结构破坏。川崎病是儿童和青年冠状动脉瘤样扩张的主要病因，20% ~ 25% 的川崎病患者在急性期未及时治疗时，可能发展为冠状动脉瘤。此外，先天性心脏病、结缔组织病（如马方综合征、Ehlers-Danlos 综合征）以及感染性疾病（如梅毒、结核、细菌性心内膜炎）也可能导致冠状动脉瘤样扩张。其他风险因素包括遗传易感性、吸烟、酗酒、高血压和高血脂等生活方式相关因素，这些因素可能加速血管壁的退化或炎症反应，从而增加患病风险。

3. 应该做哪些检查？

如果出现胸痛、胸闷、气短或其他心肌缺血相关症状，医生可能会建议进行一系列检查以评估冠状动脉的健康状况。心电图（ECG）是基础检查，可以帮助识别心肌缺血或心律失常的可能性。超声心动图（Echo）可以评估心脏结构和功能，并间接提示冠状动脉异常。冠状动脉 CT 血管成像（CTA）是非侵入性检查的首选方法，可以清晰显示冠状动脉的解剖结构、瘤体的大小和分布，以及是否存在冠状动脉狭窄。冠状动脉造影（CAG）是诊断冠状动脉瘤样扩张的"金标准"，通过直接观察冠状动脉的形态变化，可以明确瘤体的位置、大小和范围，并评估是否存在血栓或狭窄。此外，磁共振成像（MRI）和心肌灌注显像（SPECT 或 PET）可以提供关于心肌供血和瘤体血流动力学的更多信息，有助于全面评估病情。

4. 该如何确诊这种疾病？

冠状动脉瘤样扩张的确诊需要结合病史、体格检查及影像学检查结果。医生会详细询问患者的症状、既往病史（如川崎病、结缔组织病或感染性疾病）及家族病史。体格检查通常无特异性表现，但可以发现与冠状动脉病变相关的线索，如心脏杂音或其他心血管异常。影像学检查是确诊的关键，其中 CAG 和 CTA 是最重要的诊断工具。CAG 可以直接观察到冠状动脉的瘤样扩张，CTA 则可以提供更高分辨率的三维图像，帮助医生测量瘤体的直径、长度以及瘤体与正常血管的比例（超过正常直径的 1.5 倍即为瘤样扩张）。此外，CTA 和 CAG 还可以评估是否存在血栓形成、血管狭窄或其他并发症。诊断时通常以毗邻或解剖位置相似的正常冠状动脉段为参照标准。

5. 该怎样去治疗？

冠状动脉瘤样扩张的治疗取决于瘤体的大小、血流动力学影响以及是否存在并发症。药物治疗是多数患者的基础治疗手段，主要包括：

抗血小板药物（如阿司匹林）或抗凝药物（如华法林）：用于预防瘤体内血栓形成。

他汀类药物：用于降低血脂水平，稳定动脉粥样硬化斑块，减缓病情进展。

β受体阻滞剂或钙通道阻滞剂：用于控制血压和减少心肌耗氧量，降低瘤体破裂风险。

对于存在严重冠状动脉狭窄或瘤体风险较高的患者，介入治疗或手术治疗可能是必要的选择。介入治疗包括冠状动脉支架植入或球囊扩张术，可以改善血管狭窄，恢复血流。对于瘤体较大、破裂风险高或药物治疗无效的患者，可能需要进行冠状动脉搭桥术或瘤体切除术。此外，对于合并川崎病或结缔组织病的患者，其治疗方案应针对原发病进行调整。治疗的目标是预防瘤体破裂、血栓形成和心肌梗死等严重并发症。

6. 这种病对我和我的家庭有什么影响？

冠状动脉瘤样扩张是一种潜在危险的疾病，可能导致严重的心血管并发症，如血栓形成、心肌梗死、瘤体破裂或猝死。这些并发症不仅对患者的身体健康构成重大威胁，还可能对患者的心理健康和生活质量产生负面影响。反复发作的胸痛或其他心脏症状可能限制患者的日常活动能力，导致工作效率下降或生活方式改变。此外，疾病的长期管理可能带来经济负担，包括药物费用、检查费用以及手术治疗费用。对于家庭来说，需要为患者提供更多的情感支持和生活照顾，尤其是在病情进展或并发症发生时。尽管如此，通过早期诊断、规范治疗和健康管理，大多数患者可以有效控制病情，减少并发症的发生，提高生活质量。

7. 日常生活中应该注意什么？

冠状动脉瘤样扩张患者在日常生活中应采取积极的健康管理措施，以降低并发症风险并改善预后。首先，应严格遵医嘱服用药物，定期进行随访检查，监测瘤体大小和病情变化。饮食方面，建议选择低盐、低脂、高纤维的健康饮食，多摄入新鲜蔬菜、水果和富含不饱和脂肪酸的食物（如深海鱼），避免高胆固醇和高糖饮食。适度的有氧运动（如散步、瑜伽）有助于改善心血管健康，但应避免剧烈运动或提重物，以免增加动脉压力。患者还需戒烟、限制饮酒，并保持健康体重。心理健康同样重要，患者应避免过度紧张和情绪波动，学会通过冥想、深呼吸等方式减轻压力。此外，患者应警惕胸痛、心悸或气短等症状的变化，一旦症状加重，及时就医，以调整治疗方案。

8. 患者需要知道的其他内容

冠状动脉瘤样扩张是一种罕见但潜在危险的疾病，患者需了解其可能引发的严重并发症并采取积极措施进行预防。虽然目前没有特效疗法可以完全治愈冠状动脉瘤样扩张，但通过药物治疗、介入治疗或手术治疗，大多数患者可以有效控制病情，降低并发症风险。患者还需认识到冠状动脉瘤样扩张可能与其他心血管疾病（如冠状动脉粥样硬化）同时存在，因此综合管理心血管危险因素（如高血压、高血脂、糖尿病）至关重要。定期随访和影像学监测是必要的，以评估瘤体的动态变化并及时调整治疗策略。

冠状动脉痉挛

1. 这是什么病?

冠状动脉痉挛（coronary artery spasm，CAS）是一种常见但容易被忽视的心血管疾病，是指冠状动脉因平滑肌的过度收缩而发生暂时性痉挛，导致心肌供血不足。冠状动脉痉挛通常发生在冠状动脉的狭窄部位或动脉粥样硬化病变区域，但也可能发生在冠状动脉正常的患者中。痉挛导致的血流中断会引发心肌缺血，表现为胸痛、心绞痛，严重时可能诱发急性心肌梗死、心律失常甚至猝死。冠状动脉痉挛多在夜间或清晨发生，可能与迷走神经活动增强有关。由于其症状可与其他心血管疾病类似，因此需要详细的检查和诊断来区分。

2. 为什么得这种病?

冠状动脉痉挛的发生机制尚未完全明确，但研究表明其与多种因素相关。内皮功能障碍是主要病理机制之一，冠状动脉内皮细胞失去调节血管舒张和收缩的能力，导致平滑肌过度收缩。此外，动脉粥样硬化会破坏血管壁结构，增加痉挛的易感性。生活方式因素，如吸烟是冠状动脉痉挛的重要诱因，吸烟可导致血管平滑肌的高反应性。精神紧张和压力会通过激活交感神经系统，增加去甲肾上腺素的释放，也会诱发痉挛。此外，高血压、高血脂、糖尿病等心血管风险因素会进一步加重血管病变。某些药物（如可卡因、麦角类药物）或寒冷刺激也可能引发冠状动脉痉挛。值得注意的是，冠状动脉痉挛在亚洲人群中更为常见，可能与遗传易感性有关。

3. 应该做哪些检查?

如果反复出现胸痛、心悸或其他疑似心肌缺血的症状，医生会建议进行一系列检查以评估冠状动脉的功能和结构。心电图（ECG）是基础检查，通过观察心肌缺血时的 ST 段变化，可以初步判断是否存在冠状动脉痉挛，尤其是在症状发作期间进行的心电图更具诊断价值。动态心电图（Holter 监测）可以记录 24 小时内的心电活动，捕捉短暂的心肌缺血事件。心肌酶学检查（如肌钙蛋白、CK–MB）有助于排除心肌梗死等其他急性冠状动脉综合征。冠状动脉 CT 血管成像（CTA）或冠状动脉造影（CAG）是进一步评估冠状动脉病变的关键手段，可以明确是否存在固定性狭窄或动脉粥样硬化病变。如果冠状动脉造影未发现明显病变但仍怀疑痉挛，医生可能会进行药物激发试验（如注射乙酰胆碱或麦角新碱），以诱发冠状动脉痉挛并观察其发生情况。

4. 该如何确诊这种疾病?

冠状动脉痉挛的确诊需要结合病史、体格检查和多项辅助检查结果。医生会详细询问胸痛的特点、发作时间、持续时间及诱发因素。冠状动脉痉挛的典型症状包括夜间或清晨突发的胸痛，通常与活动无关，可能伴有心悸或晕厥。心电图是诊断的重要工具，尤其是在胸痛发作时进行的心电图，可以观察到特征性的 ST 段抬高或压低，提示心肌缺血。冠状动脉造影是确诊的"金标准"，通过直接观察冠状动脉的形态变化，可以排除固定性狭窄或阻塞。如果冠状动脉造影未发现明显病变但仍怀疑痉挛，医生可能会进行药物激发试验。该试验通过注射乙酰胆碱或麦角新碱诱发冠状动脉痉挛，观察冠状动脉直径的变化和心电图的相应改变，从而确诊冠状动脉痉挛。

5. 该怎样去治疗？

冠状动脉痉挛的治疗目标是缓解症状、预防心肌缺血并降低并发症风险。药物治疗是主要的治疗手段，包括：

钙通道阻滞剂（如硝苯地平、地尔硫䓬）：通过松弛血管平滑肌，减少痉挛的发生频率和强度。

硝酸酯类药物（如硝酸甘油、长效硝酸酯）：可扩张冠状动脉，缓解心绞痛症状。

抗血小板药物（如低剂量阿司匹林）：用于预防血栓形成，但需谨慎应用于无动脉粥样硬化的患者，以避免增加出血风险。

对于症状顽固或药物治疗无效的患者，可能需要进一步评估是否存在其他冠状动脉病变，并考虑介入治疗（如冠状动脉支架植入）。此外，患者应避免已知的诱发因素（如戒烟），避免使用可卡因或麦角类药物，并减少精神压力。如果冠状动脉痉挛频繁发作且伴随严重并发症（如心律失常或心肌梗死），可能需要植入心脏起搏器或植入型心律转复除颤器（ICD）以预防猝死。

6. 这种病对我和我的家庭有什么影响？

冠状动脉痉挛会对患者的身体健康和心理状态产生显著影响。反复发作的胸痛或心绞痛症状可能会限制患者的日常活动能力，影响工作效率和生活质量。患者可能因担心症状发作而产生焦虑或抑郁情绪，进一步加重生活负担。此外，冠状动脉痉挛可能导致严重的并发症，如急性心肌梗死、恶性心律失常甚至猝死，这对患者及其家庭来说都是沉重的心理压力。治疗过程中需要长期药物管理和定期随访，可能增加经济负担。因此，患者和家属需要共同面对疾病所带来的挑战，保持良好的沟通与相互支持，并积极配合医生的治疗和管理。

7. 日常生活中我该注意什么？

冠状动脉痉挛患者在日常生活中应采取健康的生活方式，以减少症状发作和并发症风险。首先，应严格遵医嘱服用药物，并定期复查以监测病情变化。饮食方面，建议选择低盐、低脂、高纤维的健康饮食，适当摄入富含不饱和脂肪酸的食物（如深海鱼、坚果），避免高胆固醇、高糖和高钠饮食。适度的有氧运动（如散步、瑜伽）有助于改善心血管健康，但应避免剧烈运动和寒冷环境中的活动，以免诱发痉挛。患者还需戒烟、限制饮酒，并保持健康体重。心理健康同样重要，患者应学会通过冥想、深呼吸或心理咨询来缓解压力，避免过度紧张或情绪波动。此外，应警惕胸痛或心悸等症状的变化，一旦发现异常，应及时就医，以便调整治疗方案。

8. 患者需要知道的其他内容

冠状动脉痉挛是一种可控但需要长期管理的心血管疾病。患者需要了解，冠状动脉痉挛可能与其他心血管疾病（如动脉粥样硬化或冠状动脉狭窄）同时存在，因此综合管理心血管危险因素（如高血压、高血脂、糖尿病）非常重要。虽然冠状动脉痉挛可能引发严重并发症，但通过药物治疗、生活方式干预和定期随访，大多数患者可以有效控制症状并降低并发症风险。患者还需避免已知的诱因，如吸烟、药物滥用或过度劳累，并保持与医生的良好沟通，及时报告任何症状变化。

肺动脉高压

1. 这是种什么病?

肺动脉高压（pulmonary arterial hypertension，PAH）是一种以肺循环压力异常升高为特征的慢性、进行性疾病。其核心病理机制是肺动脉内皮细胞功能障碍、血管平滑肌增生和重塑，导致肺动脉管腔狭窄、阻力增加，从而引起肺动脉压力升高。随着病情进展，右心室需要克服更大的阻力以维持血液流向肺部，导致右心室肥厚、扩张，最终发展为右心衰竭。肺动脉高压并非单一疾病，而是多种病因和机制共同作用的结果，常见于多种基础疾病，如结缔组织病、先天性心脏病、慢性阻塞性肺疾病（COPD）等。由于其早期症状（如气短、乏力）不具特异性，往往容易被忽视，导致确诊时已处于晚期，严重影响患者的生活质量和预后。

2. 为什么得这种病?

肺动脉高压的病因复杂多样，通常与遗传、环境和基础疾病等多种因素相关。根据世界卫生组织（WHO）的分类，肺动脉高压被分为五大类型：

肺动脉自身异常引起的肺动脉高压：包括特发性肺动脉高压（原因不明）和遗传性肺动脉高压（如 BMPR2 基因突变相关）。此外，药物和毒物（如食欲抑制剂、安非他明）也可能诱发肺动脉高压。

左心疾病引起的肺动脉高压：如左心室收缩或舒张功能障碍、二尖瓣或主动脉瓣病变等，导致肺静脉压力升高，进而引发肺动脉高压。

肺部疾病和（或）低氧所致肺动脉高压：如慢性阻塞性肺疾病、间质性肺病、睡眠呼吸暂停综合征等，这些疾病通过破坏肺组织或引发慢性缺氧，导致肺血管收缩和重塑。

慢性血栓栓塞性肺动脉高压（CTEPH）：由肺动脉内的血栓未完全溶解或反复栓塞引起，导致肺动脉阻塞和压力升高。

未明原因或多因素引起的肺动脉高压：如某些罕见疾病（如血液病、代谢紊乱、肿瘤相关疾病）可能通过多种机制导致肺动脉高压。

此外，长期吸烟、接触粉尘、慢性炎症、感染（如 HIV、血吸虫病）等环境因素也可能增加患病风险。了解病因对于制定个体化治疗方案至关重要。

3. 应该做哪些检查?

肺动脉高压的诊断需要多种检查手段的综合评估，以明确病因、评估病情严重程度并排除其他疾病。以下是常用的检查方法：

超声心动图（Echo）：这是筛查肺动脉高压的首选检查，通过估算右心室收缩压间接评估肺动脉压力，并观察右心室的形态和功能变化。

右心导管检查：这是确诊肺动脉高压的"金标准"，通过直接测量肺动脉压力、肺血管阻力和心排血量，明确诊断并评估病情的严重程度。

心电图（ECG）：可提示右心室肥厚、右心房扩大或心律失常等与肺动脉高压相关的心脏改变。

胸部CT或高分辨率CT（HRCT）：用于评估肺部结构性病变（如间质性肺病、肺气肿）及肺动脉的形态学变化（如扩张或血栓）。

肺功能检查：用于评估肺部通气和换气功能，帮助识别与肺动脉高压相关的慢性肺部疾病。

通气/灌注扫描（V/Q扫描）：用于筛查慢性血栓栓塞性肺动脉高压（CTEPH），通过观察肺部血流灌注的异常分布，发现可能的血栓栓塞。

血液检查：包括自身抗体检测［如抗核抗体（ANA）、抗磷脂抗体］以排除结缔组织病，或感染指标（如HIV、血吸虫抗体）检测以明确相关病因。

运动试验：如6分钟步行试验（6MWT）或心肺运动试验（CPET），用于评估患者的运动耐力和心肺功能，帮助判断病情进展和治疗效果。

4. 该如何确诊这种疾病？

肺动脉高压的确诊需要结合患者的病史、体格检查、影像学和血流动力学检测等多方面信息。右心导管检查是确诊肺动脉高压的"金标准"，其诊断标准为：在海平面、静息状态下，平均肺动脉压（mPAP）≥25mmHg，同时肺动脉楔压（PAWP）≤15mmHg以排除左心疾病引起的肺静脉高压。超声心动图是最重要的无创性筛查工具，可以估算肺动脉收缩压（PASP）并评估右心室功能，按肺动脉收缩压分级：轻度（30～50mmHg）、中度（50～70mmHg）、重度（≥70mmHg）。此外，动态心电图和胸部影像学（如胸部CT或高分辨率CT）有助于发现肺部和心脏的结构异常。为了明确病因，可能需要进一步检查，如肺功能检测（评估肺部疾病）、通气/灌注扫描（排查慢性血栓栓塞性肺动脉高压）及血液检查（筛查结缔组织病、感染等相关疾病）。诊断过程中，医生还会进行详细的病史采集，包括症状发作的特点、家族史和可能的环境暴露史，以确保诊断的准确性并为治疗提供依据。

5. 该怎样去治疗？

肺动脉高压的治疗目标是减缓病情进展、改善症状、提高生活质量并延长患者的寿命。治疗策略通常根据肺动脉高压的分类、病因和严重程度制定，具体包括以下几点：

（1）病因治疗

针对肺动脉高压的诱因和基础疾病进行治疗。如慢性阻塞性肺疾病患者应加强肺部感染的控制和长期氧疗；慢性血栓栓塞性肺动脉高压患者可考虑肺动脉内膜剥离术或抗凝治疗；左心疾病引起的肺动脉高压患者需要改善心功能。

（2）药物治疗

钙通道阻滞剂（CCB）：适用于急性血管反应试验阳性的患者，通过松弛血管平滑肌降低肺动脉压力。硝苯地平、氨氯地平适用于心率偏慢的患者，而地尔硫草适用于心率偏快者。

磷酸二酯酶-5抑制剂（PDE-5i）：如西地那非和他达拉非，通过增加一氧化氮（NO）浓度，扩张血管并减少血管重塑。

内皮素受体拮抗剂（ERA）：如波生坦、安倍生坦，可抑制内皮素的血管收缩作用，促进血管舒张。

可溶性鸟苷酸环化酶激动剂（sGC刺激剂）：如利奥西呱，通过直接激活sGC通路，改善肺血管扩张和抗重塑作用，特别适用于慢性血栓栓塞性肺动脉高压。

前列环素类似物和前列环素受体激动剂：如依前列醇、曲前列尼尔，具有强效的血管扩张作用，是目前最强的肺动脉高压药物之一，适用于重度患者。

抗凝治疗：对于慢性血栓栓塞性肺动脉高压患者，抗凝治疗可减少血栓形成，但应根据患者的出血风险进行个体化决策。

（3）辅助治疗

氧疗：用于缓解低氧血症，特别是慢性肺部疾病患者。

运动康复：通过适度的有氧运动（如步行、轻度瑜伽）改善心肺功能，提高患者的体能和生活质量。

营养支持：维持良好的营养状态，避免恶病质。

心理支持：帮助患者应对疾病相关的焦虑和抑郁情绪，减轻心理压力。

（4）侵入性治疗

对于药物治疗无效或病情严重的患者，可考虑以下方法：①肺动脉球囊扩张术（BPA）：适用于慢性血栓栓塞性肺动脉高压，通过扩张狭窄的肺动脉改善血流。②肺动脉内膜剥离术（PEA）：是慢性血栓栓塞性肺动脉高压的根治性手术，适用于血管阻塞明显的患者。③肺移植：适用于终末期肺动脉高压患者，是目前唯一能够显著改善生存率的治疗手段，但受限于供体短缺和手术风险。

（5）定期随访和监测

肺动脉高压是一种慢性进展性疾病，患者需要定期复查，包括超声心动图、右心导管检查、肺功能检测等，以评估病情变化并调整治疗方案。

6. 这种病对我和我的家庭有什么影响？

肺动脉高压是一种严重的慢性疾病，其长期存在可能导致右心衰竭、心律失常、低氧血症等并发症，严重影响患者的生活质量和寿命。患者常因气短、乏力和活动耐力下降而无法胜任日常工作和家务，甚至需要长期依赖护理。疾病的治疗过程通常需要多种药物联合使用，并可能涉及手术治疗和长期随访，这对患者及其家庭来说构成了巨大的经济负担。此外，患者可能因疾病的不确定性和长期治疗压力而出现焦虑、抑郁等心理问题，家庭成员也需承担更多的心理支持和照顾责任。尽管如此，通过科学的治疗和管理，许多患者仍可以显著改善症状并延长生命，为家庭减轻负担。

7. 日常生活中应该注意什么？

肺动脉高压患者在日常生活中需要采取健康的生活方式，减少症状发作并延缓病情进展。首先，应严格遵医嘱服药，定期复查以监测病情变化。饮食方面，建议选择低盐、低脂、高纤维饮食，避免高钠食物，以减少液体潴留和右心负担。适量运动是必要的，但应避免剧烈运动和高海拔环境，以免加重心肺负担。患者还需戒烟、远离二手烟，减少对肺部的刺激。心理健康同样重要，患者应学会通过冥想、深呼吸或心理咨询来缓解压力，避免过度紧张。此外，应注意预防感染，特别是呼吸道感染，可考虑接种流感疫苗和肺炎疫苗。患者需警惕症状变化，如气短加重、下肢水肿或胸痛，应及时就医。

8. 患者需要知道的其他内容

肺动脉高压是一种需要长期管理的慢性疾病，患者应积极参与疾病管理并与医生保持密切沟通。定期接受右心导管检查、超声心动图等评估病情进展是必要的。患者需避免使用可能加重病情的药物（如血管收缩剂、非甾体抗炎药），并在医生指导下调整治疗方案。此外，女性患者在怀孕前需特别谨慎，因为怀孕可能显著增加肺动脉高压患者的死亡风险。

第八章　心血管疾病之心脏结构问题

主动脉瓣狭窄

主动脉瓣狭窄是一种心脏疾病，它的特征在于主动脉瓣的瓣叶变窄，导致心脏难以将血液顺畅地从主动脉流出。

1. 这是什么病?

主动脉瓣狭窄是一种常见的心脏病，主要发生在年长的成年人。它可能是由于瓣膜的老化或退化，也可能是由于儿童时期的先天畸形。心脏瓣膜可维持血液只沿单一方向流动，当其正常工作时，可完全开放以使血液流过。血液从左心室流出，经主动脉瓣进入主动脉，主动脉将血液运送至全身各处。当上述原因导致主动脉瓣狭窄时瓣叶会被卡住，不能完全开放，导致瓣膜开口变窄，从而引起从心脏流向身体的血液减少。心脏不得不加大工作量以将血液泵送至全身。随着时间的推移，最终会导致心脏肥厚和衰竭。

2. 为什么得这种病?

主动脉瓣狭窄的原因最常见的是风湿性主动脉瓣狭窄、先天性主动脉瓣畸形和老年性主动脉瓣钙化。正常的主动脉瓣为三个瓣膜，最常见的先天畸形为二叶式主动脉瓣。瓣膜退行性变是老年人单纯性主动脉瓣狭窄的常见原因，近年来发生率呈上升趋势。

3. 应该做哪些检查?

首先，医生会进行体格检查，听诊心脏杂音。随后，进行心电图（ECG）检查以检测心脏的电活动，帮助识别心律不齐或心脏肥大。超声心动图（Echo）是最常用的影像学检查，可以直接观察主动脉瓣的结构和功能，评估狭窄的程度。胸部 X 线片可用于查看心脏和主动脉的大小和形状。最后，心导管检查则用于更详细的评估，尤其是在手术前，帮助测量心脏腔室的压力和血流。

4. 该如何确诊这种疾病?

确诊主动脉瓣狭窄通常从超声心动图检查开始，这是最常用且有效的诊断工具之一。超声心动图可以详细显示主动脉瓣的大小、形状和功能，帮助准确评估狭窄的程度。心导管检查则可以更加精确地测量心脏腔室的压力和血流。

主动脉瓣狭窄的严重程度是根据瓣口面积、平均压力阶差和最大跨瓣血流速度进行分级的。不同严重程度的主动脉瓣狭窄可能需要不同的治疗方案，因此准确评估其严重程度对于制定治疗方案至关重要。

正常的瓣口面积范围是 $3 \sim 4cm^2$。

如果瓣口面积大于 $1.5cm^2$ 但小于 $4cm^2$，并且平均压力阶差小于 25mmHg，最大跨瓣血流速度小于 3m/s，则定义为轻度主动脉瓣狭窄。

如果瓣口面积在 $1.0 \sim 1.5cm^2$，平均压力阶差在 $25 \sim 40$mmHg，最大跨瓣血流速度在 $3 \sim 4$m/s，则定义为中度主动脉瓣狭窄。

如果瓣口面积小于或等于 $1.0cm^2$，平均压力阶差大于或等于 40mmHg，最大跨瓣血流速度大于或等于 4m/s，则定义为重度主动脉瓣狭窄。

5. 该怎样去治疗？

治疗主动脉瓣狭窄的方法因人而异。目前尚无药物能直接治疗主动脉瓣狭窄。如果病情轻微，通常只需进行定期监测。如果病情较严重，可能需要进行手术治疗，包括外科主动脉瓣置换术或经导管主动脉瓣置换术或瓣膜成形术。瓣膜置换手术是植入新的瓣膜，外科主动脉瓣置换是通过切除受损瓣膜并替换成健康瓣膜来治疗主动脉瓣狭窄。

在主动脉瓣置换手术中，选择使用机械瓣还是生物瓣取决于患者的年龄、生活方式、健康状况以及个人偏好。机械瓣通常由耐用材料制成，使用寿命较长，因此更适合年轻患者，因为它们通常不需要再次更换。然而，机械瓣需要患者终身服用抗凝药物以防止血栓形成，这有可能增加出血风险。生物瓣一般由动物组织（如猪或牛的心包）制成，虽然不如机械瓣耐用，通常在 $10 \sim 20$ 年后需要更换，但其优点是通常不需要长期使用抗凝药物，因此适合年长患者或无法长期服用抗凝药物的人群。

无需外科手术而植入新主动脉瓣的操作，称为经导管主动脉瓣植入术（transcatheter aortic valve implantation，TAVI），也称经导管主动脉瓣置换术（transcatheter aortic valve replacement，TVAR），近年来开始逐渐应用于治疗严重的主动脉瓣狭窄。它通过股动脉送入介入导管，将人工心脏瓣膜输送至主动脉瓣区打开，从而完成人工瓣膜置入，恢复瓣膜功能。瓣膜成形术是撑开主动脉瓣的术式，通过在瓣膜上使用球囊扩张器来扩大瓣膜，从而改善血液流动。治疗方法的选择应基于患者的具体情况和医生的建议。

6. 这种病对我和我的家庭有什么影响？

主动脉瓣狭窄可能会导致身体不适和体力活动受限。如果病情不严重，这些影响可能不会太大。但如果病情严重，可能需要限制活动并接受治疗，以避免严重后果。如果想要怀孕，应告知医生，医生会根据主动脉瓣狭窄和症状的情况进行进一步评估。

7. 日常生活中应该注意什么？

患有主动脉瓣狭窄的人应该保持健康的生活方式，包括健康饮食、适当的体力活动、控制体重、不吸烟等。此外，应避免过度劳累、注意休息，以及定期接受医学监测和治疗。

8. 患者需要知道的其他内容

对于跨瓣血流速度为 $2 \sim 2.9$m/s 的患者，推荐每 $3 \sim 5$ 年进行一次超声心动图检查。对于跨瓣血流速度为 $3 \sim 3.9$m/s 的患者，推荐每 $1 \sim 2$ 年进行一次超声心动图检查。跨瓣血流速度≥ 4m/s 患者，则推荐每 $6 \sim 12$ 个月进行一次超声心动图检查。

对于使用机械瓣的患者，需要长期服用抗凝药物，主要是华法林。这是因为机械瓣是由非生物材料制成的，在瓣膜置换后，血液容易在瓣膜上凝固，造成血栓栓塞。患者需要定期前往医院进行凝血检查，根据检查结果调整抗凝药物的使用。如果抗凝药物使用过量，可能导致出血不止；如果药物使用不足，则可能导致血栓形成，影响瓣膜功能，甚至危及生命。

对于使用生物瓣的患者，一般术后需要服用抗凝药物 6 个月左右，之后逐渐停药。这是因为生物瓣是由猪或牛的心脏瓣膜制成的，虽然具有一定的耐久性，但仍然存在一定的钙化、挛缩、毁损的风险。因此，生物瓣置换术后需要短期服用抗凝药物，以防止血栓形成。

主动脉瓣关闭不全

主动脉瓣关闭不全是一种心脏疾病，它发生在主动脉瓣关闭时无法完全关闭，导致血液反流到左心室。

1. 这是什么病？

主动脉瓣关闭不全是一种常见的心脏疾病，通常发生在年龄较大的人群中。主要原因是主动脉瓣环上的瓣膜叶松弛或损伤，也可由主动脉根部和升主动脉变形或扩张引起，使血液流回左心室，导致心脏负担增加和血液循环异常。严重的主动脉瓣关闭不全可能导致心脏扩张和衰竭。

2. 为什么会得这种病？

主动脉瓣关闭不全的原因多种多样，慢性主动脉瓣关闭不全病因包括退行性主动脉瓣病变、风湿性心脏病、先天畸形（如二叶式主动脉瓣）、主动脉瓣脱垂等。其他可能的原因包括高血压、强直性脊柱炎、主动脉根部扩张（如马方综合征）等。急性主动脉瓣关闭不全原因包括主动脉夹层、创伤、感染性心内膜炎等。

3. 应该做哪些检查？

常见检查包括心电图、超声心动图、心脏磁共振成像和心导管检查等。

4. 如何确诊这种疾病？

确诊主动脉瓣关闭不全通常需要进行超声心动图检查，评估主动脉瓣的大小、形状和功能。如果主动脉瓣存在关闭不全，可能需要进行其他检查以确定病情的严重程度。主动脉瓣关闭不全的严重程度可以通过射流宽度、每搏反流量和反流分数来进行评估：

轻度关闭不全：射流宽度 < 25% 流出道；每搏反流量 < 30ml；反流分数 < 30%。

中度关闭不全：射流宽度 25% ～ 50% 流出道；每搏反流量 30 ～ 60ml；反流分数 30% ～ 50%。

重度关闭不全：射流宽度 > 50% 流出道；每搏反流量 > 60ml；反流分数 > 50%。

5. 该怎样治疗？

治疗主动脉瓣关闭不全的方法因人而异。如果病情轻微，通常是进行定期监测。如果病情严重，可能需要进行手术治疗。主动脉瓣关闭不全的手术治疗主要包括瓣膜修复和瓣膜置换两种方式。瓣膜修复适用于瓣膜结构尚可修复的患者，通过修复受损的瓣膜组织来恢复其正常功能，且通常不需要长期服用抗凝药物。对于损伤严重且无法修复的瓣膜，置换手术是必要的，分为机械瓣和生物瓣置换。机械瓣由耐用材料制成，使用寿命长，但需终身服用抗凝药物；生物瓣由动物组织制成，通常不需长期抗凝治疗，但使用寿命较短。手术方式的选择取决于患者的病情、年龄、生活方式及对抗凝治疗的耐受性。手术后，患者需进行康复治疗并定期随访以监测心脏功能和瓣膜状态。

6. 这种病对我和我的家庭有什么影响？

主动脉瓣关闭不全可能会导致身体不适和体力活动受限。如果病情不严重，这些影响可能不会太大。但如果病情严重，可能需要限制活动并接受治疗，以避免严重后果。日常的体力活动和运动，可咨询医生，由医生根据病情进行专业的推荐。

7. 日常生活中应该注意什么？

主动脉瓣关闭不全的患者应该保持健康的生活方式，包括健康饮食、适当的体力活动、控制体重、戒烟等。此外，应该避免过度劳累、避免感染、注意休息，以及定期检查和随访。在进行牙科操作或其他侵入性操作时，应提前告知医生病史，在高风险情况下，推荐预防性使用抗生素，以降低感染性心内膜炎的风险。

8. 患者需要知道的其他内容

这是一种常见的心脏疾病，但可以通过适当的治疗和生活方式管理来控制病情。轻度主动脉瓣关闭不全、每 3～5 年一次超声心动图检查。中度主动脉瓣关闭不全每 1～2 年一次超声心动图检查。重度主动脉瓣关闭不全每 6～12 个月一次超声心动图检查；有进行性左室扩大时提高检查频率。

使用机械瓣的患者，需要长期服用抗凝药物，主要是华法林。这是因为机械瓣是由非生物材料制成的，在瓣膜置换后，血液容易在瓣膜上凝固，造成血栓栓塞。患者需要定期前往医院进行凝血检查，根据检查结果调整抗凝药物的使用。如果抗凝药物使用过量，可能导致出血不止；如果药物使用不足，则可能导致血栓形成，影响瓣膜功能，甚至危及生命。

对于使用生物瓣的患者，一般术后需要服用抗凝药物 6 个月左右，之后逐渐停药。这是因为生物瓣是由猪或牛的心脏瓣膜制成的，虽然具有一定的耐久性，但仍然存在一定的钙化、挛缩、毁损的风险。因此，生物瓣置换术后需要短期服用抗凝药物，以防止血栓形成。

二尖瓣狭窄

二尖瓣狭窄是一种进行性疾病，其特征为心脏二尖瓣开放不足，使血液在流经二尖瓣时受阻，从而导致心脏内压力升高和心脏扩大。

1. 这是种什么病？

二尖瓣狭窄是由于二尖瓣瓣膜发生狭窄，血流从左心房经二尖瓣流入左心室受阻，导致心脏负担增加和血液循环异常。严重的二尖瓣狭窄可能导致心脏扩张和衰竭、脑卒中等。

2. 为什么得这种病？

二尖瓣狭窄最常见的原因为风湿性心脏病，其他病因包括二尖瓣环钙化、先天发育异常，其他罕见原因包括法布里病、惠普尔病、黏多糖病以及风湿免疫病等。

3. 应该做哪些检查？

常见检查可能包括心电图、胸部 X 线检查、超声心动图和心导管检查等。

4. 该如何确诊这种疾病？

确诊二尖瓣狭窄需要进行超声心动图（Echo）检查，评估二尖瓣的大小、形状和功能。如果超声检查显示二尖瓣存在狭窄，可能需要进行其他检查以确定病情的严重程度。二尖瓣狭窄的严重程度可以通过瓣口面积、平均压力阶差和肺动脉压来进行评估：

轻度狭窄：瓣口面积 > 1.5cm^2；平均压力阶差 < 5mmHg；肺动脉压 < 30mmHg。

中度狭窄：瓣口面积 1.0 ～ 1.5cm^2；平均压力阶差 5 ～ 10mmHg；肺动脉压 30 ～ 50mmHg。

重度狭窄：瓣口面积 < 1.0cm^2；平均压力阶差 > 10mmHg；肺动脉压 > 50mmHg。

5. 该怎样去治疗？

治疗二尖瓣狭窄的方法因人而异。青少年应控制风湿热活动。如果病情轻微，医生可能建议只进行定期监测。内科治疗对二尖瓣狭窄引起的心力衰竭的作用有限。药物治疗可在瓣膜干预前改善症状和血流动力学状态，但不能根治疾病。

常用的药物包括利尿剂、血管紧张素转换酶抑制剂（ACEI）/ 血管紧张素 II 受体拮抗剂（ARB）/ 血管紧张素受体 – 脑啡肽酶抑制剂（ARNI）等，这些药物可以减轻心脏负担，改善心功能，缓解症状。二尖瓣狭窄合并心房颤动（房颤）者，应抗凝治疗，预防血栓栓塞，推荐使用华法林。

如果病情严重，手术治疗可能是必要的。手术治疗的选择包括经皮球囊二尖瓣成形术、二尖瓣分离术和人工瓣膜置换术等。经皮球囊二尖瓣成形术是一种微创手术，通过导管将球囊送入狭窄的二尖瓣处，然后充气以扩张瓣膜，适用于瓣膜钙化较少的患者。二尖瓣分离术则是通过外科手术直接切开和分离粘连的瓣膜叶片，以改善血流。对于二尖瓣狭窄中瓣膜损伤严重且无法通过修复手术改善的情况，人工瓣膜置换术成为必要的选择。此手术涉及移除受损的二尖瓣，并用人工瓣膜替代，以恢复心脏的正常血流功能。

人工瓣膜分为机械瓣和生物瓣两种类型。机械瓣由耐用材料制成，具有较长的使用寿命，但患者需要终身服用抗凝药物以防止血栓形成。生物瓣则由动物组织制成，通常不需要长期抗凝治疗，但其使用寿命较短，可能需要在未来进行再次置换。选择哪种类型的人工瓣膜取决于患者的年龄、生活方式、对抗凝药物的耐受性以及个人偏好。

6. 这种病对我和我的家庭有什么影响?

二尖瓣狭窄可能导致身体不适和体力活动受限。如果病情不严重,这些影响可能不会太大。但如果病情严重,可能需要限制活动并接受治疗,以避免严重后果。患者的运动耐量因人而异,取决于自身病情的严重性和运动的类型与强度,可以咨询医生。此外,孕前应进行适当的咨询和监测。

7. 日常生活中应该注意什么?

二尖瓣狭窄患者应保持健康的生活方式,包括健康饮食、适当的体力活动、控制体重、不吸烟等。此外,应避免过度劳累、注意休息,每年进行病史采集和体格检查,以评估疾病进展的症状和体征,以及是否出现干预指征。

8. 患者需要知道的其他内容

应根据病情按一定频率复查超声心动图。若瓣口面积 > $1.5cm^2$,应每 3 ~ 5 年复查超声心动图;若瓣口面积为 1.0 ~ $1.5cm^2$,则 1 ~ 2 年复查一次;瓣口面积 < $1.0cm^2$ 时,每年复查。

对于使用机械瓣的患者,需要长期服用抗凝药物,主要是华法林。因为机械瓣是由非生物材料制成的,在瓣膜置换后,血液容易在瓣膜上凝固,造成血栓栓塞。患者需要定期前往医院进行凝血检查,根据检查结果调整抗凝药物的使用。如果抗凝药物使用过量,可能导致出血不止;如果药物使用不足,则可能导致血栓形成,影响瓣膜功能,甚至危及生命。

对于使用生物瓣的患者,一般术后需要服用抗凝药物 6 个月左右,之后逐渐停药。这是因为生物瓣是由猪或牛的心脏瓣膜制成的,虽然具有一定的耐久性,但仍然存在一定的钙化、挛缩、毁损的风险。因此,生物瓣置换术后需要短期服用抗凝药物,以防止血栓形成。

👨‍⚕️ 二尖瓣关闭不全

二尖瓣关闭不全是一种心脏瓣膜病,由于瓣膜结构的一个或多个组成结构[如瓣叶、腱索、乳头肌和(或)瓣环]发生异常,心脏收缩时,二尖瓣无法完全关闭,导致血液从左心室反流回左心房。

1. 这是种什么病?

二尖瓣关闭不全是一种常见的心脏疾病,通常发生在年龄较大的人群中。主要原因是二尖瓣环上的瓣膜松弛或损伤,使血液流回左心房,导致心脏负担增加和血液循环异常。严重的二尖瓣关闭不全可能导致心脏扩张和衰竭。

2. 为什么会得这种病?

二尖瓣关闭不全的原因多种多样,包括二尖瓣退行性变、风湿性心脏病、二尖瓣脱垂、二尖瓣环扩张等。其他可能的原因包括心肌梗死、心脏瓣膜手术等。

3. 应该做哪些检查？

可能需要进行的检查包括超声心动图、心电图、胸部 X 线检查和心脏导管检查等。这些检查可以帮助医生评估病情的严重程度和确定最佳的治疗方案。

4. 该如何确诊这种疾病？

确诊二尖瓣关闭不全通常需要进行超声心动图检查，以此来评估二尖瓣的大小、形态和功能。医生还可能会结合进行其他检查以确定瓣膜病变的严重程度。二尖瓣关闭不全的严重程度可以通过射流面积、每搏反流和反流分数来进行评估：

轻度关闭不全：射流面积＜ 4cm²；每搏反流＜ 30ml；反流分数＜ 30%。

中度关闭不全：射流面积 4 ～ 8cm²；每搏反流 30 ～ 60ml；反流分数：30% ～ 50%。

重度关闭不全：射流面积＞ 8cm²；每搏反流＞ 60ml；反流分数＞ 50%。

5. 该怎样去治疗？

治疗二尖瓣关闭不全的方法因人而异。如果病情轻微且没有症状时，医生可能会建议进行定期监测，不需要任何治疗。如果病情严重，医生会建议进行手术治疗，最佳时机由多种因素决定，比如有无症状、MR 程度、左心室功能、瓣膜修补术是否可行、有无心房颤动和肺动脉高压、患者意愿等。手术方法包括二尖瓣修补术或置换术。

瓣膜修复手术是通过重建或修补瓣叶来恢复瓣膜的功能，包括瓣环成形术（植入人工环）、瓣叶切除 / 重塑术、人工腱索植入术和缘对缘修补术。

近年来，经导管二尖瓣钳夹术（MitraClip）治疗二尖瓣反流在很多研究中已被证实是一种安全的治疗策略。MitraClip 手术源于外科二尖瓣缘对缘缝合技术。经导管二尖瓣钳夹术是无需进行开放式心脏手术的新型微创治疗方法。

瓣膜置换手术是通过切除受损的瓣膜并替换成健康的瓣膜来治疗二尖瓣关闭不全。可以选择机械瓣和生物瓣：使用机械瓣需要终身接受抗凝治疗，而使用生物瓣不需要抗凝治疗，但持久性有限（主要是对于 65 岁以下的患者）。手术方法的选择应该基于患者的具体情况和医生的建议。

6. 这种病对我和我的家庭有什么影响？

二尖瓣关闭不全可能导致身体不适和体力活动受限。如果病情不严重，影响可能较小。但如果病情严重，可能需要限制活动并接受治疗，以避免严重后果。对于有怀孕计划的二尖瓣关闭不全患者，建议备孕前咨询医生，部分女性患者可能需要在备孕前先手术治疗二尖瓣关闭不全。

7. 日常生活中应该注意什么？

二尖瓣关闭不全患者应保持健康的生活方式，包括健康饮食、适当的体力活动、控制体重、不吸烟等。此外，应避免过度劳累、注意休息，以及定期接受医学监测和治疗。

8. 患者需要知道的其他内容

对于有原发性二尖瓣疾病的轻度二尖瓣关闭不全患者，如果没有左心室增大、左室功能不全或肺动脉高压的证据，可以每 3 ～ 5 年进行一次超声心动图检查。中度患者应每 1 ～ 2

年进行一次超声心动图检查。重度患者应每 6 ~ 12 个月复查一次。如果出现症状，需缩短检查时间间隔。如果患者病情尚未稳定，或有进行性左心室扩大、左心室收缩功能下降或肺动脉高压，或接近行二尖瓣手术指征患者，建议每 6 个月复查一次超声心动图。

对于使用机械瓣的患者，需要长期服用抗凝药物，主要是华法林。这是因为机械瓣是由非生物材料制成的，在瓣膜置换后，血液容易在瓣膜上凝固，造成血栓栓塞。患者需要定期前往医院进行凝血检查，根据检查结果调整抗凝药物的使用。如果抗凝药物使用过量，可能导致出血不止；如果药物使用不足，则可能导致血栓形成，影响瓣膜功能，甚至危及生命。

对于使用生物瓣的患者，一般术后需要服用抗凝药物 6 个月左右，之后逐渐停药。这是因为生物瓣是由猪或牛的心脏瓣膜制成的，虽然具有一定的耐久性，但仍然存在一定的钙化、挛缩、毁损的风险。因此，生物瓣置换术后需要短期服用抗凝药物，以防止血栓形成。

三尖瓣狭窄

1. 这是种什么病？

三尖瓣狭窄是一种较为少见的心脏瓣膜病，主要是由于三尖瓣的瓣膜组织增厚、钙化或粘连，导致瓣膜口面积缩小，血液从右心房流向右心室受阻。这种血流受阻会引起右心房压力升高，导致右心房扩大和静脉系统淤血，进而引发一系列症状，包括乏力、运动耐量下降、颈静脉充盈、肝大、腹水及下肢水肿等。在严重情况下，心输出量显著下降，可能导致全身供血不足和右心衰竭。三尖瓣狭窄通常与其他瓣膜疾病（如二尖瓣狭窄或关闭不全）同时存在，单独发生的情况非常罕见。由于症状进展缓慢且不具特异性，早期诊断往往较为困难。

2. 为什么会得这种病？

三尖瓣狭窄的病因多种多样，其中最常见的是风湿性心脏病，这是由风湿热引起的心脏瓣膜炎症导致瓣膜组织增厚、粘连或钙化。此外，类癌综合征（由类癌肿瘤分泌的血清素等物质引起瓣膜纤维化）、右心肿瘤（如心脏黏液瘤）、感染性心内膜炎（导致瓣膜破坏和瘢痕形成）、心内膜弹力纤维增生症（儿童罕见心脏病）以及风湿免疫性疾病（如系统性红斑狼疮或类风湿性关节炎）也可能导致三尖瓣狭窄。医源性因素，如心内起搏器导线或其他植入装置引起的机械性损伤，也可能是病因之一。此外，某些遗传性疾病和先天性异常也可能增加患病风险。了解病因对于制定有效的治疗方案至关重要。

3. 应该做哪些检查？

诊断三尖瓣狭窄需要全面的检查以评估病因、病情严重程度及是否合并其他心脏瓣膜疾病。首先，体格检查是基础，通过听诊可能发现三尖瓣狭窄的特征性杂音（如舒张期低调隆隆样杂音）。随后，医生可能建议进行血液检查（评估炎症、感染或风湿性疾病的相关指标）、心电图（显示右心房增大或心律失常）、胸部 X 线（可能显示右心房增大或肝大）等检查。超声心动图是诊断的核心检查，可直接观察三尖瓣的结构和功能，评估瓣口面积、右心房压力及是否合并其他瓣膜病变。对于图像质量较差或需要更精确评估的患者，可选择经食道超声心动图。心导管检查则用于直接测量右心房和右心室的压力差，明确血流动力学异常。此外，CT 或 MRI 可用于评估心脏和大血管的解剖结构，排除其他可能的病因（如肿瘤或血栓）。

4. 该如何确诊这种疾病？

确诊三尖瓣狭窄的关键是通过超声心动图评估三尖瓣的解剖和功能。超声心动图可以直接测量三尖瓣口面积（正常范围为 $4 \sim 6cm^2$），当瓣口面积 < $1.5cm^2$ 时可诊断为三尖瓣狭窄，同时可评估右心房压力升高的程度。经胸超声心动图（TTE）是首选检查，而对于图像质量较差或需要更精确评估的患者，可选择经食管超声心动图（TEE）。此外，心导管检查可以直接测量右心房和右心室的压力差，明确血流动力学异常。结合病史、体格检查和其他辅助检查（如心电图和胸部 X 线），医生可以进一步明确三尖瓣狭窄的病因、严重程度及是否合并其他心脏病变，从而确诊疾病。

5. 该怎样去治疗？

三尖瓣狭窄的治疗目标是缓解症状、改善血流动力学和预防并发症。轻度到中度三尖瓣狭窄通常通过药物治疗控制症状，包括使用利尿剂缓解液体潴留和水肿，抗心律失常药物（如 β 受体阻滞剂或地高辛）控制心房颤动，抗凝药物（如华法林）预防血栓栓塞事件。对于中重度三尖瓣狭窄，药物治疗效果不佳时，可考虑经皮球囊瓣膜成形术（PBMV），通过导管扩张狭窄的三尖瓣，改善血流通畅性。对于严重狭窄或伴有其他瓣膜病变的患者，可能需要外科手术，包括三尖瓣修复术或置换术。修复术优于置换术，因为保留原生瓣膜可以减少长期并发症。置换术可能需要使用机械瓣或生物瓣，具体选择取决于患者的年龄和情况。此外，患者应采取低盐饮食，避免剧烈运动和高强度体力活动，并定期监测病情变化。

6. 这种病对我和我的家庭有什么影响？

三尖瓣狭窄是一种慢性疾病，可能显著影响患者的生活质量和活动能力。患者常因乏力、气短和下肢水肿而无法正常工作或参与日常活动，严重者甚至需要长期卧床护理。疾病的长期管理和可能的手术治疗会对家庭造成经济负担。此外，患者和家属可能因疾病的慢性进展和不确定性而承受心理压力。家属在支持患者治疗、饮食管理和心理调适方面起着重要作用。尽管如此，通过积极治疗和生活方式的调整，大多数患者的症状可以得到有效控制，生活质量也能得到改善。

7. 日常生活中应该注意什么？

三尖瓣狭窄患者在日常生活中需要采取措施以减轻症状和延缓病情进展。首先，应保持健康的生活方式，包括低盐饮食以减少液体潴留，避免高脂肪和高胆固醇食物，戒烟戒酒。适度的体力活动（如散步）有助于维持心肺功能，但应避免剧烈运动或过度劳累。患者需警惕感染风险，特别是呼吸道感染，可考虑接种流感疫苗和肺炎疫苗。定期随访是必要的，包括超声心动图和其他检查，以动态评估病情变化。患者还应注意监测症状，如气短加重、下肢水肿明显或腹水增加，应及时就医。此外，心房颤动患者需严格遵医嘱服用抗凝药物，防止血栓形成。

8. 患者需要知道的其他内容

三尖瓣狭窄是一种可以通过早期诊断和科学管理改善预后的疾病。患者应了解疾病的慢性进展性和可能的并发症（如右心衰竭、心房颤动、血栓栓塞等），并与医生保持密切沟通。对于需要手术治疗的患者，术后仍需定期随访以监测瓣膜功能和心脏状态。女性患者在计划怀孕前应咨询专科医生，因为怀孕可能会加重心脏负担，增加母婴风险。患者还需注意避免可能加重心脏负担的药物（如非甾体抗炎药）。

三尖瓣关闭不全

1. 这是种什么病？

三尖瓣关闭不全是一种常见的心脏瓣膜病，指三尖瓣在心脏收缩时不能完全关闭，导致部分血液从右心室反流回右心房。正常情况下，三尖瓣在心脏泵血时有效控制血液单向流动，从右心房流向右心室。如果发生关闭不全，反流的血液会增加右心房的压力和容量负担，导致右心房扩大，并进一步影响右心室的功能。轻度的三尖瓣关闭不全常被认为是"生理性反流"，在健康人群中也较为常见，通常不会引起临床症状。然而，严重的三尖瓣关闭不全会导致右心衰竭、全身静脉淤血及血液循环异常，表现为乏力、活动耐量下降、下肢水肿、腹水、颈静脉怒张及肝大等症状。

2. 为什么会得这种病？

三尖瓣关闭不全的病因可以分为继发性（功能性）和原发性（器质性）两类。继发性三尖瓣关闭不全是最常见的类型，通常由右心房和右心室的病理性扩张引起，这种扩张会导致三尖瓣环扩大和瓣叶牵拉，破坏瓣膜的正常关闭功能。常见诱因包括左心衰竭、二尖瓣狭窄或关闭不全、肺动脉高压、肺源性心脏病（如慢性阻塞性肺疾病或肺栓塞）、房间隔缺损、室间隔缺损以及艾森曼格综合征等。原发性三尖瓣关闭不全则是由于三尖瓣本身的结构异常或损伤所致，可能由感染性心内膜炎、风湿性心脏病、结缔组织病（如马方综合征或系统性红斑狼疮）、胸部创伤、起搏器电极的机械性损伤、埃布斯坦畸形（最常见的三尖瓣先天性疾病）等引起。了解病因对于制定治疗方案至关重要。

3. 应该做哪些检查？

如怀疑三尖瓣关闭不全，医生会建议进行一系列检查以明确诊断和评估病情严重程度。超声心动图是最重要的诊断工具，通过经胸或经食管超声可以直接观察三尖瓣的解剖结构、反流的程度，以及右心房、右心室的大小和功能。心电图可帮助评估是否存在心房颤动、右心室肥厚或其他心律异常。胸部 X 线可能显示右心房和右心室扩大或肺瘀血的间接表现。对于需要进一步评估的患者，心脏 MRI 可以提供更精确的右心室功能和三尖瓣反流量的定量分析。此外，右心导管检查可直接测量右心房和右心室的压力差，评估肺动脉压力，尤其适用于考虑手术的患者。通过这些检查，医生可以全面了解病情并制定个体化治疗方案。

4. 该如何确诊这种疾病？

确诊三尖瓣关闭不全的关键是通过超声心动图评估三尖瓣的结构和功能。超声心动图不仅可以明确三尖瓣反流的存在，还能量化反流的严重程度（轻度、中度或重度），并评估右心房和右心室的大小、右心室功能以及是否存在肺动脉高压。经胸超声心动图（TTE）通常是首选检查，而对于图像质量较差或需要更精确评估的患者，可选择经食管超声心动图（TEE）。此外，心脏 MRI 可用于量化反流量和右心功能，为复杂病例提供更准确的信息。对于手术前评估或疑难病例，右心导管检查可以直接测量血流动力学参数，进一步明确病情。结合病史、体格检查和其他辅助检查，医生可以综合判断三尖瓣关闭不全的性质、病因及严重程度，从而确诊疾病。

5. 该怎样去治疗？

三尖瓣关闭不全的治疗取决于病因、反流的严重程度以及是否出现症状。对于轻度或无症状的患者，通常不需治疗，仅需定期监测病情变化。如果反流量较大但无明显症状，可能仅需观察和随访。对于中重度三尖瓣关闭不全伴有症状的患者，治疗目标是缓解右心衰竭症状、改善生活质量和预防并发症。药物治疗是初步措施，包括利尿剂（减轻体液潴留和水肿）、抗心律失常药物（如 β 受体阻滞剂或地高辛，控制心律失常）和抗凝药物（预防血栓形成，尤其是合并心房颤动的患者）。如果三尖瓣关闭不全是继发性的，应积极治疗原发病（如控制肺动脉高压或左心功能不全）。对于药物治疗效果不佳或病情严重的患者，可能需要手术治疗，包括三尖瓣修复术（如瓣环成形术）或三尖瓣置换术（机械瓣或生物瓣）。修复术优先于置换术，因为保留原生瓣膜可减少长期并发症。治疗方案应根据患者的具体情况，与医生共同制定。

6. 这种病对我和我的家庭有什么影响？

三尖瓣关闭不全的影响因病情严重程度而异。轻度三尖瓣关闭不全通常不会对患者的生活质量产生明显影响，但中重度关闭不全可能导致显著的乏力、气短、下肢水肿和活动受限，严重者甚至可能出现右心衰竭或腹水等症状，影响日常生活和工作能力。此外，长期治疗和可能的手术费用会对家庭造成经济负担。

7. 日常生活中应该注意什么？

三尖瓣关闭不全患者在日常生活中应采取健康的生活方式，以减轻症状和延缓病情进展。首先，保持低盐饮食以减少液体潴留，避免高脂肪和高胆固醇食物，戒烟戒酒。适度的体力活动（如散步或轻度有氧运动）有助于维持心肺功能，但应避免剧烈运动或过度劳累。患者需特别注意避免感染，尤其是呼吸道感染，可考虑接种流感疫苗和肺炎疫苗。定期随访是必要的，包括超声心动图和其他检查，以动态评估病情变化。患者还应密切监测症状，如气短加重、下肢水肿明显或腹水增加，及时就医。此外，合并心房颤动的患者需严格遵医嘱服用抗凝药物以预防血栓形成。心理健康也很重要，患者应积极面对疾病，必要时寻求心理支持或加入患者支持群体。

8. 患者需要知道的其他内容

三尖瓣关闭不全是一种需要长期管理的心脏病，患者应了解疾病的慢性进展性和可能的并发症（如右心衰竭、心房颤动、血栓栓塞等）。轻度三尖瓣关闭不全通常无需治疗，但应定期随访以监测病情变化；右心室功能正常的轻度患者建议每 3～5 年随访一次；中度患者建议每 1～2 年随访一次；重度患者或伴右心室扩大的患者应每年随访一次，必要时增加随访频率。对于需要手术治疗的患者，术后仍需定期监测瓣膜功能和右心功能。女性患者在计划怀孕前应咨询心脏科医生，因为怀孕可能加重心脏负担，增加母婴风险。患者还需注意避免可能加重心脏负担的药物（如非甾体抗炎药）。

房间隔缺损

1. 这是种什么病？

房间隔缺损（atrial septal defect，ASD）是一种先天性心脏病，指心脏左右心房之间的房间隔存在一个异常的洞或裂缝。这种缺损会导致部分富含氧气的血液从左心房流向右心房，与含氧量较低的血液混合，从而增加右心房和右心室的血流量。这种异常的血液分流会对心脏和肺部造成额外的负担，导致肺血管压力升高（肺动脉高压），并可能引发右心扩大、心律失常和心力衰竭等问题。房间隔缺损的大小和位置不同，可能会导致从无症状到严重症状等多种表现。小型缺损可能不会引起明显症状，而大型缺损如果不及时治疗，可能会发展为严重的并发症，如艾森曼格综合征（肺动脉压力过高导致血流方向逆转）。房间隔缺损是儿童和成人中较为常见的先天性心脏缺陷之一。

2. 为什么会得这种病？

房间隔缺损的主要原因是先天性心脏发育异常，即胚胎发育过程中心脏房间隔未能完全闭合。正常情况下，在胎儿期，房间隔存在一个称为卵圆孔的通道，用于胎儿时期的血液循环，但在出生后应自然闭合。如果卵圆孔未能闭合或房间隔发育不完全，就会形成房间隔缺损。此外，遗传因素在房间隔缺损的发生中也起着一定作用，如与心脏发育相关的基因突变或染色体异常（如 21 三体综合征、特纳综合征等）可能增加患病风险。某些环境因素也可能是病因之一，例如孕期母亲接触有害物质（如酒精、药物、病毒感染等）可能影响胎儿心脏的正常发育。部分成年患者的房间隔缺损可能是卵圆孔未闭（PFO）进展或其他原因引起的继发性缺损。

3. 应该做哪些检查？

如果怀疑患有房间隔缺损，医生会建议进行一系列检查来明确诊断和评估病情严重程度。超声心动图是诊断房间隔缺损的首选检查，通过经胸或经食管超声可以清晰地观察房间隔的结构、缺损的大小以及血液分流的方向和程度。心电图（ECG）可以帮助发现右心房和右心室的负担增加，以及是否存在心律失常。胸部 X 线检查可能显示右心扩大肺瘀血的间接表现。对于需要更精确评估的患者，心脏 MRI 或 CT 扫描可以提供心脏和大血管的详细解剖结构信息。而右心导管检查则用于直接测量心脏腔室的压力和氧饱和度差异，评估血流分流的严重程度，尤其适用于考虑手术或介入治疗的患者。此外，运动负荷试验可以帮助评估患者的运动耐量和心肺功能。

4. 该如何确诊这种疾病？

确诊房间隔缺损需要依赖影像学检查，特别是超声心动图的结果。通过经胸壁超声心动图，医生可以观察到房间隔的解剖结构、缺损的大小及其位置（如继发孔型、原发孔型或静脉窦型），并通过彩色多普勒技术评估血液分流的方向和速度。如果经胸壁超声心动图未能提供足够的信息，可能需要进行经食道超声心动图，这种方法可以提供更高分辨率的图像，尤其适用于小型缺损或复杂病例。此外，心脏MRI和右心导管检查可以进一步确认血流分流的程度、右心室负担以及肺动脉压力的变化。医生会结合患者的症状、体格检查（如听诊发现固定分裂的第二心音或收缩期杂音）及辅助检查结果，综合判断是否确诊为房间隔缺损以及其严重程度。

5. 该怎样去治疗？

房间隔缺损的治疗取决于缺损的大小、分流程度、合并症状及对心肺功能的影响。对于小型、无症状的房间隔缺损，通常无需治疗，仅需定期监测病情。中大型缺损或伴有明显症状（如乏力、气短、心律失常）以及右心室扩大、肺动脉高压的患者，则需进行干预治疗。介入封堵术是目前最常见的治疗方法，通过心导管技术将封堵器植入缺损部位，关闭房间隔上的洞口。这种方法创伤小、恢复快，适用于大多数继发孔型房间隔缺损患者。对于不适合介入治疗的患者（如缺损位置特殊或合并其他心脏畸形），可能需要开放性心脏手术进行直接修补。手术通常采用缝合或补片修补的方式，补片材料可以是患者自身组织或人工生物材料。对于伴有严重肺动脉高压或艾森曼格综合征的患者，治疗可能更加复杂，需要多学科团队综合评估后制定方案。所有患者在治疗后仍需定期随访，监测心脏功能和手术效果。

6. 这种病对我和我的家庭有什么影响？

房间隔缺损对患者及其家庭的影响取决于缺损的严重程度和是否及时治疗。轻度房间隔缺损通常不会对患者的生活产生明显影响，但中重度缺损可能导致心脏和肺部的长期负担，表现为活动耐量下降、反复呼吸道感染、心律失常甚至心力衰竭。未治疗的大型房间隔缺损可能引发严重并发症，如肺动脉高压、艾森曼格综合征和右心功能衰竭，显著降低患者的生活质量，并增加医疗费用和护理负担。对于儿童患者，家长需要密切关注孩子的生长发育情况，及时就医评估；而对于成年患者，未修补的缺损可能在妊娠或剧烈运动时加重病情。尽管如此，通过早期诊断和干预治疗，大多数患者可以恢复正常生活，家庭负担也会显著减轻。

7. 日常生活中应该注意什么？

房间隔缺损患者需要采取健康的生活方式以减轻心脏负担并预防并发症。首先，保持均衡的饮食，低盐、低脂饮食有助于控制血压和体重，避免进一步增加心脏负担。适度的体力活动（如散步、瑜伽）可以帮助维持心肺功能，但应避免剧烈运动或高强度活动，尤其是大型缺损未修补或合并肺动脉高压的患者。戒烟戒酒对保护心肺功能至关重要。患者还需警惕感染性心内膜炎的风险，尤其是接受过心脏手术或介入治疗的患者，应在牙科手术或其他有创操作前咨询医生是否需要使用预防性抗生素。定期随访是非常重要的，患者应按照医生建议进行超声心动图等检查，以动态监测心脏功能和病情变化。此外，患者应注意休息，避免过度劳累，并及时就医处理任何异常症状，如气短、胸痛或心悸。

8. 患者需要知道的其他内容

房间隔缺损是一种常见的先天性心脏病，但通过早期诊断和适当治疗，多数患者可以过上正常的生活。轻度房间隔缺损通常无需治疗，但需定期随访，监测病情变化；中重度缺损患者则需要积极治疗，以避免严重并发症。患者需要了解房间隔缺损可能引发的并发症，如肺动脉高压、心律失常和心力衰竭，并在医生指导下采取预防措施。对于已接受治疗的患者，术后仍需长期随访，尤其是进行开放性手术或介入封堵术的患者，应定期评估封堵器或补片的功能及心脏整体状态。此外，女性患者在计划怀孕前应咨询心脏科医生，因为妊娠可能加重心脏负担，存在一定风险。

卵圆孔未闭

1. 这是种什么病？

卵圆孔未闭（patent foramen ovale，PFO）是指胎儿时期心脏房间隔中的卵圆孔在出生后未能完全闭合的一种先天性心脏结构异常。卵圆孔是胎儿时期血液循环系统中的重要通道，允许血液绕过未发育完全的肺部直接从右心房流向左心房，以满足胎儿的氧气需求。正常情况下，卵圆孔在出生后由于肺循环的建立和左心房压力的升高会自然闭合。然而，在约25%的成年人中，卵圆孔未能完全闭合，形成卵圆孔未闭。大多数情况下，卵圆孔未闭不会引起明显症状，也不会对健康产生重大影响，但在某些情况下，例如不明原因的脑卒中（隐源性卒中）、偏头痛、潜水员的减压病或其他血栓相关疾病中，卵圆孔未闭可能成为重要的病因。这是因为卵圆孔未闭可能使右心房中的血液（可能含有微小血栓或气泡）绕过肺部过滤，直接进入左心房，并通过体循环引起栓塞性事件。

2. 为什么会得这种病？

卵圆孔未闭的确切发病原因尚不完全明确，但主要与胎儿期心脏发育过程中的生理特征有关。在胎儿期，卵圆孔是正常存在的解剖结构，其功能是将右心房的血液直接分流至左心房，绕过未发育完全的肺部。出生后，随着肺循环的建立，左心房的压力升高，通常会将卵圆孔的瓣膜压紧并使其自然闭合。然而，在部分人群中，由于解剖结构的差异或功能性异常（如卵圆孔瓣膜较小或未能完全贴合），卵圆孔无法闭合，形成卵圆孔未闭。此外，某些遗传因素可增加卵圆孔未闭的发生风险，例如家族中有先天性心脏病史的人群更容易出现卵圆孔未闭。研究还发现，早产儿、低出生体重婴儿以及胎儿期受到不良环境因素影响（如母亲吸烟、饮酒或感染）的新生儿，其卵圆孔未闭的风险可能更高。

3. 应该做哪些检查？

如果怀疑卵圆孔未闭，医生会建议进行一系列检查以明确诊断并评估其对健康的影响。经胸超声心动图（TTE）是最常用的初步检查方法，可以显示心脏的基本结构和功能，但对于小型卵圆孔未闭的敏感性较低。经食管超声心动图（TEE）是更敏感的检查方式，通过更接近心脏的探头可以清晰显示卵圆孔的大小和分流情况。为了进一步明确是否存在右向左分流（即血液从右心房直接流向左心房），医生可能会进行右心声学造影（即发泡试验），通过静脉注射含气泡的生理盐水并观察气泡是否通过卵圆孔进入左心房。此外，经颅多普勒发泡试验（TCD）是一种无创性检查，可以检测到气泡通过卵圆孔进入脑循环的情况，可用于评估卵圆孔未闭与隐源性卒中的关系。对于某些复杂病例，还可能需要进行心脏 MRI 或心导管检查，以进一步评估心脏解剖结构和血流动力学。

4. 该如何确诊这种疾病?

确诊卵圆孔未闭通常需要结合影像学检查和功能性评估。超声心动图是诊断的核心工具，其中 TEE 是最敏感和特异的检查方法，能够直观显示卵圆孔的解剖结构和分流情况。对于怀疑右向左分流的患者，右心声学造影是一项重要的辅助检查，通过观察含气泡的生理盐水是否从右心房进入左心房，可以明确是否存在分流以及分流的程度。经颅多普勒发泡试验则通过检测脑血流中的气泡来间接确认右向左分流，尤其适用于隐源性卒中患者。此外，医生还会结合患者的病史（如是否有不明原因的脑卒中、偏头痛或潜水病史）以及其他检查结果（如心电图或脑部影像学检查）综合判断是否确诊为卵圆孔未闭。

5. 该怎样去治疗?

卵圆孔未闭的治疗取决于患者的具体情况，包括是否存在症状、是否发生过相关并发症（如隐源性脑卒中）以及分流的严重程度。对于大多数无症状的患者，通常无需治疗，仅需定期随访观察。然而，对于有明确相关并发症的患者，治疗可能是必要的。药物治疗是首选方案之一，包括使用抗凝剂（如华法林）或抗血小板药物（如阿司匹林），以降低血栓形成和卒中的风险。对于反复发生隐源性卒中或其他高风险情况的患者，可能需要进行经皮封堵术——这是一种微创手术，通过导管将封堵器植入卵圆孔处以关闭分流通道。封堵术通常安全有效，术后恢复时间较短，适用于大多数患者。此外，对于潜水员或高压环境下工作的患者，封堵术也可以降低减压病的风险。

6. 这种病对我和我的家庭有什么影响?

卵圆孔未闭通常不会对患者及其家庭造成明显的负担，尤其是对于无症状的患者。然而，对于那些因卵圆孔未闭引发隐源性卒中或其他并发症的患者，疾病可能会对其生活质量和家庭经济状况产生一定影响。患者可能需要接受长期药物治疗或手术干预，并需定期随访以监测病情。此外，疾病的不确定性可能会对患者及家属的心理状态造成一定压力，尤其是在发生脑卒中等严重并发症后。

7. 日常生活中应该注意什么?

大多数卵圆孔未闭患者在日常生活中无需特别限制，但仍需注意一些健康管理措施。首先，应保持健康的生活方式，包括均衡饮食、适度运动和戒烟戒酒，以降低心血管疾病的风险。对于需要长期服用抗凝药物的患者，应注意避免外伤或其他可能导致出血的活动，并定期监测凝血功能。潜水员或从事高压环境工作的人群应特别小心，因为卵圆孔未闭可能增加减压病的风险，建议在医生指导下评估是否需要封堵治疗。此外，患者应警惕卒中症状（如突然的肢体无力、言语困难或视物模糊），一旦出现应立即就医。对于已接受封堵术的患者，术后需遵循医生的建议，避免剧烈运动，按时复查超声心动图，并服用必要的抗凝或抗血小板药物以预防术后并发症。

8. 患者需要知道的其他内容

卵圆孔未闭是一种常见的先天性心脏结构异常，大多数情况下不会对健康造成威胁。然而，对于部分患者，卵圆孔未闭可能成为隐源性卒中、偏头痛或减压病的潜在病因，因此需要引起重视。患者应了解，卵圆孔未闭的诊断和治疗是一个多学科合作的过程，包括心脏科、神经科和血管外科等专业的协作。对于孕产妇来说，卵圆孔未闭可能增加妊娠相关并发症（如羊水栓塞）的风险，因此在妊娠前应与医生讨论潜在风险及管理策略。

室间隔缺损

1. 这是种什么病？

室间隔缺损（ventricular septal defect，VSD）是一种先天性心脏病，指心脏左右心室之间的室间隔存在一个异常的洞或裂缝。这种缺损会导致左心室富含氧气的血液通过缺损流向右心室，与右心室含氧量较低的血液混合，从而增加肺循环的血流量。这种异常的血液分流会导致心脏和肺部的额外负担，可能引发肺动脉高压、右心室肥大、心力衰竭等问题。室间隔缺损是最常见的先天性心脏缺陷之一，占所有先天性心脏病的 20% ～ 30%。缺损的大小、位置和血流分流的程度决定了疾病的严重性和临床表现。小型缺损可能不会引起明显症状，而大型缺损如果未能及时治疗，可能会导致严重的并发症，甚至威胁生命。

2. 为什么会得这种病？

室间隔缺损通常是胚胎发育过程中心脏结构未能完全闭合所致。胎儿在母体内发育时，心脏由多个部分逐渐融合形成完整的四腔结构。如果在发育过程中，室间隔未能完全闭合，就会导致室间隔缺损的形成。这种缺陷多为先天性，但也可能与遗传因素相关，例如某些染色体异常（如 21 三体综合征、特纳综合征）或与心脏发育相关的基因突变。此外，环境因素在胎儿期也有可能增加室间隔缺损的风险，例如母亲在孕期接触有害物质（如酒精、某些药物、病毒感染）或患有糖尿病、红斑狼疮等慢性疾病。虽然室间隔缺损的确切病因尚不完全清楚，但遗传和环境因素的共同作用被认为是主要原因。

3. 应该做哪些检查？

如果怀疑患有室间隔缺损，医生通常建议进行一系列检查以明确诊断并评估病情的严重程度。超声心动图（Echo）是诊断室间隔缺损的首选检查，经胸超声心动图（TTE）或经食管超声心动图（TEE）可以清晰地观察到室间隔的结构、缺损的大小和血流分流的方向。心电图（ECG）可以帮助评估心脏是否存在电活动异常，如右心室肥大或心律失常。胸部 X 线检查可能显示心脏扩大或肺充血的间接表现。对于需要更精确评估的患者，医生可能会建议进行心脏 MRI 或 CT 扫描，以提供心脏解剖结构的详细信息。心导管检查则用于直接测量心脏腔室的压力和氧含量，评估血流分流的严重程度以及是否存在肺动脉高压。对于症状不典型或复杂病例，可能需要进行多种检查以综合评估病情。

4. 该如何确诊这种疾病？

确诊室间隔缺损主要依据超声心动图的结果。通过 TTE 医生可以观察到室间隔缺损的位置、大小以及血流分流的方向和速度。对于小型缺损或解剖结构复杂的患者，TEE 可能提供更高分辨率的图像。此外，心导管检查是诊断和评估病情的重要手段，尤其是怀疑存在肺动脉高压或需要精确测量分流量时。医生还会结合患者的临床症状（如心脏杂音、活动后气短、乏力）以及其他辅助检查（如心电图、胸部 X 线）的结果，综合判断是否确诊为室间隔缺损及其严重程度。

5. 该怎样去治疗？

室间隔缺损的治疗取决于缺损的大小、分流量的程度、症状的严重性以及是否存在并发症。对于小型缺损，尤其是分流量较小且无明显症状的患者，可能仅需定期随访观察，因为部分小型室间隔缺损可能会随着年龄增长自然闭合。但对于中大型缺损或伴有明显症状的患者（如心力衰竭、肺动脉高压、生长发育迟缓等），通常需要进行治疗。药物治疗主要用于缓解症状，例如使用利尿剂减轻肺部充血，使用强心剂改善心功能，使用血管扩张剂降低肺动脉压力。对于需要根治的患者，手术治疗是最有效的方法，包括开放性心脏手术和微创的经皮封堵术。开放性手术通过直接缝合或使用补片修补缺损，适用于复杂或大型缺损；经皮封堵术则通过导管将封堵器送入缺损部位进行修补，适用于简单的中型缺损。

6. 这种病对我和我的家庭有什么影响？

室间隔缺损可能会对患者及其家庭造成一定的影响，尤其是在未及时治疗的情况下。对于中大型缺损患者，心脏和肺部的长期负担可能导致活动耐量下降、反复感染、心律失常、心力衰竭等问题，严重时可能危及生命。此外，未治疗的室间隔缺损可能引发肺动脉高压、艾森曼格综合征等不可逆的并发症，显著降低患者的生活质量。对于儿童患者，疾病可能影响其生长发育，给家庭带来额外的照顾压力和经济负担。然而，通过早期诊断和治疗，大多数患者可以恢复正常生活，家庭的负担也会显著减轻。

7. 日常生活中应该注意什么？

室间隔缺损患者需要采取健康的生活方式以减轻心脏和肺部的负担。首先，应保持均衡饮食，低盐、低脂饮食有助于控制血压和体重，避免进一步增加心脏负担。适度的体力活动（如散步、游泳）可以帮助维持心肺功能，但应避免剧烈运动或高强度活动，尤其是对于中大型未修补缺损的患者。戒烟戒酒对保护心肺功能至关重要。患者还需警惕感染性心内膜炎的风险，尤其是接受过心脏手术或介入治疗的患者，应在牙科手术或其他有创操作前咨询医生是否需要使用预防性抗生素。定期随访是非常重要的，患者应按照医生建议进行超声心动图等检查，以动态监测心脏功能和病情变化。此外，患者应注意休息，避免过度劳累，并及时就医处理任何异常症状，如气短、胸痛或心悸。

8. 患者需要知道的其他内容

室间隔缺损是一种常见的先天性心脏病，但通过早期诊断和适当的治疗，大多数患者可以过上正常的生活。对于小型缺损患者，疾病可能不会对健康产生显著影响，但仍需定期监测病情变化。对于中大型缺损患者，及时治疗可以显著改善预后，避免严重并发症的发生。患者应了解，室间隔缺损的治疗需要多学科合作，包括心脏科、儿科和外科等专科的协作。接受手术治疗的患者在术后仍需定期随访，以监测修补效果和心脏功能。此外，女性患者在计划怀孕前应咨询心脏科医生，因为妊娠可能增加心脏负担，存在一定的风险。

室间隔增厚

1. 这是种什么病？

室间隔增厚是一种心脏病理状态，指心脏左右心室之间的分隔——室间隔出现异常增厚，常与肥厚型心肌病（hypertrophic cardiomyopathy，HCM）相关。正常情况下，室间隔的厚度应保持在一定范围内（通常小于12mm）。当室间隔增厚时，可能导致心腔空间变小、心脏泵血效率下降、心脏舒张功能受限，并增加心脏负担。严重的室间隔增厚可能引发左心室流出道梗阻，导致血液流出心脏受阻，进一步增加心脏的工作负担。长期未治疗的室间隔增厚可能导致心力衰竭、心律失常（如室性心动过速或心房颤动）以及猝死风险，特别是在肥厚型心肌病患者中。室间隔增厚不仅是某些遗传性心肌病的表现，也可能是长期高血压或其他心脏负担加重因素的结果。

2. 为什么会得这种病？

室间隔增厚的病因多样，最常见的是遗传性疾病——肥厚型心肌病，这是一种由基因突变引起的常染色体显性遗传病，主要影响心肌的结构和功能。此外，长期高血压也是导致室间隔增厚的常见原因之一。高血压会使心脏长期处于高负荷状态，导致心肌代偿性肥厚，包括室间隔的增厚。其他可能的病因还包括主动脉瓣狭窄、运动员心脏（长期高强度运动导致的心肌肥厚）、肥胖相关的心肌重构，以及某些代谢性疾病（如淀粉样变性、法布里病）。此外，不良生活方式，如长期吸烟、饮酒、高盐饮食、缺乏运动等，也会通过增加心血管负担间接导致室间隔增厚。对于某些患者，室间隔增厚可能是多种因素共同作用的结果。

3. 应该做哪些检查？

室间隔增厚的诊断需要通过一系列检查来全面评估心脏的结构和功能。超声心动图（Echo）是最常用的检查方法，可以直接测量室间隔的厚度，并评估是否存在左心室流出道梗阻或心脏舒张功能障碍。对于怀疑肥厚型心肌病的患者，心脏磁共振成像（CMR）可以提供更清晰的心肌结构图像，帮助评估心肌纤维化程度和增厚的具体位置。心电图（ECG）可以显示心肌肥厚引起的电活动异常，如QRS波群增宽或T波改变。24小时动态心电图（Holter监测）可以检测是否存在心律失常（如室性心动过速、心房颤动等）。对于有家族遗传史的患者，基因检测可以帮助确定是否存在与肥厚型心肌病相关的基因突变。此外，血液检查可能用于排除其他可能的病因（如代谢性疾病或炎症性疾病）。在某些复杂病例中，医生可能建议进行心脏导管检查以评估心腔压力和血流动力学。

4. 该如何确诊这种疾病？

确诊室间隔增厚需要综合患者的临床症状、家族史及多项辅助检查的结果。超声心动图是诊断的核心工具，医生通过超声可以直观地测量室间隔厚度，评估左心室流出道是否存在梗阻，并观察心脏的整体功能。一般来说，室间隔厚度 ≥ 15mm 可诊断为室间隔肥厚，而厚度在 13 ～ 15mm 时，需要结合其他检查结果和临床表现进一步明确诊断。心脏磁共振成像可以帮助确认心肌增厚的范围和分布情况，并检测是否存在心肌纤维化，这对于疾病的预后评估非常重要。如果患者有心律失常或猝死家族史，可能需要进行基因检测以明确是否存在遗传性肥厚型心肌病。此外，医生还会根据心电图结果和患者的症状（如胸痛、气短、晕厥等）来综合判断病情的严重程度。

5. 该怎样去治疗？

室间隔增厚的治疗方案取决于病情的严重程度、是否存在症状以及是否伴随其他心脏疾病。对于轻度室间隔增厚且无明显症状的患者，通常建议通过调整生活方式来控制病情，如健康饮食、规律运动（避免高强度运动）和戒烟戒酒。对于中度至重度室间隔增厚患者，药物治疗是主要的干预手段。β 受体阻滞剂（如美托洛尔）是治疗梗阻性肥厚型心肌病的首选药物，能够减缓心率、降低心肌耗氧量，并改善左心室流出道梗阻。对于不能耐受 β 受体阻滞剂的患者，可以使用钙通道拮抗剂（如维拉帕米）以改善心肌舒张功能。在无梗阻的情况下，ACEI 或 ARB 类药物（如培哚普利、缬沙坦）可用于降低血压和改善心室重构。对于药物治疗效果不佳或梗阻严重的患者，可能需要考虑室间隔消融术（通过注射酒精破坏部分增厚的心肌）或室间隔切除术（通过手术切除部分增厚的心肌）。此外，对于存在高风险心律失常的患者，医生可能建议植入植入型心律转复除颤器（ICD）以预防猝死。

6. 这种病对我和我的家庭有什么影响？

室间隔增厚可能对患者及其家庭产生一定的影响，尤其是遗传性肥厚型心肌病患者。患者可能因疾病导致活动耐量下降、生活质量降低，甚至出现晕厥或心力衰竭等严重情况，给家庭带来心理和经济上的压力。家属需要了解室间隔增厚可能具有遗传性，尤其是肥厚型心肌病。建议一级亲属进行筛查，筛查方法包括超声心动图和基因检测，以期早期发现和干预。此外，家庭成员应支持患者进行生活方式的调整，如健康饮食、适度锻炼和减轻压力，并帮助患者遵循医生的治疗建议。对于病情较重的患者，家属需要密切关注病情变化，协助患者定期复诊，并在必要时提供心理支持。

7. 日常生活中应该注意什么？

室间隔增厚患者需要在日常生活中采取措施保护心脏健康。首先，饮食应以低盐、低脂、高纤维为主，增加水果、蔬菜和全谷类的摄入，同时限制加工食品和高胆固醇食物。适度锻炼有助于改善心血管健康，但应避免剧烈运动或高强度的竞技性体育活动，以免增加心脏负担。患者应戒烟戒酒，并避免摄入过量咖啡因。定期监测血压和体重，按时服用医生开具的药物，尤其是降压药和心脏保护药物。患者还应警惕胸痛、气短、晕厥等症状的出现，一旦发生应及时就医。此外，手术或牙科操作前应咨询医生是否需要使用抗生素预防感染性心内膜炎。保持良好的睡眠和心理状态也有助于病情的控制。

8. 患者需要知道的其他内容

室间隔增厚是一种可以管理的心脏疾病，但需要患者和医生的密切配合。对于中重度患者，病情可能会随时间而进展，因此定期随访和动态监测至关重要。肥厚型心肌病患者应特别注意猝死风险，尤其是在家族中有猝死史的情况下，必要时需考虑植入ICD。此外，患者应了解疾病的遗传性特点，建议家族成员进行心脏筛查，以便早期发现潜在的遗传性心肌病。女性患者在计划怀孕前应咨询心脏科医生，评估妊娠可能对心脏功能的影响，并制定个性化的管理方案。

第九章　心血管疾病之心脏功能问题

心脏功能的评估

1. NYHA 分级

心脏健康与我们的寿命和生活质量息息相关，美国纽约心脏协会（NYHA）制定的心功能分级系统是评估心力衰竭严重程度的权威标准。该分级系统将心力衰竭分为四级：Ⅰ级患者心脏功能基本正常，在日常生活中没有任何症状，能够完成所有体力活动；Ⅱ级患者表现为轻度心功能不全，日常活动如爬楼梯或快走时可能会出现轻微的气短和疲劳，但休息时症状缓解；Ⅲ级患者为中度心功能不全，日常活动明显受限，甚至步行较短距离也会导致显著的气短和疲劳；Ⅳ级患者为重度心功能不全，即使在休息时也会出现明显的呼吸困难和乏力，几乎所有体力活动都会加重症状。这一分级系统不仅有助于医生评估患者的病情，还为制定治疗方案提供了重要依据。

2. 症状自查

心力衰竭的症状自查是早期识别疾病的重要环节，能够帮助患者及时发现问题并采取措施。患者应特别留意以下症状：气短是最常见的表现，通常在活动后或平躺时加重，提示心脏泵血能力下降；胸闷和胸痛可能意味着心肌供血不足或心脏压力过大；心悸表现为心跳加快或不规律，提示可能存在心律失常；乏力和疲劳是由于心脏无法有效供氧导致的全身功能下降；头晕或晕厥可能与心脏输出不足或心律异常有关；足踝或小腿水肿提示体液潴留，可能是右心功能不全的表现；此外，无法平躺或需要使用多个枕头睡觉以缓解呼吸困难，提示可能有肺部淤血。如果这些症状新出现或逐渐加重，应尽快就医，以便进行全面评估和治疗。

3. 血压和心率

血压和心率是评估心力衰竭患者病情的重要指标。健康成人的心率通常 60～100 次 / 分，但心力衰竭患者常表现为基础心率增快，这是心脏试图通过增加跳动频率来维持血液输出的代偿机制。过快的心率会进一步加重心脏负担，导致病情恶化。血压方面，血压的正常范围为 90/60mmHg 至 140/90mmHg，但心力衰竭患者的血压可能出现波动，部分患者可能因心功能下降而表现为低血压，尤其是在体位变化时（如直立性低血压），而另一些患者可能因液体潴留或高血容量而出现高血压。定期监测心率和血压变化，尤其是在服用药物后（如利尿剂、β受体阻滞剂），可以帮助医生评估治疗效果并调整用药方案。

4. 心电图

心电图（ECG）是诊断和监测心脏健康的基础工具，能够提供心脏电活动的详细信息。

通过心电图可以发现心律失常（如心房颤动、室性心动过速）、心肌缺血（如 ST 段压低或抬高）及传导系统异常（如左束支或右束支传导阻滞）。此外，心电图还可提示心脏肥大。例如，通过 QRS 波群的电压变化评估左心室肥厚或右心室肥厚的可能性。在心力衰竭的管理中，心电图不仅用于诊断，还可用于监测治疗效果，如观察 β 受体阻滞剂是否有效控制心率，或评估起搏器植入后的心脏功能。定期进行心电图检查是心力衰竭患者管理的重要环节，能够帮助医生及时发现问题并调整治疗策略。

5. 血液化验

血液化验是评估心力衰竭的重要手段，能够反映心脏功能和全身代谢状态。B 型钠尿肽（BNP）和 N 末端 B 型钠尿肽前体（NT-proBNP）是心力衰竭的关键生物标志物，其水平升高提示心脏压力增加和心功能受损。不同年龄组的正常范围有所差异：50 岁以下患者 NT-proBNP 正常值为 125 ～ 450pg/ml，50 ～ 75 岁为 450 ～ 900pg/ml，75 岁以上为 900 ～ 1800pg/ml，而 BNP 的正常值通常为 35 ～ 100pg/ml。此外，血液化验还包括肾功能（如血清肌酐和尿素氮）和电解质（如钾、钠水平），因为心力衰竭和其治疗药物（如利尿剂）可能对肾功能和电解质平衡产生影响。肝功能检查也很重要，因为严重心力衰竭可能导致心源性肝功能损害。通过血液化验可以全面评估患者的全身状态，为个性化治疗提供依据。

6. 影像学检查

影像学检查在心力衰竭的诊断和管理中至关重要，能够提供心脏结构和功能的详细信息。超声心动图是最常用的无创检查方法，可评估心脏的大小、瓣膜功能、左室射血分数（LVEF）等关键指标，LVEF 低于 40% 提示射血分数下降型心力衰竭（HFrEF），而 LVEF 在 50% 以上则为射血分数保留型心力衰竭（HFpEF）二者之间称为中间范围射血分数心力衰竭（HFmrEF）。心脏磁共振成像（CMR）可提供更高分辨率的图像，能够评估心肌组织的变化，如心肌纤维化、炎症或坏死，是诊断心肌病和心肌损伤的金标准。心肌核素显像通过放射性示踪剂评估心肌的血流灌注情况，帮助识别缺血性心肌病变并评估心肌存活性。影像学检查不仅用于诊断，还能用于监测疾病进展和评估治疗效果。

7. 运动负荷试验

运动负荷试验是评估心脏功能和耐力的动态检查方法，能够反映患者在日常活动中的心肺适应能力。六分钟步行试验（6MWT）是最常用的评估工具，通过记录患者在六分钟内行走的距离来衡量心肺功能。行走距离小于 150m 提示重度心力衰竭，150 ～ 450m 提示中度心力衰竭，而超过 450m 提示轻度心力衰竭。这项试验简单易行，能够直观反映患者的日常活动能力。心电图运动试验则在患者运动时监测心电图和血压变化，以评估心脏的负荷能力，帮助识别心肌缺血或心律失常等问题。这些试验不仅用于诊断，还可用于评估心脏康复计划的效果，指导患者进行安全的运动训练。

对于复杂或难以诊断的病例，有创检查可以提供更精确的血流动力学数据和心脏功能评估。右心导管检查是最常用的有创检查，通过将导管插入静脉并引导至心脏，直接测量右心房、右心室和肺动脉的压力，以及心输出量和肺毛细血管楔压等参数。这项检查对于评估心力衰竭的严重程度、诊断肺动脉高压以及指导药物治疗（如利尿剂或血管扩张剂的使用）具有重要意义。此外，冠状动脉造影可用于排除冠心病作为心力衰竭的诱因，特别是怀疑急性冠脉综合征的患者中。尽管有创检查风险较高，但在特定情况下，它们能够提供无创检查无法获得的重要信息，从而帮助制定更精准的治疗方案。

急性心力衰竭

1. 这是什么病？

急性心力衰竭（acute heart failure，AHF）是一种突然发生的、危及生命的心脏功能障碍，是指心脏在短时间内无法有效泵出足够的血液以满足全身组织的需求，或者无法容纳回流的静脉血液，导致循环系统的严重失衡。它可以是首次发生的心功能衰竭（如急性心肌梗死导致的心源性休克），也可以是慢性心力衰竭的急性失代偿。急性心力衰竭的表现多样，包括肺部急性充血（肺水肿）、低血压、心源性休克或全身性水肿等。病理机制主要涉及心脏泵血功能的迅速下降、心室充盈压力的急剧升高以及外周循环的灌注不足。根据患者的血流动力学状态，急性心力衰竭可分为"湿冷型""湿暖型""干冷型"和"干暖型"，其中"湿冷型"最为严重，通常伴随肺淤血和低灌注。由于急性心力衰竭的高死亡率和高复发率，早期识别和及时治疗对改善预后至关重要。

2. 为什么得这种病？

急性心力衰竭的发生通常是由心脏功能的突然恶化或外界诱发因素导致的。急性冠脉综合征（如心肌梗死）是最常见的病因之一，由冠状动脉的急性闭塞导致心肌缺血和坏死，从而使心脏泵血能力急剧下降。高血压急症可通过增加心脏负荷和心肌耗氧量，引发急性心力衰竭。严重心律失常（如室性心动过速、心房颤动）会显著降低心输出量，导致血液循环紊乱。急性心瓣膜病变（如主动脉瓣或二尖瓣的急性关闭不全）可能由感染性心内膜炎或瓣膜撕裂引起，迅速增加心脏的血流负荷。急性重症心肌炎（如病毒性心肌炎）会导致心肌收缩力显著下降。其他诱因还包括严重感染（如败血症）、药物毒性（如化疗药物或某些抗心律失常药物）以及妊娠相关心肌病。此外，对于慢性心力衰竭患者，急性加重往往由特定诱因触发，如感染、液体潴留、药物依从性差或未控制的高血压。

3. 应该做哪些检查？

急性心力衰竭的诊断和评估需要快速而全面的检查，以明确病因、评估严重程度并指导治疗。心电图（ECG）是初步检查的关键工具，可识别心律失常、心肌缺血或梗死的特征。胸部 X 线可以显示心脏扩大、肺部充血或肺水肿的表现。超声心动图是评估心脏结构和功能的核心检查，可以直接观察心室收缩和舒张功能、心脏瓣膜状态以及心腔大小，帮助判断是否存在急性瓣膜病变或心包积液。血液检查包括检测 BNP 或 NT-proBNP，这些标志物在心力衰竭时升高，可帮助区分心源性呼吸困难与其他原因。此外，肌钙蛋白和心肌酶的检查有助于识别急性心肌梗死。对于疑似感染的患者，血液培养和炎症标志物（如 C 反应蛋白和白细胞计数）是必要的。动脉血气分析可以有效评估氧合状态和酸碱平衡，特别是在低氧血症或代谢性酸中毒患者中。对于复杂病例，可能需要进行心脏磁共振成像或冠状动脉造影以进一步明确病因。

4. 该如何确诊这种疾病？

急性心力衰竭的确诊需要结合患者的临床表现、体格检查和辅助检查结果。患者通常表现为急性呼吸困难、极度疲劳、心悸和下肢水肿等症状，严重者可出现肺水肿、低血压或心源性休克。体格检查可能发现颈静脉怒张、肺部啰音、心脏杂音或肝颈静脉反流征阳性等特征性体征。超声心动图是确诊的核心指南，可以评估心脏的泵血功能、心室充盈压力以及瓣膜功能是否正常。心电图可以帮助识别心律失常或急性心肌缺血的表现，胸部 X 线则用于评估肺部积液或心脏扩大。此外，血液检查（如 BNP 或 NT-proBNP 水平升高）和动脉血气分析可以提供重要的病理生理信息。对于怀疑急性冠脉综合征的患者，冠状动脉造影可能是必要的。

5. 该怎样去治疗？

急性心力衰竭是一种危及生命的紧急情况，需要迅速采取多方面的治疗措施以稳定患者的病情并改善预后。氧疗是首要措施，通过鼻导管、面罩或无创正压通气（如 CPAP）改善氧合，缓解呼吸困难。利尿剂（如呋塞米）是治疗急性肺淤血和水肿的关键药物，可以迅速减少体内多余液体，降低心脏前负荷。对于血压正常或偏高的患者，血管扩张剂（如硝酸甘油或硝普钠）可以降低心脏后负荷，改善心脏泵血功能。对于低血压或心源性休克患者，可能需要使用正性肌力药物（如多巴酚丁胺或米力农）来增强心脏收缩力，并使用血管收缩剂（如去甲肾上腺素）维持血压。此外，针对病因的治疗至关重要。例如：急性冠脉综合征患者可能需要紧急行经皮冠状动脉介入治疗（PCI）或溶栓治疗；感染性心内膜炎患者需要使用抗生素；严重心律失常患者可能需要电复律或植入临时起搏器。对于病情危重的患者，可能需要机械辅助支持，如主动脉内球囊反搏（IABP）、体外膜肺氧合（ECMO）或左心室辅助装置（LVAD）。治疗的目标是迅速缓解症状、改善心功能并预防器官损伤，同时为长期管理创造条件。

6. 这种病对我和我的家庭有什么影响？

急性心力衰竭对患者及其家庭的影响是深远的。患者可能需要长期接受治疗和监测，这不仅会对生活质量造成显著影响，还可能导致心理压力增加，如焦虑或抑郁。家庭成员需要承担更多的照顾责任，包括协助患者遵循治疗方案、调整生活方式以及应对突发情况。此外，由于急性心力衰竭的高复发率，患者和家属需要密切关注患者病情的变化，及时就医。经济负担也是一个重要问题，尤其是对于需要长期药物治疗或机械辅助支持的患者。

7. 日常生活中应该注意什么？

健康饮食：坚持低盐、低脂、高纤维的饮食，避免摄入高钠食品（如腌制食品、加工食品）和高脂肪食物，增加水果、蔬菜和全谷物的摄入。

适度运动：在医生的指导下进行适量的运动，如散步或轻度有氧运动，有助于增强心肺功能，但需避免剧烈运动或过度劳累。

监测健康指标：每日监测体重、血压和尿量，体重的突然增加可能提示液体潴留，应及时告知医生。

按时服药：严格遵循医生的治疗方案，按时服用药物，不要随意停药或更改剂量。

戒烟限酒：戒烟可以显著降低心血管风险，同时要限制酒精摄入，以避免对心脏造成进一步损害。

心理健康：保持积极的心态，必要时寻求心理支持或咨询，帮助应对疾病带来的情绪压力。

8. 患者需要知道的其他内容

急性心力衰竭是一种可通过早期干预和长期管理改善预后的疾病。患者需要理解疾病的复发风险，并积极配合医生制定个性化的治疗和康复计划。对于慢性心力衰竭患者，病情急性加重通常由明确的诱因触发，如感染、未控制的高血压、心律失常或药物依从性差，因此识别和预防这些诱因是关键。家庭成员可参与心力衰竭管理教育课程，学习如何支持患者并识别病情恶化的早期迹象。患者和医疗团队密切合作，可以显著改善患者的生活质量并降低病情急性加重的发生率。

慢性心力衰竭

1. 这是什么病？

慢性心力衰竭（chronic heart failure，CHF）是一种由心脏结构或功能异常引起的综合征，表现为心脏无法有效泵血以满足全身组织的代谢需求，或者心脏在正常静脉回流下无法容纳足够的血液。慢性心力衰竭根据左室射血分数（LVEF）的大小可分为射血分数下降型（HFrEF，LVEF < 40%）、射血分数保留型（HFpEF，LVEF ⩾ 50%）及射血分数轻度下降型（HFmrEF，40% ⩽ LVEF ⩽ 49%）。其症状主要包括液体潴留（如下肢水肿、腹水、肺淤血引起的呼吸困难）和心输出量下降（如乏力、头晕、心悸），这些症状可能在活动时加重。慢性心力衰竭是一种进展性疾病，其自然病程包括反复的急性加重和缓解，具有较高的死亡率和再住院率。数据显示，确诊心力衰竭的患者 5 年生存率仅为 50% 左右，而首次住院后 1 个月内的再住院率高达 25%。因此，慢性心力衰竭不仅是一种严重的健康威胁，也对患者的生活质量和卫生资源造成了巨大负担。

2. 为什么得这种病？

慢性心力衰竭的发生是多种心血管疾病和外界因素共同作用的结果。冠心病是最常见的病因，占所有心力衰竭病例的 50% ～ 70%，冠状动脉狭窄或闭塞导致心肌缺血和坏死，使心脏的泵血能力逐渐下降。高血压是另一重要原因，长期的高血压导致心脏负荷增加，最终引起心室肥厚和心功能下降。心肌病（如扩张型心肌病、肥厚型心肌病）和心肌炎（如病毒感染或免疫介导的心肌炎）会直接损伤心肌，削弱心脏的收缩和舒张功能。心脏瓣膜病（如主动脉瓣狭窄或关闭不全）会增加心脏的压力负荷或容量负荷，最终导致心力衰竭。此外，糖尿病、肥胖和慢性肾病等代谢性疾病也会显著增加心力衰竭的风险。不良生活方式，如吸烟、酗酒、不健康饮食（高盐、高脂）以及缺乏运动，会加速心血管疾病的发生和进展。此外，某些药物（如化疗药物）和毒素（如酒精、非法药物）也可能直接损害心肌功能。

3. 应该做哪些检查？

慢性心力衰竭的诊断和评估需要依靠多种检查手段，以明确病因、评估心功能和病情的严重程度。心电图（ECG）是基础检查，用于识别心律失常、心肌缺血或左心室肥厚的迹象。超声心动图是评估心脏结构和功能的核心工具，可以测量 LVEF、心腔大小、室壁厚度及瓣膜功能，还可通过多普勒技术评估心脏血流动力学状态。血液检查是重要的辅助工具，特别是 BNP 或 NT-proBNP 的检测，这些标志物在心力衰竭时显著升高，可帮助区分心源性呼吸困难与其他原因。胸部 X 线检查用于评估心脏大小和肺部淤血或积液的情况。对于复杂病例或需要进一步明确病因的患者，可能需要进行心脏磁共振成像，以评估心肌的结构和功能，特别是在怀疑心肌炎或心肌病时。此外，冠状动脉造影可用于排除冠心病，心肌活检则用于诊断某些罕见的心肌疾病（如淀粉样变性或心肌炎）。在某些情况下，医生可能建议进行血流动力学运动试验或右心导管检查，以精确测量心脏的压力和输出量。

4. 该如何确诊这种疾病？

慢性心力衰竭的确诊需要综合分析患者的临床症状、体格检查结果和辅助检查数据。患者的主要症状包括活动后或夜间加重的呼吸困难、乏力、下肢水肿和体重突然增加等，体格检查可能发现颈静脉怒张、肺部啰音、心脏杂音以及肝脏充血等体征。确诊的关键在于评估心脏的结构和功能，超声心动图是最常用的工具，LVEF 低于 40% 通常提示射血分数下降型心力衰竭（HFrEF），而 LVEF ≥ 50% 则提示射血分数保留型心力衰竭（HFpEF）。此外，BNP 或 NT-proBNP 水平的升高也提示心力衰竭的存在，并可用于评估病情的严重程度。对于确诊心力衰竭的患者，还需要进一步明确其病因，例如通过冠状动脉造影排除冠心病，通过血液检查筛查甲状腺功能异常或贫血等可能的诱因。虽然有创性检查（如右心导管检查）可以提供更精确的血流动力学数据，但通常仅在复杂或病因不明确的病例中使用。

慢性心力衰竭的病程通常分为四个阶段（A ～ D 期），每个阶段代表不同的风险和治疗目标。A 期为高风险阶段，患者尚无心力衰竭症状，但存在冠心病、高血压或糖尿病等高危因素，此时的治疗目标是控制危险因素，预防心力衰竭的发生。B 期为无症状性心力衰竭，患者可能已有心脏结构异常（如左心室肥厚或射血分数下降），但尚未出现症状，此时的重点是早期干预［如使用血管紧张素转换酶抑制剂（ACEI）、血管紧张素受体拮抗剂（ARB）或 β 受体阻滞剂］以延缓病程进展。C 期为症状性心力衰竭，患者可能出现呼吸困难、乏力或水肿等症状，此时的治疗包括优化药物治疗［如利尿剂、血管紧张素受体 – 脑啡肽酶抑制剂（ARNI）、SGLT2 抑制剂等］和生活方式管理。D 期为终末期心力衰竭，患者症状严重且对常规治疗无反应，此时可能需要考虑心脏移植或机械辅助装置（如左心室辅助装置）。通过分期管理，可以更有针对性地制定治疗策略，改善患者的生活质量并延长生存期。

心功能评价

六分钟步行试验：这项测试通过记录患者在六分钟内行走的距离来评估心肺功能。步行距离越短，提示心肺功能越差。通常，行走距离小于150m提示重度心力衰竭，150～450m提示中度心力衰竭，而超过450m则提示轻度心力衰竭。该试验简单易行，能够反映患者在日常生活中的心肺功能。

NYHA 分级

美国纽约心脏协会（NYHA）制定了一套心脏功能分级系统，将心力衰竭的严重程度分为四级：

Ⅰ级：心脏功能正常，无症状。这一阶段的患者在日常生活中没有任何心脏功能受限的表现，能够进行正常的体力活动。

Ⅱ级：轻度心功能不全，日常活动轻微受限，例如在爬楼梯或快走时可能会出现气短和疲劳。这一阶段的患者在轻度体力活动时可能会感到不适，但在休息时没有症状。

Ⅲ级：中度心功能不全，日常活动明显受限，例如行走较短距离就会出现气短和疲劳。这一阶段的患者即使在进行轻微的日常活动时也会感到不适，但在休息时症状会有所缓解。

Ⅳ级：重度心功能不全，即使在休息时也会出现呼吸困难和疲劳等症状，任何体力活动都会加重这些症状。这一阶段的患者生活质量严重下降，常常需要医疗干预来管理症状。

5. 该怎样去治疗？

心力衰竭的治疗需要根据患者的具体情况制定个性化方案，目标是改善症状、延缓疾病进展、减降低住院率和死亡率，同时提高生活质量。药物治疗是基础，包括利尿剂（如呋塞米）用于缓解水肿和肺淤血；ACEI 和 ARB 通过扩张血管降低心脏负担；ARNI（如沙库巴曲／缬沙坦）结合 ARB 和脑啡肽酶抑制剂的作用改善心功能；β受体阻滞剂（如美托洛尔）减慢心率、降低心肌耗氧量；盐皮质激素受体拮抗剂（MRA，如螺内酯）减少心脏纤维化；钠－葡萄糖协同转运蛋白2抑制剂（SGLT2i，如达格列净）通过利尿和改善代谢降低心衰住院率。此外，维立西呱（vericiguat）作为一种新型可溶性鸟苷酸环化酶（sGC）刺激剂，可通过增强 NO-sGC-cGMP 信号通路改善血管舒张功能和心肌状态，适用于近期因心力衰竭加重住院的高危患者，可显著降低心血管死亡和心力衰竭住院风险。对于急性或重症心力衰竭患者，可短期使用增强心肌收缩力的药物（如地高辛、多巴酚丁胺）。当药物治疗效果不佳时，可考虑器械治疗［如植入型心脏转复除颤器（ICD）、心脏再同步化治疗（CRT）］或手术治疗（如心脏移植、冠状动脉旁路移植术）。同时，患者需配合生活方式调整，包括限盐、适度运动、戒烟限酒和体重管理，定期随访以优化治疗效果。

6. 这种病对我和我的家庭有什么影响？

心力衰竭会对患者及其家庭造成很大的影响。患者可能会感到疲劳、呼吸急促、肿胀等症状，严重时甚至可能影响其生活质量和寿命。

此外，心力衰竭还会对家庭造成负担，需要提供额外的照顾与支持。因此，患者和家庭成员需要积极应对这种疾病，了解治疗方案并寻求必要的支持。

7. 日常生活中应该注意什么？

（1）每日监测症状和体征

每日监测体重：每天早上在同一时间自己称重；将结果与前一天和前一周的结果进行比较。

每日检查水肿：每天检查腿部是否出现水肿或现有水肿是否加重。如果体重在短时间内（如3天内）增加超过2公斤，应立即就医。

每日检查症状的严重程度：监测运动耐量。例如使用如下分级：无呼吸急促、中度体力活动后呼吸急促、轻度体力活动后呼吸急促，以及静息时呼吸急促。

（2）饮食

应遵循医生建议的饮食原则，低盐饮食是关键。门诊心力衰竭患者坚持中度限钠（＜3g/d）及液体限制。成人每日正常需水量1500～2500ml。对于心功能不全患者，进行出入水量管理，肺淤血、体循环淤血及水肿明显者，应严格限制饮水量和静脉输液速度，对于无明显低血容量患者，每日摄入液体量一般宜控制在1500ml以内。保持每日水出入量负平衡约500ml，以减少水钠潴留、缓解症状。

（3）运动

经过医生评估后，患者可以进行低强度的有氧运动（如散步或骑自行车），以改善心肺功能并提高耐力。注意需要避免过度运动和剧烈运动。

（4）治疗

患者应按时服药并定期随访，监测心功能和相关生化指标。

8. 患者需要知道的其他内容

心力衰竭是一种慢性疾病，需要长期的治疗和监护。如果患者出现胸闷、喘憋、胸痛、心悸等症状，应及时就医。

心脏舒张功能下降

1. 这是什么病？

心脏舒张功能下降是一种心脏疾病，指心脏在舒张期时，心肌的松弛和充盈能力减弱，导致心室无法充分扩张并填充足够的血液。这种病理状态会影响心脏的正常泵血功能，导致全身血液供应不足，从而引发一系列症状，如疲劳、气短和下肢水肿等。心脏舒张功能下降通常是心力衰竭的一种表现形式，尤其是"射血分数保留的心力衰竭"（HFpEF）的主要特征。

与心脏收缩功能障碍不同，舒张功能下降的患者心脏收缩能力通常是正常的，但由于舒张功能受损，心脏充盈和血液输出效率降低。这种疾病常与心肌肥厚、高血压、冠心病、心脏瓣膜病、糖尿病等相关，尤其在老年人和女性中更为常见。长期未治疗的舒张功能下降可能导致心力衰竭、心律失常和多器官功能障碍等严重后果。

2. 为什么得这种病？

心脏舒张功能下降的病因复杂且多样化，通常与心脏结构或功能的异常有关。最常见的原因是长期高血压，它会导致心肌肥厚，使心脏壁变厚、弹性下降，影响心室的舒张能力。冠心病是另一个重要原因，心肌的缺血和损伤会削弱心肌的松弛能力。糖尿病通过引发心肌纤维化和微血管病变，也会显著增加舒张功能下降的风险。心脏瓣膜病（如主动脉瓣狭窄或关闭不全）会增加心脏负担，导致舒张功能受损。其他可能的原因包括肥厚型心肌病、心包疾病（如心包炎或心包积液）以及某些系统性疾病（如淀粉样变性或结缔组织病）。除了这些病理性原因，年龄增长本身也会导致心肌弹性下降和舒张功能减弱。此外，生活方式因素，如肥胖、吸烟、高脂饮食、久坐不动等，也会通过增加心血管负担间接导致舒张功能下降。

3. 应该做哪些检查？

诊断心脏舒张功能下降需要通过一系列检查来评估心脏的结构和功能。超声心动图是最常用的检查工具，可以通过观察左心室的舒张速度、心室壁厚度和心腔大小来评估舒张功能，同时测量血流速度（如 E/A 比值）和左心房压力（E/e' 比值）等指标。心电图（ECG）可以帮助检测心律失常、左心室肥大或其他电活动异常。对于复杂或不典型病例，医生可能会建议进行心脏磁共振成像，它可以提供更精确的心肌结构和功能信息，尤其是评估心肌纤维化或其他组织学改变。心脏导管检查可直接测量心腔内压力和血流动力学参数，是评估舒张功能的"金标准"，但通常仅在其他检查结果不明确或需要介入治疗时使用。此外，实验室检查也非常重要，尤其是检测 BNP 或 NT-proBNP 的水平，这些心脏标志物可以反映心脏压力负担和心力衰竭的严重程度。如果怀疑基础疾病（如冠心病或糖尿病）是病因，还可能需要进行血脂、血糖等相关检查。

4. 该如何确诊这种疾病？

确诊心脏舒张功能下降需要结合患者的症状、病史和多项检查结果。医生通常会首先通过病史询问和体格检查评估是否存在心力衰竭的症状，如气短、乏力、下肢水肿等。超声心动图是诊断的核心工具，通过观察左心室的舒张速度、左心房大小、E/A 比值（心室早期与晚期充盈速度之比）及 E/e' 比值（反映左心室舒张末期压力），可以明确是否存在舒张功能障碍。心电图和心脏磁共振成像可以进一步评估心脏的结构和功能异常，尤其是在复杂病例中。实验室检测如 BNP 或 NT-proBNP 的水平升高，可以提示心脏压力负担增加，有助于诊断心力衰竭。此外，如果怀疑高血压、冠心病或糖尿病是诱因，则需要进一步检查这些基础疾病。

5. 该怎样去治疗？

心脏舒张功能下降的治疗目标是改善心脏的舒张能力、缓解症状、控制病因并预防并发症。首先，生活方式的改变是治疗的基础，包括低盐低脂饮食、适度运动（如散步或瑜伽）、戒烟限酒和控制体重，这些措施有助于降低血压和减轻心脏负担。药物治疗是管理的关键，医生可能会开具以下药物：

利尿剂：用于缓解水肿和肺部充血，但需谨慎使用以避免过度降低血容量。

β受体阻滞剂：如美托洛尔，可以减慢心率，延长心室充盈时间，从而改善舒张功能。

钙通道阻滞剂：如维拉帕米，能改善心肌松弛和血流。

ACEI或ARB：如培哚普利或缬沙坦，用于降低血压和改善心室重构。

此外，控制基础疾病（如高血压、糖尿病、冠心病）是治疗的核心，可能需要通过药物和生活方式的调整来管理这些疾病。对于适合的患者，医生可能会推荐心脏康复计划，包括有监督的运动训练和健康教育，以提高心脏功能和生活质量。在某些情况下，如严重的心脏瓣膜病或冠状动脉疾病，可能需要通过手术或介入治疗（如瓣膜置换术或冠状动脉支架植入术）来改善心脏功能。治疗的最终目标是通过综合措施改善心脏的舒张能力，减轻症状，提高生活质量，并预防心力衰竭的进展。

6. 这种病对我和我的家庭有什么影响？

心脏舒张功能下降会对患者及其家庭产生多方面的影响。患者可能会因气短、乏力等症状限制日常活动，导致生活质量下降，甚至可能需要家属协助完成日常事务。长期未治疗的心脏舒张功能下降可能导致心力衰竭、心律失常等严重并发症，增加医疗费用和心理负担。对于家庭成员来说，他们需要承担更多的照顾责任，包括帮助患者调整生活方式、按时服药和定期复诊。此外，家属还需要了解疾病的相关知识，尤其是如何识别病情恶化的早期信号（如突然气短加重或水肿明显），并及时寻求医疗帮助。

7. 日常生活中应该注意什么？

心脏舒张功能下降的患者需要在日常生活中采取一系列措施来保护心脏健康。饮食方面，应坚持低盐、低脂、高纤维的饮食，多吃蔬菜、水果和全谷类食物，避免高盐加工食品和高胆固醇食物。适度运动有助于改善心血管健康，但应避免剧烈运动，建议选择如散步、游泳等低强度活动。患者应戒烟限酒，并避免摄入过量咖啡因。定期监测血压、体重和血糖水平，按医嘱服用降压药物或其他心脏保护药物。患者还需警惕胸痛、气短或晕厥等症状，一旦发生，应及时就医。此外，保持良好的睡眠和心理状态，避免过度疲劳和情绪波动，也有助于病情的稳定。

8. 患者需要知道的其他内容

患者需要了解，心脏舒张功能下降是一种可以通过生活方式调整和药物治疗有效管理的疾病，但它通常是慢性疾病，需要长期监测和治疗。患者应定期随访心脏科医生，进行超声心动图等检查以评估病情变化。此外，患者应尽量避免感染及其他应激状态，以防加重心脏负担。

慢性心力衰竭急性加重

1. 这是什么病？

慢性心力衰竭急性加重（acute decompensated chronic heart failure，ADCHF）是指在慢性心

力衰竭的基础上，患者的症状和体征在短时间内迅速恶化，通常需要紧急医疗干预。急性加重的核心机制是心脏无法有效泵血，导致全身组织缺氧，同时伴随液体潴留和血流动力学紊乱。常见表现包括呼吸困难（尤其是夜间阵发性呼吸困难或端坐呼吸）、严重乏力、下肢水肿、体重快速增加以及咳粉红色泡沫痰等肺水肿症状。急性加重可能由多种诱因触发，如感染（如肺炎）、心律失常（如心房颤动）、心肌梗死、高血压危象、药物依从性差、摄入过多盐分或液体等。这种状态不仅会显著加重患者的病情，还可能导致器官功能损害，如急性肾衰竭或低氧血症，因此需要快速诊断和处理。

2. 为什么得这种病？

慢性心力衰竭的发生是多种心血管疾病和危险因素共同作用的结果，其核心机制是心脏的结构或功能受损，导致泵血能力下降，无法满足身体对血液和氧气的需求。冠心病是最常见的病因，心肌长期缺血会导致心功能逐渐减弱。高血压通过增加心脏的后负荷，导致心室肥厚和扩张，最终引发心力衰竭。心肌病（如扩张型或肥厚型心肌病）和心肌炎会直接损害心肌细胞，削弱心脏的收缩和舒张功能，而心脏瓣膜病（如二尖瓣关闭不全或主动脉瓣狭窄）会导致血流异常，加重心脏负担。此外，糖尿病、肥胖、慢性肾病等代谢性疾病，以及吸烟、酗酒、不健康饮食和缺乏运动等生活方式因素，均会增加心力衰竭的风险。在慢性心力衰竭的基础上，急性加重往往由某些诱因触发，如感染、心律失常、药物中断或过量摄入盐分，这些因素会突然加重心脏的负担，导致症状迅速恶化。因此，慢性心力衰竭的管理不仅需要控制病因，还需避免诱发因素。

3. 应该做哪些检查？

慢性心力衰竭急性加重的诊断和评估需要一系列检查，以明确病情的严重程度、识别潜在诱因并指导治疗。体格检查是首要步骤，包括评估颈静脉怒张（提示右心功能不全）、肺部啰音（提示肺淤血或水肿）、下肢水肿以及肝脏充血等体征。实验室检查是诊断的重要依据，BNP 或 NT-proBNP 水平的升高是心力衰竭的重要标志物，可用于评估病情的严重程度。此外，还需检测血常规、电解质、肾功能、肝功能及动脉血气分析，以评估全身状态和并发症风险。心电图（ECG）用于检查心律失常或心肌缺血的证据。超声心动图是评估心脏结构和功能的核心工具，可测量 LVEF、心腔大小、瓣膜功能及肺动脉压。胸部 X 线可显示心脏扩大、肺淤血或胸腔积液的存在。在某些复杂病例中，可能需要冠状动脉造影以排除急性冠脉事件，或心脏磁共振成像评估心肌纤维化或炎症。通过这些检查，可以全面了解患者的病情，制定个性化的治疗方案。

4. 该如何确诊这种疾病？

慢性心力衰竭急性加重的确诊需要结合患者的症状、体征及辅助检查结果。典型症状包括活动后或静息时的呼吸困难、夜间阵发性呼吸困难、乏力、下肢水肿及体重快速增加。体格检查可能发现颈静脉怒张、肺部湿啰音、心脏杂音和肝脏充血等体征。超声心动图是确诊的核心工具，可评估心脏的泵血功能、心腔大小、心室壁厚度及瓣膜功能，LVEF ＜ 40%提示射血分数下降型心力衰竭（HFrEF），而 LVEF ≥ 50% 提示射血分数保留型心力衰竭（HFpEF），二者之间的范围射血分数心力衰竭（HFmrEF）。BNP 或 NT-proBNP 水平显著升高是心力衰竭的重要生物标志物。此外，胸部 X 线可显示心脏扩大或肺部淤血，心电图可识别心律失常或心肌缺血。对于急性加重患者，还需寻找潜在的诱因，如感染（通过血常规或 C 反应蛋白检测）、心肌梗死（通过肌钙蛋白检测）或电解质紊乱。

5. 该怎样去治疗？

治疗慢性心力衰竭急性加重需要迅速稳定患者病情，同时针对病因和诱因采取个性化治疗。药物治疗是核心，利尿剂（如呋塞米）可快速缓解液体潴留和肺水肿，血管扩张剂（如硝酸甘油）可降低心脏前后负荷，正性肌力药物（如多巴酚丁胺或米力农）用于改善心输出量，特别是在低血压或心源性休克的情况下。对于慢性心力衰竭的长期管理，需使用 ACEI、ARB、ARNI、β 受体阻滞剂和盐皮质激素受体拮抗剂。氧疗或无创正压通气（如 CPAP）可改善低氧血症和呼吸困难。对于某些患者，可能需要机械循环支持（如主动脉内球囊反搏或体外膜肺氧合）。此外，针对诱因的治疗至关重要，如抗感染治疗、纠正电解质紊乱或控制心律失常。长期治疗还需结合生活方式管理，包括低盐饮食、限制液体摄入、戒烟限酒及适度运动。通过综合治疗，可以缓解症状、改善心脏功能并降低再住院率和死亡风险。

6. 这种病对我和我的家庭有什么影响？

慢性心力衰竭急性加重对患者及其家庭的影响是深远的。对于患者而言，频繁的症状加重和住院治疗会显著降低生活质量，导致行动受限、心理压力增加，甚至影响工作能力和社交生活。患者可能会感到长期的疲劳、焦虑和抑郁。对于家庭来说，照顾患病亲人需要投入大量的时间和精力，会导致经济负担增加，尤其是在需要长期药物治疗、住院或手术的情况下。

7. 日常生活中应该注意什么？

在日常生活中，慢性心力衰竭患者需要采取一系列措施来管理病情并预防急性加重。首先，坚持按时服药并定期随访是治疗的基础。患者应遵循低盐饮食，每日盐摄入量控制在 2g 以下，同时限制液体摄入（通常每日不超过 1.5 ~ 2L），以减少液体潴留的风险。保持适度的体力活动（如散步或轻度有氧运动）有助于改善心肺功能，但需避免过度劳累。每日监测体重是重要的自我管理措施，体重的突然增加可能提示液体潴留，应及时告知医生。戒烟限酒、避免摄入咖啡因和高脂肪食物也是必要的。此外，心理健康同样重要，患者可以通过参加心脏康复计划、心理咨询或支持小组来缓解焦虑和抑郁情绪。通过这些措施，可以显著改善生活质量并降低急性加重的风险。

8. 患者需要知道的其他内容

慢性心力衰竭急性加重是一种可控但需长期管理的疾病。患者需要认识到，心力衰竭的管理不仅仅是缓解症状，还包括预防急性加重和延缓疾病进展。定期随访和检查有助于监测病情变化，确保治疗方案的有效性。同时，患者和家庭成员应学习识别病情恶化的早期迹象，如呼吸困难加重、体重快速增加或下肢水肿，以便及时就医。

第十章 心血管疾病之心跳问题

常见心跳异常：从心跳过快到心跳停跳

心脏是人体的"发动机"，它通过规律的跳动将血液输送到全身，为各个器官提供氧气和营养。正常情况下，成人的心跳频率在每分钟 60～100 次。然而，当心跳的频率、节律或强度发生异常时，就可能提示心脏或全身健康出现了问题。心跳异常是临床上常见的现象，主要包括心跳过快、心跳过慢、心跳不齐（早搏）和心跳停跳（心脏骤停）四种类型。

1. 心跳过快：心脏的"超速运转"

心跳过快是指心率超过每分钟 100 次，医学上称为心动过速。心跳过快可以是正常的生理反应，也可能是疾病的表现。比如，当我们运动、紧张、兴奋、发热或喝了咖啡时，心跳加快是身体对外界刺激的自然反应，通常在休息后会恢复正常，这种情况称为生理性心动过速。但如果心跳过快没有明显诱因，或者伴随心悸、胸闷、头晕、乏力等症状，就可能是病理性心动过速。病理性心动过速可能是心脏本身的问题，也可能是其他系统疾病的表现，比如甲状腺功能亢进、贫血或电解质紊乱等。

病理性心动过速有多种类型，其中常见的包括窦性心动过速、室上性心动过速、心房颤动（房颤）和室性心动过速。窦性心动过速是由心脏的天然起搏器——窦房结过度兴奋引起的，常见于发热、脱水或情绪紧张时。室上性心动过速则是心脏上部（心房或房室结）异常放电引起的，表现为心跳突然加快，频率可达每分钟 150～250 次，发作时患者可能感到心悸、胸闷甚至头晕。心房颤动是一种不规则且快速的心跳，常见于高血压、冠心病或心脏瓣膜病患者，严重时可能导致血栓形成和卒中。室性心动过速则是由心室异常放电引起的，可能是心肌梗死或心肌病的表现，严重时可危及生命。

心跳过快不仅会让人感到不适，还会对心脏造成长期损害。快速的心跳会增加心脏的耗氧量，导致心肌缺血，甚至可能诱发心力衰竭或心脏骤停。如果出现心跳过快的症状，建议停止活动，深呼吸放松，尝试"瓦氏动作"（屏气用力）来减慢心率。如果症状持续或反复发作，应及时就医。医生可能会采用药物（如 β 受体阻滞剂或钙通道阻滞剂）、电复律或射频消融术来治疗。此外，患者应注意避免诱发因素，如过量饮酒、摄入过多咖啡因或情绪过度紧张。

2. 心跳过慢：心脏的"低速运行"

心跳过慢是指心率低于每分钟 60 次，医学上称为心动过缓。对于运动员或长期锻炼的人来说，心跳过慢可能是心脏功能良好的表现，因为他们的心脏更强壮，每次跳动可以泵出更多的血液。但如果普通人出现心跳过慢，尤其是伴随头晕、乏力、胸闷甚至晕厥等症状，就可能是病理性的心动过缓。心跳过慢可能导致血液循环不足，影响大脑和其他器官的供血，严重时甚至可能危及生命。

病理性心动过缓的常见原因包括窦性心动过缓、房室传导阻滞和病态窦房结综合征。窦性心动过缓是由窦房结功能减弱引起的，常见于老年人或服用某些药物（如 β 受体阻滞剂）后。房室传导阻滞是指心脏电信号在传导过程中受阻，导致心跳减慢，严重时可能完全阻断，表现为心跳极慢甚至停跳。病态窦房结综合征则是窦房结功能异常，导致心跳过慢甚至停跳，常见于老年人或心脏病患者。

心跳过慢的治疗取决于病因和症状的严重程度。轻度心动过缓通常无需治疗，但如果心率低于每分钟 40 次或伴有明显症状，可能需要植入心脏起搏器来维持正常心率。此外，患者还应避免使用可能加重心动过缓的药物，并定期监测心脏功能。对于老年人或有心脏病史的人群，定期体检尤为重要，早期发现问题，可以避免严重后果。

3. 心跳不齐：心脏的"额外跳动"

心跳不齐，也就是早搏，是指心脏在正常节律之外出现的额外跳动。很多人会感觉到心脏"漏了一拍"或"突然多跳了一下"，这其实是早搏的表现。早搏分为心房早搏和心室早搏两种，偶尔发生的早搏在健康人群中很常见，通常与压力、疲劳、咖啡因、酒精或吸烟等因素有关，属于生理性早搏。这种情况通常无害，休息后即可缓解。

但如果早搏频繁（每天超过数千次）或伴随胸闷、头晕等症状，就可能是病理性的，可能与冠心病、心肌病或电解质紊乱有关。频繁的早搏可能会导致心律失常或心功能下降，尤其是心室早搏，可能发展为更严重的室性心动过速或室颤。应对早搏，首先要调整生活方式，避免诱因，如减少咖啡因摄入、戒烟限酒、保证充足睡眠。如果早搏频繁或症状明显，应就医检查，医生可能会通过药物（如 β 受体阻滞剂）或射频消融术来进行治疗。

此外，早搏患者还应注意监测自己的症状和心跳规律。可以通过佩戴动态心电图（Holter 监测）记录 24 小时内的心跳情况，帮助医生判断早搏的频率和类型。对于一些高危患者，如有冠心病或心肌病病史的人群，早搏可能是更严重心律失常的前兆，因此需要特别警惕。早搏虽然常见，但如果处理不当，可能会对心脏健康造成长期影响。

4. 心跳停跳：心脏的"紧急刹车"

心跳停跳，也称为心脏骤停，是指心脏突然停止跳动，导致血液循环中断。这是一种危及生命的紧急情况，通常由严重的心律失常（如室颤或完全性房室传导阻滞）、急性心肌梗死、严重电解质紊乱或药物过量引起。心脏骤停的表现包括意识丧失、呼吸停止和脉搏消失，患者可能在几分钟内死亡。如果不及时抢救，存活率极低。

心脏骤停的急救需要立即进行心肺复苏（CPR）和使用自动体外除颤器（AED）进行电除颤。在专业医疗团队到达前，旁观者的及时抢救是挽救生命的关键。研究表明，心脏骤停后每延迟 1 分钟进行除颤，患者的存活率就会下降 7%～10%。因此，学习心肺复苏和 AED 的使用方法是每个人都应该掌握的急救技能。

预防心脏骤停的关键在于控制心脏病的危险因素，如高血压、糖尿病、高胆固醇等，并定期体检，及时发现和治疗潜在的心脏问题。对于有心脏病史或高危因素的人群，医生可能会建议植入植入型心律转复除颤器（ICD）以预防心脏骤停的发生。心脏骤停虽然可怕，但通过早期干预和急救知识的普及，可以大大提高患者的生存率。

心跳异常虽然常见，但在许多情况下是可以预防和管理的。首先，保持健康的生活方式非常重要，包括规律作息、适量运动、避免过度疲劳、戒烟限酒以及减少咖啡因摄入。其次，控制基础疾病，如高血压、糖尿病和甲状腺疾病，这些疾病可能增加心跳异常的风险。定期体检也是关键，尤其是有心脏病家族史或高危因素的人群，应定期监测心电图和心脏功能。此外，警惕心跳异常的症状，如心悸、胸闷、头晕或晕厥，出现这些症状时应及时就医。

对于已经确诊心跳异常的患者，遵医嘱治疗是关键。医生会根据具体情况选择药物治疗、射频消融术或植入心脏起搏器等方法。此外，学习急救知识，如 CPR 和 AED 的使用方法，在紧急情况下可能会挽救生命。心脏是生命的核心，保护心脏健康，就是保护我们的生命质量和未来。

猝死和心脏骤停

1. 这是什么病？

猝死是指在极短时间内（通常定义为 6 小时内）突然发生的死亡事件。它常常发生在那些看似身体状况良好的人群中，因而具有很强的隐蔽性和突发性。猝死是一种突发状况，个体在没有明显预兆的前提下迅速失去意识和生命体征，最常见的原因是心脏骤停。这种突然发生的死亡方式会给个人、家庭乃至社会带来巨大冲击，因为它往往在毫无征兆的情况下发生，是最令人生畏的突发事件之一。

2. 这种病的病因？

猝死的病因多样且复杂，最主要的诱因包括：①冠心病：冠状动脉的狭窄或阻塞是猝死的主要病因之一，可能导致急性心肌梗死，引发心脏骤停。②过度劳累：包括过度工作或体育锻炼、连续熬夜等，通常会导致身体过度疲劳，从而增加心脏猝死的风险。③心理压力：长期精神紧张、焦虑和抑郁等心理因素会削弱心血管健康，提升猝死的可能性。④器质性心脏病：心肌病、心力衰竭、心脏瓣膜病等心脏病变都会提高心脏骤停和猝死的风险。⑤药物因素：错误使用某些药物，如抗心律失常药物、强心药等，有可能引发心律失常，增加猝死风险。⑥不良生活习惯：吸烟、酗酒、不规律饮食等均为心血管疾病和猝死的促进因素。⑦环境因素：极端气候条件和空气污染等环境压力也可能在短时间内对心脏带来致命打击。⑧其他疾病：如脑卒中、肺栓塞等急性非心源性事件也可能导致猝死。此外，遗传性疾病、药物滥用，以及个体有家族猝死史、晕厥史、运动相关低血压等都是额外的风险因素。了解这些因素有助于预防和识别猝死风险。

3. 患者需要做哪些检查？

对于有家族遗传病史或有猝死风险因素（如高血压、高胆固醇、糖尿病和肥胖）的患者，心脏检查至关重要。常规检查包括：心电图（ECG），用于检测心脏的电活动和心律异常；超声心动图（Echo），用于评估心脏的结构和功能；冠脉CT血管成像（CTA），用于查看冠状动脉的任何狭窄或阻塞；心脏磁共振成像（CMR），用于提供心肌的详细图像以评估纤维化或其他结构问题。这些检查有助于评估猝死的潜在风险，允许早期干预和管理。

4. 如何确诊这种疾病？

猝死本身是一种突发疾病，通常无法在事前确诊。然而，对于有心脏病史或存在猝死风险因素的个体，及时进行心脏评估和定期检查可以帮助识别可能的健康问题。通过心电图、超声心动图、冠脉CTA和心脏磁共振成像等诊断工具，可以在猝死发生之前发现潜在的心脏病变，从而采取适当的治疗和预防措施。

5. 如何治疗？

对于已经发生的猝死事件，立即进行心肺复苏（CPR）和电除颤是关键的抢救措施。对于具有潜在心脏问题的患者，可以使用药物治疗（如β受体阻滞剂、ACEI等）来控制疾病进展；也可通过手术和设备（如植入ICD或心脏起搏器）来降低猝死风险。这些治疗和干预措施旨在维持心脏的正常功能及防止心律失常导致的猝死事件。

6. 这种病对患者和家庭有什么影响？

猝死事件的发生往往给患者和家庭带来重大的心理和经济负担。对于患者，它意味着正常生活的突然终止，即使医生抢救也可能无法逆转这种结果。对于家庭成员，失去亲人的痛苦难以言表，并可能导致情感、社会和经济方面的深刻影响。因此，预防猝死的发生是所有高风险群体的首要任务，通过调整生活方式和寻求医疗管理来减少风险显得尤为重要。

7. 患者需要知道的其他内容有哪些

为了预防猝死事件，患者应该采取一系列措施，如保持健康饮食，戒烟，限制饮酒，定期体检和心脏检查，控制高血压、高胆固醇和糖尿病等疾病，并避免剧烈运动。如果有猝死风险因素的人群出现胸痛、呼吸困难、心悸等症状，应立即就医。此外，避免使用会加重心脏负担的药物，维持心理和身体的健康非常重要。

心肺复苏流程

如果自己和家人有猝死风险因素，建议掌握心肺复苏流程，包括以下几个步骤：

识别：判断患者是否心脏骤停，检查患者的反应和呼吸情况，触摸大动脉（颈动脉和桡动脉）是否有搏动，这个过程需要在5～10秒内完成。

呼救：在实施心肺复苏的同时，应该大声呼救，呼叫其他人帮助，并拨打急救电话。

胸外按压：将患者仰卧于坚固的平面上，双手交叉叠放在按压部位（胸骨中下段），按压时肘部伸直，肩肘腕在一条直线上，每次按压后应使胸廓完全回复原位。按压频率为100～120次/分，按压深度为5～6cm。

开放气道：使用仰头抬颏法。一手置于患者前额用力加压，使头后仰，另一手的食指、中指两指抬起下颏，使下颌尖、耳垂连线与地面垂直，以通畅气道。

人工呼吸：捏住患者的鼻子，然后对患者的嘴巴进行吹气，每次持续吹气1秒以上。进行两次人工呼吸后立即进行胸外按压，按压和通气的比例为30∶2。

循环：按照上述步骤进行5个循环后，检查患者的意识和呼吸是否恢复。如果没有恢复，则继续进行心肺复苏。

心动过缓

1. 这是什么病？

心动过缓是一种心律失常，指心脏跳动速度异常缓慢，通常每分钟心率少于60次（成人静息状态下）。这种缓慢的心率可能导致心脏每分钟泵出的血液量减少，无法满足身体各组织对氧气和营养的需求。心动过缓可以是生理性的，例如训练有素的运动员由于心脏效率高，静息心率较低；也可以是病理性的，通常与心脏传导系统的异常有关，如窦房结功能障碍或房室传导阻滞。病理性心动过缓可能导致一系列症状，包括头晕、乏力、胸闷、运动耐力下降甚至晕厥。在一些严重情况下，心动过缓可能引发心力衰竭或心脏骤停，因此需要引起足够的重视。

2. 这种病的病因？

心动过缓的发生原因多种多样，既可能是正常生理现象，也可能由病理性因素引起。年龄增长是常见的原因之一，随着年龄的增长，心脏传导系统（如窦房结和房室结）可能发生退行性变化，导致心率减慢。心脏疾病（如冠心病、心肌梗死、心肌病或心包病变）可能损伤心脏的传导系统，导致心动过缓。某些药物（如β受体阻滞剂、钙通道阻滞剂、洋地黄类药物或抗心律失常药物）通过抑制心脏的电活动可能诱发心动过缓。自主神经系统功能紊乱，如迷走神经过度兴奋，也可能抑制心率。此外，甲状腺功能减退、电解质紊乱（如高钾血症）和某些感染（如莱姆病或心肌炎）也可能引发心动过缓。遗传因素也可能在某些情况下起作用，例如某些家族性窦房结病变或心脏传导系统疾病。需要注意的是，训练有素的运动员由于心脏效率极高，静息心率较低，这通常是健康的表现，而非病理性心动过缓。

3. 患者需要做哪些检查？

诊断心动过缓需要多种检查来明确心率异常的原因和评估心脏功能。心电图（ECG）是最基本的检查方法，可以直观地显示心率是否缓慢以及是否存在窦性心动过缓、房室传导阻滞等特定类型的心律失常。动态心电图（Holter监测）可以记录患者24小时或更长时间内的心电活动，帮助发现间歇性或夜间发生的心动过缓。超声心动图用于评估心脏的结构和功能，排除可能导致心动过缓的心脏病变，如心肌肥厚或心脏瓣膜异常。运动负荷试验可以评估心率在运动时是否能够正常增加，从而判断心脏的调节功能。血液检查是必要的，可用于排查可能的诱因，如甲状腺功能减退、电解质紊乱或感染。对于疑似心脏传导系统严重异常的患者，可能需要进行心内电生理检查，通过导管直接记录心脏内部的电活动，以精确定位传导系统的异常。此外，若怀疑心动过缓与某些感染或自身免疫性疾病相关，医生可能会建议进行进一步的血清学或免疫学检查。

4. 如何确诊这种疾病？

确诊心动过缓需要结合症状、体格检查和多种辅助检查的结果。医生首先会询问患者的病史，包括症状的发生时间、频率、严重程度以及是否与某些活动相关。同时，医生会关注患者的用药史、家族病史以及是否存在潜在的心脏疾病或其他慢性病。通过心电图检查，医生可以明确心率是否低于正常范围，并判断心动过缓的类型（如窦性心动过缓或房室传导阻滞）。动态心电图可以帮助发现间歇性心动过缓或与活动、睡眠相关的心率变化。必要时，医生可能进行运动试验，以评估心率在运动时的反应是否正常。通过血液检查排除常见的诱因，如甲状腺功能减退或电解质紊乱后，医生会结合影像学检查（如超声心动图）评估心脏的整体功能。如果怀疑心脏传导系统存在严重异常，心脏电生理检查可以进一步明确诊断。最终，确诊的关键在于明确心动过缓是生理性的还是病理性的，并排除其他可能导致类似症状的疾病。

5. 该如何治疗？

心动过缓的治疗取决于其病因和症状的严重程度。对于无症状或轻微症状的患者，尤其是生理性心动过缓（如运动员），通常不需要治疗，但需要定期随访监测心脏功能。如果心动过缓导致了头晕、乏力、晕厥等明显症状，或已影响到日常生活，则需要进行干预。首先，针对病因的治疗是关键，例如纠正甲状腺功能减退、调整药物剂量或治疗感染等。如果心动过缓由药物引起，医生可能会调整或停用相关药物。对于无法通过药物治疗改善的严重心动过缓，尤其是存在窦房结病变或房室传导阻滞的患者，植入心脏起搏器是常见的治疗手段。起搏器是一种通过电极导线连接心脏的小型设备，可以持续监测心率并在必要时发出电信号，帮助心脏维持正常的跳动。此外，对于某些特殊类型的心动过缓（如迷走神经过度兴奋引起的心率下降），可能需要使用药物（如阿托品）来抑制迷走神经的过度活跃。治疗的目标是缓解症状、改善生活质量，并防止心动过缓引发的严重并发症。

6. 这种病对患者和家庭有什么影响？

心动过缓可能对患者和家庭成员的生活产生多方面的影响。轻度心动过缓可能仅导致疲劳或运动耐力下降，而严重心动过缓则可能引发晕厥、心力衰竭或心脏骤停等危及生命的并发症。这些症状有可能限制患者的日常活动，导致患者无法从事高强度的工作或运动，甚至可能影响职业选择。同时，频繁的头晕或晕厥会增加跌倒和受伤的风险，对患者的安全造成威胁。家庭成员可能需要承担更多的照顾责任，尤其是在患者需要植入起搏器或长期医疗管理的情况下。此外，患者和家属还可能面临一定的心理压力和经济负担。

7. 日常生活中应该注意什么？

心动过缓患者在日常生活中需要采取多方面的预防措施来保护心脏健康。首先，应避免剧烈运动或突然改变体位，以减少心率骤降或晕厥的风险。患者应谨慎使用可能影响心率的药物，如β受体阻滞剂或钙通道阻滞剂，必须在医生指导下调整剂量或停用。此外，应保持健康的生活方式，包括戒烟限酒、均衡饮食和保证睡眠充足。饮食方面，建议多摄入富含钾、镁的食物（如香蕉、坚果、绿叶蔬菜），以维持电解质平衡。定期接受医生的检查和心脏监测是确保病情稳定的重要步骤。如果已植入心脏起搏器，患者需要遵循医生的建议，避免靠近强磁场或电磁干扰源（如 MRI 设备或高压电线）。保持良好的心理状态，避免过度焦虑或压力过大，也是心脏健康的重要保障。

8. 患者需要知道的其他内容

心动过缓患者需要了解自己的病情，并学会识别何时需要就医。例如，如果出现持续性头晕、胸痛、晕厥或呼吸困难，应立即就医。此外，患者需要密切关注自身症状的变化，尤其是在调整药物或治疗方案后。对于已植入心脏起搏器的患者，应定期检查起搏器的功能，确保其正常工作。患者和家属还应掌握基本的急救知识，尤其是心肺复苏技术，以应对可能出现的心脏骤停情况。

心动过速

1. 这是什么病?

心动过速是一种常见的心律失常，指心脏跳动速度异常加快，通常静息状态下成人每分钟心率超过 100 次。根据发生部位的不同，心动过速可以分为窦性心动过速、室上性心动过速和室性心动过速等类型。生理性心动过速是正常的，例如在运动、情绪激动或应激状态下，心率加快是身体对需求增加的自然反应。然而，病理性心动过速则可能意味着心脏电传导系统的异常，导致心脏在不需要时也以过快的速率跳动。心动过速会增加心脏的耗氧量，减少心室充盈时间，从而降低心输出量。这可能导致一系列症状，如胸闷、心悸、头晕、乏力，甚至晕厥。在严重情况下，心动过速可能引发心力衰竭、血栓形成、脑卒中或猝死等并发症，因此需要及时诊断和治疗。

2. 为什么得这种病?

心动过速的病因复杂多样，既包括心脏本身的疾病，也可能是其他全身性疾病或外界因素的结果。心脏疾病是最常见的病因之一，如冠心病、心肌病、心脏瓣膜病、心肌梗死后遗症等，这些疾病可能导致心脏电传导系统的异常。自主神经系统功能紊乱，如交感神经过度兴奋或迷走神经功能不足，也可能引发心动过速。此外，甲状腺功能亢进、贫血、感染、发热、低血容量或脱水等全身性疾病可能通过增加交感神经活动或直接影响心脏功能而导致心动过速。某些药物（如兴奋剂、抗抑郁药、抗组胺药）和毒品（如可卡因、安非他明）也可能诱发心动过速。电解质紊乱（如低钾血症、低镁血症）和酸碱失衡会干扰心肌细胞的电活动，导致异常的心率。遗传性心律失常综合征（如长 QT 综合征、Brugada 综合征）也可能增加心动过速的风险。心理因素如焦虑、压力过大或恐慌发作也可能通过神经内分泌机制引发心动过速。

3. 患者需要做哪些检查?

诊断心动过速需要系统的检查来评估心脏的电活动和结构,并排除潜在的诱因。心电图(ECG)是最基础也是最重要的检查,能够快速显示心率过快的情况,并帮助区分心动过速的类型(如窦性、室上性或室性心动过速)。动态心电图(Holter 监测)记录患者 24 小时或更长时间内的心电活动,能够捕捉到间歇性发作的心动过速并分析其触发模式。超声心动图通过评估心脏的结构和功能,帮助排除如心肌病、心脏瓣膜病等潜在的心脏病变。对于运动诱发的心动过速,平板运动试验可以评估心脏在运动时的反应,判断是否存在运动相关的心律失常。心脏磁共振成像(CMR)可以提供心肌纤维化或炎症的详细信息,尤其在怀疑心肌病时非常有用。若怀疑心动过速与甲状腺疾病、贫血或电解质紊乱相关,医生可能会建议进行血液检查,包括甲状腺功能、血常规和电解质水平检测。对于复杂或难以诊断的病例,可能需要进行心内电生理检查(EPS),通过导管直接记录心脏内部的电活动,以精确定位异常的传导路径或异位起搏点。

4. 如何确诊这种疾病?

确诊心动过速需要结合患者的病史、症状表现和多种检查结果。医生会详细询问患者的病史,包括心悸发作的频率、持续时间、诱因和缓解因素,以及是否伴随胸痛、头晕、晕厥等症状。此外,医生会关注患者的用药史、家族病史和是否存在潜在的慢性疾病(如甲亢、贫血或心脏病)。通过心电图,可以明确心动过速的存在,并进一步判断其类型(如窦性、室上性或室性心动过速)。如果心动过速是间歇性发作的,动态心电图是捕捉异常的重要工具。超声心动图和心脏磁共振成像可以评估心脏的结构和功能是否存在病变。若怀疑心动过速与全身性疾病相关,血液检查可以帮助排除如甲亢、电解质紊乱或贫血等诱因。对于复杂的病例,心内电生理检查可以精确定位异常的电活动区域。通过综合分析这些检查结果,医生可以确认心动过速的诊断,并制订针对性的治疗方案。

5. 如何治疗?

心动过速的治疗取决于其具体类型、病因和症状的严重程度。对于无症状或轻微症状的患者,可能仅需要观察和定期随访。如果心动过速引起显著症状或存在潜在的并发症风险,则需要采取干预措施。药物治疗是常见的初步治疗方法,例如使用 β 受体阻滞剂或钙通道阻滞剂来减慢心率。对于某些室上性心动过速,药物(如腺苷)可以快速终止发作。对于特定类型的心动过速(如房颤或室性心动过速),可能需要抗心律失常药物(如胺碘酮)来维持正常心律。若药物治疗效果不佳或副作用明显,可以采用一种微创手术 – 射频消融术,通过高频电流消除引起心动过速的异常电信号,这是治疗某些室上性或室性心动过速的有效方法。对于严重心动过速伴随晕厥或心脏骤停风险的患者,可能需要植入 ICD 来预防心脏骤停。若心动过速由其他疾病(如甲亢或贫血)引起,则需要优先治疗原发病。此外,生活方式的调整(如避免兴奋剂、戒烟限酒、缓解压力)也是治疗的重要组成部分。

6. 这种病对患者和家庭有什么影响?

心动过速可能对患者和家庭的生活产生多方面的影响。患者在发作时可能出现胸闷、心悸、头晕，甚至晕厥，这不仅会影响工作和学习，还可能增加跌倒和受伤的风险。长期的心动过速可能导致心脏功能减弱，增加心力衰竭、血栓形成或心脏骤停的风险，这对患者的身体健康和心理状态都是巨大的挑战。家庭成员可能需要承担更多的照顾责任，尤其是在患者病情严重或需要植入心脏设备的情况下。此外，频繁的医疗检查和治疗还会带来经济压力和心理负担。

7. 日常生活中应该注意什么？

心动过速患者在日常生活中需要采取一系列预防措施来减少发作频率和减轻严重程度。应避免可能触发心动过速的因素，如剧烈运动、情绪激动、过度疲劳和饮用含咖啡因或酒精的饮品。患者应戒烟、限酒，并避免使用可能引发心动过速的药物或兴奋剂。保持规律的作息和保证充足的睡眠，有助于调节自主神经系统功能。饮食方面，应选择低盐低脂饮食，增加富含钾、镁的食物（如香蕉、坚果、绿叶蔬菜），以维持电解质平衡。定期监测心率和血压并按时复诊，遵循医生的治疗建议。如果已接受手术或植入心脏设备，患者需要远离强磁场环境，并定期检查设备功能。保持健康的生活方式和积极的心态，可以有效控制心动过速的发作。

8. 患者需要知道的其他内容

心动过速患者需要了解疾病的基本知识，并学会识别危险信号。例如，若出现持续性胸痛、严重头晕、晕厥或呼吸困难，应立即就医。患者应记录发作的频率、持续时间和诱因，以便医生更好地评估病情。对于已接受射频消融术或植入ICD的患者，应了解手术后的注意事项，并定期随访以监测疗效。家庭成员需要掌握基本的急救技能，尤其是心肺复苏术（CPR），以应对可能的紧急情况。

心律不齐

1. 这是什么病？

心律不齐是一类常见的心脏疾病，指的是心脏跳动的节律不规则或不稳定，通常是心脏电传导系统出现异常所致。正常情况下，心脏的电信号由窦房结发出，并以规律的方式传导至心房和心室，确保心脏以稳定的节律跳动。然而，当电传导系统受到干扰或损伤时，可能导致心跳过快（心动过速）、过慢（心动过缓）或不规则（如心房颤动、早搏等）。心律不齐可能是短暂的，也可能是持续性的，其严重程度从无症状到危及生命不等。轻度的心律不齐可能仅引发轻微的不适，如心悸或胸闷，而严重的心律不齐则可能导致晕厥、心力衰竭，甚至心脏骤停。某些类型的心律不齐（如心房颤动）还可能显著增加血栓和卒中的风险，因此需要引起足够的重视。

2. 为什么得这种病？

心律不齐的病因复杂多样，既可能是心脏本身的问题，也可能与全身性疾病或外界因素有关。心脏疾病是最常见的原因之一，如冠心病、心肌病、心脏瓣膜病、心肌梗死后遗症等，这些疾病可能损伤心脏电传导系统，导致心律不齐。电解质紊乱（如钾、钙、镁水平异常）可能干扰心肌细胞的电活动，诱发心律失常。甲状腺功能异常（如甲亢或甲减）通过影响心脏的代谢和电活动，也可能导致心律不齐。某些药物（如抗心律失常药、兴奋剂、抗抑郁药）或毒品（如可卡因、安非他明）可能通过直接或间接作用于心脏，引发心律不齐。自主神经系统功能失调，如交感神经过度兴奋或迷走神经功能亢进，也可能触发心律不齐。此外，遗传因素在某些类型的心律不齐中起重要作用，如长 QT 综合征、Brugada 综合征等。其他诱因还包括压力、过度疲劳、咖啡因摄入过多、感染、发热或贫血等。需要注意的是，心律不齐可能在健康人群中短暂出现，但若频繁发作或伴有症状，则需要进一步评估。

3. 应该做哪些检查？

诊断心律不齐需要通过一系列检查来评估心脏的电活动、结构和功能，并排除潜在的诱因。心电图（ECG）是最基础的检查方法，可以记录心脏的电活动，帮助识别心律的异常类型（如早搏、心房颤动、心动过速或心动过缓）。对于间歇性发作的心律不齐，动态心电图（Holter 监测）可以记录患者 24 小时或更长时间内的心电活动，捕捉难以在静态心电图中发现的异常。超声心动图通过成像评估心脏的结构和功能，例如是否存在心肌病、心脏瓣膜病或心腔扩张等异常。对于运动相关的心律不齐，平板运动试验可以帮助评估心脏在运动时的反应。若怀疑心律不齐与电解质紊乱或甲状腺功能异常相关，血液检查（包括电解质水平、甲状腺功能、血糖等）是必不可少的。对于复杂或难以诊断的病例，可能需要进行心内电生理检查（EPS），通过导管直接记录心脏内部的电活动，以精确定位异常的传导路径。此外，心脏磁共振成像可用于评估心肌纤维化或炎症，尤其在怀疑心肌病时非常重要。

4. 该如何确诊这种疾病？

确诊心律不齐需要结合患者的病史、症状表现和多种检查结果。医生会详细询问患者的病史，包括心悸、胸闷、头晕或晕厥等症状的频率、持续时间、诱因和缓解因素，以及是否存在家族心脏病史或遗传性疾病。通过心电图，可以明确心律不齐的存在，并进一步判断其类型，如窦性心动过速、心房颤动、室性早搏等。对于间歇性发作的心律不齐，动态心电图是捕捉异常的重要工具。超声心动图和心脏磁共振成像可以帮助评估心脏结构和功能是否存在病变，如心肌肥厚、心脏瓣膜病或心腔扩张等。若怀疑心律不齐由全身性疾病引起，血液检查可以排除如甲状腺功能异常、电解质紊乱或贫血等诱因。对于复杂的病例，心内电生理检查可以精确定位异常的电活动区域，从而为治疗提供依据。

5. 该怎样去治疗？

治疗心律不齐的方案需要根据其具体类型、病因和症状的严重程度来制定。对于无症状或仅有轻微症状的患者，通常仅需要观察和定期随访。药物治疗是常见的初步治疗方法，例如使用 β 受体阻滞剂或钙通道阻滞剂来控制心率，使用抗心律失常药物（如胺碘酮）维持正常心律。对于某些类型的心律不齐（如心房颤动），可能需要抗凝治疗（如华法林或新型口服抗凝药）来预防血栓和卒中。如果药物治疗效果不佳或副作用明显，可以采用一种有效的微创手术射频消融术，通过高频电流消除引起心律不齐的异常电信号。对于心动过缓或其他严重类型的心律不齐，可能需要植入起搏器或 ICD 以维持正常心律并预防心脏骤停。此外，治疗基础疾病（如甲亢、电解质紊乱）和调整生活方式（如戒烟限酒、健康饮食）也是治疗心律不齐的重要组成部分。治疗方案通常是个体化的，需要根据患者的具体情况进行调整。

6. 这种病对我和我的家庭有什么影响？

心律不齐可能对患者和家庭的生活产生多方面的影响。患者可能在日常生活中经历胸闷、心悸、头晕、乏力等症状，这些症状可能限制患者的活动能力，影响工作、学习和生活质量。某些类型的心律不齐（如心房颤动或室性心动过速）可能显著增加卒中、心力衰竭或心脏骤停的风险，这对患者的身体健康和心理状态都是巨大的挑战。家庭成员可能需要承担更多的照顾责任，尤其是在患者病情严重或需要植入心脏设备的情况下。

7. 日常生活中应该注意什么？

心律不齐患者在日常生活中需要采取一系列预防措施来减少发作频率和减轻严重程度。应避免可能触发心律不齐的因素，如剧烈运动、情绪激动、过度疲劳和饮用含咖啡因或酒精的饮品。患者应戒烟、限酒，并避免使用可能引发心律不齐的药物或兴奋剂。保持规律的作息和保证充足的睡眠，有助于调节自主神经系统功能。饮食方面，应选择低盐低脂饮食，增加富含钾、镁的食物（如香蕉、坚果、绿叶蔬菜），以维持电解质平衡。定期监测心率和血压并按时复诊，遵循医生的治疗建议。如果已接受手术或植入心脏设备，患者需要远离强磁场环境，并定期检查设备功能。此外，学习如何应对心律不齐的急性发作（如深呼吸、咳嗽等简单的迷走神经刺激方法）也可能有所帮助。

8. 患者需要知道的其他内容

心律不齐患者需要了解疾病的基本知识，并学会识别危险信号。例如，若出现持续性胸痛、严重头晕、晕厥或呼吸困难，应立即就医。患者应记录发作的频率、持续时间和诱因，以便医生更好地评估病情。对于已接受射频消融术或植入 ICD 的患者，应了解手术后的注意事项，并定期随访以监测疗效。家庭成员需要掌握基本的急救技能，尤其是心肺复苏术（CPR），以应对可能的紧急情况。

窦性心律异常

心脏的电信号活动系统是由位于心肌内能够产生和传导冲动的特殊心肌细胞组成。这套系统负责协调心脏的收缩和舒张，确保血液以正确的节律泵送到全身。它由窦房结、结间束、房室结、房室束（希氏束）以及浦肯野纤维构成。

窦房结是整个系统的"指挥官"，位于右心房上部，是正常心率的起搏点，能够自动发出电信号。结间束则是窦房结与房室结之间的传导通路，确保信号从心房传递到心室。房室结位于心房与心室之间，起到"信号中转站"的作用，能够延迟电信号的传导，给心房留出时间完成血液排空。房室结向下延伸为房室束，房室束再分为左右束支，最终通过浦肯野纤维将电信号快速传递到心室肌，确保心室同步收缩。这套电信号系统的正常运行是维持心脏健康跳动的基础，任何部位的功能异常都可能导致心律失常。例如，窦房结的异常可能导致窦性心律失常，而房室结或房室束的传导阻滞可能导致心跳过慢甚至停跳。

正常的窦性心律是由窦房结引导的心脏节律，心率在每分钟 60 ～ 100 次，并且节律规则，是健康心脏的表现。**千万注意，窦性心律是正常心律，**在现实中很容易被误认为异常情况。当窦房结的功能出现异常时，就会导致窦性心律异常，主要包括窦性心动过速、窦性心动过缓、窦性心律不齐、窦性停搏以及病态窦房结综合征。这些异常可能由生理性因素（如情绪、运动）引起，也可能是病理性原因（如心脏病、药物副作用）的表现。以下是几种常见的窦性心律异常的表现：

1. 窦性心动过速

窦性心动过速是指窦性心律的频率超过每分钟 100 次，是一种常见的心律失常。生理性窦性心动过速常见于运动、情绪激动、发热、脱水或摄入咖啡因等情况，通常短时间内可恢复正常。但病理性窦性心动过速可能是甲状腺功能亢进、贫血、心力衰竭等疾病的表现，患者可能出现心悸、胸闷、乏力甚至头晕等症状。

治疗窦性心动过速的关键在于明确病因并去除诱发因素。例如，限制咖啡因摄入、戒烟、控制饮酒、保持健康饮食和适量运动是基础措施。如果窦性心动过速由感染、甲亢或贫血引起，则需要针对原发病进行治疗。药物治疗方面，常用 β 受体阻滞剂（如美托洛尔）或非二氢吡啶类钙通道阻滞剂（如地尔硫䓬），对于药物无效或不能耐受的患者，可考虑使用伊伐雷定。若症状显著且药物治疗无效，还可以通过导管消融术改良窦房结功能，减少心动过速的发生。

2. 窦性心动过缓

窦性心动过缓是指窦房结引导下的心律减慢至每分钟不足 60 次。对于运动员或长期锻炼者来说，窦性心动过缓可能是心脏健康的表现，因为他们的心脏更强壮，每次跳动可以泵出更多血液。但病理性窦性心动过缓可能是窦房结功能减弱或药物（如 β 受体阻滞剂）作用过强引起，表现为头晕、乏力、心悸甚至晕厥，严重时可能导致心排血量不足，危及生命。

无症状的窦性心动过缓通常无需治疗，但如果因心率过慢导致症状明显，可使用阿托品或异丙肾上腺素等药物暂时提高心率。然而，长期药物治疗往往效果有限且副作用较大，因此对于症状严重的患者，植入心脏起搏器是更为可靠的治疗方式。起搏器能够帮助维持心率在正常范围内，从而改善患者的生活质量。

3. 窦性心律不齐

窦性心律不齐是指窦房结引导下的心律出现不规则节律，通常与呼吸相关（吸气时心率加快，呼气时心率减慢）。这种情况在年轻人中较为常见，属于一种正常的生理现象，无需治疗。然而，病理性窦性心律不齐可能由心脏病、药物副作用或电解质紊乱引起，表现为心跳不规律、心悸、胸闷甚至胸痛，严重影响患者的生活质量。

大多数窦性心律不齐无需特殊治疗，但患者应注意避免过度劳累，保持规律的作息，避免摄入刺激性食品（如咖啡、浓茶）。对于症状明显或持续时间较长的患者，医生可能会建议药物治疗或植入人工心脏起搏器。此外，定期进行心电图检查有助于监测病情变化，及时调整治疗方案。

4. 窦性停搏

窦性停搏是指窦房结控制的心脏节律突然停止，导致心跳暂停。这种情况可能由窦房结功能障碍、电解质紊乱或药物（如地高辛）引起。窦性停搏通常持续时间较短，患者可能无明显症状。但如果停搏时间过长或频繁发生，可能会导致头晕、晕厥，甚至引发心脏骤停。

对于轻度窦性停搏的患者，通常无需特殊治疗，只需避免诱发因素，如过度劳累或药物使用不当。但对于症状显著或窦性停搏频繁的患者，可能需要植入人工心脏起搏器来维持正常心律。此外，患者应定期随访，监测心脏功能变化，避免病情加重。

5. 病态窦房结综合征

病态窦房结综合征（SSS）是一种复杂的心律失常，表现为窦房结在休息状态下节律过慢或不稳定，在运动或兴奋状态下节律无法正常加快。患者可能出现心悸、头晕、乏力甚至晕厥等症状，严重时可能导致心脏功能异常。

对于无症状的患者，通常无需治疗，仅需定期随访观察。但如果患者出现症状，应给予对症治疗。轻度病态窦房结综合征可使用阿托品、异丙肾上腺素等药物来提高心率，但长期效果有限且可能引发副作用。对于心率缓慢显著且伴随症状的患者，植入心脏起搏器是首选治疗方式，可以有效改善患者的生活质量。

为了减少心律失常的发生，患者在日常生活中应注意以下几点：保持规律的作息时间，避免过度劳累和熬夜；注意饮食，避免摄入过多刺激性食品，如咖啡、浓茶、巧克力等；合理运动，但不宜进行过于剧烈的运动，如长时间跑步或高强度球类运动。此外，患者应严格遵医嘱用药，按时复诊，定期检查心电图和心脏功能，以便医生及时调整治疗方案。

如果出现心悸、头晕、乏力等症状，应及时就医，避免延误治疗。在急性发作时，患者应尽量保持冷静，避免剧烈活动，并尽快寻求医疗帮助。

心房颤动

心房颤动（房颤）是一种常见的心律失常，其特征是心脏的心房出现不规律和快速的电活动，导致心房不能有效地收缩，从而影响心室的正常泵血功能。

1. 这是种什么病？

房颤的本质是一种心律失常，其核心特征是心脏心房的电活动变得不规则和快速。这种异常的电活动导致心房无法进行有效的、协调的收缩，使得心房的泵血功能受损。房颤患者可能会感到心悸、疲劳、胸闷、气短和头晕，尽管有些人可能无明显症状。房颤增加了血栓形成的风险，因为心房内的血液可能滞留，这些血栓如果进入血液循环，可能导致卒中等严重并发症。房颤对生活质量有显著影响，并与死亡率、卒中、心力衰竭、认知功能障碍和痴呆的风险增加有关，其患病率随着年龄增长而增加。

2. 为什么得这种病?

房颤的发生与多种因素有关,常发生于器质性心脏病患者,多见于高血压性心脏病、冠心病、风湿性心脏病二尖瓣狭窄、心肌病以及甲状腺功能亢进,其次缩窄性心包炎、慢性肺源性心脏病、预激综合征和老龄也可引起房颤。部分房颤原因不明,可见于正常人,可在情绪激动、外科手术、运动或大量饮酒时发生;房颤发生在无结构性心脏病的中青年,称为孤立性房颤或特发性房颤。此外,年龄、性别和家族史也可能影响房颤的发生。

3. 应该做哪些检查?

心电图是诊断房颤的基本工具,通过记录心脏的电活动来识别心律失常的特征性波形。Holter 监测则提供 24 小时或更长时间的动态心电图记录,帮助检测间歇性或不规则的心律失常。超声心动图利用超声波成像技术,提供心脏结构和功能的详细信息,评估心房和心室的大小、心脏瓣膜的功能及整体泵血能力。此外,血电解质化验检测血液中的电解质水平,以识别可能导致或加重房颤的电解质失衡。甲状腺功能检查则用于检测甲状腺激素水平,因为甲状腺功能异常可能引发或加重房颤。其他血液检查,如全血细胞计数和肝肾功能检查,也有助于评估整体健康状况和排除其他潜在问题

4. 该如何确诊这种疾病?

确诊房颤需要结合多种检查结果和临床评估。心电图是确诊房颤的主要工具,可以识别出房颤的特征性波形。Holter 监测提供 24 小时或更长时间的动态心电图记录,能够捕捉到间歇性或不规则的心律失常。此外,心电手表等家庭用可穿戴设备也可以帮助识别心律不齐,提供初步的心率监测数据。确诊过程中,还会结合患者的症状(如心悸、疲劳、气短等)、病史(包括高血压、心脏病、甲状腺疾病等)以及其他相关检查(如超声心动图、血液检查)进行综合评估。

5. 该怎样去治疗?

(1)复律治疗

对于新发房颤,一般先观察一段时间,以确定是否为其他疾病的伴随表现(如发热、感染、电解质异常、血液酸碱度异常、心力衰竭、甲状腺功能异常等)。如果不能恢复窦性心律,可以考虑使用抗心律失常药物来控制房颤发作和维持正常心律,即药物复律治疗,常用的药物为胺碘酮。电复律则是通过电刺激来重置心脏的节律,使其恢复正常。注意:药物复律或电复律之前,需要接受至少 3 周的抗凝治疗,复律之后还需要持续抗凝治疗至少 4 周。

(2)药物治疗

如果在祛除诱因后仍存在房颤,或者房颤复律之后不易维持,则可使用抗凝治疗和控制心率的药物。

1)抗凝治疗:房颤患者的栓塞发生率较高,因此,抗凝治疗是房颤治疗的重要部分。对于合并瓣膜病的患者,必须进行抗凝治疗。对于非瓣膜病房颤患者,CHA2DS2-VASc 评分 ≥ 2 分(见下文)的男性或 ≥ 3 分的女性,应使用抗凝治疗。CHA2DS2-VASc 评分为 1 分的男性和 2 分的女性,在权衡预期的卒中风险、出血风险和患者的意愿后,也应当考虑抗凝治疗。抗凝药物包括华法林或者新型口服抗凝药(如利伐沙班、达比加群酯、艾多沙班)。

CHA2DS2-VASc 评分主要用于评估非瓣膜性房颤患者发生脑卒中的风险：性别（女性，Sc）1 分，充血性心力衰竭 / 左心室功能障碍（C）1 分，年龄 ≥ 75 岁（A）2 分，糖尿病（D）1 分，脑卒中 / 短暂性脑缺血发作 / 血栓栓塞病史（S）2 分，外周血管疾病（V）1 分，年龄 65 ～ 74 岁（A）1 分。根据上述各因素，可计算出 CHA2DS2-VASc 总分。

HAS-BLED 评分用于出血风险评估：高血压（H）1 分，肝肾功能异常（各 1 分，A）1 或 2 分，脑卒中（S）1 分，国际标准化比值（INR）易波动（L）1 分，药物或嗜酒（各 1 分，D）1 或 2 分，最高值 9 分。注：出血风险评估 HAS-BLED 评分，高血压定义为收缩压 > 160mmHg；肝功能异常定义为慢性肝病（如肝纤维化）或胆红素 > 2 倍正常值上限，丙氨酸氨基转移酶 > 3 倍正常值上限；肾功能异常定义为慢性透析或肾移植或血清肌酐 ≥ 200μmol/L；出血指既往出血史和（或）出血倾向；INR 易波动指 INR 不稳定，在治疗窗内的时间 < 60%；药物指合并应用抗血小板药物或非甾体抗炎药。

2）控制心率的药物：主要包括 β 受体阻滞剂、钙通道阻滞剂、洋地黄类药物等。β 受体阻滞剂：通过抑制 β 肾上腺素受体，减缓心率和降低心脏的兴奋性，从而有效控制房颤时的心率。常用的药物有美托洛尔、阿替洛尔等。钙通道阻滞剂：通过阻断心脏细胞内的钙离子通道，减慢心房和心室的传导速度，降低心率。常用的药物有维拉帕米、地尔硫草等。洋地黄类药物：如地高辛。这类药物对于一部分房颤患者尤其有心力衰竭的患者，可以提供降低心率和增加心脏收缩力的效果。对于无症状且左心室收缩功能正常的房颤，控制静息心室率 < 110 次 / 分。症状明显或出现心动过速心肌病时，应控制静息心室率 < 80 次 / 分且中等运动时心室率 < 110 次 / 分。

（3）手术治疗

包括导管消融术、左心耳封堵术和心外科迷宫手术等，旨在恢复正常心律或减少并发症。导管消融术是一种微创手术，通过导管进入心脏，定位并破坏发送异常电信号的心脏组织小区域，主要有射频消融术和冷冻消融术两种。射频消融术利用高频电流产生的热量来破坏异常电信号的源头，而冷冻消融术则通过低温技术来实现同样的效果。左心耳封堵术通过植入装置封闭左心耳，减少血栓形成的风险，从而降低卒中的可能性。心外科迷宫手术是一种更复杂的手术，通常在心脏直视手术中进行，通过在心房上形成"迷宫"路径，迫使电信号沿正常路径传导，恢复正常心律。

6. 这种病对我和我的家庭有什么影响？

房颤是一种常见的心律失常，指规则有序的心房电活动丧失，代之以快速无序的颤动波，是严重的心房电活动紊乱。房颤时心房丧失泵血功能，血流缓慢，易形成血栓。一旦血栓脱落进入脑部，会阻塞脑部血液循环，导致脑卒中。由于心房内丧失正常血流动力学，潜在血栓风险增大，血栓脱落后引起并发症，可导致 20% 致死率及 60% 致残率。

7. 日常生活中应该注意什么？

日常生活中应注意遵循医生的建议，保持良好的生活方式。定期就医并按时服药是控制房颤的基础。戒烟和限制饮酒有助于改善心脏健康，因为吸烟和过量饮酒可能诱发或加重房颤。保持健康的饮食，多吃水果和蔬菜，选择全谷物和瘦肉等优质蛋白，同时减少盐、糖和饱和脂肪的摄入，可以促进心脏健康。适当的锻炼，如步行、游泳或骑自行车，有助于改善心血管健康，但应根据个人情况调整运动量，避免过度运动。管理体重和积极控制高血压、糖尿病等慢性疾病也非常重要，因为这些因素可能加重房颤。

8. 患者需要知道的其他内容

房颤的抗凝治疗主要分为传统疗法和新型口服抗凝药治疗两大类。传统疗法中，华法林治疗因其治疗效果不稳定和狭窄的治疗窗（通常需要维持 INR 2～3）而使很多患者不愿意接受。口服药物抗凝治疗是房颤治疗非常重要的部分，但抗凝过度可能导致出血，而抗凝强度不够则没有预防作用。新型口服抗凝药，如利伐沙班、达比加群酯、艾多沙班等，随着其价格的下降，它们在临床上的应用日益广泛，而且治疗效果良好。对于经济条件较好的患者，可选择此类药物。

心房扑动

心房扑动是一种常见的心律失常，是指心脏中的心房部分出现快速的而规律的收缩，导致心脏无法正常地泵血，进而引发一系列心血管疾病。

1. 这是种什么病?

心房扑动的特征是心房的激动频率达到每分钟 250～300 次，导致心脏产生快速而规律的收缩。这种异常的心房活动妨碍了心脏的正常泵血功能。如果不及时治疗，可能会引发一系列心血管疾病，如诱发或加重心力衰竭等。由于心房收缩速度过快，可能导致心室跟不上，从而影响全身血液的有效供给。

2. 为什么得这种病?

心房扑动通常与器质性心脏病有关。具体来说，可见于心脏瓣膜病、高血压心脏病、冠心病、心肌病以及甲状腺功能亢进等基础疾病的患者。此外，肺部疾病、先天性心脏病或心脏外科手术后也容易发生心房扑动。然而，值得注意的是，这种情况也可能发生在心脏结构正常的患者身上，可能与其他临床因素，如电解质失衡、药物作用或酒精摄入过多等有关。

3. 应该做哪些检查?

心电图（ECG）是确诊心房扑动最基本的检查，通过记录心脏的电活动，帮助识别异常心律特征。Holter 监测可以提供 24 小时或更长时间的动态心电图记录，检测出偶发性或间歇性的心律失常。超声心动图通过超声波提供心脏结构和功能的信息，帮助评估心房扩大及心功能状态。

4. 该如何确诊这种疾病?

心房扑动的确诊需要结合临床症状、病史和心电图特点。通常，如果出现心悸、胸闷或头晕等症状，医生首先会询问您的病史，然后进行心电图检查。心电图能够显示心房扑动的特征性波形，如锯齿状 F 波。如果心电图提示心房扑动，医生可能会建议进行 Holter 监测，以记录 24 小时或更长时间内的心电活动。这有助于了解扑动的频率、持续时间及其与症状的关联，从而帮助医生更准确地诊断和制定治疗方案。

5. 该怎样去治疗？

治疗心房扑动的方法包括药物治疗、电复律和手术治疗等。药物治疗主要通过使用控制心室率或转复窦性心律的药物来控制心房扑动的发作和维持正常心律。如果心率过快导致血压不稳定，医生可能会建议进行电复律，即通过电击恢复正常心律。对于持续性心房扑动患者，由于血栓栓塞风险增加，应进行抗凝治疗，具体策略与心房颤动相似。此外，手术治疗，如射频消融术可以通过破坏异常电信号的传导路径来根治心房扑动。

6. 这种病对我和我的家庭有什么影响？

首先，心房扑动可能导致严重的心血管疾病，如心力衰竭和缺血性卒中，这些疾病会显著影响患者的生活质量和寿命。频繁出现症状，如心悸和疲劳，会干扰日常活动和工作能力。此外，疾病的管理和治疗可能需要定期就医和长期用药，会增加医疗费用和家庭负担。因此，来自家庭成员的理解和支持对于患者的心理健康和治疗依从性至关重要。

7. 日常生活中应该注意什么？

日常生活中应遵循医生的建议，保持健康的生活方式。戒烟和限制饮酒对于改善心脏健康至关重要。保持健康饮食，多吃水果和蔬菜，选择全谷物和瘦肉等优质蛋白，同时减少盐、糖和饱和脂肪的摄入。适当的锻炼有助于改善心血管健康，但应根据个人情况调整运动量，避免过度运动。管理体重和积极控制慢性疾病，如高血压和糖尿病，也有助于减少心房扑动的发作风险。

8. 患者需要知道的其他内容

在心房扑动发作时，可能会感到胸闷、心悸、气短等不适症状，此时应及时就医。

房性心动过速

房性心动过速是一种常见的心律失常，指心脏中的心房部分出现过快而规律的收缩，导致心脏无法正常地泵血，引发一系列心血管疾病。

1. 这是种什么病？

房性心动过速其特征是心房的电活动异常加快，导致心房以过快的速度进行规律性收缩。这种异常的电活动通常起源于心房内的异位起搏点，而不是正常的窦房结。由于心房收缩过快，心室可能无法有效地跟随心房的节奏，从而影响心脏的整体泵血功能。这种情况可能导致心输出量减少，进而引发一系列症状，如心悸、头晕、胸痛和乏力等。对于合并器质性心脏病的患者，可能会出现更严重的表现，如晕厥、心肌缺血或肺水肿。症状的发作可以是短暂的、间歇性的或持续的。当房室传导比例发生变化时，听诊时心律可能不恒定，第一心音的强度也会变化。

2. 为什么得这种病？

房性心动过速的病因多种多样，包括冠心病、慢性阻塞性肺疾病、洋地黄中毒、大量饮酒以及各种代谢障碍。此外，心外科手术或导管消融术后形成的手术瘢痕也可能引发这种心律失常。在某些情况下，即使心脏结构正常的患者，也可能出现房性心动过速，这可能与其他因素如电解质失衡或药物作用有关。

3. 应该做哪些检查？

心电图（ECG）是最基本的检查方法，可以显示心动过速的特征性波形。Holter 监测能提供 24 小时或更长时间的动态心电图记录，帮助捕捉间歇性或偶发性的心律失常。超声心动图通过超声波提供心脏结构和功能的信息，帮助评估心房和心室的状态以及是否存在其他心脏异常。

4. 该如何确诊这种疾病？

确诊房性心动过速需要结合临床症状和心电图或 Holter 监测等检查结果。如果心电图显示出房性心动过速的特征性波形，可以根据这些结果进行诊断。Holter 监测可以提供更详细的心律信息，帮助了解心动过速的频率、持续时间及其与症状的关联，从而更准确地确诊和制定治疗方案。

5. 该怎样去治疗？

房性心动过速的治疗策略主要取决于心室率的快慢以及患者的血流动力学状况。如果心室率不太快且无严重血流动力学障碍，可能不需要紧急处理。然而，如果心室率达到每分钟140 次以上，尤其是由洋地黄中毒引起或伴随严重充血性心力衰竭或休克症状时，需要紧急治疗。治疗方法包括：首先针对病因和诱因进行处理，如纠正肺部疾病的低氧血症和感染控制。若洋地黄是诱因，需立即停药并纠正电解质紊乱，特别是低钾血症。药物治疗可使用利多卡因、β 受体阻滞剂和普罗帕酮等。为了控制心室率，可以选择 β 受体阻滞剂、非二氢吡啶类钙通道阻滞剂和洋地黄。转复窦性心律的药物包括ⅠA、ⅠC 或Ⅲ类抗心律失常药物（如胺碘酮、伊布利特）。对于血流动力学不稳定的患者，应立即进行直流电复律。如果药物治疗效果不佳，部分局灶性房性心动过速患者，可以考虑导管消融治疗。

6. 这种病对我和我的家庭有什么影响？

房性心动过速可导致多种心血管并发症，如心力衰竭和缺血性卒中，对患者及其家庭产生严重影响。患者可能会经历身体功能下降和生活质量降低，需要家庭成员的额外支持和照顾。

7. 日常生活中应该注意什么？

如果被诊断为房性心动过速，日常生活中应遵循医生的建议，保持健康的生活方式。戒烟和限制饮酒对改善心脏健康非常重要。饮食方面，建议多吃水果和蔬菜，选择全谷物和瘦肉等优质蛋白，同时减少盐、糖和饱和脂肪的摄入。适当的锻炼有助于改善心血管健康，但应根据个人情况调整运动量，避免过度运动。此外，管理体重和积极控制其他慢性疾病，如高血压和糖尿病，也有助于减少房性心动过速的发作风险。

8. 患者需要知道的其他内容

在房性心动过速发作时，可能会感到胸闷、心悸和气短等不适症状，此时应及时就医。

房性早搏

房性早搏是一种常见的心律失常，其特征是心房在正常的心脏收缩周期之前出现异常的早期收缩。这种早搏通常是良性的，不会引起严重的血流动力学影响。患者可能会感到心跳加速或心悸等不适症状。房性早搏在大多数情况下是无害的，但在某些情况下，尤其是伴随其他心脏疾病时，可能需要进一步评估和管理。

1. 这是种什么疾病?

房性早搏的本质具体表现为心房在正常心脏节律之前的过早收缩。这种异常的电活动通常起源于心房的异位起搏点，而不是正常的窦房结。虽然房性早搏通常不会导致严重的血流动力学变化，但频繁的早搏可能会影响心脏的整体功能，尤其是在存在其他心脏疾病的情况下。

2. 为什么得这种病?

房性早搏的发生可能与多种因素有关。心脏结构和功能异常是常见原因，包括冠心病、高血压性心脏病、心脏瓣膜病、肺心病和甲状腺功能亢进等。此外，房性早搏也可以发生在心脏结构正常的患者中，通常由情绪紧张、焦虑、饮酒或摄入咖啡因等因素诱发。这些因素可能导致心脏的电活动异常，从而引发早搏。

3. 应该做哪些检查?

如果怀疑房性早搏，建议进行一系列检查以确诊。心电图（ECG）是最基本的检查方法，可以显示早搏的特征性波形。Holter 监测提供 24 小时或更长时间的动态心电图记录，帮助捕捉间歇性或偶发性的早搏。甲状腺功能检查可以帮助排除甲状腺功能亢进等内分泌因素的影响。这些检查有助于全面评估心脏的电活动和功能状态。

4. 该如何确诊这种疾病?

确诊房性早搏通常需要结合临床症状和心电图检查结果。如果患者感到心悸伴有心跳停顿，应怀疑房性早搏，并完善心电图检查以确认诊断。如果早搏发作不频繁，Holter 监测可以提供更详细的心律信息，帮助医生了解早搏的频率、持续时间及其与症状的关联，从而更准确地确诊和制定治疗方案。

5. 该怎样去治疗?

房性早搏通常不需要特殊治疗，尤其是症状轻微或无症状时。医生可能会建议您通过生活方式的改变来管理症状。具体措施包括：避免摄入咖啡因、戒烟、限制饮酒、保持健康的饮食和进行适当的锻炼。此外，管理其他慢性疾病，如高血压和慢性肺疾病，也可以帮助控制房性早搏的发作。如果房性早搏较为频繁或者引发了其他心脏疾病的并发症，医生可能会建议药物治疗或其他治疗方式。例如，β受体阻滞剂和钙通道阻滞剂可以帮助控制心率和心律。在某些情况下，心脏消融手术可能被考虑用于消除引发早搏的异常电信号。

6. 这种病对我和我的家庭有什么影响？

房性早搏通常不会对健康造成显著影响，尤其是在症状轻微或无症状的情况下。然而，如果房性早搏的频率过高或引发了其他心脏疾病，可能导致心跳加速、心悸、胸闷等症状，从而影响患者的生活质量。这可能需要患者及其家庭在日常生活中做出调整，如减少刺激性饮料的摄入，增加对健康饮食和生活方式的关注。虽然房性早搏本身通常是良性的，但它可能引起患者及其家人的担忧，因此给予患者理解和支持十分重要。

7. 日常生活中应该注意什么？

日常生活中应遵循医生的建议，保持良好的生活方式。具体措施包括：戒烟、限制饮酒、保持健康的饮食和进行适当的锻炼。此外，管理其他慢性疾病，如高血压和糖尿病，也有助于控制房性早搏的发作。保持规律的作息和保证充足的睡眠有助于减少心律失常的发生。

8. 患者需要知道的其他内容

在管理房性早搏时，注意生活中的心理和生理因素也很重要。焦虑、精神压力和失眠等因素可能加重房性早搏的发作和症状。因此，保持心情舒畅，避免紧张和压力是关键。

交界性心动过速

1. 这是种什么病？

交界性心动过速是一种心律失常，起源于心脏的房室交界区，即心脏的室上部和房下部之间的区域。该区域的细胞异常兴奋会导致心跳过快或不规律，影响心脏的正常功能。这种心律失常可能导致心悸、头晕、乏力等症状，严重时可能引发心血管意外事件，如心力衰竭或心肌缺血。交界性心动过速通常是阵发性的，可能突然发作并自行终止。

2. 为什么得这种病？

交界性心动过速的确切病因尚不完全清楚，但可能与心脏的电生理特性和自主神经系统的调节有关。其他可能的诱因包括药物使用（如某些兴奋剂或抗心律失常药物）、心肌缺血、心脏结构异常或病变等。此外，情绪压力、过度疲劳和电解质失衡也可能诱发这种心律失常。

3. 应该做哪些检查？

如果出现交界性心动过速的症状，如心悸、头晕或乏力，建议及时就医并进行相关检查。心电图（ECG）是初步诊断的基本工具，可以显示心动过速的特征性波形。动态心电图（Holter监测）能提供 24 小时或更长时间的心电记录，帮助捕捉间歇性发作。超声心动图可以评估心脏结构和功能，排除其他心脏病变。如果诊断困难，可能需要进行电生理检查，以更详细地评估心脏的电活动。

4. 该如何确诊这种疾病?

确诊交界性心动过速需要结合多种检查手段。心电图和动态心电图是最常用的诊断工具,可以识别心动过速的特征性电活动模式。超声心动图有助于排除其他可能的心脏结构异常。如果这些检查结果不明确,医生可能会建议进行电生理检查。这是一种侵入性检查,通过导管插入心脏来记录其心脏活动,帮助确定心律失常的确切起源和机制,从而获得更准确的诊断结果。

5. 该怎样去治疗?

治疗交界性心动过速的方法主要包括药物治疗和手术治疗。药物治疗是控制心律失常发作和减轻症状的首选方法,常用的药物包括β受体阻滞剂和钙通道阻滞剂,这些药物可以帮助减缓心率和稳定心律。如果药物治疗效果不佳或出现严重症状,医生可能会建议进行射频消融手术。这种手术是通过导管将射频能量传导到心脏的异常电路径,以破坏引发心动过速的异常组织,从而恢复正常心律。

6. 这种病对我和我的家庭有什么影响?

交界性心动过速可能对患者的生活质量产生负面影响,导致乏力、头晕、心悸等不适症状,严重时可能引发心血管意外事件。

7. 日常生活中应该注意什么?

在日常生活中,患者应注意以下几点:保持规律的作息,避免过度劳累,确保充足的休息和睡眠;饮食方面,应避免过多摄入刺激性食品,如咖啡、茶和巧克力等,以防诱发心动过速;合理的运动是有益的,但应避免过于剧烈的运动,如长时间跑步或激烈的球类运动;遵医嘱用药,按医生建议定期进行健康检查,并及时调整用药方案,以确保治疗的有效性和安全性。

8. 患者需要知道的其他内容

交界性心动过速虽然是一种常见的心律失常,但通过合理的治疗和生活方式的调整,大多数患者可以得到有效的控制和缓解。

交界性早搏

1. 这是种什么病?

交界性早搏是一种常见的心律失常,发生在心脏的房室交界处。它是指在正常的心跳周期中,心脏突然出现一个额外的心跳。这个额外的心跳是由心脏传导系统中的一些细胞异常活跃或传导不良所引起的。虽然交界性早搏通常不会对心脏造成严重的影响,但如果发生频率较高,可能导致心悸、胸痛、气短等不适症状。大多数情况下,交界性早搏是良性的,但在某些情况下可能需要进一步评估和管理。

2. 为什么得这种病?

交界性早搏的确切病因尚不完全清楚,但与心脏传导系统的异常活跃或传导不良有关。其他可能的因素包括心脏病、心肌炎、心肌病等心脏相关疾病。此外,情绪压力、过度疲劳、饮酒和咖啡因摄入过多等生活方式因素也可能诱发交界性早搏。在某些情况下,电解质失衡和药物使用也可能是诱因。

3. 应该做哪些检查?

如果怀疑交界性早搏,常用的检查方法包括心电图(ECG)和 Holter 监测。心电图是初步诊断的基本工具,可以显示早搏的特征性波形。Holter 监测能提供 24 小时或更长时间的动态心电图记录,帮助捕捉间歇性发作并评估其频率和模式。这些检查有助于全面了解心脏的电活动和早搏的特性。

4. 该如何确诊这种疾病?

确诊交界性早搏通常依赖于心电图和 Holter 监测的结果。心电图可以检测到交界性早搏出现的时间和位置,帮助识别其特征性电活动模式。Holter 监测能提供更详细的心律信息,记录日常生活中心脏的活动情况,包括早搏的频率、时长和形态等。这些信息对于确认诊断和制定适当的治疗方案非常重要。在某些复杂情况下,可能需要进行更深入的电生理检查以获得更准确的诊断。

5. 该怎样去治疗?

通常情况下,交界性早搏不需要特殊治疗,尤其是当症状较轻或不频繁时。患者可以通过调整生活习惯来缓解症状,例如减少咖啡因和酒精的摄入、戒烟、保持良好的睡眠和规律的作息。如果症状较为严重或早搏发生频率较高,医生可能会考虑药物治疗。常用的药物包括 β 受体阻滞剂和钙通道阻滞剂,这些药物可以帮助减少早搏的出现频率和缓解症状。在极少数情况下,若交界性早搏频繁且严重影响患者的生活质量,可能需要进行射频消融等手术治疗。

6. 这种病对我和我的家庭有什么影响?

交界性早搏通常不会对患者的寿命造成直接影响,但频繁或严重的早搏可能导致心悸、胸痛、气短等症状,从而影响患者的生活质量。

7. 日常生活中应该注意什么?

交界性早搏患者应注意保持良好的生活习惯。规律的作息、适量的运动和健康的饮食都有助于减少早搏的发作。避免摄入过多的咖啡因和酒精,戒烟,并尽量避免过度紧张和焦虑,因为这些因素可能诱发或加重早搏。管理压力和保持良好的心理状态也很重要。定期进行健康检查,并遵医嘱用药和调整生活方式,可以帮助有效控制症状。

8. 患者需要知道的其他内容

交界性早搏通常是一种良性的心律失常,对寿命和心脏功能一般不会造成直接的影响。然而,如果症状频繁或严重,患者应及时就医,接受相关检查和治疗。

交界性逸搏和逸搏心律

1. 这是种什么病？

交界性逸搏和逸搏心律是心脏电活动异常的一种，属于心律失常。可以独立存在，也可能伴随其他心律常存在。交界性逸搏和逸搏心律是由心脏的房室交界处的逸搏点控制心脏节律，导致心跳不规律。这种不规律的心跳通常不会引起严重的健康问题，但在某些情况下可能导致心悸或不适。

2. 为什么得这种病？

交界性逸搏和逸搏心律的确切原因尚不完全清楚。它们可能与心脏自身的电生理异常有关，也可能与其他疾病相关，如心脏病、代谢性疾病、甲状腺功能异常等。此外，某些药物、情绪压力和电解质失衡也可能诱发这些心律失常。

3. 应该做哪些检查？

如果出现心悸、心慌、胸闷等症状，建议及时就医。医生通常会建议进行心电图检查，以初步评估心脏的电活动。动态心电图（Holter 监测）能提供 24 小时或更长时间的心电记录，帮助捕捉间歇性或偶发性的心律失常。这些检查有助于确定是否存在交界性逸搏或逸搏心律，并评估其频率和特征。

4. 该如何确诊这种疾病？

确诊交界性逸搏和逸搏心律心电图可以显示心脏的电活动模式，帮助识别逸搏的特征性波形。动态心电图监测能提供更详细的心律信息，记录日常生活中心脏的活动情况，包括逸搏的出现频率、时长和形态等。这些信息对于确认诊断和制定适当的管理方案非常重要。在某些复杂情况下，医生可能会建议进行更深入的电生理检查以获得更准确的诊断。

5. 该怎样去治疗？

交界性逸搏和逸搏心律的治疗关键在于积极纠正潜在的病因和诱因，如控制治疗冠心病、高血压、调整药物、管理甲状腺功能等，期待心律恢复正常。如果症状明显或发作频繁，医生可能会考虑使用抗心律失常药物进行治疗甚至植入起搏器。这些药物可以帮助稳定心律，但使用时应严格遵循医生的建议，按照规定的剂量和用药时间进行，以避免潜在的副作用或药物相互作用。

6. 这种病对我和我的家庭有什么影响？

如果发作很少，平常无明显症状，仅在检查时发现，患者一般可以维持正常的生活节奏，不会因为这种心律失常而受到严重限制。但是如果频繁发作或心率偏慢出现心脏供血不足表现（头晕、乏力），也有一定危险。

7. 日常生活中应该注意什么？

在日常生活中，保持健康的生活方式对于管理交界性逸搏和逸搏心律非常重要。建议采用健康饮食，确保摄入足够的营养，限制盐和咖啡因的摄入。保证充足的睡眠和学会调节压力也是关键，因为这些因素可以影响心脏健康。定期锻炼有助于增强心脏功能，但应避免过度劳累。戒烟和限制饮酒也有助于降低心脏病和心律失常的风险。

8. 患者需要知道的其他内容

交界性逸搏和逸搏心律是常见的心律失常之一，通常是良性的，对长期健康影响不大。但是如果频繁发作，或者心率偏慢，应充分重视，及时就医。

预激综合征

1. 这是种什么病?

预激综合征是一种心脏疾病，主要特征是心脏内部存在一条额外的电路，通常称为Kent束。这条电路连接了心房和心室，导致心脏电信号的异常传递。这种异常传递会在心电图上显示出特征性的预激波形，并可能导致心跳加速、不规则或其他心律失常。预激综合征的典型表现包括心悸、晕厥，甚至在某些情况下可能引发更严重的心律问题。

2. 为什么得这种病?

预激综合征通常是一种先天性疾病，这意味着它在出生时就存在，是由于心脏在发育过程中形成了额外的电路。虽然大多数情况下是先天性的，但某些疾病或药物也可能诱发或加重这种情况。家族遗传因素可能在某些病例中起作用，因此有家族史的人可能面临更高的风险。

3. 应该做哪些检查?

如果怀疑预激综合征，医生通常会根据症状进行初步诊断。为了确认诊断，心电图是最常用的检查工具，可以显示特征性的预激波形。24小时动态心电图（Holter监测）可以记录心脏在日常活动中的电活动，帮助识别间歇性或偶发性的心律失常。电生理检查是一种更深入的检查，可以详细评估心脏的电活动，确定额外电路的存在及其位置。

4. 该如何确诊这种疾病?

确诊预激综合征需要结合心电图和电生理检查的结果。在心电图上可以识别出特征性的预激波形，这是一种异常的心电图表现。电生理检查则通过导管插入心脏，直接记录心脏的电活动，帮助确定额外电路的具体位置。这些检查结果对于确认诊断和制定治疗方案至关重要，尤其是在考虑手术治疗时。

5. 该怎样去治疗?

对于在体检中发现预激心电图但无心动过速病史，或经上级医院检查认为不需进一步治疗的患者，可以选择不进行药物治疗，仅采取观察的方式。对于这类患者，需在心悸发作时立即进行心电图检查，以确定是否发生了室上性心动过速或心房颤动。对于反复发作的症状性室上性心动过速、逆向性房室折返性心动过速以及预激伴心房颤动的患者，推荐导管射频消融作为根治性治疗方法。这种技术成熟且成功率高，适合需要消除频繁症状的患者。如果消融手术不可行，也可以采用治疗药物。例如，对心动过速或心房颤动病史的患者在排除其他心脏病后，口服普罗帕酮，或在严重器质性心脏病患者中使用胺碘酮。

6. 这种病对我和我的家庭有什么影响？

大多数情况下，预激综合征不会对患者的日常生活造成明显影响。然而，在少数情况下，患者可能会出现晕厥、心动过速或者更严重的心脏骤停等情况，这可能对患者和家庭造成心理负担和生活上的影响。

7. 日常生活中应该注意什么？

预激综合征患者在日常生活中应避免剧烈运动和减少饮酒，以防诱发或加重心律失常。避免参加激烈的身体活动或运动项目，并保持心境平和，避免情绪过于激动。规律生活、健康饮食和保证充足的休息对维持心脏健康也很重要。

8. 患者需要知道的其他内容

患者需要学会识别心律失常的典型症状，如心跳加快、心悸、头晕和胸闷等，并在症状出现时及时就医。

室性早搏

1. 这是种什么病？

室性早搏是一种心律失常，指的是心脏室壁的心肌在正常心搏周期之前提前兴奋，导致异常的心搏。这种异常心搏通常在正常心搏之后出现，造成心脏节律的紊乱。虽然室性早搏本身通常是无害的，但如果发生频繁或伴随其他心脏疾病，可能会对心脏功能产生影响，需要引起重视。常见症状包括心悸、胸闷和胸痛。

2. 为什么得这种病？

室性早搏的发生原因多种多样，包括心脏病（如冠心病、心肌病）、高血压、甲状腺功能亢进等疾病。此外，药物或酒精也可能诱发室性早搏。生活方式因素如情绪不稳定、饮食不规律、精神压力过大等也可能增加室性早搏的发生风险。

3. 应该做哪些检查？

如果怀疑自己有室性早搏，建议去医院进行心电图检查，以确认心律失常的类型。心电图可以显示心脏的电活动，帮助识别早搏的特征。医生可能还会建议进行 24 小时动态心电图（Holter 监测），以记录全天的心脏活动，捕捉间歇性或偶发性的早搏。此外，甲状腺功能检查和超声心动图可以帮助识别潜在的病因和诱因。

4. 该如何确诊这种疾病？

确诊室性早搏通常依赖于心电图和动态心电图监测的结果。心电图可以显示心脏的电活动模式，帮助识别早搏的特征性波形。动态心电图监测能提供更详细的心律信息，记录日常生活中心脏的活动情况，包括早搏的出现频率和模式。

5. 该怎样去治疗？

治疗室性早搏首先要全面了解患者的早搏类型、症状及原有心脏病变的情况。根据不同的临床背景决定是否需要治疗、采用何种治疗方法以及设定治疗目标。

（1）无器质性心脏病

对于这类患者，室性早搏通常不会增加心脏性死亡的风险。因此，对于无明显症状或症状轻微者，一般不需要进行药物治疗。若症状显著，治疗的重点是缓解症状。医生通常会和患者详细沟通，解释这种情况的良性预后，帮助减轻患者的焦虑和不安。重要的是要避免诱发因素，比如吸烟、喝咖啡和应激。药物治疗可以选择β受体阻滞剂、非二氢吡啶类钙通道阻滞剂或普罗帕酮等。中成药如参松养心胶囊、稳心颗粒，也可减少期前收缩及缓解症状。对于有二尖瓣脱垂的患者，推荐使用β受体阻滞剂作为首选治疗。

（2）器质性心脏病

如果室性早搏合并心功能不全，原则是首先处理心脏本身的疾病，而非立即应用抗心律失常药物。若症状明显，可以选用β受体阻滞剂、非二氢吡啶类钙通道阻滞剂或胺碘酮等。对于急性心肌缺血或心肌梗死伴随室性早搏的患者，首选再灌注治疗，不建议预防性使用抗心律失常药。若在实施再灌注治疗前已出现频繁或多源性室性早搏，可使用β受体阻滞剂，并纠正电解质紊乱如低钾、低镁等。应避免使用ⅠA类抗心律失常药物，因为这些药物虽然能减少早搏，但可能增加致命性心律失常的风险。

（3）导管消融治疗

对于少数起源于右心室流出道或左心室后间隔的频发室性早搏，如患者症状明显且抗心律失常药物效果不佳或不能耐受，且无明显器质性心脏病，可考虑进行导管消融治疗。这是一种介入治疗方法，旨在通过消融异常的电传导通路来根治早搏。

6. 这种病对我和我的家庭有什么影响？

室性早搏通常是良性的，对大多数患者的生活质量和寿命没有重大影响。然而，当室性早搏频繁发生或伴随其他心脏疾病时，可能会引起患者和家人的担忧。

7. 日常生活中需要注意什么？

尽管室性早搏不一定需要治疗，但患者在日常生活中仍需注意一些事项以减少其发作。首先，避免吸烟和减少饮酒，以免诱发心律失常。保持良好的睡眠质量和避免过度劳累也很重要。此外，尽量避免过度兴奋或紧张的情绪，因为这些因素有可能加重症状。患者应在医生指导下使用可能影响心率的药物，并定期复查，以便及时发现和处理潜在的并发症，如室性心动过速或室性心律失常。通过适度运动、放松技巧和心理疏导等方式，患者可以有效减轻症状并提高生活质量。

8. 患者需要知道的其他内容

患者还需了解，室性早搏本身并不一定是一种严重的疾病，但如果伴有其他心脏病，如冠心病、心肌病或心脏瓣膜病，则需要积极治疗这些慢性疾病，并定期复查以监测病情变化。

这样可以有效管理整体健康状况，降低室性早搏对日常生活的影响。

室性心动过速

1. 这是种什么病？

室性心动过速（简称"室速"）是一种心脏下部分（心室）异常引发的快速心跳。正常心律由心脏上部的"司令部"（窦房结）控制，而室速发生时，心室会自行发出快速电信号（每分钟超过 100 次），导致心跳过快且不协调。这会降低心脏泵血效率，可能引发心慌、头晕、气短，严重时甚至晕厥或危及生命。

2. 为什么得这种病？

室性心动过速的发生原因多种多样，常与心脏疾病（如冠心病、心肌病）、药物使用、电解质异常（如低钾、低镁）、代谢紊乱以及某些遗传性疾病有关。有些人可能天生就有患这种疾病的风险，而其他人则可能因心脏病、药物使用或其他健康问题而引发室性心动过速。

3. 应该做哪些检查？

如果出现室性心动过速的症状，如心悸、胸痛、呼吸困难或晕厥，医生通常会建议进行一系列检查。心电图是最基本的检查，可以显示心脏的电活动并帮助识别心律失常的类型。24 小时动态心电图（Holter 监测）可以记录全天的心脏活动，捕捉间歇性或偶发性的心动过速。超声心动图可以评估心脏的结构和功能。此外，医生会建议进行血液化验以评估电解质水平，或进行心脏磁共振成像，以排除其他潜在的病因。

4. 该如何确诊这种疾病？

确诊室性心动过速通常需要结合心电图、动态心电图监测和超声心动图的结果。这些检查可以帮助确定心律失常的类型和可能的病因。心电图可以显示特征性的心动过速波形，而动态心电图监测能提供更详细的心律信息。超声心动图有助于评估心脏的结构异常或功能障碍。为了排除其他潜在病因，医生可能会推荐血液化验以检测电解质失衡，或 MRI 来详细评估心脏的结构和功能。

5. 如何治疗这种疾病？

治疗室性心动过速的策略主要取决于是否存在器质性心脏病以及心动过速的具体类型。以下是针对不同情况的详细治疗建议：

（1）非持续性室性心动过速

1）无器质性心脏病的非持续性单形性室性心动过速：这种类型一般没有预示恶性心律失常的风险，也不会影响预后。因此，除了纠正可能的诱发因素以外，通常不需要急诊处理。如果症状明显，可以考虑口服 β 受体阻滞剂来减轻症状。

2）无器质性心脏病的非持续性多形性室性心动过速：应考虑是否存在离子通道病，如尖端扭转型室速（TdP）。这种情况需要仔细评估，以避免潜在的严重并发症。

3）器质性心脏病的非持续室性心动过速：这种情况可能是恶性室性心律失常的先兆，需要寻找并纠正可能的病因和诱因。β受体阻滞剂可以帮助改善症状和预后。如果这些措施效果不佳、发作频繁且症状严重，可以考虑使用抗心律失常药物，通常应用胺碘酮。

（2）持续性单形性室性心动过速

1）无器质性心脏病的单形性室性心动过速：大多数特发性室性心动过速患者血流动力学稳定。但如果发作持续时间过长或出现血流动力学变化，则需要电复律。起源于右心室流出道的特发性室性心动过速可使用维拉帕米、普罗帕酮、β受体阻滞剂或利多卡因；左心室特发性室性心动过速首选维拉帕米，也可使用普罗帕酮。终止后，建议进行射频消融治疗以防复发。

2）有器质性心脏病的持续性单形性室性心动过速：首先要处理基础心脏病并纠正诱因。如果有血流动力学障碍，需要立即进行同步直流电复律。对于血流动力学稳定的患者，可以使用抗心律失常药物或进行电复律。首选抗心律失常药物为胺碘酮，若胺碘酮不适用或无效，特别是合并心肌缺血时，可以次选利多卡因。

6. 这种病对我和我的家庭有什么影响？

室性心动过速是一种可能导致心脏骤停和其他严重并发症的心律失常，对患者和家庭的影响重大。患者可能面临突发性晕厥或心脏骤停的风险，这会对患者及其家庭成员的日常生活和心理健康造成压力。家庭成员需要了解病情的严重性，以便在紧急情况下能够快速反应并提供支持。定期检查和遵循医生的治疗建议是管理病情的关键。

7. 日常生活中应该注意什么？

在日常生活中，患者应注意一些生活方式的改变，以减少室性心动过速的发作风险。减少咖啡因和酒精的摄入，因为这些物质会刺激心脏，增加心律失常的风险。避免使用未经医生批准的药物，尤其是那些可能影响心率的药物。此外，保持良好的睡眠和健康的饮食习惯，避免过度劳累和情绪过度波动，这些都可以帮助稳定心律和改善整体健康状况。

8. 患者需要知道的其他内容

室性心动过速是一种需要认真对待的心律失常，因为它可能导致严重的并发症。及时的医疗干预和持续的病情监测是确保患者安全的重要措施。

室性逸搏与室性逸搏性心律失常

1. 室性逸搏与室性逸搏性心律失常是什么？

室性逸搏是一种心脏电活动异常，发生在心房和心室之间的传导系统出现问题时。此时，心室会在正常心跳之外产生额外的搏动。室性逸搏性心律失常则是指这种额外搏动变得不规律，可能导致心脏功能减弱和更严重的心律失常。这种情况可能影响心脏的有效泵血能力，增加心脏负担，并可能引发其他心脏并发症。

2. 为什么得这种病？

室性逸搏和室性逸搏性心律失常的发生原因多种多样，包括先天性心脏病、冠状动脉疾病、心肌炎、心肌梗死、高血压、心力衰竭等。此外，某些药物的不良反应也可能诱发这些心律失常。在某些情况下，具体的病因可能不明确，可能与个体的遗传因素或其他未识别的健康问题有关。

3. 应该做哪些检查？

对于室性逸搏或室性逸搏性心律失常，患者需要进行密切的心电和血压监护，以便及时发现和处理任何异常。24 小时动态心电图（Holter 监测）可以记录全天的心脏电活动，帮助识别间歇性或持续性的心律失常。超声心动图可以评估心脏的结构和功能，检测是否存在心脏结构异常。心脏 MRI 能提供更详细的心脏影像，有助于评估心肌的健康状况和识别潜在的病因。

4. 该如何确诊这种疾病？

确诊室性逸搏和室性逸搏性心律失常通常依赖于心电图。心电图能够识别心室提前搏动和室性逸搏的特征性波形。医生可能会建议进行 24 小时动态心电图监测（Holter 监测），以记录全天的心脏活动，捕捉偶发性或持续性的心律异常。此外，超声心动图和其他影像学检查可能用于评估心脏结构和功能，以帮助确定潜在病因。

5. 该怎样去治疗？

治疗室性逸搏和室性逸搏性心律失常的策略因个体病情而异。首先，治疗的重点是纠正潜在的病因和诱因，以期恢复正常心律。短效药物如阿托品或异丙肾上腺素可以用于急性期治疗，帮助稳定心律。在某些情况下，可能需要置入临时起搏器作为过渡治疗。如果无法恢复正常心律，可能需要考虑植入永久起搏器，以维持心脏的正常电活动。

6. 这种病对我和我的家庭有什么影响？

室性逸搏和室性逸搏性心律失常可能导致严重并发症，如心力衰竭和晕厥，这会对患者及其家庭成员的生活质量和心理健康造成显著压力。

7. 日常生活中应该注意什么？

在治疗和康复过程中，患者应保持健康的生活方式。戒烟和限制饮酒是重要的预防措施。此外，适度的运动有助于增强心脏健康，但应在医生指导下进行。控制情绪、避免过度焦虑和压力是管理心律失常的重要部分。饮食方面，应保持低盐、低脂饮食，以支持心脏健康和整体康复。

8. 患者需要知道的其他内容

患者需要积极配合医生的治疗计划，树立信心，积极面对疾病。尽管室性逸搏和室性逸搏性心律失常可能带来挑战，但许多患者通过适当的治疗和生活方式的调整，可以过上正常的生活，并显著提高生活质量。

心室颤动和心室扑动

1. 这是种什么疾病?

心室颤动（VF）和心室扑动是一种极度危险的心律失常，会导致心脏失去正常的泵血功能，无法有效供氧给大脑和其他关键器官，导致心脏骤停。心室颤动时，心室内的肌纤维出现快速而不协调的微弱收缩，频率为每分钟 250～500 次，听诊时心音消失，血压无法测到。心室扑动与之类似，但更快更不协调，血压同样可降至零。两者均有可能快速导致猝死，需要立即采取心肺复苏和电除颤等急救措施。直流电复律是首选治疗方式，理想情况下应在 1～2 分钟内进行非同步直流电除颤。

2. 为什么得这种病?

心室颤动和心室扑动的病因和风险因素多种多样，主要包括：①心脏器质性病变：如冠心病引起的急性心肌梗死、暴发性心肌炎、心肌病和心力衰竭等，这些情况可能导致心脏电信号传导异常，引发心室颤动。②电解质紊乱：低钾或低镁等电解质异常，可能导致心肌细胞电活动的不稳定性，从而诱发心室颤动。③药物中毒：如可卡因和安非他命等药物滥用，或某些药物过量使用，可能导致心律失常。④遗传因素：某些遗传性心脏病，如长 QT 综合征，会增加心室颤动的风险。⑤理化因素：触电、溺水以及某些中毒情况可能通过多种机制导致急性心脏事件。⑥其他影响：严重缺血、缺氧和感染等也可能引发心室颤动。

3. 应该做哪些检查?

由于心室颤动和心室扑动是严重的急性心脏事件，患者发作时需要立即抢救，通常没有时间进行常规检查。救护人员或医院会在紧急处理中使用心电图迅速识别心律失常的类型，以实施恰当的急救措施。

4. 该如何确诊这种疾病?

心电图是诊断心室颤动和心室扑动的金标准。它能够在几秒钟内显示出这些心律失常的特征性、不规则电活动，并帮助医生快速做出诊断。因为心室颤动和心室扑动与猝死密切相关，及时使用心电图对于启动急救措施至关重要。它不仅可用于诊断，还在后续治疗中指导治疗策略，比如选择合适的抗心律失常药物或评估电除颤的效果。

5. 该怎样去治疗?

治疗心室颤动和心室扑动的首要方法是电除颤，这是一种紧急措施，通过电流冲击迅速恢复心脏的正常节律。药物治疗，包括使用抗心律失常药物来稳定心律。对于某些患者，手术干预如植入心脏起搏器或 ICD，是必要的长期管理措施。ICD 特别适用于预防高风险人群中的再发事件，包括有心脏骤停史、器质性心脏病合并严重心律失常、严重心律不全下的人群。

6. 这种病对我和我的家庭有什么影响?

心室颤动和心室扑动可能导致心脏骤停，而后果可能是致命的或导致长期健康问题。对于家庭而言，这可能带来巨大的情感负担和经济压力，包括医疗费用和照顾需求。紧张的家庭氛围和对未来不确定性的焦虑也可能影响家庭成员的情感健康。

7. 日常生活中应该注意什么?

在康复后,患者需要调整生活方式以降低复发风险。关键措施包括避免过度劳累、防止暴饮暴食、戒烟、限制酒精摄入,以及保持健康的饮食和生活习惯。此外,患者需遵循医生的建议,定期进行心脏监测和医疗检查,以保持对病情的监控。

8. 患者需要知道的其他内容

患者应学会监测自己的症状,比如心悸、胸痛或晕厥可能是危险信号,一旦出现,应及时就医。同时,应学习如何正确使用心脏除颤器。如果家中备有自动体外心脏除颤器(AED),患者和家属应熟练掌握其使用方法。此外,患者和家属应了解心肺复苏(CPR)的基本步骤,以便在紧急情况下立即采取行动。识别病因和风险因素,并积极管理健康行为,是降低心室颤动风险的重要步骤。

心脏传导阻滞

1. 这是种什么疾病?

心脏传导阻滞是指心脏电冲动在传导系统某个部位发生减慢或阻滞,属于心脏传导的异常。根据传导阻滞的部位,可分为窦房传导阻滞、房室传导阻滞、房内传导阻滞和室内传导阻滞等。轻度的心脏传导阻滞往往没有症状,主要针对原发病进行治疗即可。而中度、重度的心脏传导阻滞,由于心率变慢或心律不规则,患者可出现头晕、心悸、乏力等症状,严重时会出现晕厥、抽搐,威胁患者的生命安全。

2. 为什么会患这种病?

导致传导阻滞发生的原因多数是发生阻滞的部位不应期异常地延长,少数是传导系统某部位组织结构的中断或先天畸形。阻滞可发生于传导系统的任何部位,起搏点和周围组织的交界区以及两部位传导组织的衔接处是传导阻滞的好发部位,如窦房交界区、房室交界区。

如果患有一度传导阻滞但无症状,可不进行相关治疗;二度传导阻滞患者要查明病因,比如是有冠心病还是仅为心律失常,同时进行必要的干预;三度传导阻滞患者常有晕厥表现,病情一般较重,心率多在40次/分以下,严重者甚至发生心脏骤停,因此要尽早查明病因并及时治疗。

窦房传导阻滞是一种心脏病,它通常表现为心率过缓,但也可以表现为心率不规则或心律失常。窦房结是一组位于心脏右心房顶部的细胞,是心脏自主神经系统的一部分。它的主要功能是控制心脏的节律,向心脏发出节律信号。窦房传导阻滞是指窦房结发出的节律信号出现了问题,导致心脏节律失常。窦房传导阻滞的原因很多,可能包括先天性心脏病、冠心病、药物使用、感染等因素。老年人、高血压、糖尿病等也可能导致窦房传导阻滞。

房室传导阻滞是指心脏的房室传导系统出现问题,导致心脏的节律受到影响。房室传导系统是心脏中一组细胞和纤维组织，它的主要功能是将来自心脏上部（房室结）的电信号传递到心脏下部（束支和室肌），从而控制心脏的节律和收缩。房室传导阻滞的严重程度从轻度到重度不等，轻度可能不会出现明显的症状，而重度可能导致心脏功能严重受损。

室内传导阻滞是指心脏室壁内的电传导系统出现问题，导致心脏节律受到影响。室内传导系统是心脏室壁内一组细胞和纤维组织，它的主要功能是将来自心脏上部的电信号传递到心脏下部，控制心脏的收缩。室内传导阻滞的严重程度不同，轻度可能不会出现明显的症状，而重度可能导致心脏功能严重受损。

3. 该如何确诊这种疾病？

心电图可以显示特征性的传导阻滞波形，而动态心电图监测能提供更详细的心律信息。超声心动图可以评估心脏的结构异常或功能障碍。

4. 应该怎么治疗？

应针对不同的病因进行治疗。

一度房室阻滞与二度Ⅰ型房室阻滞且心室率不过慢者，无需特殊治疗。二度Ⅱ型与三度房室阻滞如心室率显著缓慢，伴有明显症状或血流动力学障碍，甚至阿–斯综合征发作者，应给予起搏治疗。阿托品（0.5～2.0mg，静脉注射）可提高房室阻滞的心率，适用于阻滞位于房室结的患者。异丙肾上腺素（1～4μg/min，静脉滴注）适用于任何部位的房室阻滞，但应用于急性心肌梗死患者时应十分慎重，可能导致严重的室性心律失常。以上药物使用超过数天，往往效果不佳且易发生严重的不良反应，仅适用于无心脏起搏条件的应急情况。因此，对于症状明显、心室率缓慢者，应及早给予临时性或永久性心脏起搏治疗。

慢性单侧束支阻滞的患者如无症状，无需接受治疗。双分支与不完全性三分支阻滞有可能进展为完全性房室阻滞，但是否一定发生以及何时发生均难以预料，不必常规预防性起搏器治疗。急性前壁心肌梗死发生双分支、三分支阻滞，或慢性双分支、三分支阻滞，伴有晕厥或阿–斯综合征发作者，则应及早考虑心脏起搏治疗。

5. 这种病对我和我的家庭有什么影响？

心脏传导阻滞是一种心脏电信号传导异常的情况，可能导致心率减慢或心律不齐。对于患者来说，这种病可能导致头晕、疲劳、晕厥等症状，严重时会影响日常活动和生活质量。对于家庭而言，心脏传导阻滞可能带来情感上的担忧和经济上的负担，因为患者可能需要定期医疗检查和治疗。家属需要了解病情的严重性，以便在紧急情况下能够提供支持和帮助。

6. 日常生活中应该注意什么？

心脏传导阻滞患者在日常生活中需要注意保持健康的生活方式。重要的是避免过度劳累，保证适当的休息和睡眠。饮食方面，应遵循低盐、低脂饮食，避免刺激性食物和饮料。定期进行适度的锻炼有助于心脏健康，但应在医生的指导下进行。患者还应该避免使用可能加重心脏传导阻滞的药物，并定期监测心率和血压，遵循医生的治疗计划。

7. 患者需要知道的其他内容

患者需要了解心脏传导阻滞的类型和严重程度，因为不同类型的阻滞（如一度、二度、三度）

可能需要不同的治疗策略。对于某些严重的传导阻滞，可能需要植入心脏起搏器以维持正常的心脏节律。患者应定期复诊，监测病情变化，并了解可能的症状和并发症。此外，患者和家属应掌握基本的急救技能，以便在发生晕厥或其他紧急情况时能够及时处理。

长 QT 综合征

1. 这是种什么病?

长 QT 综合征（long qt syndrome，LQTS）是一种心脏电活动异常的疾病，其特征是心电图上的 QT 间期延长。QT 间期表示心肌从收缩到完全舒张的时间，当这一时间延长时，心脏的电信号恢复得较慢，可能导致心跳过慢、不规则或快速型心律失常。这种异常会影响心脏的正常泵血功能，导致血液供应不足，进而引发一系列症状。

长 QT 综合征的最严重并发症是心室颤动（ventricular fibrillation），这是一种致命的心律失常，可能引发晕厥、癫痫样发作或猝死。虽然这种疾病较为罕见，但由于其潜在的危及生命的风险，长 QT 综合征需要高度重视并进行及时诊断和治疗。

2. 为什么得这种病?

长 QT 综合征的发病原因主要分为遗传性和获得性两种。遗传性长 QT 综合征由基因突变引起，通常以常染色体显性遗传的方式在家族中传播，涉及多个基因（如 *KCNQ1*、*KCNH2* 和 *SCN5A*）。这些基因编码的离子通道蛋白负责调控心肌细胞的电活动，不同基因突变会导致不同类型的长 QT 综合征（如 LQT1、LQT2 和 LQT3），每种类型的触发因素和临床表现有所不同。

获得性长 QT 综合征则可能由外界因素引起，包括某些药物（如抗精神病药物、抗抑郁药物、某些抗生素和抗组胺药）、电解质紊乱（如低钾血症、低镁血症）、严重感染或神经系统疾病等。这些因素可能通过干扰心脏离子通道的功能引发 QT 间期延长。此外，情绪应激、剧烈运动或突然受惊也可能成为诱发长 QT 综合征症状的触发因素。

3. 应该做哪些检查?

如果怀疑患有长 QT 综合征，应进行以下检查以明确诊断：

心电图是最基本的检查方法，用于测量 QT 间期的长度。医生会根据 QT 间期校正值（QTc）来判断是否异常。其次，动态心电图（Holter 监测）可以通过 24 小时或更长时间的连续心电监测，评估 QT 间期的变化和是否存在心律失常。此外，运动试验心电图可用于观察 QT 间期在应激状态下的变化，特别是对于 LQT1 型患者，运动诱发的 QT 间期延长更为明显。

其他检查还包括血液检查，用于检测电解质水平（如钾、钙、镁），以排除可能影响 QT 间期的代谢异常。基因检测则是确认遗传性长 QT 综合征及其具体基因突变类型的重要手段，尤其在家族中有类似病史时尤为重要。必要时，医生可能还会建议进行心脏影像学检查（如超声心动图）以排除其他可能的心脏病变。

4. 该如何确诊这种疾病？

确诊长 QT 综合征需要结合病史、家族史、体检和检查结果。核心诊断工具是心电图，QTc 间期延长是诊断的关键指标：男性 QTc > 470 毫秒、女性 QTc > 480 毫秒即为异常，QTc > 500 毫秒提示明显异常。医生还会综合患者的临床表现（如晕厥、心悸）和家族中是否有猝死或心律失常史来判断。

此外，基因检测结果可以进一步确认诊断，尤其是在 QT 间期边界异常（470～500 毫秒）但存在家族史的情况下。医生还可能使用长 QT 综合征的诊断评分系统（如 Schwartz 评分），根据 QTc 间期、晕厥发作、家族史等因素进行综合评估，分数越高，患长 QT 综合征的可能性越大。

5. 该怎样去治疗？

长 QT 综合征的治疗目标是预防心律失常的发生，降低猝死风险。治疗方案因患者的症状、QT 间期的延长程度及基因类型而异。

对于无症状但 QT 间期延长的患者，β 受体阻滞剂（如普萘洛尔、纳多洛尔）是首选药物，尤其对 LQT1 和 LQT2 型患者有效，可减少心律失常的发生。对于 LQT3 型患者，钠通道阻滞剂（如美西律）可能更为有效。对于曾发生过心脏骤停或高危患者（如 QTc 显著延长、家族中有猝死史），医生可能建议植入 ICD，能在发生致命性心律失常时自动施行电击复律。

此外，对于药物无效或不能耐受药物治疗的患者，左侧胸交感神经切断术（LCSD）是一种有效的手术选择，可以减少心律失常的发生风险。患者还需避免诱因，如避免使用会延长 QT 间期的药物，纠正电解质紊乱，避免剧烈运动或情绪激动等触发因素。

6. 这种病对我和我的家庭有什么影响？

长 QT 综合征是一种潜在致命的疾病，会给患者和家庭带来一定的心理和生活压力。患者可能需要长期服药、定期复查，并随时准备应对突发的心律失常事件。家庭成员也需了解疾病的特点，学习急救技能（如心肺复苏），以便在紧急情况下提供帮助。

此外，遗传性长 QT 综合征可能影响多个家族成员，因此建议直系亲属接受基因筛查和心电图检查，以便早期发现和干预。家庭还需为可能产生的医疗费用和长期管理做好心理和经济层面的准备。尽管疾病可能带来不便，但通过科学的管理和治疗，患者的生活质量有望得到显著提升。

7. 日常生活中应该注意什么？

患者在日常生活中应采取以下预防措施：

首先，避免已知诱因是关键。患者应避免使用会延长 QT 间期的药物（如某些抗生素、抗精神病药），避免剧烈运动、突然受惊或情绪激动等可能诱发心律失常的因素。其次，饮食上应保持均衡，注意补充钾、镁等电解质，减少咖啡因和酒精摄入。

适量运动对身心健康有益，但应在医生指导下进行低强度运动，避免高强度或竞争性运动。此外，患者应按时进行心电图检查和其他必要的监测，及时调整治疗方案。建议随身携带医疗警示卡，注明病情和禁用药物，以便在紧急情况下迅速获得正确的医疗帮助。

8. 患者需要知道的其他内容

长 QT 综合征虽然是一种严重的疾病，但通过规范治疗和科学管理，大多数患者可以过上相对正常的生活。此外，患者应了解与长 QT 综合征密切相关的短 QT 综合征，这是一种罕见但同样危险的心脏电活动异常疾病。短 QT 综合征的特征是 QT 间期缩短（QTc < 360 毫秒），可能导致心房颤动、心室颤动甚至猝死。

第十一章　心血管疾病之心包问题

心包积液

1. 这是种什么病？

心包积液是指心脏外部包裹心脏的双层薄膜（称为心包膜）内积聚了过多的液体。正常情况下，心包腔内含有 10～50ml 的液体，这些液体可以润滑心包膜，减少心脏跳动时的摩擦。然而，当液体异常增多时，会对心脏施加压力，限制心脏的正常收缩和舒张。这种压力可能导致心脏功能受损，影响血液循环，进而引发一系列临床表现，如胸痛、呼吸困难、心悸，甚至可能发展为心脏压塞（心包填塞，一种危及生命的急症）。心包积液的严重程度取决于液体积聚的速度和量，积液缓慢增加时症状可能较轻，而快速积聚则更容易引发严重后果。

2. 为什么得这种病？

心包积液的成因复杂多样，可分为感染性、非感染性和特发性三大类。

感染性原因是心包积液最常见的病因之一，包括病毒感染（如柯萨奇病毒、流感病毒）、细菌感染（如结核杆菌、葡萄球菌）及真菌感染等。病毒感染通常导致急性心包炎并伴随积液，而结核性心包积液则多见于慢性病程。

非感染性原因涉及多种系统性疾病和病理状态。例如，恶性肿瘤（如肺癌、乳腺癌或淋巴瘤）转移至心包膜，可能导致大量积液。自身免疫性疾病（如系统性红斑狼疮、类风湿关节炎）会因免疫系统攻击心包膜引发炎症和积液。此外，代谢性疾病（如尿毒症、甲状腺功能减退）和心脏手术或创伤也可能导致心包积液的发生。

在某些情况下，心包积液的确切病因可能无法明确，称为特发性心包积液。无论病因如何，积液的发生都提示心包膜或全身性疾病，需要及时评估和治疗。

3. 应该做哪些检查？

心包积液的诊断通常需要结合体格检查、影像学检查和实验室检查。

体格检查是初步评估的重要手段，医生可能听诊到心音减弱或心包摩擦音，严重时可发现颈静脉怒张、低血压和心动过速（提示心包填塞的可能）。

心电图（ECG）是常用的检查工具，可以发现低电压 QRS 波或电交替现象，这提示心包积液较多。胸部 X 线检查有助于评估心脏轮廓是否增大，尤其是积液量超过 200ml 时，心影可能呈"烧瓶样"改变。

超声心动图（Echo）是诊断心包积液的金标准。它可以清楚地显示心包腔内液体的存在、积液量的多少以及心脏是否受压。对于疑似心包填塞的患者，超声心动图能快速提供关键诊断信息。

实验室检查如血常规、电解质、炎症标志物 [C 反应蛋白（CRP）、红细胞沉降率（ESR）] 以及自身免疫指标 [抗核抗体（ANA）、抗双链 DNA 抗体] 有助于寻找病因。此外，心包穿刺可以抽取积液样本进行细菌培养、细胞学检查和生化分析，以明确积液的性质（如渗出液或漏出液）及可能的病因。

4. 该如何确诊这种疾病？

确诊心包积液需要结合临床症状、影像学检查和实验室分析结果。

超声心动图是最重要的诊断工具，它不仅可以确认心包腔内是否存在积液，还能评估积液的量和分布。积液量通常分为轻度（＜ 10mm）、中度（10 ～ 20mm）和大量（＞ 20mm）。对于怀疑心包填塞的患者，超声心动图还能显示心脏舒张受限、右心房或右心室塌陷等特征性表现。

心包穿刺是进一步确诊的重要手段，尤其是在积液性质不明或怀疑感染性、恶性病因时。通过穿刺抽取积液样本进行细菌培养、肿瘤细胞学检查和生化分析，可以明确积液是渗出液（提示炎症或感染）还是漏出液（提示全身性疾病）。此外，结合病史、体格检查和相关实验室检查（如结核菌素试验、肿瘤标志物检测），可以进一步明确病因并指导治疗。

5. 该怎样去治疗？

心包积液的治疗取决于积液的病因、积液量的多少以及是否出现心包填塞等并发症。

对于轻度积液且无明显症状的患者，可以选择定期观察和随访，通过超声心动图监测积液量的变化。如果积液由感染引起，应根据病原体选择抗感染治疗，如病毒性心包积液通常为自限性，可使用非甾体抗炎药（NSAID）缓解炎症，而细菌性心包积液则需要抗生素联合引流治疗。

当积液量较大或出现心包填塞时，需紧急进行心包穿刺引流术，通过穿刺排出多余液体，缓解对心脏的压迫。如果积液反复出现或无法控制，可能需要进行心包切开术或心包窗术，以建立引流通道，防止积液再次积聚。此外，针对恶性心包积液的患者，可能需要化疗或放疗结合引流处理，而对于自身免疫性疾病引起的积液，免疫抑制剂（如糖皮质激素）可能是治疗的核心。

明确病因是治疗的关键，因为只有针对病因进行干预，才能有效预防积液的复发。

6. 这种病对我和我的家庭有什么影响？

心包积液可能对患者的身体和心理健康造成显著影响。积液量较少时，患者可能仅有轻微症状，但随着积液增多，可能出现胸痛、呼吸困难、乏力等症状，严重时发展为心包填塞，危及生命。这种病情的不确定性会给患者和家庭带来心理压力，尤其是在病因与恶性肿瘤或感染相关时，家庭成员可能需要面对经济和情感上的双重负担。

此外，心包积液的治疗可能需要反复住院或手术，家庭成员需要协助患者完成治疗、复查和日常护理。

7. 日常生活中应该注意什么？

在日常生活中，患者需要采取健康的生活方式，以减少心包积液的复发风险并促进康复。

首先，应避免剧烈运动和重体力劳动，因为这些活动可能增加心脏负担，诱发症状加重。其次，应控制体重、戒烟、限制饮酒，保持良好的生活习惯。饮食上，宜选择低盐、低脂饮食，以减少心脏负担，同时注意补充优质蛋白质和维生素，增强身体免疫力。

患者还应注意情绪管理，避免过度紧张和情绪激动，因为心理压力可能加重心脏的不适。定期复查是确保病情得到良好管理的重要措施，患者应遵医嘱进行超声心动图、血液检查等随访，观察积液量的变化和心脏功能的恢复情况。

8. 患者需要知道的其他内容

患者需要了解，心包积液是一种常见的心脏疾病，但其预后取决于病因、积液量以及是否及时治疗。对于轻度积液的患者，定期监测和病因治疗通常可以有效控制病情。而对于恶性心包积液或严重感染引起的积液，早期诊断和多学科治疗尤为重要。

此外，患者应警惕病情加重的信号，如突然出现的呼吸困难、胸痛、头晕或意识模糊等，这可能提示心包填塞或其他严重并发症，需立即就医。家庭成员也应掌握基本的急救技能，在必要时提供帮助。

心包填塞

1. 这是种什么病？

心包填塞是一种危及生命的急症，由于心包腔内迅速积聚过多液体（如血液、渗出液或脓液），导致心脏受到压迫而无法正常扩张和泵血。心包是一种双层保护性薄膜，包裹心脏并减少其在跳动时的摩擦，但当液体积聚过多时，会限制心脏的舒张，阻碍血液从静脉进入心脏腔室，进而导致心输出量下降，影响全身血液循环。典型的心包填塞症状被称为 Beck 三联征，包括低血压（心脏泵血能力下降导致血压降低）、心音低弱（心包积液阻隔心音传导）和颈静脉怒张（静脉血回流受阻）。如果不及时治疗，心包填塞可能迅速发展为休克甚至死亡。

2. 为什么得这种病？

心包填塞的病因多种多样，主要由心包积液积聚过快或过多引起。创伤性原因是常见病因之一，包括胸部钝挫伤、心脏外科手术后出血或心导管操作时意外穿刺心包。感染性原因常见于病毒性心包炎、细菌性心包炎（如结核菌感染）或真菌感染，这些感染会导致心包腔内产生大量渗出液。恶性肿瘤（如肺癌、乳腺癌或淋巴瘤）转移至心包膜，也可能引起大量积液并导致填塞。

其他病因还包括自身免疫性疾病（如系统性红斑狼疮、类风湿关节炎），这些疾病会导致免疫系统攻击心包膜，引发炎症和积液。此外，心脏相关疾病，如急性心肌梗死后心脏破裂、主动脉夹层破裂至心包腔，也可能导致心包积液迅速积聚，引发心包填塞。医源性损伤（如心包穿刺、放置心脏起搏器时操作不当）也是一个常见的触发因素。了解病因对预防和治疗心包填塞至关重要。

3. 应该做哪些检查?

体格检查是初步评估的重要环节,医生可能发现典型的 Beck 三联征(低血压、心音低弱、颈静脉怒张),以及脉搏交替减弱(吸气时血压明显下降,称为脉搏矛盾)。

心电图是常用的检查手段,可以显示低电压 QRS 波或电交替现象(QRS 波幅度周期性变化,提示心脏在积液中摆动)。胸部 X 线检查可能显示心影增大或"烧瓶样心影",提示心包积液。超声心动图(Echo)是诊断心包填塞的金标准,能够清晰显示心包腔内积液的存在、积液量的多少以及心脏受压表现(如右心房或右心室塌陷)。

对于明确病因,心包穿刺可以抽取积液进行实验室分析,包括细菌培养、肿瘤细胞学检查和生化分析,以确定积液性质(如渗出液或漏出液)。此外,CT 扫描或心脏磁共振成像(MRI)可以进一步评估心包及周围组织的病变,特别是在怀疑肿瘤或主动脉夹层时。

4. 该如何确诊这种疾病?

确诊心包填塞需要结合临床症状、体征以及影像学检查。超声心动图是诊断心包填塞的核心工具,不仅能确认心包腔内积液的存在,还能评估积液对心脏功能的压迫程度。例如,右心房或右心室塌陷、下腔静脉扩张且吸气时无塌陷,是心包填塞的特征性表现。

心电图和胸部 X 线检查是辅助检查方法,心电图发现低电压或电交替现象,胸片显示心影增大或其他胸腔异常,均提示心包积液可能引发填塞。心包穿刺是进一步确诊的重要手段,通过抽取积液样本进行细菌培养、肿瘤细胞学检查和生化分析,可以明确积液的性质和病因。这些检查结合患者病史和体征,形成了诊断心包填塞的完整步骤。

5. 该怎样去治疗?

治疗心包填塞的首要目标是迅速缓解心脏的压力,恢复正常血液循环。心包穿刺是最常用的急救措施,通过将针头插入心包腔,抽取积液以减轻对心脏的压迫。对于积液量巨大或反复积聚的患者,可能需要进行心包窗术,通过手术在心包膜上开一个小窗,建立持久的引流通道,防止积液再次积聚。

针对具体病因的治疗同样重要。例如,感染性心包填塞需要使用抗生素(如针对细菌感染)或抗结核药物(针对结核性心包炎);由肿瘤引起的心包填塞可能需要化疗、放疗或靶向治疗;自身免疫性疾病引起的心包炎和积液则需使用糖皮质激素或其他免疫抑制剂。药物治疗方面,利尿剂可帮助减少体内液体积聚,非甾体抗炎药(NSAID)可用于缓解炎症。对于严重病例,可能需要联合多学科团队(心脏科、肿瘤科、感染科等)进行综合治疗。

6. 这种病对我和我的家庭有什么影响?

心包填塞是一种危及生命的急症,如果不及时治疗,可能导致心脏衰竭、休克甚至死亡。这种疾病会给患者和家庭带来巨大的心理和经济负担。患者可能因反复住院或手术而感到焦虑和无助,而家庭成员需要承担护理责任以及医疗费用的压力。

家庭成员需要了解心包填塞的严重性,学会识别危险信号,如患者出现呼吸急促、胸痛、头晕或意识模糊等症状时,需立即送医。

7. 日常生活中应该注意什么?

在日常生活中,心包填塞患者需要保持健康的生活方式以促进康复并预防复发。首先,患者应严格遵循医生的建议,按时服药并定期进行超声心动图等检查以监控病情。饮食上,宜选择低盐、低脂饮食,避免高盐摄入导致液体潴留,同时多吃富含维生素和优质蛋白质的食物以增强免疫力。

患者应避免剧烈运动和重体力劳动,防止心脏负担过重,同时保持适度的休息和规律的作息。情绪管理也很重要,过度紧张或情绪激动可能加重心脏负担。患者应注意监测症状的变化,尤其是呼吸急促、胸痛或头晕等情况,并在需要时及时就医。此外,戒烟、限制饮酒也是保护心脏健康的重要措施。

8. 患者需要知道的其他内容

心包填塞是一种需要迅速诊断和治疗的急症,及时的医疗干预可以显著改善患者的预后。患者需要了解,虽然心包填塞可能危及生命,但通过心包穿刺、手术治疗以及针对病因的治疗,大多数患者可以恢复正常生活。患者和家属需要特别警惕病情变化的信号,如呼吸急促、胸痛、头晕、低血压等,这些可能提示病情恶化,需立即就医治疗。

心包缩窄

1. 这是种什么病?

心包缩窄是一种较为罕见但严重的心脏疾病,其特征是心包膜的慢性炎症、纤维化和钙化,导致心包变得增厚、僵硬,并失去正常的弹性。心包是覆盖心脏外部的一层双层薄膜,正常情况下,它含有少量液体,能够润滑心脏并允许其在胸腔内自由舒展和收缩。然而,当心包发生纤维化或钙化时,会限制心脏的正常舒张,导致心脏腔室在舒张期无法充分充盈,进而引发血液回流受阻和心输出量下降。这种疾病的典型表现包括呼吸困难、疲劳、颈静脉怒张、腹水和下肢水肿等,严重时可能导致心力衰竭。心包缩窄通常是慢性过程,但也可能是急性心包炎未及时治疗的并发症。

2. 为什么得这种病?

心包缩窄的病因复杂多样,通常与心包的炎症、损伤或慢性疾病有关。感染性心包炎(如结核性心包炎)是全球范围内心包缩窄的主要原因,尤其在结核病高发地区。非感染性病因包括结缔组织病(如系统性红斑狼疮、类风湿关节炎)、肿瘤(如恶性肿瘤侵袭心包)以及放射治疗对心包的损伤。心脏手术或创伤也可能导致心包膜的纤维化和增厚。此外,代谢性疾病(如尿毒症)、药物毒性(如某些化疗药物)以及特发性原因(病因不明)也可能引发心包缩窄。在某些情况下,急性心包炎(如病毒性心包炎)未能及时治疗或反复发作,可能导致慢性心包炎,最终演变为心包缩窄。

3. 应该做哪些检查?

超声心动图是最常用的检查方法,可以直观显示心包增厚、心包膜回声增强,以及心脏舒张受限的表现。心电图可能显示低电压 QRS 波、异常 T 波及心房颤动等心脏电活动异常。胸部 X 线检查可能显示心影缩小或钙化的心包膜,尤其在心包钙化明显的患者中。心脏磁共振成像和心脏 CT 可以更清楚地评估心包厚度、钙化程度以及心脏腔室的功能状态,是明确诊断的重要影像学工具。

此外,心导管检查(尤其是右心导管检查)是诊断心包缩窄的"金标准",可测量心脏腔室的压力变化,显示右心房压力升高和特征性的"平方根征"(心室舒张早期的快速充盈随即受限)。实验室检查(如炎症标志物、结核菌素试验或自身免疫指标)有助于寻找潜在的病因。综合这些检查结果,可以明确诊断心包缩窄,并评估其严重程度。

4. 该如何确诊这种疾病?

心包缩窄的确诊需要结合患者的临床表现、病史以及多种影像学和功能性检查结果。患者通常表现为呼吸困难、乏力、下肢水肿、颈静脉怒张、肝大和腹水等症状,提示心脏舒张受限和静脉回流受阻。超声心动图是首选的无创检查方法,可以发现心包增厚、心脏舒张期受限以及下腔静脉扩张等特征性改变。

当超声心动图提示心包缩窄但不能完全确诊时,心脏磁共振成像或 CT 扫描可提供更详细的心包结构信息,如心包厚度是否超过 4mm,以及是否存在钙化。心导管检查是确诊心包缩窄的最重要手段,通过测量心脏腔室的压力变化,可以明确是否存在心包对心脏的机械性压迫。结合这些检查结果以及病史(如既往心包炎、结核感染或放射治疗史),可以最终确诊心包缩窄,并评估其病因和严重程度。

5. 该怎样去治疗?

治疗心包缩窄的方案取决于病情的严重程度和具体病因。对于轻度患者,药物治疗可以暂时缓解症状,常用药物包括利尿剂(如呋塞米)以减少液体潴留、缓解腹水和下肢水肿,β受体阻滞剂或钙通道阻滞剂以降低心脏负担。然而,药物治疗只能缓解症状,并不能逆转心包缩窄的病理改变。

对于中重度或症状明显的患者,外科手术是唯一有效的根治方法。心包剥离术是治疗心包缩窄的首选手术,通过切除增厚、钙化的心包膜,恢复心脏的正常舒张功能。这是一种复杂的外科手术,尤其是在心包钙化严重或与周围组织粘连时,手术风险较高,但成功手术后患者的症状通常能得到显著改善。

如果心包缩窄由特定病因引起(如结核性心包缩窄或自身免疫性疾病),针对病因的治疗同样重要。例如,结核性心包缩窄需要联合使用抗结核药物,而自身免疫性疾病可能需要使用糖皮质激素或免疫抑制剂。对于由恶性肿瘤引起的心包缩窄,可能需要化疗或放疗作为辅助治疗。

6. 这种病对我和我的家庭有什么影响?

心包缩窄是一种慢性进展性疾病,对患者的身体健康和生活质量都会产生深远影响。由于心包缩窄限制了心脏的正常功能,患者可能长期面临呼吸困难、疲劳、腹水及下肢水肿等症状，严重时甚至发展为心力衰竭。这种病情的慢性化和反复发作可能导致患者丧失工作能力，影响正常的家庭生活和社交活动。此外，治疗心包缩窄（尤其是手术治疗）可能需要较高的医疗费用，会对家庭的经济状况造成一定压力。

7. 日常生活中应该注意什么？

在日常生活中，心包缩窄患者需要采取健康的生活方式以减轻心脏负担并预防病情恶化。首先，患者应严格遵循医生的建议，按时服药并定期复查，特别是超声心动图和心功能检测，以监控病情变化。饮食方面，应选择低盐、低脂、高纤维的饮食，避免高盐摄入导致液体潴留，同时多摄入富含维生素和优质蛋白质的食物以增强免疫力。

患者应避免剧烈运动和重体力劳动，因为这些活动会增加心脏负担。适度的有氧运动（如散步或瑜伽）可以帮助维持心肺功能，但应在医生的指导下进行。戒烟限酒、避免过度劳累和情绪激动也对心脏健康至关重要。此外，患者应注意监测自身症状的变化，如呼吸困难加重、腹水或水肿明显时，应及时就医。对于接受心包剥离术的患者，术后康复期间应特别注意预防感染和并发症。

8. 患者需要知道的其他内容

心包缩窄是一种可以通过手术治疗得到显著改善的疾病，但早期诊断和干预至关重要。患者需要了解，虽然药物治疗可以暂时缓解症状，但只有通过心包剥离术才能根治疾病，恢复心脏的正常功能。手术后的康复期可能较长，但大多数患者术后症状会显著改善，生活质量也会得到提高。此外，患者和家属需要警惕病情的急性恶化，如突然出现的严重呼吸困难、胸痛或意识模糊等，这些可能提示心功能进一步受损，需立即就医。

急性心包炎

1. 这是种什么病？

急性心包炎是一种发生在心包膜（覆盖心脏的薄膜）的急性炎症性疾病，涉及心包的脏层和壁层。心包的正常功能是保护心脏并减少心脏跳动时的摩擦，但当心包发生炎症时，会导致心包腔内液体的异常积聚，称为心包积液。急性心包炎既可以是局部病变，也可能是全身性疾病（如结缔组织病、癌症或感染）的表现。其典型症状包括急性胸痛（通常为尖锐的刺痛，随体位变化而加重或缓解）、心包摩擦音（听诊时的特征性声音）以及可能伴随的全身炎症反应（如发热）。尽管急性心包炎大多数病例是自限性疾病，但在某些情况下，可能迅速发展为心包填塞（心包积液过多压迫心脏，危及生命）或慢性心包疾病（如心包缩窄）。

2. 为什么得这种病？

急性心包炎的病因多种多样，主要分为感染性和非感染性两大类。病毒感染是最常见的病因，尤其是柯萨奇病毒、埃可病毒和腺病毒等。细菌感染（如结核菌、链球菌或葡萄球菌）虽然较少见，但在免疫功能低下或结核病高发地区尤为重要。真菌感染和寄生虫感染则较为罕见，通常发生于免疫功能严重受损的患者。非感染性病因包括自身免疫性疾病（如系统性红斑狼疮、类风湿关节炎）、心脏损伤综合征（如心肌梗死后综合征）、胸部创伤或心脏手术后的并发症。其他病因还包括尿毒症（由于毒素积聚引发心包炎）、恶性肿瘤（如肺癌或乳腺癌转移至心包）以及药物相关心包炎（如某些化疗药物）。尽管如此，20%～30%的病例无法明确病因，称为特发性急性心包炎。

3. 应该做哪些检查？

心电图是最重要的初步检查，超过90%的患者会表现出典型的ST段弓背向上抬高和PR段下移，反映心包炎症的电生理改变。实验室检查可帮助评估炎症和寻找病因，如CRP和ESR常升高，白细胞计数增多提示感染，自身抗体（如ANA、抗双链DNA抗体）阳性提示自身免疫性病因。超声心动图是诊断心包积液的首选影像学工具，它可以显示积液的存在、量的多少以及是否有心包填塞的迹象。胸部X线检查在积液明显时可能显示心影增大，但在积液量少时可能无明显异常。心脏磁共振成像和心脏CT扫描可以提供更详细的心包膜结构和积液性质的信息，特别适用于复杂病例或怀疑肿瘤相关心包炎的患者。对于疑似心包填塞的患者，心包穿刺既是诊断又是治疗手段，可通过抽取积液进行生化、病原学和细胞学分析，以明确病因。

4. 该如何确诊这种疾病？

急性心包炎的确诊通常基于一组典型的临床特征和检查结果。诊断的核心标准包括以下四项中的至少两项：①急性胸痛，通常为心前区刺痛，随体位变化而加重或缓解；②心包摩擦音，在听诊时可闻及心脏跳动时的粗糙摩擦声；③心电图的特征性变化，如ST段弓背向上抬高和PR段下移；④影像学检查（如超声心动图）显示心包积液。超声心动图是确诊的主要工具，尤其是在怀疑心包填塞时，可快速评估积液量和心脏受压情况。此外，结合患者的病史（如既往感染史、结缔组织病史）、全身表现（如发热、乏力）以及实验室检查结果（如炎症标志物和病原学检测）可以进一步明确病因，从而制定个体化的治疗方案。

5. 该怎样去治疗？

急性心包炎的治疗目标是缓解症状、预防并发症并针对病因进行治疗。对于大多数病毒性或特发性心包炎患者，非甾体抗炎药（NSAID）（如布洛芬或阿司匹林）是首选药物，可以有效缓解炎症和胸痛。秋水仙碱常与NSAID联合使用，可减少疾病复发的风险。对于病因明确的病例，治疗应针对原发病。例如，抗生素治疗细菌感染，抗结核药物治疗结核性心包炎，透析治疗尿毒症性心包炎。

在症状严重或常规治疗无效的情况下，可能会使用糖皮质激素（如泼尼松），但应谨慎，因为它可能增加复发的风险。对于心包积液导致急性心包填塞的患者，需紧急进行心包穿刺引流以解除心脏受压。对于反复发作且顽固性复发的心包炎患者，可能需要外科干预，如心包切除术，以彻底解除心包的病理性影响。治疗期间，患者通常需要卧床休息，直至胸痛和发热完全缓解。

6. 这种病对我和我的家庭有什么影响？

急性心包炎对患者的身体和心理健康可能产生显著影响。虽然大多数患者经过治疗可以完全康复，但部分患者可能经历复发或发展为慢性心包疾病（如心包缩窄），需要长期随访和治疗。反复发作的胸痛、疲劳和医疗干预可能对患者的日常生活、工作能力和心理状态造成压力。此外，患者的家庭成员可能需要在病情急性期提供更多的支持，包括陪伴患者就医、管理药物治疗以及帮助调整生活方式。对于需要手术治疗的患者，家庭还需要承担一定的经济负担。

7. 日常生活中应该注意什么？

急性心包炎患者在日常生活中需要特别注意保护心脏健康，并避免诱发病情复发的因素。首先，患者应严格遵循医生的建议，按时服药并定期复查，特别是在治疗后的头几个月内。饮食上，应选择低盐、低脂、高纤维的食物，避免高盐摄入导致液体潴留，同时多摄入富含维生素和优质蛋白质的食物以增强免疫力。患者应避免剧烈运动和重体力劳动，尤其是在急性期或症状尚未完全缓解时。适量的有氧运动（如散步）可以在康复期逐渐恢复，但需在医生指导下进行。

此外，患者应学会管理情绪，避免过度紧张或焦虑，因为情绪波动可能加重心脏负担。保持规律的作息时间和保证充足的睡眠也有助于身体恢复。患者还需注意监测自身症状，如胸痛、呼吸困难或心悸等，如有加重迹象，应及时就医。对于接受心包穿刺或手术的患者，术后应注意预防感染，并遵循医生的康复指导。

8. 患者需要知道的其他问题

急性心包炎虽然在大多数情况下是自限性疾病，但仍需警惕可能的并发症，如心包填塞或心包缩窄。早期干预和适当治疗心包积液和急性心包炎是预防这些并发症的关键。患者需要了解，药物治疗可能需要数周至数月，尤其是对于复发性心包炎，治疗周期可能更长。

第十二章　心血管疾病之心肌问题

缺血性心肌病

1. 这是什么病？

缺血性心肌病是一种由冠状动脉供血不足引起的心肌损伤性疾病，其核心病理机制是心肌因长期缺血缺氧而逐渐丧失功能，导致心脏扩大、心肌纤维化和心力衰竭。冠状动脉是为心脏提供血液、氧气和营养的主要血管，当这些血管因动脉粥样硬化、血栓形成或其他原因变窄或完全阻塞时，心肌会因供血不足而发生缺血性损伤。随着时间的推移，这种缺血状态会导致心肌收缩和舒张功能下降，最终发展为缺血性心肌病。

患者可能表现为胸痛（尤其是心绞痛）、呼吸困难（尤其在活动时加重）、疲劳、心悸，甚至出现心力衰竭的症状。部分患者可能经历急性发作（如急性心肌梗死后），而另一些患者则表现为慢性进展，逐渐导致心脏功能的恶化。严重时，缺血性心肌病可能引发恶性心律失常、心源性休克或猝死，是一种对患者生命和生活质量威胁极大的疾病。

2. 为什么得这种病？

缺血性心肌病的发生与多种危险因素和病理机制密切相关。动脉粥样硬化是最常见的病因，而高血压、高胆固醇和糖尿病是促进动脉粥样硬化的主要代谢性风险因素。高血压通过增加心脏负担和加速冠状动脉硬化，显著提高患病风险；高胆固醇（尤其是低密度脂蛋白胆固醇升高）会在血管内壁形成斑块，导致血管腔变窄；糖尿病则通过促进炎症和血管内皮损伤进一步加重冠状动脉病变。

此外，吸烟是一个重要的可控危险因素，烟草中的有害物质会损害血管内皮功能并加速动脉硬化。肥胖和缺乏锻炼也会增加心血管疾病的风险，因为它们常与代谢综合征相关联。长期压力、不健康的饮食习惯和过量饮酒也可能诱发或加重疾病。遗传因素在某些人群中起重要作用，尤其是家族中有冠心病或心肌病病史的人群。此外，年龄增长和男性性别也是不可控的危险因素，随着年龄的增长，冠状动脉病变的发生率显著上升。

3. 应该做哪些检查？

如果怀疑缺血性心肌病，医生会建议进行一系列检查以评估心脏的结构和功能，并明确病因。心电图（ECG）是初步筛查工具，可以检测心肌缺血或心律失常的电活动异常，如 ST 段抬高、T 波倒置或 Q 波异常，这些都提示心肌缺血或梗死。超声心动图是评估心脏结构和功能的核心检查，可以显示心腔扩大、心室壁运动异常及心脏射血分数（LVEF）的降低，这些都是缺血性心肌病的特征性表现。

血液检查可以检测心肌损伤标志物（如肌钙蛋白和肌酸激酶–MB），并评估胆固醇水平、血糖水平和炎症指标（如C反应蛋白）。进一步检查包括冠状动脉造影，通过直接观察冠状动脉的狭窄或阻塞情况来明确病因。心脏磁共振成像（CMR）可提供心肌缺血、纤维化和瘢痕形成的详细信息，尤其适用于评估慢性缺血性心肌病的患者。核素心肌灌注显像或CT冠状动脉成像也可用于评估心肌的血流情况和冠状动脉的病变程度。此外，运动负荷试验（如平板运动试验或药物负荷试验）可以帮助评估心肌缺血的严重程度和诱发因素。这些检查结果的综合分析有助于医生全面评估心脏健康状况并制订治疗计划。

4. 应该如何确诊这种疾病？

确诊缺血性心肌病需要综合患者的病史、症状、体格检查和辅助检查结果。医生会详细询问患者是否有胸痛、呼吸困难、疲劳等症状，以及症状的性质、持续时间和诱发因素。同时，医生会评估患者是否有高血压、高胆固醇、糖尿病、吸烟史或家族冠心病史等危险因素。

心电图是诊断心肌缺血的重要工具，典型的表现包括ST段抬高、T波倒置或Q波异常，这些提示心肌缺血或梗死。超声心动图可以显示心脏结构的改变（如心腔扩大）和功能异常（如射血分数降低）。冠状动脉造影是确诊冠状动脉狭窄或阻塞的"金标准"，可直观显示冠状动脉的病变部位和严重程度。此外，心脏MRI和核素心肌灌注显像可以进一步评估心肌的缺血范围和纤维化程度。结合这些检查结果，医生可以明确诊断缺血性心肌病，并根据病情严重程度制订个体化的治疗方案。

5. 应该怎样去治疗？

缺血性心肌病的治疗目标是改善心肌供血、保护心脏功能、缓解症状并预防并发症。治疗通常包括药物治疗、介入治疗和手术治疗三大方面。药物治疗是基础，主要包括：

抗血小板药物（如阿司匹林或氯吡格雷）：用于预防血栓形成。

降脂药（如他汀类药物）：通过降低胆固醇水平减缓动脉粥样硬化进程。

β受体阻滞剂（如美托洛尔）：可降低心脏负担、改善心肌供氧。

血管紧张素系统抑制剂：如血管紧张素转换酶抑制剂（ACEI）或血管紧张素Ⅱ受体拮抗剂（ARB）或血管紧张素受体–脑啡肽酶抑制剂（ARNI），用于控制血压并改善心力衰竭症状。

醛固酮受体拮抗剂（如螺内酯或依普利酮）：通过减少钠潴留和心肌纤维化，改善心力衰竭患者的预后。

针对心力衰竭的药物，如SGLT-2抑制剂，可延缓心功能恶化并改善患者的生活质量。

对于药物治疗效果不佳的患者，介入治疗如冠状动脉球囊扩张术或支架植入术可以直接扩张狭窄的冠状动脉，改善心肌供血。对于冠状动脉病变严重或多支血管受累的患者，冠状动脉旁路移植术（CABG）是更有效的选择，通过绕过病变血管建立新的血流通路。严重心力衰竭或终末期心脏病患者可能需要心脏移植或机械辅助装置（如左心室辅助装置，LVAD）来维持生命。治疗方案的选择取决于病情严重程度和患者的整体健康状况。

6. 这种病对患者和患者的家庭有什么影响？

缺血性心肌病对患者和家庭的影响是多方面的。患者可能面临长期的慢性症状，如疲劳、呼吸困难和活动能力下降，这不仅影响工作和日常生活，还可能导致心理压力和抑郁。严重病例可能出现心力衰竭、恶性心律失常或血栓栓塞等并发症，增加住院和医疗干预的需求。

对于家庭来说，疾病的治疗和管理可能带来经济负担，特别是需要长期药物治疗或手术干预时。此外，家庭成员需要承担更多的照护责任，包括帮助患者遵循治疗计划、调整生活方式及提供情感支持。

7. 日常生活中应该注意什么?

在日常生活中，缺血性心肌病患者需要采取健康的生活方式以减轻心脏负担并预防病情恶化。饮食方面，建议低盐、低脂、高纤维饮食，避免高热量、油腻和含糖量高的食物，多摄入富含维生素和矿物质的水果、蔬菜和全谷物食品。运动方面，适度的有氧运动（如散步、慢跑或游泳）有助于改善心肺功能，但应避免剧烈运动或过度劳累，运动计划需在医生指导下制订。

戒烟限酒是关键，因为烟草和酒精会显著增加心血管风险。此外，患者应保持规律的作息，避免熬夜和过度劳累，注意管理压力和情绪波动。监测体重变化和症状（如呼吸困难、水肿或胸痛）也很重要，任何异常情况应及时就医。严格按照医生的医嘱按时服药，并定期复诊以调整治疗方案。通过健康的生活方式和积极的疾病管理，患者可以显著提高生活质量并延缓疾病进展。

8. 患者需要知道的其他内容有哪些?

患者需要了解，缺血性心肌病是一种慢性疾病，但通过早期诊断和科学治疗可以显著改善症状并延长寿命。定期随访是疾病管理的重要组成部分，医生会根据患者的病情调整药物剂量或建议进一步治疗。患者和家属应学习识别疾病的危险信号，如突然加重的胸痛、呼吸困难或晕厥，这些可能提示急性冠状动脉事件或心力衰竭，需要立即就医。此外，患者和家属可以学习基本的急救技能（如心肺复苏术），以应对可能的突发情况。

酒精性心肌病

1. 这是什么病?

酒精性心肌病是一种由长期大量饮酒引起的心肌病变，其特点是心肌细胞因酒精的直接毒性作用而受损，导致心脏结构和功能异常。长期酗酒会使心肌细胞发生变性和坏死，同时引发心肌纤维化，导致心腔扩大、心肌壁变薄、收缩力下降，最终可能发展为心力衰竭或致命性心律失常等严重心脏疾病。根据世界卫生组织的标准，女性每天饮酒超过40g、男性每天饮酒超过80g，并且这种饮酒习惯持续超过5年，是发生酒精性心肌病的高危人群。此外，酒精性心肌病的发病率与饮酒量和持续时间密切相关，但个体差异较大，遗传易感性、代谢能力及其他健康状况也可能影响疾病的发生和进展。

2. 为什么得这种病?

酒精性心肌病的发生主要与乙醇及其代谢产物乙醛对心肌的直接毒性作用有关。乙醇会通过多种机制损伤心肌细胞，包括引起氧化应激、线粒体功能障碍和钙离子代谢紊乱，从而导致心肌细胞的凋亡或坏死。乙醛作为乙醇代谢的中间产物，其毒性更强，可加重心肌细胞的损伤。此外，长期酗酒者通常伴有营养不良，特别是维生素 B_1（硫胺素）的缺乏，这种缺乏会进一步损害心肌的代谢功能，加重心肌病变。酗酒还可能导致电解质紊乱，如低钾血症、低镁血症，这些因素会加剧心肌的功能障碍，增加心律失常的风险。总之，酒精性心肌病是多种因素共同作用的结果，而长期大量饮酒是最主要的致病因素。

3. 应该做哪些检查？

诊断酒精性心肌病需要通过一系列检查评估心脏的结构和功能，并排除其他类型的心肌病。心电图是初步筛查工具，可以检测心脏的电活动异常，如心房颤动、心室肥大或非特异性 ST-T 波改变，这些可能提示心肌病变。超声心动图是评估心脏结构和功能的核心检查，可以显示心腔扩大、心肌壁变薄、射血分数降低等典型表现。心脏磁共振成像提供更详细的心肌图像，有助于评估心肌纤维化的程度，并与其他类型的心肌病进行鉴别。

血液检查可以辅助诊断，主要用于评估患者的营养状况（如维生素 B_1 缺乏）、电解质紊乱和肝功能异常。此外，B 型钠尿肽（BNP）或 N 末端 B 型钠尿肽前体（NT-proBNP）水平升高可能提示心力衰竭的存在。心肌活检虽然不常用，但在疑难病例中可以通过直接观察心肌组织的病理变化来支持诊断，通常表现为心肌细胞肥大、坏死和间质纤维化。最后，医生还可能建议进行胸部 X 线检查，以评估心脏扩大和肺部充血的情况。

4. 应该如何确诊这种疾病？

确诊酒精性心肌病需要综合考虑患者的饮酒史、临床症状、体格检查和多项检查结果。医生会详细询问患者的饮酒量、饮酒持续时间及是否出现与心功能相关的症状，如气短、疲劳、胸痛或心悸。体格检查可能发现颈静脉怒张、双下肢水肿或肺部啰音等心力衰竭的体征。

辅助检查是诊断的关键。心电图和超声心动图可以提供心肌损伤及心脏功能异常的直接证据，而心脏 MRI 进一步帮助评估心肌纤维化的程度。BNP 或 NT-proBNP 的升高提示心力衰竭的存在，而血液检查中的肝功能异常和营养缺乏（如维生素 B_1 缺乏）则为酒精性心肌病提供间接支持。若需要排除其他类型的心肌病，医生可能建议进行心肌活检，通过观察心肌细胞的病理学改变来明确诊断。综合上述信息，结合患者的长期饮酒史，医生可以最终确诊酒精性心肌病，并制订相应的治疗计划。

5. 应该怎样去治疗？

治疗酒精性心肌病的核心是彻底戒酒，这是改善心脏功能和预后的关键措施。长期戒酒可以显著减轻心肌的损伤，部分患者的心脏功能甚至可以恢复到接近正常水平。除了戒酒，患者还需要接受针对心力衰竭和心肌损伤的药物治疗。药物治疗包括：使用利尿剂控制体液潴留和水肿；使用 β 受体阻滞剂减轻心脏负担；使用 ACEI/ARB/ARNI 改善心肌重构；使用醛固酮受体拮抗剂（如螺内酯）减少纤维化和钠潴留，以及使用钠－葡萄糖协同转运蛋白 2 抑制剂（SGLT-2）改善心力衰竭症状和预后。

营养支持也是治疗的重要组成部分。长期酗酒者常常缺乏维生素 B_1（硫胺素）、维生素 B_6、维生素 B_{12} 和叶酸，因此需要通过饮食或补充剂进行纠正。此外，监测和纠正电解质紊乱

（如低钾、低镁）对于维持心脏功能也非常重要。对于病情严重的患者，可能需要植入心脏起搏器或植入型心律转复除颤器（ICD）来预防恶性心律失常。最终阶段的患者可能需要心脏移植作为最后的治疗选择。结合药物治疗、营养支持和生活方式的全面管理，患者可以显著改善症状并延缓病情进展。

6. 这种病对患者和患者的家庭有什么影响？

酒精性心肌病不仅对患者的身体健康造成严重影响，还可能给家庭生活带来深远的影响。患者可能经历持续的疲劳、气短、胸痛和心悸等症状，严重时可能发展为心力衰竭，导致频繁住院和生活质量严重下降。此外，患者可能因疾病和戒酒过程中的心理压力而出现抑郁、焦虑等情绪问题。

7. 日常生活中应该注意什么？

在日常生活中，患者必须严格戒酒，这是治疗的基础，也是预防病情恶化的最重要措施。饮食方面，应采取低盐、低脂、高纤维饮食，避免高热量食物并补充富含维生素 B_1、维生素 B_6、维生素 B_{12} 和叶酸的食物，如全谷物、瘦肉、绿叶蔬菜和豆类。此外，限制液体摄入量以防止液体潴留，并根据医生建议监测体重变化。

患者应避免剧烈运动，但适度的有氧运动（如散步或瑜伽）有助于改善心肺功能和整体健康。规律作息和充足睡眠也对病情管理非常重要。为了预防感染，患者应接种流感疫苗和肺炎疫苗，因为感染可能导致心力衰竭加重。定期随访是关键，患者需要按时复诊，以便医生评估心脏功能并调整治疗方案。

8. 患者需要知道的其他内容有哪些？

酒精性心肌病与其他类型的心肌病不同，其最大的特点是具有一定的可逆性。在严格戒酒和积极治疗的情况下，部分患者的心脏功能可能显著改善甚至接近正常水平。因此，患者需要认识到戒酒的关键性，并积极配合医生的治疗方案。此外，患者需要了解长期酗酒对全身健康的影响，除了心脏，酒精还可能损害肝脏、神经系统和免疫系统，因此全面的健康管理非常重要。

药物性心肌病

1. 这是什么病？

药物性心肌病是一种由某些药物对心肌的直接或间接毒性作用引起的心肌病变，其主要特点是心肌细胞受损，导致心肌结构和功能异常。这些病变可能表现为心肌肥厚、心腔扩大或心肌纤维化，并最终影响心脏的正常泵血功能。药物性心肌病的发生通常与长期使用某些药物有关，这些药物可能通过多种机制损害心肌细胞，包括氧化应激、线粒体功能障碍、钙离子代谢紊乱和炎症反应等。最常见的致病药物包括某些抗肿瘤药物（如蒽环类化疗药物）、抗生素（如氨基糖苷类）、抗癫痫药物、免疫抑制剂（如环孢素）及某些心血管药物（如胺碘酮）。

药物性心肌病的严重病例可能发展为扩张型心肌病，表现为心脏扩大、收缩功能显著下降，最终可能导致心力衰竭和心律失常。

2. 为什么得这种病?

药物性心肌病的发生通常与药物的剂量、使用时间及个体对药物的敏感性有关。某些药物在发挥治疗作用的同时会对心肌细胞产生毒性作用。以蒽环类化疗药物为例，这类药物通过产生自由基和抑制 DNA 合成来杀死癌细胞，但也会损害心肌细胞的线粒体，从而引发心肌细胞凋亡或坏死。长期使用这些药物或剂量过高会显著增加心肌损伤的风险。此外，个体对药物的代谢能力和遗传易感性也会影响药物性心肌病的发生。例如，某些人群可能由于基因突变导致药物代谢酶活性异常，从而增加药物在体内的蓄积和毒性。其他诱发因素还包括药物联合使用（如化疗联合免疫抑制剂）、基础心血管疾病（如高血压或冠心病）及营养不良或电解质紊乱等，这些因素可能进一步加重药物对心肌的损害。

3. 应该做哪些检查?

诊断药物性心肌病需要通过多项检查来评估心脏功能并排除其他可能的病因。心电图是初步筛查工具，可显示心律失常、ST-T 波改变或心室肥大等异常。超声心动图是评估心肌功能的核心检查，可以检测心腔扩大、心肌壁变薄或射血分数下降等典型表现。心脏磁共振成像是更敏感的影像学工具，可以显示心肌水肿、纤维化或坏死的程度，并帮助鉴别其他类型的心肌病。

血液检查也是重要的辅助诊断手段，包括检测心肌损伤标志物（如肌钙蛋白 T 和 I）、BNP 或 NT-proBNP 水平以评估心力衰竭的严重程度。此外，血药浓度监测可以帮助判断药物是否达到中毒水平。心肌活检虽然不常规使用，但在疑难病例中可以通过组织学检查明确心肌损伤的性质和病因，如观察到心肌细胞坏死、炎症浸润或纤维化等特征。

4. 应该如何确诊这种病?

确诊药物性心肌病需要综合评估患者的病史、用药史、临床表现和检查结果。医生会详细询问患者是否服用过已知可能导致心肌损伤的药物，以及用药的剂量、持续时间和联合用药情况。患者通常在服药期间或停药后不久出现心力衰竭的症状，如气短、疲劳、胸痛或心悸。体格检查可能发现颈静脉怒张、肺部啰音或下肢水肿等心力衰竭的体征。

确诊时，需排除其他可能引起心肌病的原因，如病毒感染、自身免疫性疾病、代谢性疾病或遗传性心肌病。辅助检查结果（如超声心动图显示心腔扩大、射血分数下降；心脏 MRI 显示心肌纤维化或坏死）可以提供重要的支持性证据。如果疑似药物性心肌病的患者有明确的用药史，且停药后心功能逐渐改善，则更能支持诊断。对于复杂病例，心肌活检可能是必要的，以明确心肌损伤的病理学特征并排除其他类型的心肌病。

5. 应该怎样治疗?

治疗药物性心肌病的首要措施是立即停用导致心肌损害的药物，并避免再次接触该药物。对于大多数患者，停药后心肌功能可能在数周至数月内部分或完全恢复。药物治疗的目标是缓解症状、改善心功能并防止进一步的心脏损害。常用药物包括：

利尿剂：用于缓解体液潴留和水肿。

β受体阻滞剂（如美托洛尔或卡维地洛）：通过降低心率和血压减轻心脏负担。

ACEI/ARB/ARNI：用于改善心肌重构和增强心脏泵血能力。

醛固酮受体拮抗剂（如螺内酯）：减少心肌纤维化和钠潴留。

钠－葡萄糖协同转运蛋白2抑制剂（SGLT–2）：有助于改善心力衰竭症状和预后。

对于心律失常的患者，可能需要使用抗心律失常药物或植入植入型心律转复除颤器（ICD）来预防恶性心律失常。严重心力衰竭或终末期患者可能需要考虑心脏移植或左心室辅助装置（LVAD）作为最后的治疗选择。此外，营养支持（如补充维生素 B_1、维生素 B_6、维生素 B_{12} 和叶酸）及心脏康复计划（包括适度的有氧运动）也有助于促进心肌功能的恢复。

6. 这种病对患者和患者的家庭有什么影响？

药物性心肌病可能对患者和家庭造成多方面的影响。患者可能经历持续的疲劳、呼吸困难和活动耐量下降，这不仅显著降低生活质量，还可能导致心理问题，如焦虑和抑郁。疾病的慢性化和反复发作可能需要长期药物治疗和定期随访，增加医疗费用的负担。

7. 日常生活中应该注意什么？

在日常生活中，患者需要严格遵医嘱服药，并避免使用任何可能对心脏有毒性的药物。如果必须使用可能影响心脏的药物，应定期进行心脏监测，包括心电图、超声心动图和血液检查，以便及时发现心肌损伤的早期迹象。此外，患者应避免过度劳累和剧烈运动，适度的有氧运动（如散步或瑜伽）可以帮助改善心肺功能。饮食方面，应遵循低盐、低脂、高纤维的饮食原则，避免食用高热量和高胆固醇食物，保持健康体重。

患者还需要注意控制情绪和压力，保持规律的作息和充足的睡眠。戒烟限酒是预防心血管疾病的重要措施，长期吸烟和过量饮酒会加重心肌损伤。在日常生活中，患者应学会识别心力衰竭的早期症状（如体重突然增加、呼吸困难加重或下肢水肿），一旦出现这些情况应及时就医。

8. 患者需要知道的其他内容有哪些？

药物性心肌病是一种可预防的疾病，患者和医生在用药时需要特别注意药物的潜在心脏毒性。在使用已知有心脏毒性的药物（如化疗药物）时，应定期监测心脏功能，并在必要时调整剂量或更换药物。患者在用药前应仔细阅读药品说明书，了解可能的副作用，并在用药期间密切观察自身的身体变化。如果出现不适症状，应及时告知医生并停药。

扩张型心肌病

1. 这是什么病？

扩张型心肌病（dilated cardiomyopathy，DCM）是一种以心脏左心室和（或）右心室扩张和心肌收缩功能下降为主要特征的心肌疾病。这种病变会导致心腔扩大、心肌壁变薄，从而使心脏的泵血能力受损，最终影响全身血液循环。扩张型心肌病是一种排除性诊断，也就是说，在确诊扩张型心肌病之前，必须排除其他可能引起心脏扩大和功能障碍的疾病，如高血压性心脏病、瓣膜性心脏病、缺血性心肌病（冠状动脉疾病引起）及先天性心脏病等。因此，扩张型心肌病常被称为一个"大箩筐"，因为许多未明确病因的心肌病变都可以归入这一诊断范畴。患者通常会表现出心力衰竭的症状，如呼吸困难、疲劳、下肢水肿，甚至可能出现心律失常或猝死。

2. 为什么得这种病？

扩张型心肌病的病因复杂且多样化，通常分为特发性和继发性两大类。特发性扩张型心肌病的病因尚不明确，但研究表明，遗传因素在其中起重要作用，30% ～ 50% 的患者具有家族遗传背景，常见的相关基因突变包括编码肌节蛋白、细胞骨架蛋白和线粒体蛋白的基因。继发性扩张型心肌病则与多种已知因素相关，包括病毒性心肌炎（如柯萨奇病毒、腺病毒感染）、酒精中毒、药物毒性（如蒽环类化疗药物）、内分泌和代谢紊乱（如甲状腺功能异常、糖尿病、肥胖症）、免疫性疾病（如系统性红斑狼疮、类风湿关节炎）及妊娠相关心肌病等。此外，环境因素如长期高盐饮食、吸烟、酗酒及精神压力也可能促使疾病的发生和进展。尽管有些病因明确，但在许多患者中，扩张型心肌病的具体发病机制仍不清楚。

3. 应该做哪些检查？

诊断扩张型心肌病需要进行全面的检查，以评估心脏的结构和功能，并排除其他可能的病因。超声心动图是最重要的检查工具，可以直观地观察心腔扩大、心肌壁变薄及射血分数下降的情况，从而评估心脏的收缩功能。心脏磁共振成像是进一步评估心肌损伤的敏感手段，通过延迟增强成像可以检测心肌纤维化和瘢痕形成的程度，有助于判断病因和预后。

心电图可以发现心律失常（如心房颤动、室性早搏）、心室肥大及 ST-T 波异常等心脏电活动的改变。血液检查包括心肌损伤标志物（如肌钙蛋白、肌酸激酶）、BNP 或 NT-proBNP 水平以评估心力衰竭的严重程度。此外，针对病因的检查如病毒抗体检测、甲状腺功能检查、糖代谢评估及自身免疫抗体检测可以帮助识别潜在的病因。

冠状动脉造影（CAG）或冠状动脉 CT 血管成像（CTA）是排除缺血性心肌病的重要手段，特别是在有冠心病高危因素的患者中。心肌活检虽然不常规使用，但在某些疑难病例中（如怀疑病毒性心肌炎或浸润性疾病时）可以通过组织学分析明确诊断。此外，基因检测对于家族性扩张型心肌病的患者及其亲属筛查具有重要意义，还可以帮助识别遗传因素并指导家族成员的预防和管理。

4. 应该如何确诊这种疾病？

确诊扩张型心肌病需要综合患者的病史、临床表现和多项检查结果，同时必须排除其他可能导致心脏扩大和收缩功能下降的疾病。医生会详细了解患者的症状（如呼吸困难、疲劳、心悸等）及其发生和发展的过程，并询问是否存在家族史、病毒感染史、酒精或药物使用史及其他可能的危险因素。

在检查中，超声心动图和心脏磁共振成像是诊断扩张型心肌病的核心工具，前者用于评估心腔扩大和收缩功能，后者用于检测心肌纤维化和瘢痕形成。通过冠状动脉造影或冠状动脉 CT 血管成像排除冠状动脉疾病是确诊扩张型心肌病的重要步骤，因为冠心病是导致心脏扩大和心力衰竭的常见原因。此外，医生还会通过血液检查、心肌活检或基因检测进一步明确病因。只有在排除了高血压性心脏病、瓣膜性心脏病、缺血性心肌病及其他特定类型的心肌病后才能确诊为扩张型心肌病。

5. 应该怎样治疗？

扩张型心肌病的治疗目标是缓解症状、改善心脏功能、延缓疾病进展并降低并发症风险。治疗包括药物治疗、器械治疗和手术治疗。药物治疗是基础，常用药物包括：

利尿剂：用于缓解体液潴留和水肿。

β 受体阻滞剂（如美托洛尔、卡维地洛）：通过降低心率减轻心脏负担。

ACEI/ARB/ARNI：用于改善心肌重构，进一步改善心力衰竭的预后。

钠 - 葡萄糖协同转运蛋白 2 抑制剂（SGLT-2）：如达格列净，有助于减少心力衰竭住院率和改善预后。

醛固酮受体拮抗剂（如螺内酯或依普利酮）：通过减少钠潴留和心肌纤维化，改善心力衰竭患者的预后。

对于有严重心律失常风险的患者，可能需要植入 ICD 来预防猝死；对于心脏收缩同步性异常的患者，可考虑心脏再同步化治疗（CRT）。在终末期心力衰竭患者中，可能需要使用左心室辅助装置（LVAD）或进行心脏移植。此外，针对继发性扩张型心肌病的患者，还需根据病因进行特异性治疗，如抗病毒治疗、戒酒、停用有毒性药物或纠正甲状腺功能异常。

6. 这种病对患者和患者的家庭有什么影响？

扩张型心肌病对患者和家庭的影响可能是深远的。患者常因心力衰竭症状（如气短、疲劳、心悸）而无法从事正常的工作和日常活动，生活质量显著下降。反复发作的心力衰竭和住院治疗可能导致心理压力和抑郁情绪的增加。此外，疾病的慢性化和长期用药会带来经济负担，尤其是在需要器械治疗或心脏移植的情况下，治疗费用可能会显著增加。家庭成员需要在情感和实际生活中给予患者更多的支持，帮助其管理病情和治疗方案，同时学习如何应对突发情况（如心律失常或急性心力衰竭发作）。

7. 日常生活中应该注意什么？

在日常生活中，患者应遵循健康的生活方式以减轻心脏负担。首先，应严格限制钠盐摄入（每日不超过 2g），避免高脂肪、高胆固醇饮食，并保持健康的体重。适度的有氧运动（如散步或骑行）对改善心肺功能有帮助，但应避免剧烈运动或过度劳累。患者应戒烟限酒，并避免使用可能加重心力衰竭的药物（如非甾体抗炎药）。

定期复诊和监测病情变化是非常重要的，患者应按时服药，并密切观察症状的变化（如体重突然增加、呼吸困难加重或下肢水肿）。此外，保持规律的作息制度和良好的心理状态对于病情稳定也具有积极作用。如果出现严重症状（如胸痛、严重气短或晕厥），应立即就医。

8. 患者需要知道的其他内容有哪些？

扩张型心肌病是一种慢性疾病，虽然目前无法完全治愈，但通过积极的治疗和生活方式的调整，许多患者可以显著改善症状并延长寿命。患者应了解疾病的长期管理策略，包括定期随访、监测心功能及预防并发症（如心律失常、血栓形成）。对于家族性扩张型心肌病患者，其直系亲属应进行基因筛查和心脏检查，以便早期发现潜在的心脏问题。

心动过速性心肌病

1. 这是什么病?

心动过速性心肌病（tachycardia-induced cardiomyopathy，TIC）是一种由持续性或反复发作的快速型心律失常引起的可逆性心肌病。其主要特征是心脏长期处于高频率跳动状态，导致心肌代谢增加、耗氧量增加，进而引发心肌损伤和功能障碍。心动过速性心肌病的病理生理机制包括心肌细胞的能量代谢紊乱、心肌纤维化及心脏结构的重构，表现为心腔扩大、心肌变薄和收缩功能减退。常见的快速型心律失常类型包括快速性心房颤动、室上性心动过速（如房室结折返性心动过速）和室性心动过速等。一个重要的特点是，如果能够及时有效地控制心动过速，心脏的结构和功能可能在数周至数月内部分或完全恢复，因此心动过速性心肌病被认为是一种可逆性的心肌病。

2. 为什么得这种病?

心动过速性心肌病的发生与心动过速的持续时间、频率及患者的基础心脏状况密切相关。长期持续的快速型心律失常会导致心脏泵血效率下降、心肌供血不足，最终引发心肌病变。具体来说，心房颤动是心动过速最常见的原因之一，尤其是在合并高血压、冠心病、瓣膜性心脏病或心肌病的患者中。此外，其他快速型心律失常如室上性心动过速、心房扑动和室性心动过速也可能导致心动过速性心肌病。

除了心律失常本身，某些因素可能增加心动过速性心肌病的风险，包括遗传因素（如离子通道基因突变）、电解质失衡（如低钾血症、低镁血症）、甲状腺功能亢进、药物或毒物（如咖啡因、兴奋剂、某些抗抑郁药）、酗酒和长期精神压力等。此外，患者基础心脏功能的状态也起到重要作用，心功能较差的患者更容易受到心动过速的影响。

3. 应该做哪些检查?

诊断心动过速性心肌病需要通过一系列检查全面评估心脏的电活动、结构和功能，并排除其他可能的病因。以下是常见的检查手段：

心电图（ECG）：用于记录心脏的电活动，识别心动过速的类型（如心房颤动、心房扑动、室上性心动过速或室性心动过速）。心电图是初步筛查的重要工具。

动态心电图（Holter监测）：通过24小时或更长时间的心电图监测，评估心动过速的频率、持续时间和发作模式，帮助确定心动过速是否是心肌病的潜在原因。

超声心动图（Echo）：用于评估心腔大小、心肌壁厚度和心脏收缩功能，检测是否存在心腔扩大、射血分数下降或心脏结构异常。

心脏磁共振成像（CMR）：提供高分辨率的心肌图像，评估心肌纤维化、瘢痕形成及心肌病变的严重程度。MRI还可以帮助排除其他类型的心肌病，如浸润性心肌病（如淀粉样变性）。

血液检查：包括甲状腺功能（排除甲状腺功能亢进）、电解质水平（如钾、镁）、心肌酶和 BNP 或 NT-proBNP 水平以评估心力衰竭的严重程度。

冠状动脉 CTA 或冠状动脉造影：对于高危患者（如老年人或有冠心病风险因素者），这些检查可用于排除冠状动脉疾病导致的缺血性心肌病。

电生理检查（EPS）：在某些疑难病例中，通过电生理检查可以精确定位心律失常的起源，为射频消融术提供依据。

通过这些检查，医生可以明确心动过速的类型，评估心脏功能并排除其他可能的病因。

4. 应该如何确诊这种疾病？

确诊心动过速性心肌病需要综合患者的病史、临床表现和检查结果。首先，医生会通过心电图和动态心电图确认心动过速的存在，并分析其类型和频率。超声心动图是评估心脏结构和功能的关键工具，可以发现心腔扩大、心肌变薄及射血分数下降等典型表现。心脏磁共振成像则进一步提供心肌损伤的详细信息，并排除其他类型的心肌病（如浸润性心肌病或遗传性心肌病）。

诊断心动过速性心肌病的一个重要依据是在控制心动过速后，患者的心脏功能和结构能够逐步恢复。为了排除其他可能的病因，医生还会进行血液检查（如甲状腺功能、电解质水平）及必要时的冠状动脉检查。最终，确诊需要结合心动过速的病史、心脏检查结果及心功能改善的动态变化。

5. 应该怎样治疗？

治疗心动过速性心肌病的核心是控制心动过速，恢复正常的心律或心率，从而减轻心脏负担，促进心肌功能的恢复。治疗主要包括以下方面：

（1）药物治疗

抗心律失常药物：如胺碘酮、索他洛尔等，用于恢复和维持正常心律。

控制心率的药物：如 β 受体阻滞剂（如美托洛尔）和钙通道阻滞剂（如维拉帕米），用于降低心率，尤其适用于心房颤动的患者。

利尿剂：用于缓解心力衰竭的症状，如水肿和呼吸困难。

抗凝药物：对于心房颤动的患者，抗凝治疗（如华法林或新型口服抗凝药）可预防血栓形成和脑卒中。

β 受体阻滞剂（如美托洛尔、卡维地洛）：通过降低心率减轻心脏负担。

ACEI/ARB/ARNI：用于改善心肌重构，进一步改善心力衰竭的预后。

钠 - 葡萄糖协同转运蛋白 2 抑制剂（SGLT-2）：如达格列净，有助于减少心力衰竭住院率和改善预后。

醛固酮受体拮抗剂（如螺内酯或依普利酮）：通过减少钠潴留和心肌纤维化，改善心力衰竭患者的预后。

（2）非药物治疗

射频消融术：对于某些快速型心律失常（如房室结折返性心动过速或心房扑动），射频消融术可以通过消除异常电信号路径根治心律失常。

植入心脏设备：对于某些患者，可能需要植入心脏起搏器或 ICD 以防止恶性心律失常。

病因治疗：如果心动过速由潜在疾病引起（如甲状腺功能亢进或电解质失衡），需要针对病因进行治疗。

通过综合治疗，大多数患者的心脏功能可以在数周至数月内逐步恢复。

6. 这种病对患者和患者的家庭有什么影响？

心动过速性心肌病可能对患者和家庭的生活造成显著影响。患者可能会因心力衰竭症状（如气短、疲劳、心悸）而丧失工作能力或日常活动能力，生活质量下降。家庭成员需要在日常生活中提供更多的支持和帮助，如协助患者遵守治疗方案、调整饮食和生活方式等。此外，心律失常可能具有一定的遗传性，家族成员应关注自身健康状况，尤其是在家族中有类似病史的情况下。长期治疗可能带来经济负担，但通过积极治疗和管理，大多数患者可以恢复正常生活。

7. 日常生活中应该注意什么？

在日常生活中，患者应严格遵循医生的治疗方案，包括按时服药和定期复诊。避免剧烈运动和过度劳累，以免加重心脏负担。饮食方面，应限制钠盐摄入，避免高脂肪、高胆固醇饮食，同时戒烟限酒。保持心理健康，避免情绪激动和过度压力，这对于心律失常的控制非常重要。患者还应监测自身症状变化，如心悸、气短或水肿加重，并及时向医生报告。此外，适当的有氧运动（如散步）可以帮助改善心肺功能，但应在医生指导下进行。

8. 患者需要知道的其他内容有哪些？

心动过速性心肌病是一种可逆性疾病，早期诊断和及时治疗对于改善预后至关重要。患者应了解治疗的长期性和重要性，尤其是在控制心律失常方面需要持续努力。定期随访和动态监测心脏功能是管理病情的重要组成部分。此外，患者及其家属应学习如何识别心律失常的早期症状，并在必要时迅速就医。

肥厚型心肌病

1. 这是什么病？

肥厚型心肌病（hypertrophic cardiomyopathy，HCM）是一种以心肌异常增厚为特征的遗传性心脏疾病，通常主要影响左心室壁或心室间隔，但在某些病例中也可能累及右心室或房间隔。这种增厚并非由于高血压或主动脉瓣狭窄等外部因素引起，而是心肌细胞本身的异常增生，导致心脏结构和功能的改变。心肌的增厚会导致心室腔容积减少，心脏泵血能力下降，进而引发心脏功能障碍。此外，增厚的心肌可能阻碍左心室流出道的血液流动（即梗阻性肥厚型心肌病），进一步加重心脏负担。肥厚型心肌病还可能导致心律失常（如心房颤动或室性心动过速）、心力衰竭，甚至猝死。值得注意的是，该病的临床表现差异较大，有些患者可能无明显症状，而另一些患者则可能出现严重的心脏并发症。

2. 为什么得这种病?

肥厚型心肌病的主要病因是基因突变,尤其是编码肌节蛋白(如 β- 肌球蛋白重链、肌球蛋白结合蛋白 C 和肌钙蛋白 T 等)的基因突变。这些基因突变会导致心肌细胞的生长和排列异常,最终引发心肌肥厚。这种疾病具有显著的遗传性,通常呈常染色体显性遗传模式,也就是说,如果父母中一方携带致病基因,子女有 50% 的概率遗传该突变。尽管基因突变是主要的病因,环境因素(如剧烈运动、情绪压力或其他潜在的心脏疾病)可能会加速或加重病情的发展。此外,某些患者可能没有明确的家族史,这可能与新发突变或未被发现的家族病史有关。因此,对于肥厚型心肌病患者及其一级亲属,进行基因检测和定期心脏筛查具有重要意义。

3. 应该做哪些检查?

如果怀疑患有肥厚型心肌病,医生会推荐一系列检查来确认诊断、评估病情严重程度并排除其他可能的病因。具体检查包括:

心电图(ECG):用于检测心脏电活动的异常,如 T 波倒置、Q 波异常或心室肥大的迹象。动态心电图(Holter 监测)可记录 24 小时内的心脏电活动,帮助发现心律失常(如室性早搏或心房颤动)。

超声心动图(Echo):是诊断肥厚型心肌病的核心检查,可以清晰地显示心肌增厚的部位、左心室流出道梗阻的程度及心脏收缩和舒张功能的情况。

心脏磁共振成像(CMR):提供详细的心脏结构图像,尤其是在评估心肌纤维化和增厚区域方面具有优势。这对预测病情进展和猝死风险具有重要意义。

基因检测:用于确定是否存在与肥厚型心肌病相关的基因突变,尤其适用于有家族病史的患者或无明确病因的年轻患者。基因检测还可用于家族成员的筛查。

运动负荷试验:用于评估运动时左心室流出道梗阻的严重程度及患者的运动耐量。

冠状动脉 CTA 或冠状动脉造影:对于中老年患者或疑似冠心病的患者,用于排除冠状动脉疾病。

心脏活检(必要时):在疑难病例中可能需要进行心肌活检,以明确病理诊断并排除其他类型的心肌病(如浸润性心肌病)。

4. 应该如何确诊这种疾病?

肥厚型心肌病的确诊主要依赖于影像学检查和临床评估。超声心动图是首选的诊断工具,通过观察心室壁厚度是否超过正常范围(成人左心室壁厚度 > 15mm)及心室间隔是否增厚,可以明确诊断。心脏磁共振成像则可提供更详细的心肌结构和纤维化信息,特别是在超声心动图结果不明确时具有重要价值。

此外,医生会根据患者的症状(如胸痛、气短、晕厥或心悸)及家族病史进行综合评估。如果患者的家族中有猝死或肥厚型心肌病史,确诊的可能性更高。对于存在左心室流出道梗阻的患者,静息或运动负荷状态下左心室流出道压力阶差超过 30mmHg 是诊断梗阻性肥厚型心肌病的关键标准。基因检测可以进一步确诊,尤其是对于家族性病例或鉴别诊断困难的患者。通过综合分析影像学检查、基因检测和临床表现,医生可以明确诊断并制定治疗策略。

5. 应该怎样治疗？

肥厚型心肌病的治疗目标是缓解症状、改善心脏功能、预防并发症（如猝死）并提高患者的生活质量。治疗方案根据病情严重程度和患者的具体情况而定，主要包括以下几种方法：

（1）药物治疗

β受体阻滞剂（如美托洛尔、比索洛尔）：通过减慢心率、降低心肌耗氧量，缓解胸痛和气短。

钙通道阻滞剂（如地尔硫䓬、维拉帕米）：改善心肌舒张功能，减轻左心室流出道梗阻。

抗心律失常药物（如胺碘酮）：用于控制心律失常，特别是心房颤动或室性心动过速。

抗凝药物（如华法林或新型口服抗凝剂）：对于合并房颤的患者，预防血栓形成和中风。

（2）手术治疗

改良Morrow手术（心肌切除术）：适用于药物治疗无效且存在严重流出道梗阻的患者，通过切除增厚的心肌组织来缓解梗阻。

经皮酒精消融术：通过注射酒精使部分心肌坏死，从而减轻左心室流出道梗阻，是一种微创替代手术。

植入式设备：对于有猝死高风险的患者，可能需要植入ICD，以预防恶性心律失常导致的猝死。

（3）其他治疗：对于顽固性心房颤动或其他心律失常的患者，心脏射频消融术可能是有效的选择。此外，严重心力衰竭的患者可能需要心脏移植。

治疗方案应根据患者的具体情况量身定制，并在医生的指导下进行。

6. 这种病对患者和患者的家庭有什么影响？

肥厚型心肌病是一种慢性疾病，可能对患者及其家庭生活产生深远影响。患者可能因为症状（如气短、胸痛或晕厥）而限制日常活动和工作能力，严重时甚至需要完全停止体力活动。此外，该病的遗传性使得家族成员也可能面临较高的患病风险，因此早期筛查和定期检查非常重要。家庭成员需要了解疾病的基本知识，关注是否有类似症状，并在必要时进行基因检测。

7. 日常生活中应该注意什么？

在日常生活中，肥厚型心肌病患者应严格遵循医生的治疗方案，包括按时服药和定期复诊。避免剧烈运动和高强度的体力活动，尤其是需要爆发力的运动（如举重或冲刺跑），因为这些活动可能加重心脏负担并诱发心律失常或猝死。饮食方面，应保持低盐、低脂饮食，避免高胆固醇食物，同时戒烟限酒。保持心理健康也很重要，避免情绪过度激动和压力过大，可通过适当的放松训练或心理咨询来缓解焦虑。此外，患者应随时监测自身症状的变化（如气短、胸痛或晕厥），并在症状加重时及时就医。

8. 患者需要知道的其他内容有哪些？

肥厚型心肌病是一种需要长期管理的疾病，患者应认识到疾病的慢性特性，并积极配合治疗。虽然目前无法根治该病，但通过药物治疗、必要的手术干预及生活方式调整，大多数患者可以显著改善症状并延长寿命。患者需要定期随访，监测病情进展和心脏功能的变化。此外，了解疾病的潜在并发症（如猝死、心力衰竭或心房颤动）及如何预防这些并发症是非常重要的。对于家族性肥厚型心肌病患者，家族成员应接受基因检测和心脏筛查，以便早期发现和管理可能的风险。

高血压性心肌病

1. 这是什么病?

高血压性心肌病（hypertensive heart disease，HHD）是一种由长期高血压引起的心脏疾病，其主要特征是由于血压长期升高，心脏的工作负担增加，心肌细胞逐渐肥大和增生，最终导致心肌肥厚。这种心肌肥厚通常发生在左心室，表现为左心室壁增厚或心室间隔增厚，同时伴随心腔缩小或心室僵硬，导致心脏舒张功能受损。随着病情的进展，心脏可能会出现结构性和功能性变化，如心室扩张、心肌纤维化及心脏泵血能力下降。这种病变不仅会导致心脏功能障碍，还可能引发心力衰竭、心律失常、冠状动脉供血不足，甚至增加心脏性猝死的风险。高血压性心肌病是高血压患者中最常见的心脏并发症之一，也是导致心力衰竭的重要原因。

2. 为什么得这种病?

高血压性心肌病的发生通常是长期高血压对心脏持续作用的结果。高血压会增加血管阻力，使得心脏需要更用力地收缩以克服这种阻力，从而导致心肌细胞的代偿性增生和肥大。长期的高血压还会引发心肌细胞的代谢紊乱和氧供不足，进一步导致心肌纤维化和心脏功能减退。此外，遗传因素可能在某些人群中起到一定作用，如家族中有高血压或心脏病史的人更容易患病。生活方式也是一个重要的诱因，不健康的饮食习惯（如高盐、高脂、高热量饮食）、缺乏运动、吸烟和过量饮酒都会增加高血压的发生风险，从而间接导致心肌病。此外，肥胖、糖尿病、高脂血症等代谢综合征也会加速高血压性心肌病的进展。如果高血压长期未被控制或治疗不当，心脏的代偿能力会逐渐耗尽，最终导致不可逆的心肌损伤。

3. 应该做哪些检查?

如果怀疑患有高血压性心肌病，医生会建议进行一系列检查来评估心脏功能、心肌肥厚的程度及高血压的控制情况。这些检查包括：

心电图（ECG）：用于检测心脏电活动的异常，如左心室肥大的电轴偏移、ST段变化或T波倒置等。动态心电图可记录24小时内的心脏电活动，帮助发现潜在的心律失常。

超声心动图（Echo）：是诊断高血压性心肌病的主要工具，可以直接观察心肌的厚度、心腔大小、心脏收缩和舒张功能，并评估是否存在左心室肥厚或心室壁僵硬。

心脏磁共振成像（CMR）：提供更精确的心肌结构图像，能够检测心肌纤维化及心肌肥厚的具体分布和严重程度。CMR在评估疾病的进展和预后方面具有重要价值。

血压监测：包括诊室血压测量和24小时动态血压监测，以评估高血压的严重程度和昼夜节律变化。

实验室检查：包括血液检测（如肾功能、血脂、血糖和电解质水平）以评估高血压的相关并发症，并检测是否存在其他可能加重心脏负担的因素。

胸部 X 线：用于评估心脏的大小和形状，帮助判断是否存在心脏扩大或肺充血的迹象。

冠状动脉 CTA 或冠状动脉造影：对于有胸痛症状或冠心病高危因素的患者，用于排除冠状动脉疾病。

4. 应该如何确诊这种疾病？

确诊高血压性心肌病需要综合分析多项检查结果，并排除其他可能导致心肌肥厚的原因（如肥厚型心肌病、主动脉瓣狭窄或浸润性心肌病）。超声心动图是诊断的核心工具，通过观察左心室壁厚度（通常 > 12mm）及左心室舒张功能的变化，可以明确心肌肥厚的程度和心脏功能的受损情况。心脏磁共振成像则可以提供更详细的心肌结构信息，特别是在检测心肌纤维化和评估疾病进展方面具有重要价值。心电图可以帮助识别心律失常和左心室肥大的电活动异常。此外，血压监测结果对于确认高血压与心肌病之间的因果关系至关重要。最终，医生会结合患者的病史（如高血压病史）、检查结果及症状表现，综合判断是否为高血压性心肌病。

5. 应该怎样治疗？

高血压性心肌病的治疗目标是控制高血压、减轻心脏负担、改善心脏功能并预防并发症。治疗主要包括以下方面：

（1）药物治疗

降压药：包括 ACE 抑制剂（如贝那普利、依那普利）、ARB（如缬沙坦、氯沙坦）或血管紧张素受体－脑啡肽酶抑制剂（ARNI）、钙通道阻滞剂（如氨氯地平）和 β 受体阻滞剂（如美托洛尔）。这些药物可以有效降低血压、减少心脏负担并改善心脏的舒张功能。

利尿剂：用于控制因心力衰竭引起的水肿和肺充血，但需注意避免过度脱水以免影响心脏灌注。

抗心律失常药物：对于有心律失常的患者，可使用胺碘酮等药物控制心律。

他汀类药物：对于合并高脂血症的患者，可以降低胆固醇水平，减缓动脉粥样硬化的进展。

（2）生活方式调整

健康饮食：采取低盐、低脂、高纤维饮食，增加水果、蔬菜和全谷物的摄入，减少加工食品和高热量食物。

适度运动：在医生的指导下进行适度的有氧运动，如步行、游泳或骑自行车，但要避免剧烈运动。

戒烟限酒：吸烟和过量饮酒会加重心脏负担，应尽量避免。

控制体重：肥胖是高血压的重要危险因素，减轻体重可以显著降低血压并改善心脏功能。

定期监测和随访：患者需要定期复诊，监测血压和心脏功能的变化，并根据病情调整治疗方案。如果患者出现严重的心力衰竭或其他并发症，可能需要更积极的治疗措施，如心脏起搏器植入或手术干预。

6. 这种病对患者和患者的家庭有什么影响？

高血压性心肌病可能显著影响患者的生活质量和工作能力，尤其是在病情进展到心力衰竭或出现心律失常时。患者可能会出现疲劳、气短、胸痛或运动耐力下降，这可能导致日常活动受限甚至需要他人协助。此外，长期高血压和心肌病的治疗可能带来经济负担，尤其是需要长期服药和定期检查的情况下。

7. 日常生活中应该注意什么?

在日常生活中，患者应严格按照医生的建议控制血压并管理心脏健康。健康饮食是管理高血压和心肌病的重要组成部分，建议减少盐分摄入（每日不超过 6g），避免高脂肪、高胆固醇的食物，增加富含钾、镁和钙的食物（如香蕉、坚果和低脂乳制品）。适度的有氧运动（如慢跑、散步或瑜伽）有助于改善心血管健康，但应避免剧烈运动，以免加重心脏负担。患者还应保持良好的作息规律，避免熬夜和过度劳累，尽量减轻心理压力。戒烟限酒是必要的，因为吸烟和饮酒会显著增加心血管疾病的风险。此外，患者应定期测量血压，记录血压变化，并及时向医生报告任何症状恶化的情况。

8. 患者需要知道的其他内容有哪些?

高血压性心肌病是一种需要长期管理的慢性疾病，早期诊断和积极治疗对延缓病情进展至关重要。患者需要认识到治疗的持续性和重要性，尤其是在控制血压方面需要长期坚持。此外，患者应了解高血压性心肌病可能引发的并发症（如心力衰竭、心律失常或冠心病），并与医生合作制定预防策略。如果患者合并其他疾病（如糖尿病或高脂血症），需要特别关注这些疾病的管理，因为它们会进一步加重心脏负担。

遗传性心肌病

1. 这是什么病?

遗传性心肌病是一组由基因突变引起的心脏疾病，主要影响心肌的结构和功能。根据不同的基因突变和病理机制，遗传性心肌病可以表现为多种类型，包括肥厚型心肌病（HCM）、扩张型心肌病（DCM）、限制型心肌病（RCM）、致心律失常性右心室心肌病（ARVC）及左室心肌致密化不全（LVNC）。这些疾病的共同特征是心肌细胞或心脏结构的异常改变，导致心脏泵血能力下降或心脏电活动紊乱。肥厚型心肌病表现为心肌增厚，扩张型心肌病则以心腔扩大和收缩功能减弱为主，而限制型心肌病则是心肌僵硬导致心脏的舒张功能受限。这些改变可能引发心力衰竭、心律失常、血栓形成，甚至心脏性猝死。由于这些疾病是由遗传因素引起的，它们通常在家族中以常染色体显性或隐性遗传的模式传递，但也可能是新发突变的结果。

2. 为什么得这种病?

遗传性心肌病的发生是由于特定基因的突变，这些基因通常与心肌细胞的结构蛋白、能量代谢或电信号传导相关。常见的致病基因包括编码肌节蛋白（如 β- 肌球蛋白重链、肌球蛋白结合蛋白 C、肌钙蛋白 T 等）和连接组织蛋白（如间隙连接蛋白、去整合素蛋白）的基因突变。

这些突变会导致心肌细胞的功能异常，如心肌收缩力减弱、细胞排列紊乱或细胞间信号传导异常，从而引发心肌病变。遗传因素是主要原因，但环境因素和生活方式也可能在疾病的表现和进展中起到一定作用。例如，剧烈运动、情绪压力或其他心脏疾病（如高血压或冠心病）可能加速遗传性心肌病的发病。此外，某些遗传性心肌病可能存在不完全外显性，即携带致病基因的个体未必表现出明显症状，但仍可能将基因传递给下一代。

3. 应该做哪些检查？

心电图（ECG）：用于检测心脏电活动的异常，如心律失常、传导阻滞或肥厚型心肌病的特征性 T 波倒置和 Q 波异常。

动态心电图（Holter 监测）：记录 24 小时或更长时间的心脏电活动，以检测间歇性心律失常，如室性早搏、心房颤动或室性心动过速。

超声心动图（Echo）：是评估心肌厚度、心腔大小、心脏收缩和舒张功能的核心工具，可以帮助明确心肌肥厚、扩张或僵硬的程度。

心脏磁共振成像（CMR）：提供高分辨率的心肌组织图像，可用于评估心肌纤维化、脂肪浸润（如 ARVC）及心肌厚度和结构的精确测量。

心脏电生理检查：通过植入电极直接记录心脏的电活动，用于评估复杂心律失常的病因和触发机制。

基因检测：通过分析与心肌病相关的基因，确认是否存在致病突变，尤其适用于有家族病史的患者或不明原因的心肌病。

实验室检查：包括血液检测（如心肌酶、BNP 或 NT-proBNP 水平），用于评估心脏功能和心力衰竭的严重程度。

心肌活检：在某些疑难病例中，可能需要获取心肌组织样本进行显微镜下的病理分析，以排除其他类型的心肌病（如浸润性心肌病）。

4. 应该如何确诊这种疾病？

遗传性心肌病的确诊需要结合病史、家族史、影像学检查和基因检测的结果。超声心动图和心脏磁共振成像是诊断的核心工具，可以评估心肌厚度、心腔大小、心功能及是否存在心肌纤维化或脂肪浸润。在家族性病例中，基因检测可以明确致病基因突变，帮助确认诊断，并为家族筛查和遗传咨询提供依据。心电图和动态心电图则有助于发现心律失常或其他电活动异常，进一步支持诊断。在某些复杂或不典型病例中，心肌活检可能被用于排除其他潜在病因（如淀粉样变性或糖原累积病）。医生会综合分析检查结果，并结合患者的症状和家族病史，最终确诊遗传性心肌病的类型和严重程度。

5. 该怎样去治疗？

遗传性心肌病的治疗因疾病类型、病情严重程度和患者的具体症状而异，通常包括药物治疗、介入治疗和手术治疗。

（1）药物治疗

β 受体阻滞剂（如美托洛尔、比索洛尔）：减慢心率，降低心脏负担，改善心肌供氧。

钙通道阻滞剂（如地尔硫䓬、维拉帕米）：用于改善心肌舒张功能和缓解症状，特别是在肥厚型心肌病中。

抗心律失常药物（如胺碘酮、索他洛尔）：用于控制心律失常，防止恶性心律失常导致的猝死。

抗凝药物（如华法林、利伐沙班）：对于合并心房颤动或血栓风险高的患者，预防血栓形成和脑卒中。

（2）介入和手术治疗

心脏射频消融术：通过消除异常电信号路径来治疗复杂心律失常。

植入型心律转复除颤器（ICD）：对于有猝死高风险的患者，用于预防恶性室性心律失常。

心脏再同步化治疗（CRT）：适用于合并心力衰竭的患者，通过协调心室收缩改善心脏功能。

改良 Morrow 手术或经皮酒精消融术：用于治疗肥厚型心肌病伴左心室流出道梗阻的患者。

生活方式调整：避免剧烈运动或情绪压力，定期复诊监测病情进展。

治疗方案需根据患者的具体情况个性化制订，并在心脏病专家的指导下进行长期管理。

6. 这种病对患者和患者的家庭有什么影响？

遗传性心肌病可能对患者及其家庭产生深远的影响。患者可能因症状（如疲劳、气短、心悸或晕厥）而限制日常活动，甚至影响工作能力和生活质量。由于该病具有遗传性，家族成员也可能面临较高的患病风险，因此建议一级亲属进行基因检测和定期心脏筛查。遗传性心肌病的长期管理可能带来心理压力和经济负担，患者及其家人需要共同面对疾病带来的挑战。家庭成员的支持和理解对于患者的心理健康和治疗依从性至关重要。此外，如果计划生育，患者应与医生讨论遗传风险，并考虑进行产前基因检测或胚胎植入前遗传学诊断以降低遗传给下一代的风险。

7. 日常生活中应该注意什么？

在日常生活中，患者应严格遵循医生的治疗方案，按时服药，并定期复诊以监测病情进展。饮食方面，应保持低盐、低脂、低胆固醇饮食，避免高热量和加工食品，以减轻心脏负担。避免剧烈运动和高强度的体力活动，尤其是需要爆发力的运动（如举重或冲刺跑），但可以在医生的指导下进行适度的有氧运动（如步行或瑜伽）。戒烟限酒是必要的，因为吸烟和饮酒会加重心脏负担并增加心律失常的风险。患者还应注意心理健康，避免过度压力和焦虑，可通过心理咨询或放松训练缓解情绪。此外，患者需密切监测自身症状的变化（如气短、胸痛或晕厥），并在症状加重时及时就医。

8. 患者需要知道的其他内容有哪些？

遗传性心肌病是一种需要长期管理的慢性疾病，患者应认识到疾病的复杂性和治疗的重要性。定期随访和检查是确保病情稳定的关键，患者应与心脏病专家保持良好的沟通，及时调整治疗方案。此外，患者应了解疾病的潜在并发症（如心力衰竭、恶性心律失常或猝死），并与医生讨论预防策略。对于家族成员，建议进行遗传咨询和医学筛查，以便早期发现和管理潜在的健康风险。如果患者计划妊娠，应提前与医生讨论遗传风险和可能的干预措施。

心肌淀粉样变

1. 这是什么病?

心肌淀粉样变是一种罕见但严重的心脏疾病,其特征是异常的淀粉样蛋白在心肌细胞之间的沉积。这种蛋白质的积累会导致心肌变得僵硬,影响心脏的泵血能力,并最终导致心力衰竭、心律失常或其他心脏并发症。根据淀粉样蛋白的来源,淀粉样变可以分为几种类型,其中最常见的是轻链型淀粉样变性(AL 型)和转甲状腺素蛋白相关淀粉样变性(ATTR 型)。AL 型通常与多发性骨髓瘤等浆细胞疾病相关,而 ATTR 型则可能由遗传性突变或老年性疾病引起。由于淀粉样蛋白沉积会导致心肌肥厚和功能障碍,其症状(如气短、疲劳、水肿)常与其他心脏疾病相似,因而容易被误诊或延误诊断。心肌淀粉样变的进展通常是不可逆的,因此早期发现和干预对于延长患者生命和改善生活质量至关重要。

2. 为什么得这种病?

心肌淀粉样变的发生与淀粉样蛋白的异常生产和沉积密切相关。淀粉样蛋白是一种错误折叠的蛋白质,其正常功能受到破坏,并在体内形成不溶性纤维,沉积在组织中。根据淀粉样蛋白的来源,病因可能有所不同。AL 型通常是由于浆细胞异常产生过量的免疫球蛋白轻链,这些轻链在体内错误折叠并形成淀粉样蛋白沉积在心肌中。而 ATTR 型则与转甲状腺素蛋白(TTR)的异常有关,这种蛋白质由肝脏产生,通常负责运输甲状腺激素和维生素 A。当转甲状腺素蛋白基因发生突变时,转甲状腺素蛋白容易错误折叠并形成淀粉样蛋白;即使没有基因突变,老年人也可能由于转甲状腺素蛋白的不稳定性而患上野生型 ATTR 型心肌淀粉样变。此外,某些慢性炎症性疾病、自身免疫病、肝脏功能异常或家族遗传因素也可能增加淀粉样蛋白沉积的风险。虽然具体病因因人而异,但遗传和环境因素的交互作用通常在疾病的发生中起到重要作用。

3. 应该做哪些检查?

如果怀疑患有心肌淀粉样变,医生可能会建议进行以下一系列检查,以明确诊断并评估病情:

心电图(ECG):可以显示低电压 QRS 波或其他异常心电活动,这在心肌肥厚的患者中并不常见,是心肌淀粉样变的潜在特征。

超声心动图(Echo):用于评估心肌厚度、心腔大小、心功能和舒张功能。心肌淀粉样变患者通常表现为心肌肥厚,但左心室腔较小,心肌回声增强(颗粒状外观)。

心脏磁共振成像(CMR):提供高分辨率的心肌图像,可用于检测淀粉样蛋白沉积导致的心肌组织特征性变化,如心肌晚期钆增强(LGE)。

心肌活检:是确诊的金标准,通过显微镜下观察心肌组织样本,结合刚果红染色和偏振光显微镜,可以直接确认淀粉样蛋白的存在。

血液和尿液检查:检测是否存在异常的轻链蛋白(通过免疫固定电泳和自由轻链测定),以帮助区分 AL 型心肌淀粉样变。

基因检测：对于怀疑 ATTR 型的患者，基因检测可用于识别 TTR 基因突变，以帮助确诊遗传性疾病。

核医学检查：如心肌核素显像（使用放射性示踪剂如 ^{99m}Tc-PYP），可以区分 ATTR 型和 AL 型心肌淀粉样变。

通过这些检查，医生可以全面了解淀粉样蛋白的类型、分布和对心脏功能的影响，从而制订最佳治疗方案。

4. 应该如何确诊这种疾病？

确诊心肌淀粉样变需要综合多种检查结果，并结合患者的病史和症状。心肌活检是确诊的金标准，通过显微镜下观察心肌组织样本，可以直接发现淀粉样蛋白沉积，并通过刚果红染色和偏振光显微镜进一步确认诊断。此外，心脏磁共振成像和超声心动图可以提供心肌结构和功能的详细信息，帮助识别淀粉样蛋白的分布和心脏受损的程度。对于 AL 型，血液和尿液检测可以发现异常轻链蛋白，而对于 ATTR 型，基因检测和核医学扫描（如 ^{99m}Tc-PYP 扫描）可以进一步确认诊断。医生会综合这些检查结果，并排除其他可能导致心肌肥厚或功能障碍的疾病（如肥厚型心肌病、高血压性心脏病等），最终做出准确诊断。

5. 应该怎样治疗？

心肌淀粉样变的治疗需要针对病因和症状展开，通常包括药物治疗、针对性治疗和必要时的手术干预。

（1）药物治疗

利尿剂：用于缓解液体潴留和减轻心力衰竭症状，但需谨慎使用以避免过度脱水。

β 受体阻滞剂和钙通道阻滞剂：可能用于控制心率，但需在医生指导下谨慎使用，以避免心功能进一步受损。

抗凝药物：对于伴有心房颤动的患者，可预防血栓形成和脑卒中。

（2）针对性治疗

AL 型心肌淀粉样变：主要治疗目标是减少异常轻链蛋白的产生。常用的方案包括化疗（如硼替佐米、地塞米松）和自体干细胞移植。

ATTR 型心肌淀粉样变：针对 TTR 不稳定性的治疗药物包括 TTR 稳定剂（如 Tafamidis）和基因沉默疗法（如 Patisiran 或 Inotersen），这些药物可以显著延缓疾病进展。

（3）手术治疗

心脏移植：对于心功能严重受损的患者，可能是唯一的选择。

肝脏移植：对于某些遗传性 ATTR 型患者，肝脏移植可以减少异常 TTR 的产生，但目前已逐渐被药物治疗取代。

治疗方案需根据患者的具体病情和淀粉样蛋白的类型制订，并在专业医疗团队的指导下动态调整。

6. 这种病对患者和患者的家庭有什么影响？

心肌淀粉样变可能对患者及其家庭带来巨大的身体、心理和经济负担。患者可能因心力衰竭或心律失常而限制日常活动，甚至需要长期卧床或住院治疗。家庭成员需要提供护理支持，如帮助患者管理药物、陪同就医及协助日常生活。此外，由于某些类型的心肌淀粉样变（如 ATTR 型）具有遗传性，家庭成员可能需要进行基因筛查和医学检查，以评估患病风险。

7. 日常生活中应该注意什么？

在日常生活中，患者应严格遵循医生的治疗方案，按时服药，并定期复诊以监测病情。避免剧烈运动和过度劳累，选择适度的活动（如散步）以保持身体健康。饮食方面，应采取低盐、低脂饮食以减少液体潴留和心脏负担。患者还应限制水分的摄入，尤其是在有严重心力衰竭时。避免吸烟和饮酒，因为这些行为会加重心脏负担并加速疾病进展。

8. 患者需要知道的其他内容有哪些？

心肌淀粉样变是一种复杂的疾病，患者和家庭成员需要了解其病因、症状和治疗选择，以便更好地管理病情。早期诊断和干预对于延缓疾病进展至关重要，因此患者应重视症状的变化，并及时就医。对于有遗传风险的家庭，建议进行遗传咨询，以明确潜在风险并制订预防措施。

应激性心肌病

1. 这是什么病？

应激性心肌病（stress cardiomyopathy）又称为 Takotsubo 心肌病、心尖球形综合征或"心碎综合征"，是一种急性、可逆性的心肌功能障碍，通常由严重的精神或身体应激事件触发。其特点是心室的节段性收缩功能障碍，最常见的表现是左心室心尖部膨胀，类似于日本传统章鱼壶（Takotsubo）的形状，因此得名。尽管症状（如胸痛和呼吸困难）与急性心肌梗死相似，但应激性心肌病的冠状动脉通常无明显阻塞。其发病机制与应激激素（如肾上腺素）的过度释放有关，可能导致心肌的直接毒性或微循环功能障碍。虽然这种疾病通常是良性的，可在数周内恢复，但在少数情况下可能会导致严重并发症，如心源性休克、心律失常或心力衰竭。应激性心肌病的发病率在女性，尤其是在绝经后女性中显著较高。

2. 为什么得这种病？

应激性心肌病的发病通常与突然的精神或生理应激事件密切相关。这些应激事件可能包括重大情绪波动（如失恋、亲人去世、经济压力）或严重的身体创伤（如手术、严重感染、交通事故）。研究表明，女性尤其是绝经期后的女性患病风险更高，这可能与雌激素水平下降有关，因为雌激素在一定程度上具有保护心肌免受应激激素（如肾上腺素和去甲肾上腺素）毒性作用的功能。尽管确切的发病机制尚未完全明确，但大量证据支持过量释放的应激激素可能通过以下机制诱发疾病：①直接对心肌细胞产生毒性，导致心肌细胞收缩功能障碍；②引发冠状动脉微循环痉挛或血流减少；③导致左心室壁运动异常。个体的遗传易感性、心理状态及既往心血管健康状况也可能影响疾病的发生。

3. 应该做哪些检查?

为了确诊应激性心肌病并排除其他心脏疾病,医生通常会建议进行以下检查:

心电图(ECG):常显示 T 波倒置、ST 段抬高或 ST 段压低等类似急性心肌梗死的改变,但这些变化通常不局限于特定冠状动脉供血区域。

心肌酶检查:检测血液中的肌钙蛋白水平,可以发现轻度升高,提示心肌损伤,但通常低于典型心肌梗死的水平。

超声心动图(Echo):是诊断的重要工具,显示左心室节段性运动障碍,通常表现为心尖部膨胀和基底部正常运动。

冠状动脉造影:用于排除冠状动脉疾病,通常显示冠状动脉没有明显阻塞,这是与心肌梗死的重要区别。

心脏磁共振成像(CMR):提供详细的心肌结构和功能信息,可以帮助确认左心室运动异常和排除其他心肌病变。

BNP 或 NT-proBNP 检测:这些心力衰竭标志物通常显著升高,反映心脏压力的增加。

通过这些检查,医生可以综合评估患者的心脏功能、排除其他潜在病因,并最终确诊应激性心肌病。

4. 应该如何确诊这种疾病?

确诊应激性心肌病需要通过排除诊断的方法,重点是与急性心肌梗死和其他心肌病相鉴别。冠状动脉造影是确诊的重要步骤,通常显示冠状动脉无显著狭窄或阻塞,这是与心肌梗死的主要区别。此外,超声心动图和心脏磁共振成像可以显示左心室的节段性运动障碍,尤其是心尖部膨胀的典型表现,而其他区域(如左心室基底部)功能正常或增强。心电图可能显示类似心肌梗死的 ST 段抬高或 T 波倒置,但这些改变通常不符合冠状动脉供血区域的分布规律。血液检查中的心肌酶水平(如肌钙蛋白)可能轻度升高,但通常低于心肌梗死的水平。通过综合分析病史、临床症状和检查结果,医生可以排除其他疾病,并确认应激性心肌病的诊断。

5. 应该怎样治疗?

应激性心肌病通常是可逆的,大多数患者在数周内会自行恢复,因此治疗的重点是支持治疗和症状管理。对于急性期患者,治疗目标是稳定生命体征,缓解症状,并防止并发症的发生。

(1)药物治疗

β 受体阻滞剂:用于减轻应激激素对心脏的影响,降低心率和心肌耗氧量。

ACEI 或 ARB 类药物:用于改善心功能,特别是在左心室射血分数降低的情况下。

利尿剂:用于缓解液体潴留和减轻心力衰竭症状。

(2)支持治疗

对于出现严重并发症(如心源性休克或急性心力衰竭)的患者,可能需要机械通气、正性肌力药物或循环支持装置(如主动脉内球囊反搏)。

(3)心理干预

鉴于应激性心肌病的发病与心理应激密切相关,心理干预或心理治疗可能有助于预防复发。

(4)长期管理

在病情稳定后，医生可能会建议患者继续服用 β 受体阻滞剂和 ACE 抑制剂，并逐步恢复日常活动。

治疗方案应根据患者的具体病情个性化制订，并在专业医疗团队的指导下进行动态调整。

6. 这种病对患者和患者的家庭有什么影响？

应激性心肌病的突然发作可能对患者及其家庭带来心理和生活上的双重影响。患者可能因急性症状（如胸痛或气短）而感到恐慌，甚至担心生命安全，而家庭成员则可能需要承担额外的护理责任和情感支持。尽管大多数患者在 1 ～ 4 周完全恢复，但复发的可能性（约 10%）仍需引起重视，尤其是再次经历重大应激事件时。

7. 日常生活中应该注意什么？

在日常生活中，患者应尽量避免剧烈的情绪波动和身体应激事件，学会管理压力并保持心理平衡。可以通过瑜伽、冥想、深呼吸训练或其他放松技巧来缓解精神压力。合理安排作息时间，确保充足的睡眠和休息，以增强身体的恢复能力。饮食方面，应选择低盐、低脂、均衡营养的饮食，避免刺激性食物和过量咖啡因的摄入。同时，应逐步恢复日常活动和适度的运动，避免过度劳累或突然增加运动量。此外，患者需严格遵循医生的治疗方案，按时服药，并定期复诊以监测心脏功能的恢复情况。保持健康的生活方式不仅有助于疾病的康复，还可以降低复发的风险。

8. 患者需要知道的其他内容有哪些？

应激性心肌病是一种可逆性疾病，大多数患者预后良好，但康复过程需要时间和耐心。

糖尿病性心脏病

1. 这是什么病？

糖尿病性心脏病是长期血糖控制不佳的糖尿病患者出现的一种心脏病综合征，包括糖尿病性冠状动脉病变、糖尿病性心肌病和心律失常等病理改变。糖尿病患者的心脏病变不仅仅由冠状动脉粥样硬化引起，还包括心肌代谢异常、微血管病变和神经调节功能紊乱等多种因素共同作用的结果。糖尿病会加速动脉粥样硬化的进展，导致冠状动脉狭窄或阻塞，进而引发心绞痛、心肌梗死等缺血性心脏病。此外，糖尿病还会导致心肌细胞的代谢紊乱和纤维化，形成糖尿病性心肌病，表现为心脏舒张功能障碍、心力衰竭等。心律失常也是糖尿病性心脏病的常见表现，可能导致猝死风险增加。由于糖尿病对心血管系统的多重损害，糖尿病患者患心脏病的风险是普通人群的 2 ～ 4 倍，且心脏病发作的症状可能不典型，增加了早期诊断和治疗的难度。

2. 为什么得这种病？

糖尿病性心脏病的发生与糖尿病引起的代谢和血管异常密切相关。长期的高血糖会通过多种途径损害心血管系统。

血管内皮功能障碍：高血糖会导致氧化应激增加，损伤血管内皮细胞，削弱其释放一氧化氮（NO）的能力，进而引发动脉粥样硬化和冠状动脉狭窄。

心肌代谢紊乱：糖尿病患者心肌细胞对葡萄糖的利用能力下降，转而依赖脂肪酸氧化供能，这种代谢模式效率低下且增加氧化应激，导致心肌功能受损。

炎症反应和纤维化：高血糖和胰岛素抵抗会激活炎症通路，促进纤维化因子的释放，导致心肌纤维化，进而形成糖尿病性心肌病。

微血管病变：糖尿病引起的微血管病变会导致心肌供血不足，进一步加重心脏功能障碍。

自主神经病变：糖尿病性神经病变可影响心脏的自主神经调节能力，导致心律失常和心脏功能失调。

此外，糖尿病患者通常伴有高血压、血脂异常和肥胖等代谢综合征，这些因素进一步加重了心脏病变的风险。

3. 应该做哪些检查？

糖尿病性心脏病的诊断需要通过多种检查评估糖尿病的控制情况和心脏的健康状况。常规检查包括以下方面：

血糖监测：空腹血糖、口服糖耐量试验（OGTT）和随机血糖，用于评估血糖水平。

糖化血红蛋白（HbA1c）：反映过去 2～3 个月的血糖控制情况，是糖尿病管理的重要指标。

血脂检查：评估总胆固醇、低密度脂蛋白胆固醇（LDL-C）、高密度脂蛋白胆固醇（HDL-C）和甘油三酯水平，以了解动脉粥样硬化的风险。

心电图（ECG）：用于检测心律失常、心肌缺血或心肌梗死的迹象。

超声心动图（Echo）：评估心脏的结构和功能，检查是否存在心室肥厚、舒张功能障碍或心力衰竭。

冠状动脉 CTA：通过 CT 扫描和对比剂评估冠状动脉的狭窄和斑块情况。

心脏磁共振成像（CMR）：提供心肌组织的详细图像，用于评估心肌纤维化或炎症。

BNP 或 NT-proBNP：检测心力衰竭标志物，用于评估心脏压力和功能。

运动负荷试验：通过运动心电图或药物负荷试验评估心肌缺血的风险。

4. 应该如何确诊这种疾病？

糖尿病性心脏病的确诊需要结合病史、症状及多种检查结果。首先，医生会通过血糖和糖化血红蛋白（HbA1c）评估糖尿病的控制情况，同时结合患者是否存在胸痛、气短、心悸等症状。心电图和超声心动图是初步评估心脏功能的常用工具，心电图可以检测心律失常或心肌缺血的迹象，而超声心动图可以显示心室肥厚、舒张功能障碍或心力衰竭的表现。对于怀疑冠心病的患者，冠状动脉 CTA 或冠状动脉造影是进一步确认冠状动脉狭窄的重要手段。如果怀疑糖尿病性心肌病或心肌纤维化，心脏磁共振成像可以提供详细的心肌组织信息。在某些复杂病例中，医生可能会建议进行心肌活检以明确心肌病变的性质。

5. 应该怎样治疗？

糖尿病性心脏病的治疗需要综合管理糖尿病和心脏病变，通过生活方式干预、药物治疗和必要时的手术干预来改善病情。

（1）生活方式干预

控制血糖：通过健康饮食、规律运动和药物治疗将血糖控制在目标范围内。

改善饮食：采用低糖、低脂、低盐饮食，避免高胆固醇食物，增加膳食纤维摄入。

戒烟限酒：吸烟会加速动脉粥样硬化，酒精摄入过多可能加重心脏负担。

适度运动：选择低强度的有氧运动，如快走、游泳，但需根据医生建议调整运动量。

（2）药物治疗

降糖药物：如二甲双胍、SGLT-2抑制剂（如达格列净）和GLP-1受体激动剂（如利拉鲁肽），不仅能控制血糖，还对心血管有保护作用。

抗血小板药物：如阿司匹林，用于预防血栓形成。

降脂药物：如他汀类药物（阿托伐他汀、瑞舒伐他汀）降低胆固醇水平，稳定动脉斑块。

心力衰竭药物：包括ACEI/ARB/ARNI类药物（如沙库巴曲缬沙坦）、β受体阻滞剂（如美托洛尔）和利尿剂（如呋塞米）。

抗心律失常药物：如胺碘酮，用于控制心律失常。

（3）手术治疗

冠状动脉介入治疗：如支架植入，用于改善冠状动脉严重狭窄。

冠状动脉搭桥手术：用于处理多支血管病变的患者。

植入型心律转复除颤器（ICD）：用于预防心律失常导致的猝死。

治疗方案应根据患者的具体病情个性化制订，并在专业医疗团队的指导下动态调整。

6. 这种病对患者和患者的家庭有什么影响？

糖尿病性心脏病对患者及其家庭的影响是多方面的。患者可能因心绞痛、心肌梗死或心力衰竭而丧失部分劳动能力或生活自理能力，这需要家庭成员在生活中提供更多的支持和照顾。此外，疾病的长期管理可能带来经济负担，包括药物费用、定期检查和可能的手术费用。

7. 日常生活中应该注意什么？

糖尿病性心脏病患者在日常生活中应特别注意血糖管理、心血管健康和心理状态。饮食方面，应选择低糖、低脂、低盐的饮食结构，避免食用高胆固醇和加工食品，多摄入蔬菜、水果和全谷物。运动方面，建议进行适量的有氧运动，如散步、骑自行车或游泳，但需避免剧烈运动，并在医生指导下制订适合的运动计划。患者还应定期监测血糖和血压，按时服用医生开的药物，并定期复诊以评估病情。心理健康同样重要，患者应学会缓解压力，避免过度焦虑，可以通过冥想、深呼吸或心理咨询来改善情绪状态。良好的生活习惯和积极的心态有助于控制疾病进展，提高生活质量。

8. 患者需要知道的其他内容有哪些？

糖尿病性心脏病是一种慢性疾病，需要长期的监护和管理。糖尿病患者对心脏病发作的症状可能不典型，如无胸痛的"无症状性心肌梗死"，因此患者需要高度关注身体的变化，如不明原因的疲劳、气短或心悸等症状，并及时就医。定期检查是早期发现和干预心血管病变的关键，包括心电图、超声心动图和血液指标的监测。

限制型心肌病

1. 这是什么病？

限制型心肌病（restrictive cardiomyopathy，RCM）是一种罕见但严重的心脏病，其主要特征是心室壁僵硬度增加，导致心脏舒张功能受限和心室充盈障碍。这种疾病的核心病理是心肌的弹性减弱，虽然心室大小和收缩功能在早期通常正常，但心脏难以在舒张期充分扩张和充盈，导致心房压力升高和显著扩张。随着疾病的进展，左心室的收缩功能也可能受到影响，甚至出现心腔扩张。限制型心肌病的临床表现以右心衰竭症状为主，包括下肢水肿、腹水和肝大，同时可能伴有肺淤血引发的呼吸困难。常见的病理类型包括由浸润性疾病（如淀粉样变性、血色病）、纤维化或遗传性疾病引起的心肌病变。由于其进展迅速且治疗选择有限，限制型心肌病的预后较差，确诊后的 5 年生存率仅约 30%，尤其是特发性病例。

2. 为什么得这种病？

限制型心肌病的病因复杂且多样，可能是特发性的，也可能继发于其他疾病。特发性限制型心肌病的具体病因尚不明确，但遗传因素可能在其中发挥重要作用。继发性限制型心肌病则可能与以下因素相关：

浸润性疾病：如淀粉样变性（心肌中淀粉样蛋白沉积）、血色病（铁沉积）、糖原贮积病（糖原异常沉积）等，这些疾病会导致心肌组织的结构和功能改变。

纤维化疾病：如心内膜纤维化、放射性损伤后纤维化，这些情况会导致心肌组织僵硬，影响心脏的舒张功能。

炎症性疾病：如心肌炎、结节病等，这些疾病可能引发慢性炎症反应，导致心肌纤维化和功能受限。

毒性因素：长期暴露于某些药物（如蒽环类化疗药物）或毒素可能损害心肌组织并引发纤维化。

遗传性疾病：某些基因突变可能导致心肌结构蛋白异常，增加患病风险。

此外，限制型心肌病的发病机制涉及心肌细胞间质的异常沉积、心肌纤维化和心内膜增厚，这些病理变化共同导致心脏的僵硬和舒张功能障碍。

3. 应该做哪些检查？

限制型心肌病需要通过多种检查评估心脏的结构、功能和潜在病因。以下是常见的检查项目：

心电图（ECG）：用于检测心脏电活动的异常，可能显示低电压、心房肥大或心律失常（如心房颤动）。

超声心动图（Echo）：是诊断限制型心肌病的首选工具，可评估心室壁运动、心房扩张、舒张功能障碍，并排除其他类型心肌病（如肥厚型心肌病或扩张型心肌病）。

心脏磁共振成像（CMR）：提供心肌组织的高分辨率图像，可识别心肌纤维化、浸润性病变（如淀粉样变性）或铁沉积，并帮助区分限制型心肌病与其他心脏疾病。

心肌活检：通过获取心肌组织样本进行病理分析，特别适用于怀疑浸润性疾病（如淀粉样变性）或炎症性心肌病的患者。

心导管检查：测量心腔压力，评估心脏的舒张功能障碍，是诊断限制型心肌病的重要手段。

血液检查：包括检测淀粉样蛋白、铁代谢指标（如铁蛋白和转铁蛋白饱和度）及炎症标志物以评估潜在的病因。

基因检测：用于识别可能的遗传性心肌病相关基因突变，尤其在有家族史的患者中。

心肌核素显像：特别适用于评估心肌浸润性病变（如淀粉样变性），可提供心肌灌注和活性的详细信息。

4. 应该如何确诊这种疾病？

限制型心肌病的确诊需要结合病史、体检和多项检查结果。医生首先会通过病史和症状（如呼吸困难、下肢水肿、胸闷等）初步判断可能的心脏功能异常。超声心动图是首选的诊断工具，用于评估心脏舒张功能、心房扩张和心室壁运动。心脏磁共振成像可以进一步提供心肌组织的详细图像，帮助识别纤维化、炎症或浸润性病变。对于怀疑浸润性疾病（如淀粉样变性或血色病）的患者，心肌活检结合病理分析能够确认诊断。如果患者有家族史或表现出遗传性疾病的特征，基因检测可以提供重要的诊断支持。心导管检查则通过测量心腔压力和舒张功能，为限制型心肌病的诊断提供生理学依据。通过综合分析这些检查结果，医生可以排除其他类型的心肌病（如肥厚型心肌病或扩张型心肌病）并最终确诊。

5. 应该怎样治疗？

限制型心肌病的治疗目标是缓解症状、改善心脏功能并延缓疾病进展。特发性限制型心肌病尚无特异性治疗，但针对继发性病因的治疗可能改善预后。

（1）药物治疗

利尿剂：用于缓解体液潴留和减轻右心衰竭症状，但需谨慎使用以避免过度利尿导致低血容量和心输出量下降。

β受体阻滞剂：如美托洛尔，减慢心率，改善心脏的舒张期充盈时间。

ACEI/ARB/ARNI类药物：如沙库巴曲缬沙坦，用于改善心脏功能，降低心腔压力。

盐皮质激素受体拮抗剂：如螺内酯，可减少心肌纤维化并改善心脏功能。

钠-葡萄糖协同转运蛋白2抑制剂（SGLT-2抑制剂）：如达格列净，在某些患者中可提供心脏保护作用。

（2）病因治疗

淀粉样变性：使用特异性药物如tafamidis（甲苯磺酸酯）或化疗药物（针对轻链型淀粉样变性）。

血色病：通过去铁治疗（如放血或铁螯合剂）减少铁沉积。

结节病：使用糖皮质激素控制炎症反应。

（3）手术治疗

心脏移植：对于终末期心力衰竭患者是唯一的治愈性治疗选择。

起搏器或植入型心律转复除颤器（ICD）：用于预防严重心律失常引发的猝死。

治疗方案需根据患者的具体病情和病因制订，并在专业医疗团队的指导下动态调整。

6. 这种病对患者和患者的家庭有什么影响？

限制型心肌病对患者及其家庭带来的影响是多方面的。由于心脏舒张功能障碍，患者可能长期面临呼吸困难、乏力、下肢水肿等症状，影响日常生活和工作能力。随着病情的进展，患者可能发展为终末期心力衰竭，甚至需要心脏移植，这对家庭的经济和心理支持提出了更高的要求。此外，限制型心肌病可能导致其他器官的损害，如慢性肾病、肝功能异常和肺动脉高压，进一步加重病情和生活负担。

7. 日常生活中应该注意什么？

限制型心肌病患者在日常生活中需要特别关注饮食、运动和心理健康。饮食方面，应严格限制盐分摄入以减少体液潴留，并避免高脂肪、高糖饮食以减轻心脏负担。控制液体摄入量也很重要，尤其是在存在明显水肿或心力衰竭症状时。运动方面，建议进行低强度的有氧运动，如散步或瑜伽，但需避免剧烈运动或突然增加运动量，以防止心脏过度负担。心理健康方面，患者应保持积极乐观的态度，避免过度焦虑或抑郁，可以通过冥想、心理咨询或加入患者支持小组来缓解心理压力。定期监测体重、血压和症状变化，并按时复诊是维持健康的重要部分。

8. 患者需要知道的其他内容有哪些？

限制型心肌病是一种进展性心脏病，需要长期的监护和管理。患者应了解疾病的性质和可能的并发症，如心律失常、肺动脉高压和多器官功能不全。定期检查（如超声心动图和心电图）有助于监测病情变化并及时调整治疗方案。患者还需警惕症状的恶化，如严重呼吸困难、胸痛或晕厥，并在出现这些症状时立即就医。尽管限制型心肌病的治疗选择有限，但通过严格的病因管理、生活方式干预和药物治疗，患者仍有机会延缓疾病进展并提高生活质量。

心肌炎

1. 这是什么病？

心肌炎是一种由多种病因引起的心肌炎性损伤性疾病，主要表现为心肌细胞的炎症反应，可能导致心脏结构和功能的异常。心肌炎的病理特征包括心肌细胞的坏死、炎症细胞浸润及纤维化等。它可表现为局灶性或弥漫性炎症，影响心脏的泵血功能及电活动的稳定性。心肌炎的临床表现差异较大，从无症状到严重的心力衰竭或猝死不等。轻度心肌炎可能仅表现为轻微的胸痛、心悸或疲劳，而重度心肌炎可能导致心源性休克、恶性心律失常或心力衰竭。严重的心肌炎若未及时治疗，可能发展为扩张型心肌病，造成长期心功能受损。因此，心肌炎是一种需要高度重视的心脏疾病。

2. 为什么得这种病?

心肌炎的病因复杂多样,既包括感染性因素,也包括非感染性因素。病毒感染是心肌炎最常见的病因,常见病毒包括柯萨奇病毒 B 组、腺病毒、巨细胞病毒、流感病毒和新型冠状病毒等。这些病毒可直接感染心肌细胞或通过激活免疫系统产生炎性反应对心肌造成损伤。细菌、真菌、寄生虫感染也可能引发心肌炎,尤其是在免疫功能低下的患者中。此外,自身免疫性疾病(如系统性红斑狼疮、类风湿关节炎、干燥综合征)也可能通过免疫介导的炎症反应损伤心肌。某些药物或毒素(如抗生素、化疗药物、酒精、毒品)可能引起药物性心肌炎,而过敏反应也可能导致心肌炎的发生。其他因素如遗传易感性、内分泌失调(如甲状腺功能亢进),以及过度劳累、精神压力等不良生活习惯,也可能成为诱因。年轻人通常因病毒感染或免疫系统异常导致心肌炎,而老年人则更可能与慢性疾病(如糖尿病、高血压、冠心病)相关。

3. 应该做哪些检查?

诊断心肌炎需要结合临床表现、实验室检查和影像学检查等多种手段,以全面评估心脏的功能和炎症情况。心电图(ECG)是基础检查,可提示心肌损伤的电生理异常,如 ST 段抬高、T 波倒置或心律失常。超声心动图用于评估心脏的结构和功能变化,如心腔扩大、心脏收缩功能减弱或心包积液。血液检查是不可或缺的,包括心肌酶(如肌钙蛋白和肌酸激酶)水平的检测,以评估心肌损伤的程度,以及 C 反应蛋白(CRP)和红细胞沉降率等炎症标志物的水平。心脏磁共振成像是诊断心肌炎的重要工具,能够清晰显示心肌的炎症、坏死和纤维化情况,并帮助评估病变的范围和严重程度。心肌活检是确诊心肌炎的"金标准",通过获取心肌组织进行显微镜下观察,可以直接发现炎症细胞浸润和心肌细胞坏死,但因其侵入性,通常仅在复杂或重症病例中使用。此外,医生可能会根据病因进行病毒学检测、自身抗体筛查或冠状动脉造影,以排除其他疾病。

4. 应该如何确诊这种疾病?

确诊心肌炎需要综合分析病史、临床表现和检查结果。医生首先会详细询问患者的病史,包括是否有近期病毒感染(如感冒、腹泻)、胸痛、心悸、气短等症状,以及是否有药物过敏、毒物接触或自身免疫性疾病史。体格检查可能发现心音异常、心律失常或肺部湿啰音等心功能异常的体征。辅助检查是确诊的关键,心电图可提示心肌损伤的电活动异常,心肌酶升高表明心肌细胞损伤,超声心动图和心脏磁共振成像可进一步评估心脏的结构及功能变化。心肌活检作为确诊心肌炎的"金标准",通过直接观察心肌组织的炎症和坏死情况,能够明确诊断并识别病因(如病毒性或免疫性)。此外,医生会排除其他可能导致类似症状的疾病,如冠心病、肺栓塞或心包炎,以确保诊断的准确性。

5. 应该怎样治疗?

心肌炎的治疗需要根据病因和病情严重程度采取个性化的方案。轻度心肌炎患者通常需要卧床休息,避免体力活动,以减轻心脏负担。对于病毒性心肌炎,虽然没有特效抗病毒药物,但可以通过支持治疗促进康复。若炎症反应明显,可能需要使用非甾体抗炎药或糖皮质激素来抑制炎症。对于自身免疫性心肌炎，免疫抑制剂（如环磷酰胺、硫唑嘌呤）可能是必要的。严重心肌炎患者可能需要住院治疗，使用静脉注射药物（如正性肌力药物或血管扩张剂）支持心功能。对于心力衰竭或恶性心律失常的患者，可能需要安装心脏起搏器或植入型心律转复除颤器（ICD）。在极端情况下，心脏移植可能是唯一的治疗选择。生活方式的调整同样重要，包括戒烟限酒、均衡饮食、避免过度劳累和保持心理健康。

6. 这种病对患者和患者的家庭有什么影响？

心肌炎可能对患者的身体健康和家庭生活带来多方面的影响。轻度心肌炎患者可能仅有短暂的不适，但重度心肌炎可能导致心力衰竭、心律失常甚至猝死，这对患者的身体和心理健康都是巨大的挑战。长期来看，部分患者可能发展为扩张型心肌病，导致慢性心功能不全，严重影响生活质量。对家庭来说，心肌炎可能带来经济负担，尤其是在需要长期治疗或住院的情况下。

7. 日常生活中应该注意什么？

心肌炎患者在日常生活中需要特别注意，避免进一步损伤心脏。首先，应避免剧烈运动和过度劳累，尤其是在急性期或恢复期，任何过度的体力消耗都可能加重心脏负担。患者应保持良好的生活习惯，包括戒烟限酒，避免熬夜和过度压力。饮食方面，建议低盐低脂饮食，增加富含维生素和抗氧化剂的食物摄入，如新鲜水果和蔬菜，以增强身体免疫力。定期复查心脏功能，尤其是心电图和超声心动图，以便及时发现病情变化。患者在恢复期应逐步增加活动量，但必须在医生的指导下进行。此外，应避免接触感冒患者或其他感染源，以降低再次感染的风险。

8. 患者需要知道的其他内容有哪些？

心肌炎是一种可能导致严重后果的疾病，但通过早期诊断和规范治疗，大多数患者能够恢复正常生活。患者应认识到心肌炎可能的长期风险，如发展为扩张型心肌病或慢性心力衰竭，因此需要长期随访和监测心脏功能。

心肌酶升高

1. 这是什么病？

心肌酶升高是指血液中心肌酶［如肌钙蛋白、肌酸激酶–MB 亚型（CK–MB）、乳酸脱氢酶（LDH）等］的水平异常增高，通常反映心肌细胞受到损伤。心肌酶是心肌细胞内的重要成分，当心肌细胞因缺血、炎症或其他原因受损时，这些酶会释放到血液中。因此，心肌酶升高是心肌损伤的重要生物标志物，常用于评估心脏健康状况。肌钙蛋白（cTnI 和 cTnT）是目前最敏感和特异的心肌损伤指标，尤其在急性冠脉综合征（如心肌梗死）的诊断中至关重要。此外，心肌酶升高还可能见于其他非心脏疾病，因此需要结合临床表现和其他检查结果进行综合判断。

2. 为什么得这种病?

导致心肌酶升高的原因有很多,既包括心脏本身的疾病,也可能与全身性或外界因素有关。冠心病是最常见的原因,尤其是急性心肌梗死,由于冠状动脉阻塞,心肌缺血坏死,心肌酶大量释放到血液中。此外,心肌炎(由病毒、细菌或自身免疫反应引起)、心肌病(如肥厚型心肌病或扩张型心肌病)及心律失常(如心房颤动或室性心动过速)也可能引发心肌酶升高。非心脏因素如剧烈运动、创伤、手术或电击等导致的横纹肌损伤,也可能使心肌酶水平升高。其他全身性疾病如肺栓塞、感染性休克、甲状腺功能异常或重症感染也可能通过间接影响心脏功能而引发心肌酶升高。此外,某些药物(如化疗药物或毒性药物)和中毒也可能损害心肌细胞。因此,心肌酶升高并不一定意味着心脏病,但需要进一步检查以明确具体原因。

3. 应该做哪些检查?

当发现心肌酶升高时,医生会建议进行一系列检查,以明确心肌损伤的原因和程度。心电图是首选检查,用于评估是否存在心肌缺血、心肌梗死或心律失常。对于急性心肌梗死患者,心电图可能显示 ST 段抬高或其他异常。血液检查是诊断的重要手段,包括反复测定肌钙蛋白(cTnI 或 cTnT)水平,以观察其动态变化。此外,检测其他心肌酶(如 CK-MB、LDH)和炎症标志物(如 C 反应蛋白)也有助于评估心肌损伤的性质。超声心动图可以提供心脏结构和功能的详细信息,帮助识别心肌是否存在运动异常或心腔扩张等问题。冠状动脉 CTA 或冠状动脉造影可以评估冠状动脉是否存在狭窄或阻塞,是诊断冠心病的重要工具。对于怀疑心肌炎或心肌病的患者,心脏磁共振成像可以提供更详细的影像信息,显示心肌是否存在炎症、水肿或纤维化。此外,医生可能会建议进行血液电解质检查、甲状腺功能检查或感染筛查,以排除其他潜在的诱因。

4. 应该如何确诊这种疾病?

确诊心肌酶升高的原因需要综合分析病史、临床表现、实验室检查和影像学结果。首先,医生会详细询问患者的病史,包括是否有胸痛、心悸、呼吸困难等症状,以及是否存在冠心病、高血压、糖尿病等基础疾病。通过心电图,可以初步判断是否存在心肌缺血或心肌梗死的可能。如果心电图显示异常且肌钙蛋白水平显著升高,急性心肌梗死的可能性较大。对于没有明显心电图改变的患者,动态监测肌钙蛋白的变化趋势有助于明确诊断。超声心动图和心脏磁共振成像可以进一步评估心肌损伤的范围和性质,尤其在怀疑心肌炎或心肌病时非常有价值。若怀疑冠状动脉病变,冠状动脉造影可以直接观察血管狭窄或阻塞的情况。此外,对于非心脏原因引起的心肌酶升高,医生可能会通过血液检查、胸部影像学检查或其他专项检查来明确病因。最终,确诊需要结合所有检查结果,由医生综合判断。

5. 应该怎样治疗?

治疗心肌酶升高的策略主要取决于其具体原因和严重程度。对于因急性心肌梗死引起的心肌酶升高,治疗的重点是恢复血流,常用药物包括抗血小板药物(如阿司匹林、氯吡格雷)、抗凝药物(如肝素)、溶栓药物(如阿替普酶)及扩血管药物(如硝酸甘油)。对于严重冠状动脉狭窄的患者,可能需要进行冠状动脉支架植入术或冠状动脉旁路移植术(搭桥手术)。如果心肌酶升高是由心肌炎引起的,治疗通常包括抗病毒药物、免疫抑制剂或抗炎药物,同时需要卧床休息以减少心脏负担。对于因心肌病引起的心肌酶升高，可能需要使用 β 受体阻滞剂、ACE 抑制剂或利尿剂来改善心脏功能。对于非心脏原因引起的心肌酶升高，如剧烈运动、创伤或药物副作用，治疗的重点是去除诱因并进行支持性治疗。所有治疗方案都需要根据患者的具体情况进行个体化调整，并密切监测心肌酶水平和心脏功能的变化。

6. 这种病对患者和患者的家庭有什么影响？

心肌酶升高通常提示心肌损伤，可能预示着严重的心脏问题，尤其在急性心肌梗死或心肌炎等情况下。如果不及时治疗，可能导致心力衰竭、心律失常或心脏骤停等严重后果，对患者的生命安全构成威胁。

7. 日常生活中应该注意什么？

对于心肌酶升高的患者，日常生活中需要采取一系列措施来保护心脏健康。首先，应遵循健康饮食的原则，减少高脂肪、高胆固醇和高盐食物的摄入，多吃富含纤维、维生素和抗氧化物质的食物，如水果、蔬菜和全谷物。适度运动对心脏健康有益，但应避免剧烈运动，建议患者根据医生的建议选择如步行、瑜伽等低强度运动。戒烟限酒是预防心脏病的重要措施，因为烟草和酒精会加重心脏负担。保持正常体重和控制血压、血糖、血脂水平也是关键。此外，患者应学会管理压力，避免过度焦虑或情绪波动，这些可能诱发心脏问题。按时服药、定期复查及与医生保持沟通是确保病情稳定的重要保障。

8. 患者需要知道的其他内容有哪些？

心肌酶升高是心肌损伤的标志，但并不一定意味着心脏病。患者需要了解心肌酶水平的动态变化对于诊断和治疗的重要性，通常需要多次检测以观察趋势。此外，心肌酶升高的原因多种多样，可能涉及心脏或全身性疾病，因此不能仅凭单一检查结果做出结论。患者应保持与医生的密切沟通，主动了解自己的病情，遵循个体化的治疗方案。对于高危患者（如冠心病或心肌病患者），需要特别警惕心脏事件的早期症状，并及时就医。

第十三章　其他类型的心血管疾病

🧑‍⚕️ 心脏神经官能症

1. 这是什么病?

心脏神经官能症是一种心血管系统功能失调的表现,属于神经官能症的一种特殊类型。尽管它表现出类似心脏疾病的症状,但其本质是由自主神经系统(交感神经和副交感神经)的功能紊乱引起,而不是心脏本身的器质性病变。患者常常出现心悸、胸闷、胸痛、气短、头晕、乏力、失眠等症状,甚至可能伴随焦虑、抑郁等心理问题。症状通常具有波动性,发作时严重,但在休息或放松后可缓解。尽管这些症状可能对患者的生活质量造成显著影响,但心脏神经官能症的病程通常较为良性,不会导致严重的心脏损伤或生命危险。此病多见于中青年人群,尤其是更年期女性,由于其心理和生理的双重特点,常被称为"心身疾病"的典型代表。

2. 为什么会得这种病?

心脏神经官能症的具体病因尚未完全明确,但研究表明其发病与多种心理和生理因素密切相关。心理因素是主要诱因之一,如长期的压力、焦虑、抑郁、恐惧和情绪波动等,都会导致自主神经系统的失衡。特别是交感神经的过度兴奋,会引发心率加快、血压波动等症状。自主神经功能紊乱也是重要原因,表现为交感神经和副交感神经调节失调,使心血管系统对外界刺激的反应过度。此外,生活方式和身体状况也起到重要作用,如过度劳累、缺乏运动、长期熬夜、饮食不规律及慢性疾病(如高血压或糖尿病)均可能诱发或加重病情。遗传因素也可能在某些患者中起作用,尤其是那些有神经质性格或家族中有类似病史的人。女性患者,尤其是更年期女性,由于雌激素水平波动,往往更容易受到情绪和自主神经失调的影响,从而导致心脏神经官能症的发生。

3. 应该做哪些检查?

诊断心脏神经官能症需要通过一系列检查来排除心脏的器质性病变,并确认症状与自主神经功能紊乱相关。首先,医生会建议进行心电图检查,以评估是否存在心律失常或心肌缺血的迹象。对于症状间歇性发作的患者,动态心电图(Holter 监测)可以记录 24 小时或更长时间的心电活动,以捕捉异常心律。超声心动图是评估心脏结构和功能的重要工具,能够排除心脏瓣膜病、心肌病或其他结构性疾病。对于怀疑冠状动脉问题的患者,可能需要进行冠状动脉 CT 血管成像(冠脉 CTA)以评估冠状动脉是否存在狭窄或阻塞。此外,医生可能会建议进行甲状腺功能检查或血液检查,以排除甲状腺功能亢进、贫血或其他可能导致类似症状的全身性疾病。在某些情况下，医生可能会安排心理评估，以了解患者是否存在焦虑、抑郁或其他心理问题。这些检查的重点是排除器质性疾病，并为确诊心脏神经官能症提供依据。

4. 应该如何确诊这种疾病?

确诊心脏神经官能症需要综合分析患者的病史、症状表现及检查结果。首先，医生会详细询问患者的病史，包括症状的起始时间、频率、诱因、持续时间及缓解方式，同时了解患者是否存在焦虑、抑郁或其他心理问题。其次，进行必要的检查（如心电图、动态心电图、超声心动图等）以排除冠心病、心肌病、心律失常等器质性心脏疾病。如果上述检查未发现明确的器质性异常，且患者的症状与情绪波动、压力或自主神经功能紊乱高度相关，则可以考虑诊断为心脏神经官能症。心理评估在确诊过程中也非常重要，医生可能会使用焦虑量表、抑郁量表等工具来评估患者的心理状态。需要注意的是，心脏神经官能症的诊断是一个排除性的过程，必须在确认没有其他器质性疾病后才能做出诊断。

5. 应该怎样治疗?

心脏神经官能症的治疗需要采用综合性方法，着重改善心理状态和调整生活方式。心理治疗是治疗的核心，常采用认知行为疗法（CBT）或支持性心理咨询，帮助患者认识到病情的良性本质，减轻对症状的过度担忧。对于存在显著焦虑或抑郁的患者，医生可能会开具抗焦虑药物（如苯二氮䓬类）或抗抑郁药物（如 SSRI），以缓解症状。药物治疗主要针对具体症状，如使用 β 受体阻滞剂来降低心率、缓解心悸，或使用镇静剂帮助改善睡眠。生活方式干预同样重要，患者应避免过度劳累，保持规律作息，适度运动（如练瑜伽、散步），并养成均衡饮食的习惯。此外，患者需要学习压力管理技巧，如冥想、深呼吸练习等，以减少对自主神经系统的负面影响。治疗方案通常是个体化的，医生会根据患者的具体情况调整治疗策略，确保症状得到有效控制。

6. 这种病对患者和患者的家庭有什么影响?

尽管心脏神经官能症不会引发严重的器质性心脏病变，但其症状可能对患者的生活质量和心理健康造成显著影响。反复发作的心悸、胸闷、头晕等症状可能导致患者对自身健康的过度担忧，甚至引发健康焦虑或恐病心理。这不仅会降低患者的工作效率和社交能力，还可能导致家庭关系紧张。家庭成员可能需要花费更多时间和精力来支持患者，包括帮助其管理情绪、督促其遵循治疗方案，以及提供心理上的安慰和鼓励。这种病症虽然不危及生命，但长期的症状和心理负担可能给患者与家庭带来经济压力及情感负担。

7. 日常生活中应该注意什么?

在日常生活中，心脏神经官能症患者需要特别注意调节情绪和改善生活方式。首先，应避免过度紧张和焦虑，学会识别并管理压源，如通过冥想、深呼吸或正念练习等方法放松身心。保持规律的作息时间和充足的睡眠对于自主神经系统的平衡至关重要。饮食方面，建议减少咖啡因和酒精的摄入，多摄取富含维生素和矿物质的健康食物，如水果、蔬菜和全谷物。适度运动对改善心血管功能和缓解焦虑有显著效果，建议选择低强度的有氧运动，如散步、练瑜伽或游泳。患者应避免长时间熬夜或过度劳累，并在医生的指导下进行定期复查，确保病情稳定。此外，与家人和朋友保持良好的沟通，建立积极的支持网络，有助于缓解心理压力和提高生活质量。

8. 患者需要知道的其他内容有哪些?

心脏神经官能症是一种功能性疾病,其症状尽管可能显著,但不会对心脏造成器质性损害。患者需要认识到这一点,避免过度担忧或反复检查,以免加重心理负担。治疗的关键在于调整心态、改善生活习惯及积极配合医生的治疗方案。

更年期综合征

1. 这是什么病?

更年期综合征是女性在进入更年期阶段时,由卵巢功能逐渐衰退和体内雌激素水平显著下降引发的一系列生理与心理症状的集合。更年期通常发生于 45 ~ 55 岁,是女性从生育期向非生育期过渡的自然生理阶段。雌激素水平的波动和下降会影响多个系统,包括生殖系统、神经系统、心血管系统、骨骼系统和代谢系统。常见症状包括月经紊乱(如月经周期延长或缩短、经量异常)、潮热、盗汗、睡眠障碍、情绪波动、易怒、焦虑、抑郁、记忆力下降、注意力不集中,以及骨质疏松、关节疼痛、皮肤弹性下降、阴道干涩、性欲下降等。此外,雌激素的缺乏还可能增加心血管疾病(如高血压、冠心病)和代谢紊乱(如肥胖、糖尿病)的发生风险。尽管更年期综合征是自然生理过程的一部分,但其症状的严重程度和持续时间因人而异,有些女性可能仅有轻微不适,而另一些女性则可能经历严重的身心健康问题。

2. 为什么会得这种病?

更年期综合征的发生主要是由于卵巢功能逐渐衰退,卵泡数量减少,导致雌激素和孕激素的分泌水平波动并最终下降至较低水平。这种激素的变化直接影响到下丘脑 - 垂体 - 卵巢轴的调节功能,进而对全身多个系统产生影响。雌激素的减少不仅会干扰生殖系统的正常功能,还会影响中枢神经系统的调节能力,从而引发潮热、盗汗、情绪波动等症状。此外,雌激素水平下降还会导致骨代谢的紊乱,增加骨质疏松和骨折的风险,甚至影响脂质代谢,导致血脂异常和心血管疾病风险的增加。除了激素变化外,遗传因素、生活方式(如吸烟、缺乏运动、不健康饮食)、慢性疾病(如肥胖、高血压、糖尿病)及长期的心理压力和焦虑等,也可能加重更年期综合征的症状。个体对激素变化的敏感性不同,因此症状的表现和严重程度也因人而异。

3. 应该做哪些检查?

尽管更年期综合征的诊断通常基于症状和病史,但为了排除其他可能导致类似症状的疾病,并全面评估健康状况,医生可能会建议进行以下检查:

激素水平检测:通过血液检查测定雌激素(E_2)、促卵泡激素(FSH)和黄体生成素(LH)的水平。更年期女性通常表现为 FSH 升高和雌激素下降。

甲状腺功能检查:评估甲状腺激素水平(如 TSH 和 T_4),以排除甲状腺功能异常(如甲亢或甲减）引起的类似症状。

骨密度检测（DXA）：用于评估骨质疏松的风险，尤其是有骨折史或家族骨质疏松史的女性。

血脂和血糖检测：评估心血管和代谢健康状况，检查是否存在高血脂或糖尿病风险。

盆腔超声检查：用于评估子宫和卵巢的健康状况，排除子宫肌瘤、卵巢囊肿等其他妇科疾病。

心血管评估：包括血压测量、心电图等，以评估心血管健康状况。

乳腺检查：乳腺超声或乳腺 X 线摄影（乳腺钼靶）用于筛查乳腺疾病。

4. 应该如何确诊这种疾病?

确诊更年期综合征主要依赖于患者的症状描述、病史和体格检查结果。医生会详细询问患者的月经周期变化、潮热、盗汗、睡眠质量、情绪状态及其他典型更年期症状的表现。如果患者的症状与更年期的激素变化高度相关，且月经周期出现规律性改变（如周期延长、不规则或闭经），通常可以初步诊断为更年期综合征。实验室检查（如 FSH 和雌激素水平检测）可以为诊断提供进一步支持，尤其是对于症状不典型或年龄较年轻（如 40 岁前出现症状）的患者。此外，医生会通过排除诊断来确认病情，如排除甲状腺疾病、抑郁症、焦虑症或其他器质性疾病。综合症状表现、病史、检查结果和排除其他疾病后，医生可以确诊为更年期综合征，并根据患者的具体情况制订治疗计划。

5. 应该怎样治疗?

治疗更年期综合征的目标是缓解症状、改善生活质量、预防长期健康风险，并帮助患者顺利度过更年期。治疗方法包括以下方面：

激素替代疗法（HRT）：这是更年期综合征的主要治疗方法，通过补充雌激素和（或）孕激素来缓解潮热、盗汗、阴道干涩和骨质疏松等症状。HRT 的使用需要充分评估获益与风险，尤其是对于乳腺癌、子宫内膜癌和血栓风险较高的患者，应谨慎使用。

非激素药物治疗：对于不适合或不愿意使用 HRT 的患者，可以使用其他药物，如选择性 5- 羟色胺再摄取抑制剂（SSRI）来缓解潮热和情绪问题，或使用双膦酸盐和维生素 D 来预防骨质疏松。

生活方式干预：健康的生活方式是治疗的重要基础。其包括均衡饮食（高钙、低脂、富含纤维的饮食）、适度运动（如快走、练瑜伽、游泳）、戒烟限酒等，有助于缓解症状并降低心血管和骨质疏松风险。

心理治疗：对于存在明显焦虑、抑郁或情绪波动的患者，心理咨询或认知行为疗法（CBT）可以帮助患者改善心理健康。

中医或替代疗法：某些患者可能选择中医药、针灸或植物雌激素补充剂（如大豆异黄酮）作为辅助治疗，但需要在医生指导下使用。

治疗方案通常是个体化的，医生会根据患者的具体症状、健康状况和治疗偏好制订最佳的治疗策略。

6. 这种病对患者和患者的家庭有什么影响?

更年期综合征可能对患者和其家庭产生多方面的影响。患者可能因潮热、盗汗、失眠等症状影响工作效率和生活质量,情绪波动、易怒和性欲下降等问题也可能影响夫妻关系及家庭和谐。此外,长期的激素缺乏可能增加骨质疏松和心血管疾病的风险,导致医疗费用的增加和健康管理的复杂性。对于家庭成员来说,理解和支持患者的生理及心理变化至关重要。家人需要耐心倾听患者的感受,帮助其调整生活方式,并在必要时陪同就医。

7. 日常生活中应该注意什么?

在日常生活中,保持健康的生活方式是缓解更年期综合征症状的重要措施。患者应坚持均衡饮食,增加富含钙和维生素 D 的食物(如奶制品、深绿色蔬菜、鱼类)以预防骨质疏松,减少高脂肪、高糖和高盐食物的摄入以降低心血管疾病的发生风险。适度运动(如快走、游泳、练瑜伽)不仅有助于控制体重,还能改善情绪和睡眠质量。戒烟限酒对心血管和骨骼健康也非常重要。对于潮热和盗汗,可以通过穿宽松透气的衣物、避免高温环境、使用冷却贴等方法缓解。此外,患者应注重心理健康,适当放松自己,通过冥想、深呼吸或与家人朋友交流来减轻压力。

8. 患者需要知道的其他内容有哪些?

更年期综合征是女性自然生理阶段的一部分,但其症状可能显著影响生活质量,因此需要重视并积极管理。患者应定期进行健康体检,包括乳腺检查、骨密度检测、心血管评估和妇科检查,以早期发现潜在问题并采取预防措施。激素替代疗法虽然是缓解更年期症状的有效手段,但并非适合所有人,患者应在医生指导下权衡利弊后使用。此外,患者需要意识到更年期综合征的症状可能持续数年,通过调整生活方式和积极治疗,大多数女性能够顺利度过这一阶段。

肺栓塞

1. 这是什么病?

肺栓塞(pulmonary embolism,PE)是一种急性、潜在致命的疾病,指肺动脉或其分支被栓子阻塞,最常见的栓子是血栓(血栓栓塞)。这些血栓通常来源于深静脉血栓,多见于下肢或骨盆静脉,少数情况下也可能来源于右心房。肺栓塞的发病机制是血栓脱落后随血流进入肺循环,阻塞肺动脉,导致肺组织缺血缺氧,进而引发一系列病理生理改变,包括肺循环压力升高、右心负荷增加和气体交换障碍。肺栓塞的临床表现多样化,从无症状到突发性休克或猝死不等,因而诊断具有一定挑战性。由于肺栓塞对肺循环和心脏功能的严重影响,其病死率和致残率较高,若未及时干预,可能导致严重后果。

2. 为什么得这种病？

肺栓塞的发生通常是多因素共同作用的结果，最主要的病因是深静脉血栓形成（DVT）。DVT 可由 Virchow 三联征解释：静脉血流淤滞、血液高凝状态和血管内皮损伤。常见的风险因素如下：

手术和创伤：大手术（如骨科手术、髋关节置换术）或外伤会导致静脉损伤和血流淤滞，显著增加 DVT 和肺栓塞风险。

长期不活动：长时间卧床、久坐（如长途飞行或汽车旅行）会导致静脉血流减慢，增加血栓形成风险。

肿瘤：恶性肿瘤（尤其是胰腺癌、肺癌和胃癌）会引起血液高凝状态，增加肺栓塞的发生率。

妊娠和产后期：由于体内激素水平变化和子宫压迫静脉，孕妇和产妇的血栓风险显著升高。

口服避孕药和激素替代治疗：雌激素类药物会导致血液高凝状态，增加 DVT 和肺栓塞风险。

遗传性疾病：如抗凝血酶Ⅲ缺乏、蛋白 C 或蛋白 S 缺乏、因子Ⅴ–Leiden 突变等遗传性血液高凝状态。

慢性疾病：心力衰竭、慢性阻塞性肺疾病（COPD）、肾病综合征等慢性病患者因血流动力学改变或高凝状态更易发生肺栓塞。

生活方式因素：吸烟、肥胖、缺乏运动等不健康生活方式也会增加血栓形成的风险。

了解和识别这些风险因素有助于预防肺栓塞的发生，尤其是高危人群应在医生指导下采取针对性措施。

3. 应该做哪些检查？

肺栓塞的诊断依赖于综合评估，包括临床症状、实验室检查和影像学检查。

D–二聚体检测：D–二聚体是血栓溶解过程中产生的标志物，其升高提示体内可能存在血栓形成。该检查敏感度高，但特异度低，适用于排除低风险患者的肺栓塞。

CT 肺动脉造影（CTPA）：是诊断肺栓塞的金标准，可以直接显示肺动脉内的血栓，并评估肺动脉阻塞的范围和右心室的负荷情况。

肺通气/灌注扫描（V/Q 扫描）：用于评估肺部血流和通气的匹配情况，适用于对 CTPA 禁忌的患者（如对对比剂过敏或肾功能不全）。

超声心动图：用于评估右心室功能和压力，尤其在重症肺栓塞患者中，可提示右心室扩张或肺动脉高压，但不能直接诊断肺栓塞。

下肢静脉超声：用于检测 DVT，若发现 DVT 可间接支持肺栓塞的诊断。

动脉血气分析：肺栓塞患者常表现为低氧血症和低二氧化碳血症，但非特异性。

心电图：可显示肺栓塞相关的心电图改变（如 S1Q3T3 模式、右束支传导阻滞等），但这些改变并非诊断肺栓塞的特异性依据。

通过这些检查手段，医生可以准确评估肺栓塞的存在及其严重程度，为后续治疗提供依据。

4. 应该如何确诊这种疾病？

确诊肺栓塞需要结合患者的病史、临床表现和检查结果。首先，医生会根据患者的症状（如突发性呼吸困难、胸痛、咳血）和体征（如心动过速、低氧血症、下肢肿胀）进行初步评估，并利用 Wells 评分或修订版日内瓦评分估算肺栓塞的临床概率。对于临床发生概率低的患者，D- 二聚体检测是首选检查，若结果正常可排除肺栓塞；若结果升高，则需进一步进行 CT 肺动脉造影（CTPA）或肺通气 / 灌注扫描（V/Q 扫描）。对于临床发生概率高的患者，可直接进行 CTPA 以确诊。影像学检查是确诊肺栓塞的关键，其中 CTPA 不仅可直接显示肺动脉内的栓子，还可评估右心室功能和肺动脉压力。综合分析这些信息后，医生可以确定患者是否患有肺栓塞及其严重程度。

5. 应该怎样治疗？

肺栓塞的治疗目标是阻止血栓扩展、溶解已有血栓、恢复肺循环和预防复发。治疗方案通常包括以下方面：

抗凝治疗：是肺栓塞的基础治疗，可防止血栓进一步形成。常用药物包括低分子量肝素（如依诺肝素）、普通肝素、华法林及新型口服抗凝药（如利伐沙班、达比加群）。抗凝治疗的疗程通常为 3 ~ 6 个月，高危患者可能需要终身抗凝。

溶栓治疗：适用于高危肺栓塞患者（如出现休克或低血压者），通过使用溶栓药物（如尿激酶、阿替普酶）快速溶解血栓，但需警惕出血风险。

手术治疗：对于药物治疗无效或病情危重的患者，可考虑外科肺动脉栓子取出术或经皮导管介入治疗（如导管溶栓或血栓抽吸）。

腔静脉滤器植入：对于抗凝治疗禁忌或复发性肺栓塞患者，可在下腔静脉植入滤器以阻止血栓进入肺循环。

支持治疗：包括吸氧、血流动力学支持（如升压药物）和对症治疗（如镇痛、控制心率）。治疗方案的选择需根据患者的病情严重程度、血栓负荷和基础疾病等因素进行综合考量。

6. 这种病对患者和患者的家庭有什么影响？

肺栓塞不仅对患者的身体健康造成严重威胁，还可能对患者及其家庭造成多方面的影响。首先，肺栓塞可能导致肺功能受损、慢性血栓栓塞性肺动脉高压（CTEPH）和右心功能不全等长期并发症，显著降低患者的生活质量。其次，患者可能需要长期服用抗凝药物，频繁复查凝血功能和影像学检查，这给家庭可能带来较大的经济负担。此外，肺栓塞的突发性和潜在的致命性可能给患者及其家庭成员带来心理压力，甚至导致焦虑和抑郁。

7. 日常生活中应该注意什么？

肺栓塞患者在日常生活中需要采取健康的生活方式以预防复发和改善预后。首先，应避免长时间不活动，尤其是久坐或卧床，建议定期进行适量的有氧运动（如散步、游泳），以促进血液循环。其次，保持健康体重，控制饮食，避免高脂肪、高盐食物，并戒烟限酒。对于需要长期抗凝治疗的患者，应避免剧烈运动和可能导致外伤的活动，以防止出血。此外，控制高血压、高血糖和高胆固醇等慢性病对预防肺栓塞复发至关重要。患者还需定期复查，监测凝血功能和肺循环状况，严格遵医嘱调整治疗方案。

8. 患者需要知道的其他内容有哪些？

抗凝治疗是肺栓塞治疗的核心，但也需要注意其潜在的风险和管理要点。传统抗凝药物如华法林需要定期监测国际标准化比值（INR）以调整剂量，同时注意避免与维生素 K 含量高的食物（如绿叶蔬菜）过量摄入。新型口服抗凝药（NOAC）如利伐沙班和阿哌沙班使用方便，无需常规监测，但价格较高。患者在服用抗凝药物期间，应警惕出血症状（如皮下出血、牙龈出血或黑便），一旦出现异常需立即就医。对于高危患者，医生可能建议植入腔静脉滤器或进行预防性抗凝治疗。此外，患者应了解肺栓塞的早期症状（如突发性呼吸困难、胸痛等），一旦出现应立即就医，以防病情恶化。

血管迷走性晕厥

1. 这是什么病？

血管迷走性晕厥（vasovagal syncope）是一种最常见的神经介导性晕厥，属于反射性晕厥的一种。它是由于自主神经系统对某些刺激的异常反射性调节，导致心血管功能紊乱，进而引发短暂的低血压和脑灌注不足，最终导致短暂的意识丧失。血管迷走性晕厥的发作通常是良性的，且不会对身体造成长期损害，但可能对患者的生活质量造成一定影响。患者常在晕厥前经历前驱症状，如恶心、面色苍白、出汗、头晕、视物模糊等，这些症状与迷走神经张力增加有关。晕厥通常在诱因消除后迅速缓解，患者能够完全恢复。尽管这种晕厥可发生在任何年龄段，但在青少年和年轻人中更为常见，且常与特定的触发因素（如情绪激动、站立过久、环境闷热等）密切相关。

2. 为什么得这种病？

血管迷走性晕厥的发生机制涉及复杂的神经反射调节异常，主要表现为迷走神经过度兴奋和交感神经抑制。这种异常反射会导致心率减慢（迷走神经兴奋引起的心动过缓）和血管扩张（交感神经抑制引起的血管张力下降），从而导致血压骤降和脑灌注不足。常见的诱发因素包括情绪激动（如恐惧、痛苦、焦虑）、长时间站立、过度疲劳、脱水、饥饿、高温环境、拥挤场所等。此外，遗传因素也可能增加血管迷走性晕厥的易感性。某些疾病或身体状况（如低血容量、贫血、心律失常等）可能进一步加重晕厥的发生风险。值得注意的是，个体对这些诱因的敏感性差异很大，因此晕厥的触发因素和表现也因人而异。

3. 应该做哪些检查？

为了确诊血管迷走性晕厥并排除其他可能导致晕厥的疾病，通常会建议进行以下检查：

病史采集和体格检查：医生会详细询问晕厥发作的情况，包括诱因、前驱症状、发作时的体位、持续时间、恢复情况等，并进行全面的体格检查。

心电图（ECG）：用于评估是否存在心律失常或其他心脏异常。

直立倾斜试验（head-up tilt test）：通过模拟姿势变化（如从平卧到倾斜直立）诱发晕厥来评估自主神经系统的调节功能，是诊断血管迷走性晕厥的重要工具。

动态心电图（Holter 监测）：记录患者 24 小时或更长时间的心电活动，用于捕捉发作时的心率和心律变化。

超声心动图：检查心脏结构和功能，排除心脏器质性疾病（如瓣膜病、心肌病等）。

植入式循环记录器（ILR）：对于发作频率较低且难以通过常规检查明确诊断的患者，医生可能建议使用 ILR 进行长期监测，以捕捉异常心血管事件。

血液检查：用于排除低血糖、贫血、电解质紊乱等可能导致晕厥的全身性疾病。

4. 应该如何确诊这种疾病？

确诊血管迷走性晕厥需要综合分析患者的病史、症状、体格检查和辅助检查结果。医生会详细采集病史，包括晕厥发作的次数、频率、持续时间、触发因素、前驱症状（如恶心、头晕、苍白、出汗）、晕厥时的体位（如站立、坐位或卧位），以及晕厥后的恢复情况。目击者的描述也非常重要，尤其是对于患者失去意识时的表现（如是否出现抽搐、异常体位等）。此外，医生会关注患者的既往病史、药物使用情况和家族病史，以排除其他可能的病因。典型的血管迷走性晕厥通常具有明确的触发事件、典型的前驱症状和快速的恢复过程。如果症状和病史符合血管迷走性晕厥的特征，且辅助检查（如心电图、直立倾斜试验等）未发现其他器质性疾病，则可以确诊为血管迷走性晕厥。

5. 应该怎样治疗？

治疗血管迷走性晕厥的重点在于识别和避免诱因、采取适当的预防措施，以及在必要时进行针对性的治疗。

避免诱因：尽量避免已知的触发事件，如长时间站立、情绪激动、高温环境或脱水等。保持充足的水分摄入和适当的盐分摄入可以帮助维持血容量，减少晕厥的发生。

识别早期症状并采取行动：患者应学会识别晕厥的前驱症状（如头晕、恶心、出汗等），并在症状出现时迅速采取措施，如坐下或躺下，抬高双腿，促进脑部血流恢复。

物理升压动作：已成为反射性晕厥的一线疗法。患者可以通过双腿交叉、双手紧握、上肢用力紧绷或训练马步等肌肉等长收缩动作来升高血压，从而延缓或避免晕厥的发生。

倾斜训练：对于直立位诱发晕厥的患者，可以进行倾斜训练（如背靠墙站立，双腿离开墙体 20cm），逐渐延长训练时间，以提高耐受性并减少晕厥复发。

药物治疗：对于反复发作且严重影响生活质量的患者，医生可能会考虑使用药物，如 β 受体阻滞剂、盐皮质激素（如氟氢可的松）或选择性 5- 羟色胺再摄取抑制剂（SSRI），以调节自主神经功能。

心理治疗：对于因焦虑或情绪问题诱发的晕厥，心理咨询或认知行为疗法（CBT）可能有帮助。

6. 这种病对患者和患者的家庭有什么影响？

血管迷走性晕厥的发作可能对患者的日常生活产生一定的负面影响。频繁的晕厥发作可能导致患者对公共场所或社交活动产生恐惧，影响工作、学习和社交能力。此外，晕厥发作期间可能导致跌倒或其他意外伤害，增加患者和家庭的负担。对于家庭成员来说，了解患者的病情并给予支持至关重要。家人可以帮助患者识别诱因、采取预防措施，并在发作时提供及时的帮助（如确保患者处于安全体位，防止摔倒或受伤）。

7. 日常生活中应该注意什么？

在日常生活中，血管迷走性晕厥患者应采取一系列预防措施以减少发作风险。首先，避免长时间站立或快速改变体位（如突然起身），并在必要时穿着医用弹力袜以改善静脉回流。保持充足的水分摄入，避免脱水，同时适当增加饮食中的盐分摄入以维持血容量。避免空腹、过度疲劳和情绪激动，保持规律的作息和充足的睡眠。饮食应健康均衡，避免暴饮暴食和过量饮酒。坚持适度运动（如快走、游泳）有助于改善心血管健康，但要避免剧烈运动。此外，患者应学会识别晕厥的早期症状，并在必要时及时采取行动（如坐下或躺下）。通过调整生活方式和采取预防措施，大多数患者可以显著减少晕厥的发生。

8. 患者需要知道的其他内容有哪些？

血管迷走性晕厥虽然是一种良性疾病，但如果发作频繁或持续时间较长，应及时就医，以排除其他可能的病因并获得更好的治疗和管理。在特殊情况下（如长途旅行或高风险工作环境），患者应提前做好预防措施，并向家人或同事说明自己的病情，以便在发作时及时获得帮助。

肺心病

1. 这是什么病？

肺心病（pulmonary heart disease）是一种由慢性肺部疾病引起的继发性心脏病，其核心特征是右心室功能不全。长期的肺部病变导致肺血管阻力增加，从而引发肺动脉高压，右心室需要克服更大的压力来推动血液通过肺循环。随着时间的推移，右心室逐渐扩大和肥厚，最终发展为右心衰竭。肺心病的进展通常缓慢，但当病情恶化时，可能会出现严重的呼吸衰竭和心力衰竭等并发症。根据病程，肺心病可分为慢性肺心病（如慢性阻塞性肺疾病所致）和急性肺心病（如肺栓塞所致）。由于肺心病对呼吸和循环系统的双重影响，其治疗和管理具有较高的复杂性。

2. 为什么会得这种病？

肺心病的主要病因是慢性肺部疾病或其他导致肺动脉高压的疾病。最常见的原因是慢性阻塞性肺疾病，包括慢性支气管炎和肺气肿。其他常见诱因包括间质性肺疾病（如肺纤维化）、支气管扩张症、肺栓塞和肺动脉高压。此外，长期的低氧血症是肺心病的关键病理因素之一，低氧环境会引起肺血管收缩和血管重塑，进一步加重肺动脉高压。环境和生活方式因素，如长期吸烟、职业暴露（如接触粉尘、煤矿环境、有毒气体）和空气污染，也会显著增加肺心病的风险。遗传因素和免疫系统异常（如结缔组织病引起的肺动脉高压）在某些情况下也可能发挥作用。总之，肺心病的发生是多种因素共同作用的结果，尤其是肺部疾病与全身性因素相互影响。

3. 应该做哪些检查?

肺心病的诊断依赖于全面的检查,以评估肺部和心脏的功能与结构变化。以下是常用的检查方法:

心电图(ECG):用于检测右心室肥厚、右心房扩大或肺型 P 波等心电生理异常,这些是肺心病的常见特征。

胸部 X 线:可显示肺部疾病(如肺气肿、纤维化)及右心室扩大、肺动脉扩张等心脏改变。

超声心动图:是评估心脏结构和功能的核心工具,可直观地显示右心室肥厚、右心室扩大及肺动脉压力升高等情况。

肺功能检查:用于评价肺部通气功能和气体交换能力,明确慢性阻塞性肺疾病或间质性肺病的严重程度。

血气分析:通过测量动脉血氧分压(PaO_2)和二氧化碳分压($PaCO_2$),评估低氧血症和二氧化碳潴留的程度。

CT 扫描:高分辨率 CT(HRCT)可清晰显示肺部结构异常,如肺纤维化、支气管扩张等。

右心导管检查:是诊断肺动脉高压的金标准,用于直接测量肺动脉压力及评估右心功能。

血液检查:包括心肌损伤标志物(如 BNP 或 NT-proBNP)和炎症指标(如 C 反应蛋白),有助于评估心功能和炎症状态。

通过这些检查,医生可以明确肺心病的病因、严重程度及对心肺功能的具体影响,为制订治疗方案提供依据。

4. 应该如何确诊这种疾病

肺心病的确诊需要结合患者的病史、临床表现和多项检查结果。患者通常表现为慢性咳嗽、咳痰、呼吸困难逐渐加重,晚期可能出现下肢水肿、颈静脉怒张等右心衰竭症状。医生首先会根据患者的慢性肺部疾病史(如 COPD 或肺纤维化)及症状特点进行初步判断。胸部影像学检查(如 X 线或 CT)和超声心动图是诊断的核心工具,可明确右心室扩大、肺动脉高压等特征性改变。肺功能检查和血气分析可进一步评估肺部疾病的严重程度和低氧血症的影响。在疑难病例中,右心导管检查可直接测量肺动脉压力,确诊肺动脉高压并排除其他原因(如先天性心脏病)。通过综合分析这些信息,医生可以明确诊断肺心病,并评估其病程和严重程度。

5. 应该怎样治疗?

肺心病的治疗以控制原发病、降低肺动脉压力和缓解右心衰竭为目标。其治疗包括以下方面:

(1)药物治疗

1)支气管扩张剂:如吸入型 β_2 受体激动剂(沙丁胺醇)和抗胆碱能药物(异丙托溴铵),用于缓解气道阻塞。

2）利尿剂：如呋塞米，用于减轻右心衰竭引起的水肿，但需注意避免过度利尿导致的低血容量。

3）血管扩张剂：如磷酸二酯酶 -5 抑制剂（西地那非）或内皮素受体拮抗剂（波生坦），用于降低肺动脉压力。

4）抗凝药物：如华法林或利伐沙班，用于预防肺栓塞或血栓形成。

（2）氧疗

长期低流量氧疗是慢性肺心病患者的重要治疗手段，可改善低氧血症、减轻肺动脉高压、延缓病情进展。

（3）呼吸道管理

包括祛痰、雾化吸入和抗感染治疗，用于维持呼吸道通畅并控制感染。

（4）康复治疗

通过呼吸训练、心肺康复运动和营养支持，改善患者的体能和生活质量。

（5）手术治疗

对于严重病例，可考虑肺移植或联合心肺移植，但适应证需严格筛选。

治疗方案应根据患者的病情个体化调整，并密切监测治疗效果和药物副作用。

6. 这种病对患者和患者家庭有什么影响？

肺心病对患者的生活质量和家庭生活均有深远影响。患者常因慢性呼吸困难、疲劳和活动受限而丧失工作能力和独立生活能力，需长期依赖家人的照顾。右心衰竭和反复的呼吸道感染可能导致频繁住院，增加家庭的经济负担。

7. 日常生活中应该注意什么？

肺心病患者在日常生活中需要采取综合措施来减缓病情进展并改善生活质量。

饮食：保持低盐、低脂、高纤维饮食，避免高钠食物（如腌制品）以减轻水肿，并控制热量摄入以维持健康体重。

运动：在医生指导下进行适量的低强度运动，如散步或做呼吸操，有助于增强心肺功能，但应避免过度劳累。

戒烟限酒：戒烟是延缓肺部疾病进展的关键措施，限制饮酒则可避免心脏负担加重。

环境管理：避免接触空气污染、粉尘或刺激性气体，保持室内空气清洁和适宜湿度。

定期检查：定期复查肺功能、超声心动图和血气分析，以监测病情变化并调整治疗方案。

服药依从性：严格按照医嘱服用药物，避免擅自停药或更改剂量，同时警惕药物副作用。

8. 患者需要知道的其他内容有哪些？

肺心病是一种需要长期管理的慢性疾病，患者应对其病程和治疗有清晰的认识。长期氧疗是改善预后的关键，但需严格遵医嘱使用，避免过量氧气导致二氧化碳潴留。患者还需警惕急性加重的早期症状（如呼吸困难突然加重、咳痰增多），及时就医以避免病情恶化。此外，预防感染（如接种流感疫苗和肺炎疫苗）对减少急性加重的发生至关重要。

👤 晕厥

1. 晕厥是什么?

晕厥是一种因大脑暂时性血液供应不足而导致的短暂意识丧失,其特征是快速发作、持续时间短且能够完全自行恢复。晕厥通常伴随肌肉张力的降低,导致患者无法维持正常体位并可能跌倒。晕厥发作前,患者常会出现一些先兆症状,如头晕、视物模糊、乏力、恶心、出汗、耳鸣等,随后迅速进入意识丧失状态。这一现象的核心机制是全脑灌注的减少,通常由血压下降引起。当脑血流中断 6 ~ 8 秒或动脉收缩压在心脏水平下降至 50 ~ 60mmHg(或站立时大脑水平的血压下降至 30 ~ 45mmHg)时,意识丧失可能发生。晕厥本质上是一种自限性现象,但其潜在病因可能涉及严重的健康问题,因此需要进一步评估和诊断。

需要注意的是,短暂意识丧失还可能由其他原因引起,如脑震荡、癫痫发作、代谢异常(如低血糖、低氧血症)、中毒、椎基底动脉短暂性脑缺血发作等。这些情况并非由于脑血流灌注不足引起,因此严格意义上不属于晕厥的范畴。区分晕厥与其他短暂意识丧失的原因是诊断和治疗的关键。

2. 为什么会晕厥?

晕厥的发生机制复杂,不同类型的晕厥有不同的病因,主要包括神经反射性晕厥、直立性低血压、心源性晕厥和脑血管性晕厥等。神经反射性晕厥是最常见的类型,通常由外部刺激(如疼痛、恐惧、情绪激动)引起,导致迷走神经过度兴奋,心率减慢和血压下降,从而引发脑供血不足。直立性低血压是体位改变(如从坐位或卧位快速站立)导致血液在下肢淤积,回心血量减少,从而导致脑灌注不足。心源性晕厥与心脏疾病密切相关,如严重心律失常(如心动过缓或心动过速)、心脏瓣膜病、心肌病或心脏泵血功能障碍,这些情况会导致心输出量急剧下降,无法维持正常的脑供血。脑血管性晕厥则可能由椎基底动脉供血不足、颈动脉狭窄或颅内血管病变引起。此外,剧烈运动、过度疲劳、过热环境、脱水、贫血等也可能诱发晕厥。某些药物(如降压药、利尿剂或抗抑郁药)可能通过影响血压或心率增加晕厥的发生风险。

3. 应该做哪些检查?

对于疑似晕厥的患者,全面的检查对于明确病因和排除其他潜在疾病至关重要。首先,应进行详细的病史采集,包括发作的诱因、先兆症状、发作持续时间及恢复情况。其次,血压测量是基础检查,需记录卧位、坐位和立位的血压变化,以评估是否存在直立性低血压。心电图是必不可少的检查,用于筛查心律失常、心肌缺血或其他心脏异常。对于发作频率较高的患者,动态心电图(Holter 监测)可以提供长时间的心电活动记录,帮助发现间歇性心律失常。超声心动图用于评估心脏结构和功能,如心脏瓣膜病或心室功能障碍。

在怀疑直立性低血压或神经反射性晕厥时,直立倾斜试验是重要的诊断工具,通过模拟体位改变观察血压和心率的变化。血常规和生化检查可帮助评估是否存在贫血、电解质紊乱、低血糖或其他代谢异常。对于怀疑脑血管性晕厥的患者,需进行颅脑 CT 或 MRI,以排除颅内病变或脑血管病变。此外，颈动脉超声或经颅多普勒超声可用于评估颈动脉狭窄或椎基底动脉供血不足的情况。特殊情况下，可能需要进行电生理检查或冠状动脉造影，以进一步评估心脏功能。

4. 如何确诊晕厥？

晕厥的确诊需要结合病史、体格检查和辅助检查结果。医生会详细询问患者的发作过程，包括诱发因素、先兆症状、发作持续时间、恢复是否迅速，以及是否伴随其他症状（如胸痛、心悸、神经功能缺损）。通过分析这些信息，医生可以初步判断晕厥的类型。针对不同类型的晕厥，辅助检查提供了重要依据，如心电图和动态心电图对心源性晕厥的诊断具有高度敏感性，而直立倾斜试验有助于明确神经反射性晕厥或直立性低血压。通过排除其他可能导致短暂意识丧失的疾病（如癫痫、低血糖、中毒等），医生可以更准确地确诊晕厥。此外，晕厥的诊断还需关注患者的既往病史和家族史，如是否有心脏病、脑血管病或晕厥家族史，这些信息对于明确病因和评估风险至关重要。

5. 如何治疗晕厥？

晕厥的治疗需要针对其具体病因采取个性化的干预措施。对于神经反射性晕厥，通常不需要特殊治疗，患者应避免已知的诱因（如疼痛、恐惧或长时间站立），并在出现先兆症状时及时采取仰卧位或抬高下肢以增加脑供血。对于直立性低血压，非药物治疗是首选，包括增加盐分和水分的摄入、穿戴弹力袜以促进下肢静脉回流、避免长时间站立及缓慢改变体位。在严重情况下，医生可能会开具升压药物（如米多君）来改善症状。心源性晕厥的治疗重点在于纠正心脏病因，如安装心脏起搏器治疗严重心动过缓，或植入型心律转复除颤器（ICD）预防恶性心律失常。对于脑血管性晕厥，治疗应针对基础病变，如抗血小板治疗或手术解除颈动脉狭窄。急性晕厥发作时，应迅速将患者置于平卧位，抬高下肢以促进脑血流恢复，同时监测生命体征并尽快就医。

6. 晕厥对患者和患者的家庭有什么影响？

晕厥可能对患者的生活质量和安全性产生显著影响，尤其是在发作时导致跌倒、头部外伤或交通事故等意外情况。反复发作的晕厥可能使患者产生焦虑或恐惧心理，影响日常活动和社会参与。家庭成员需要了解晕厥的症状和应对方法，在患者发作时提供及时的帮助，如帮助患者平卧、抬高下肢，并监测患者的意识状态和呼吸情况。如果患者晕厥后未能迅速恢复或伴有其他严重症状（如胸痛、心悸或神经功能缺损），应立即拨打急救电话。此外，家庭成员应鼓励患者定期就医，接受必要的检查和治疗，帮助患者建立健康的生活方式。

7. 日常生活中应注意什么？

在日常生活中，患者应采取一系列预防措施以减少晕厥的发生风险。首先，避免长时间站立、快速体位改变和暴露于过热环境，因为这些情况可能诱发直立性低血压或神经反射性晕厥。患者应保持充足的水分摄入，必要时在医生指导下增加盐分摄入以提高血容量。避免过度劳累、剧烈运动或情绪激动，因为这些可能诱发晕厥，尤其是在存在潜在心脏疾病的情况下。某些药物（如降压药、利尿剂或抗抑郁药）可能增加晕厥风险，应在医生指导下合理使用。对于已确诊心源性晕厥或脑血管性晕厥的患者，应严格遵医嘱进行治疗，并定期复查以监测病情变化。

8. 患者需要知道的其他内容有哪些?

　　晕厥虽然大多数是良性和自限性的，但也可能是潜在严重疾病的表现，因此每次发作都应引起重视。患者和家属应了解晕厥的基本知识，包括常见的诱因、先兆症状和应对措施。对于反复发作或伴随其他危险信号的晕厥（如胸痛、心悸、神经功能缺损），应尽快就医以明确诊断并接受治疗。通过养成健康的生活方式、积极管理基础疾病及定期随访，患者可以显著降低晕厥的发生率并改善生活质量。

第十四章　心血管系统常见检查

血常规

血常规（blood routine test）通过评估血液中的白细胞、红细胞和血小板数量等重要指标，能够帮助医生判断患者是否存在贫血、感染、炎症、出血倾向或血液系统疾病等问题。例如，白细胞计数和分类可以反映机体的免疫状态和感染情况，红细胞相关指标（如血红蛋白、血细胞比容）可以评估是否存在贫血及其严重程度，而血小板计数则用于判断凝血功能和出血风险。此外，血常规检验还可以监测某些疾病的治疗效果（如化疗、抗凝治疗）及药物的副作用（如骨髓抑制）。由于其操作简单、费用低廉且信息量丰富，血常规检验已成为临床上最常用的实验室检查之一。在健康体检中，血常规检验也是筛查潜在疾病的重要手段。

1. 什么情况下要做血常规？

感染性疾病：如发热、咳嗽、咽痛等症状，通过白细胞计数和分类判断是否存在细菌或病毒感染。

贫血：评估红细胞和血红蛋白水平，明确贫血的类型和严重程度。

出血或凝血异常：通过血小板计数和形态分析判断是否存在血小板减少或功能异常。

血液系统疾病：如白血病、再生障碍性贫血等，通过异常细胞形态和数量变化提供诊断线索。

慢性疾病监测：如慢性肝病、肾病等，通过血常规评估全身状态。

药物副作用监测：如化疗、放疗或长期使用抗凝药物的患者，监测骨髓抑制或出血风险。

此外，血常规检验也是健康体检的常规项目，用于早期发现潜在的健康问题。

2. 血常规检查有什么禁忌证？

血常规化验是一种安全性极高的检查方法，几乎没有绝对禁忌证。

3. 如何解读结果？

血小板计数的临床意义包括判断出血风险和凝血功能。其参考值为（$100 \sim 300$）$\times 10^9$/L。血小板计数增高提示血栓风险增加，降低则提示凝血功能障碍。血小板降低时，患者可能面临出血风险。对于出血较为严重的患者，建议注意休息。若血小板计数低于 20×10^9/L，则需要严格卧床休息，以避免外伤，同时可给予局部或静脉止血药。在血小板计数 $\leqslant 20 \times 10^9$/L 且有明显出血倾向的情况下，推荐输注血小板。若血小板在 30×10^9/L 以上且无出血症状，通常不需要治疗，但如果存在增加出血风险的因素，则应酌情治疗。有出血症状的患者，无论血小板减少程度如何，都应积极治疗。此外，当患者有活动性出血或需要进行有创操作或手术时，血小板计数必须维持在 50×10^9/L 以上。

临床上常用血红蛋白（Hb）浓度来评估是否贫血。根据我国标准，平原地区成人男性的血红蛋白浓度应大于 120g/L，女性（非妊娠）的血红蛋白浓度应大于 110g/L，孕妇的血红蛋白浓度应大于 100g/L。需注意，血液稀释或浓缩可能导致误诊。贫血是体内外周血红细胞容量减少，低于正常范围下限，从而影响氧输送能力的综合征。贫血本质是一种综合征，而非单一疾病。对于危重患者，治疗以输注浓缩红细胞为主，目标为血红蛋白浓度超过 100g/L，血细胞比容（Hct）超过 30%，达到最佳氧供状态。当血红蛋白浓度低于 70g/L，特别是急性失血时，需迅速输入红细胞。

贫血的形态学分类贫血可以根据血细胞的形态学特征分类。正常细胞性贫血的参数：平均红细胞体积（MCV）为 80～100fl，平均红细胞血红蛋白含量（MCH）为 27～34pg，平均红细胞血红蛋白浓度（MCHC）为 320～360g/L，其常见病因包括再生障碍性贫血、急性失血性贫血、溶血性贫血和骨髓疾病性贫血如白血病等。大细胞性贫血的特征表现为 MCV 大于 100fl，MCH 大于 34pg，常见于巨幼红细胞贫血及恶性贫血。小细胞低色素性贫血则表现为 MCV 小于 80fl，MCH 小于 27pg，MCHC 小于 320g/L，多见于缺铁性贫血及珠蛋白生成障碍性贫血。

缺铁性贫血是最常见的贫血类型，主要是由于体内铁元素不足，血红蛋白合成减少，从而引发红细胞生成不足。铁是血红蛋白的重要组成部分，负责携带氧气到全身组织。当铁摄入不足、吸收不良或丢失过多时，就会导致缺铁性贫血。常见症状包括疲劳、乏力、头晕、面色苍白、心悸和呼吸急促等。缺铁性贫血的诊断通常通过血液检查来确定血红蛋白水平和铁储备状态。治疗方法主要包括补充铁剂，通过饮食或药物形式增加铁的摄入，同时查找并处理导致铁缺乏的根本原因，如慢性失血或吸收障碍。

肾性贫血是慢性肾脏病患者常见的并发症，主要由于肾脏功能下降导致促红细胞生成素（EPO）分泌不足，从而影响红细胞的生成。患者常表现出疲劳、乏力、头晕、心悸和呼吸困难等症状，这些症状不仅影响生活质量，还可能加重心血管疾病的风险。诊断标准通常是透析患者血红蛋白浓度低于 100g/L 时考虑治疗，以防止血红蛋白进一步下降。治疗主要通过补充重组人促红细胞生成素（rHuEPO）和铁剂来促进红细胞生成，目标是提高血红蛋白水平，改善症状，并降低心血管并发症的风险。

白细胞计数和分类计数可以反映身体的免疫状态与感染情况。白细胞计数的参考值为（4～10）$\times 10^9$/L，其中中性粒细胞占 50%～70%，淋巴细胞占 20%～40%。白细胞计数增高提示感染或炎症，降低则提示免疫缺陷或病毒感染。白细胞减少是指外周血白细胞总数持续低于 4.0×10^9/L，主要包括中性粒细胞、单核细胞和淋巴细胞等减少。成人的中性粒细胞绝对计数低于 2.0×10^9/L，10 岁以上儿童低于 1.8×10^9/L，10 岁以下儿童低于 1.5×10^9/L 时为中性粒细胞减少。当中性粒细胞绝对计数低于 0.5×10^9/L 时，称为粒细胞缺乏症，需高度重视并及时处理。

4. 检查有什么注意事项？

进行检查时，需要注意采血部位的消毒和保持放松状态，以便采集到准确的血液样本。如果您在进行检查时感到不适或异常，如头晕、恶心等，您需要及时告知医生或护士。检查结束后，您需要注意休息和饮食，避免过度运动或剧烈活动。

肝功能检验

肝功能检验是一项常规的实验室检查，用于评估肝脏的代谢、合成、解毒和排泄功能。通过检测血液中的多种生化指标，肝功能检验能够反映肝脏的健康状况，帮助诊断肝脏疾病、监测治疗效果及评估药物对肝脏的潜在影响。肝脏是人体重要的代谢器官，参与蛋白质、脂类、碳水化合物的代谢，同时承担解毒和分泌胆汁的功能，因此肝功能检验在临床医学中具有重要意义。

1. 什么情况下需要做肝功能检验？

肝功能检验适用于多种情况，包括诊断和监测肝病（如病毒性肝炎、酒精性肝病、脂肪肝、药物性肝损伤、肝硬化等），评估病情和损伤程度；体检和筛查，特别是针对高危人群（如长期饮酒者、肥胖者、乙型肝炎携带者）；监测某些药物（如他汀类、抗结核药、抗肿瘤药）对肝脏的影响；评估不明原因的症状（如黄疸、疲劳、食欲差、腹胀、右上腹不适等），判断是否与肝病有关；以及术前评估，通过检验肝功能从而降低手术风险。

2. 肝功能检验的禁忌证是什么？

肝功能检验是一种安全性极高的检查方法，几乎没有绝对禁忌证。

3. 如何解读肝功能检验的结果？

肝功能检验包括多种指标，每个指标对应肝脏的不同功能。以下是常见指标的临床意义及其参考范围：

谷丙转氨酶（ALT）：参考值小于 40U/L。

临床意义：ALT 是肝细胞损伤的敏感指标，其主要存在于肝细胞中。当肝细胞受损时，ALT 会释放到血液中，导致血清 ALT 升高。急性肝炎、慢性肝炎活动期、肝硬化、药物性肝损伤等均可导致 ALT 升高。然而，ALT 的升高并不特异，也可能由饮酒、剧烈运动、肥胖或某些药物引起。因此，需结合其他指标和临床表现综合判断肝脏功能状况。

谷草转氨酶（AST）：参考值 0 ～ 40U/L。

临床意义：AST 分布于肝脏、心肌、骨骼肌和肾脏等组织中，因此其升高不仅提示肝细胞损伤，还可能与心肌梗死、肌肉损伤等非肝脏病变有关。当 AST 显著升高且 ALT/AST 比值大于 2 时，常提示酒精性肝病。此外，AST 升高的程度通常与肝损伤的严重程度相关。

总胆红素（TBil）和直接胆红素（DBil）：参考值 TBil 为 3.4 ～ 17.1μmol/L，DBil 为 0 ～ 6.8μmol/L。

临床意义：胆红素是红细胞破坏后血红蛋白代谢的产物。总胆红素包括直接胆红素（结合型）和间接胆红素（非结合型）。直接胆红素升高常提示胆汁淤积或胆道阻塞，而总胆红素升高则可能与溶血性疾病、肝细胞损伤或胆汁淤积有关。黄疸的出现通常伴随胆红素显著升高。

白蛋白（Alb）和球蛋白（blb）：参考值白蛋白为 35 ～ 55g/L，球蛋白为 20 ～ 35g/L。

临床意义：白蛋白由肝脏合成，是反映肝脏合成功能的重要指标。白蛋白降低通常提示慢性肝病、营养不良或肾病综合征。球蛋白则由免疫系统产生，其升高常见于慢性炎症、感染或自身免疫性疾病。白蛋白 / 球蛋白比值（A/G 比值）的降低提示肝功能受损或慢性炎症反应。

碱性磷酸酶（ALP）：参考值为 35 ～ 100U/L。

临床意义：ALP 主要分布在肝脏、骨骼和胆道系统中，其升高常提示胆道阻塞或骨病变。结合 γ–谷氨酰转肽酶（GGT）可进一步区分是肝胆系统疾病还是骨骼疾病。

γ–谷氨酰转肽酶（GGT）：参考值为 7 ～ 50U/L。

临床意义：GGT 是胆道疾病的敏感指标，其升高常见于胆汁淤积、酒精性肝病或药物性肝损伤。GGT 与 ALP 联合升高提示胆道病变的可能性更大。

4. 检查前注意事项有哪些？

空腹：肝功能检验通常要求患者在检查前 8 小时内禁食，以避免食物对肝功能指标（如胆红素、转氨酶等）的干扰。

避免饮酒：检查前 24 小时内避免饮酒，因为酒精会显著影响转氨酶水平，导致结果异常。

告知病史和用药情况：某些药物（如抗生素、抗癫痫药物）可能影响肝功能指标，患者需提前告知医生以便准确解读结果。

避免剧烈运动：剧烈运动可能导致 ALT 和 AST 轻度升高，因此建议检查前保持适度休息。

肾功能检验

肾功能检验是一种常用的临床检查方法，常见的检测指标包括血肌酐(Cr)、尿素氮（BUN）、估算的肾小球滤过率（eGFR）等。这些指标可以反映肾小球的滤过功能、肾小管的重吸收和分泌功能，以及肾脏对代谢废物的排泄能力。肾脏是人体的重要器官，负责维持体内水、电解质和酸碱平衡，同时通过尿液排泄代谢废物和毒素。肾功能检验不仅可以用于诊断肾脏疾病，还可以监测慢性疾病的进展、评估药物的安全性及指导治疗决策，是临床医学中不可或缺的检查手段。

1. 什么情况下需要做肾功能检验？

肾功能检验适用于多种情况，包括诊断和监测肾脏疾病（如急性肾损伤、慢性肾病、肾炎等），评估病情进展；筛查高危人群（如糖尿病、高血压患者）以早期发现肾损害；监测某些药物（如抗生素、化疗药物）对肾脏的毒性作用；评估不明原因的症状（如水肿、尿量异常、腰痛等）是否与肾病相关；术前评估肾功能，降低手术或检查风险。

2. 什么时候不能做肾功能检验？

肾功能检验是一种安全性极高的检查方法，通常仅需抽取少量静脉血或收集尿液样本，因此几乎没有绝对禁忌证。大多数患者均可安全接受检查。

3. 如何解读肾功能检验的结果？

血肌酐（Cr）：参考值男性为 44～133μmol/L，女性为 70～108μmol/L。

临床意义：肌酐是肌肉代谢的产物，通过肾小球滤过排出体外。血肌酐水平是评估肾小球滤过功能的重要指标。当肾功能受损时，肌酐无法有效排出，导致血肌酐水平升高。血肌酐的升高通常提示肾小球滤过率下降，但其变化滞后于实际肾功能损害，因此需结合 GFR 进行综合评估。

尿素氮（BUN）：参考值为 2.86～7.14mmol/L。

临床意义：尿素氮是蛋白质代谢的最终产物，通过肾小球滤过排出。当肾功能下降时，尿素氮水平升高。此外，脱水、高蛋白饮食、消化道出血等非肾脏因素也可能导致尿素氮升高，因此需结合其他指标判断肾功能状态。

估算的肾小球滤过率（eGFR）：

临床意义：eGFR 是评估肾功能的重要指标，能够反映肾小球的滤过能力。根据 eGFR 的水平，可将慢性肾脏病分为 5 个阶段（参见"4. 慢性肾脏病分期"）。eGFR 的计算通常基于血肌酐、年龄、性别和体重，常用 Cockcroft 公式或 CKD-EPI 公式。

急性肾功能不全（AKI）：是一种快速发生的肾功能损伤，目前通过血肌酐和尿量来判断。当在 48 小时内血肌酐升高超过 0.3mg/dl（26.5μmol/L），或在 7 天内比基础值上升 1.5 倍，或尿量少于 0.5ml/（kg·h）持续 6 小时，即可诊断为 AKI。

慢性肾功能不全（分期）：虽然目前慢性肾功能不全的分期已不常用，以前是根据血肌酐水平划分的：肾衰竭代偿期（Cr < 178μmol/L）、失代偿期（Cr > 178μmol/L）、明显升高的肾衰竭期（> 445μmol/L），以及尿毒症期（Cr > 707μmol/L）。

常用的 Cockcroft 公式适用于中国人群：男性使用 CCr=（140- 年龄）× 体重 /（0.814× 血清肌酐），女性结果乘以 0.85。该公式的临床意义在于帮助判断肾功能状态，筛查肾功能减退或慢性肾脏病（CKD），并广泛用于指导药物剂量调整，尤其是经肾脏排泄的药物（如抗生素、抗病毒药物等），以避免药物蓄积导致毒性。公式中特别针对女性因肌肉量较低需将结果乘以 0.85 进行校正，使其更贴近实际肾功能水平，简便实用，适合临床快速评估。

估算的肾小球滤过率（eGFR）是评估肾功能的重要指标，能够反映肾小球的滤过能力，目前临床推荐通过公式估算 eGFR 来简化评估。常用的 eGFR 公式为 CKD-EPI 公式：男性 eGFR = 141 × min（Scr/κ, 1）$^{\alpha}$ × max（Scr/κ, 1）$^{-1.209}$×0.993^{年龄}，女性需在此基础上乘以 0.742，其中 Scr 为血清肌酐，κ 为性别特异的肌酐常数（男性为 0.9，女性为 0.7），α 为性别特异的指数（男性为 –0.411，女性为 –0.329）。该公式根据年龄、性别进行调整，更贴近实际肾功能水平。eGFR 的临床意义在于评估肾功能状态，筛查慢性肾脏病及分期，指导药物剂量调整，监测肾脏疾病的进展或改善，以及术前评估肾功能以降低术后并发症风险。

4. 慢性肾脏病（CKD）分期

1 期：GFR 正常或升高［≥ 90ml/（min·1.73m²）］，需关注病因和症状缓解。

2 期：GFR 轻度降低［60～89ml/（min·1.73m²）］，需监测心血管健康和肾功能变化。

3a 期：GFR 轻中度降低［45～59ml/（min·1.73m²）］，需采取措施延缓病情进展。

3b 期：GFR 中重度降低［30～44ml/（min·1.73m^2）］，需处理并发症，如贫血和电解质紊乱。

4 期：GFR 重度降低［15～29ml/（min·1.73m^2）］，需综合治疗并准备肾脏替代治疗。

5 期：终末期肾病［GFR < 15ml/（min·1.73m^2）］，通常需要透析或肾移植。

5. 做肾功能检验的注意事项有哪些？

在进行肾功能检验时，为确保结果的准确性，需注意以下事项：

空腹采血：建议在早晨空腹进行采血，因为食物摄入可能暂时影响血肌酐和尿素氮水平。

避免剧烈运动：剧烈运动会导致肌肉代谢加快，从而暂时升高血肌酐水平，因此检查前应保持适度休息。

避免高蛋白饮食：检查前一天避免摄入高蛋白饮食，因为这可能导致尿素氮水平升高，影响结果解读。

告知用药情况：某些药物（如抗生素、利尿剂、非甾体抗炎药物）可能影响肾功能指标，需提前告知医生以便准确解读结果。

保持正常饮水：检查前应保持正常的水分摄入，但也避免过量饮水，以免稀释血液样本。

血糖相关的检验

血糖相关的检验对评估人体血糖代谢情况至关重要，包括空腹血糖、餐后血糖和糖化血红蛋白等检测项目。这些检验可以帮助筛查、诊断和管理糖尿病，评估胰岛素分泌和抵抗情况，甚至用于其他疾病的诊断。

1. 血糖相关指标的参考值范围是什么？

空腹血糖（FPG）：正常值在 3.9～6.1mmol/L。

餐后血糖（PPG）：正常值小于 7.8mmol/L，一般测餐后 2 小时血糖。

糖化血红蛋白（HbA1c）：正常值为 4%～6%。

2. 如何解读血糖相关检查结果？

如果在两次检测中的空腹血糖水平在 6.1～7.0mmol/L 或口服葡萄糖耐量试验中餐后 2 小时血糖浓度在 7.8～11.0mmol/L，则可以诊断为空腹血糖升高或糖耐量异常。

如果空腹血糖 ≥ 7.0mmol/L 或口服葡萄糖耐量试验中餐后 2 小时血糖 ≥ 11.0mmol/L，或者糖化血红蛋白（HbA1c ≥ 6.5%），可能会诊断为糖尿病。

这些检验的结果对于诊断糖尿病、内分泌疾病及其他疾病至关重要。空腹血糖升高主要见于糖尿病，包括 1 型糖尿病和 2 型糖尿病，同时也可能出现于甲状腺功能亢进、嗜铬细胞瘤等疾病。而糖化血红蛋白浓度则反映过去 8～12 周平均血糖水平，是糖尿病诊断的辅助指标。

3. 什么时候需要查血糖相关的化验？

糖尿病的筛查和诊断，尤其是对于 40 岁以上人群建议每年进行血糖筛查。

糖尿病治疗和管理，糖尿病患者需要进行定期的血糖监测，以评估治疗效果和病情控制程度。

糖尿病合并症的监测，糖尿病患者需要定期监测血糖水平，以预防和管理糖尿病相关的并发症，如心血管疾病、神经病变、眼部疾病和肾脏疾病等。

4. 血糖相关化验有禁忌证吗?

血糖监测几乎无禁忌证。

5. 检查的注意事项有什么?

在进行血糖测试前，需要注意以下事项:

避免过度运动：大量运动可能会导致血糖水平的变化，因此在进行血糖测试前需要避免过度运动。

遵医嘱：在进行血糖测试前，应按照医生的建议进行准备，如是否需要空腹测试等。

饮食控制：在进行餐后血糖测试前，需要遵循医生或营养师的饮食建议，避免摄入过多的碳水化合物或糖分。

药物使用：如果正在服用降血糖药物或胰岛素，需要遵循医生的指导，可能需要调整用药时间或剂量。

应激性血糖异常

应激性血糖异常是指在身体受到急性应激状态时（如手术、感染、创伤或严重疾病），血糖水平出现暂时性升高的现象。这种情况是由应激反应引起的激素变化，特别是应激激素如肾上腺素和皮质醇的分泌增加。这些激素会促进肝脏释放葡萄糖，同时抑制胰岛素的作用，导致血糖升高。应激性血糖异常通常是暂时的，随着应激状态的缓解，血糖水平会逐渐恢复正常。然而，对于已有糖尿病或糖耐量异常的人群，应激性血糖异常可能加重病情，因此在应激状态下需密切监测和管理血糖水平。

OGTT

口服葡萄糖耐量试验（OGTT）是一种用于评估机体对葡萄糖处理能力的检测方法，常用于诊断糖尿病和糖耐量异常。在进行OGTT时，受试者需要空腹至少8小时，然后口服一定量的葡萄糖溶液（通常为75g）。随后，在特定时间间隔（如30分钟、1小时、2小时）采集血样，测量血糖水平。正常情况下，血糖水平会在短时间内升高，然后迅速下降至正常范围。如果2小时后的血糖水平高于正常值（通常为11.1mmol/L或200mg/dl），则可能提示糖尿病或糖耐量异常。

血脂检验

血脂检验是一种常用的临床检查方法，用于评估血液中的脂质水平，包括总胆固醇（TC）、甘油三酯（TG）、高密度脂蛋白胆固醇（HDL-C）和低密度脂蛋白胆固醇（LDL-C）等指标。血脂检验在临床中具有多方面的重要作用。首先，它是评估心血管疾病风险的核心工具，尤其是动脉粥样硬化性心血管疾病（ASCVD）的风险预测。高水平的 LDL-C 和低水平的 HDL-C 是动脉粥样硬化的主要危险因素，而甘油三酯升高则与代谢综合征和胰岛素抵抗密切相关。其次，血脂检验可用于监测降脂药物（如他汀类药物、肠道胆固醇吸收抑制剂、PCSK9 抑制剂、siRNA 类药物）的治疗效果和潜在副作用，如药物引起的肝功能异常或肌肉损伤。此外，血脂检验还可用于评估生活方式干预（如饮食调整、运动）的效果，帮助患者制订个性化的健康管理计划。

1. 血脂检验的禁忌证是什么？

血脂检验是一种安全性极高的检查方法，几乎没有绝对的禁忌证。然而，在某些特殊情况下，可能需要推迟或谨慎进行。例如，急性疾病（如急性感染、心肌梗死）或手术后短期内，血脂水平可能暂时升高或异常，不能准确反映患者的真实状态。此外，妊娠期女性的血脂水平通常会升高，属于生理性变化，因此不建议在妊娠期进行血脂检验以评估心血管风险。对于严重脱水或营养不良的患者，血脂水平可能受到影响，需纠正后再进行检查。

2. 血脂检验的指标及参考值范围是什么？

总胆固醇（TC）：正常值范围为 2.4 ～ 5.5mmol/L。总胆固醇是血液中所有胆固醇的总和，包括 LDL-C、HDL-C 和其他脂蛋白。

低密度脂蛋白胆固醇（LDL-C）：正常值为＜ 3.12mmol/L。LDL-C 是动脉粥样硬化的主要危险因素，升高则提示心血管疾病风险增加。

高密度脂蛋白胆固醇（HDL-C）：正常值为 1.03 ～ 2.07mmol/L。HDL-C 具有抗动脉粥样硬化作用，水平越高越好。

甘油三酯（TG）：正常值为 0.56 ～ 1.70mmol/L。TG 升高与代谢综合征、肥胖和胰岛素抵抗密切相关。

需要注意的是，不同实验室的参考值可能略有差异，具体解读需结合患者的临床背景和个体化风险评估。

3. 血脂检验结果应如何解读？

总胆固醇（TC）：总胆固醇升高可能提示动脉粥样硬化性心血管疾病的风险增加，因为过多的胆固醇会在动脉壁上形成斑块，导致动脉硬化。然而，单独的总胆固醇水平并不能全面反映风险，需结合 LDL-C 和 HDL-C 进行综合评估。

低密度脂蛋白胆固醇（LDL-C）：被称为"坏"胆固醇，其升高与动脉粥样硬化性心血管疾病的风险密切相关。LDL-C 容易在动脉壁上沉积，形成斑块，导致动脉狭窄和血流受阻。降低 LDL-C 水平是预防心血管疾病的重要目标，尤其是高危和极高危患者。

高密度脂蛋白胆固醇（HDL-C）：被称为"好"胆固醇，具有抗动脉粥样硬化作用。HDL-C 水平升高可以降低心血管疾病的风险，因为它有助于将多余的胆固醇从动脉壁转运回肝脏进行代谢，从而减少动脉斑块的形成。

甘油三酯（TG）：是血液中的一种脂肪，主要来自饮食中的脂肪和碳水化合物。TG 升高不仅与动脉粥样硬化相关，还可能导致急性胰腺炎，这是一种严重的炎症性疾病，需紧急处理。此外，高 TG 水平通常与肥胖、胰岛素抵抗和代谢综合征并存，提示患者需进行全面的代谢评估和干预。

4. 血脂控制目标及危险分层是什么？

血脂控制目标因个体的心血管疾病风险分层而异。根据患者的健康状况、既往病史和其他危险因素（如糖尿病、高血压、吸烟史），可将心血管疾病风险分为低危、中危、高危和极高危四组。

低危人群：LDL-C 目标值＜ 3.4mmol/L。

中危人群：LDL-C 目标值＜ 2.6mmol/L。

高危人群：LDL-C 目标值＜ 1.8mmol/L。

极高危人群：LDL-C 目标值＜ 1.4mmol/L。

对于稳定型冠心病、急性冠脉综合征、卒中、短暂性脑缺血发作（TIA）或外周动脉粥样硬化病患者，LDL-C 的目标值应严格控制在 1.8mmol/L 以下，甚至更低。危险分层和目标值的确定需由专业医务人员根据患者的具体情况进行评估。

5. 血脂检验的注意事项有什么？

为了确保血脂检验结果的准确性，患者需在检查前禁食禁水 8 ～ 12 小时，因为进食可能暂时影响甘油三酯和胆固醇水平。此外，患者应避免剧烈运动和饮酒，因为这些因素可能导致血脂水平的短期波动。对于正在服用降脂药物的患者，需告知医生用药情况，以便正确解读检验结果。血脂检验不仅适用于高危人群的疾病筛查，也可用于监测药物治疗效果和生活方式干预的成效。定期进行血脂检验有助于早期发现异常情况，并采取相应的干预措施，从而预防和管理相关疾病。

⚕ 凝血功能检验

凝血功能检验是一种常规的医学检查方法，用于评估人体凝血系统的功能状态。通过化验血液样本中的血小板数量和功能、凝血因子活性等指标，医生可以了解患者的凝血系统状况，并诊断和预测出血和血栓等疾病的发生风险。此外，凝血功能检验还可以监测抗凝治疗的效果，如华法林治疗。

1. 凝血功能检验的适应证和禁忌证有什么？

评估和预测出血和血栓等疾病的发生风险。通过检查凝血功能，医生可以判断患者是否具有发生出血或血栓的风险，从而制订相应的治疗方案。

监测抗凝治疗的效果，如华法林治疗。对于接受华法林治疗的患者，应定期进行凝血功能检验以帮助医生了解治疗效果，调整药物剂量。

评估手术前的出血和血栓的发生风险。在手术前进行凝血功能检验可以帮助医生了解患者的凝血系统状况，预测手术过程中出血的发生风险，并做好相应的准备。

凝血功能检验通常无绝对禁忌证。

2. 凝血功能检验的结果如何解读？

凝血酶原时间（PT）：正常范围为 11～13.5 秒。PT 主要用于评估外源凝血通路的功能，可以帮助诊断肝功能异常、维生素 K 缺乏、血友病等凝血功能异常疾病。如果 PT 延长，可能提示外源凝血通路异常或存在血友病等遗传性疾病。

活化部分凝血活酶时间（APTT）：正常范围为 25～35 秒。APTT 主要用于评估内源凝血通路的功能，可以帮助诊断血友病、血小板功能异常等凝血功能异常疾病。如果 APTT 延长，可能提示内源凝血通路异常或存在血小板功能异常等。

国际标准化比值（INR）：正常范围为 0.8～1.2。INR 是用来标准化 PT 结果的指标，主要用于监测抗凝治疗的效果，如华法林治疗。如果 INR 值过高或过低，可能提示抗凝药物剂量不当或存在其他凝血异常疾病。通常长期口服华法林的患者（如心房颤动、心脏人工瓣膜术后、其他血栓性疾病），需要控制 INR 值为 2～3。

凝血酶时间（TT）：正常范围为 14～21 秒。TT 主要用于评估纤维蛋白原的功能，可以帮助诊断凝血因子缺乏、纤维蛋白溶解功能异常等疾病。如果 TT 延长，可能提示纤维蛋白原异常或存在纤维蛋白溶解功能异常等。

3. 凝血功能检验的注意事项有什么？

在检查前，患者需要告知医生自己的病史和用药情况，特别是抗凝药物可能影响凝血功能的药物。

血气分析

血气分析是一种重要的临床检查方法，用于评估人体的酸碱平衡、氧合状态和呼吸功能。通过测量血液中氧气和二氧化碳的浓度，血气分析能够评估肺部的气体交换功能，帮助诊断和管理呼吸系统疾病，如肺炎、哮喘和慢性阻塞性肺疾病（COPD），并为制订治疗方案提供依据。此外，血气分析还能检测血液的酸碱平衡，评估代谢状态和呼吸功能，用于诊断代谢性酸中毒或碱中毒等酸碱失衡问题。血气分析还提供电解质水平信息，帮助评估水和电解质平衡，诊断肾功能障碍及水、电解质紊乱，确保患者的生理功能正常运作。

1. 何时进行血气分析检查（适应证）？

血气分析是一种关键的诊断工具，适用于多种临床情况。对于急性呼吸系统疾病患者，如肺炎、哮喘和慢性阻塞性肺疾病，血气分析可以帮助评估肺部的气体交换功能和氧合状态。此外，严重心血管疾病，如心力衰竭和心肌梗死患者，也可能需要血气分析来评估心肺功能。危重症患者，尤其是在重症监护室的患者，通过血气分析可以监测生命体征和代谢状态。代谢性疾病患者，如糖尿病酮症酸中毒，通过血气分析可以评估酸碱平衡和电解质状态。在麻醉过程中，血气分析用于监测患者的呼吸和代谢状态，确保安全和有效的麻醉管理。

2. 何时不宜进行血气分析检查（禁忌证）？

对于重症患者一般无明显禁忌证，因为血气分析的信息能非常及时地评估病情和指导治疗。对于普通患者，但在某些情况下可能需要避免进行。例如，血液凝固障碍患者，如有出血倾向或正在使用抗凝剂的患者，应谨慎进行检查，以避免出血风险。此外，严重皮肤病变患者，如水痘或带状疱疹，可能会影响采血部位的完整性和检查结果，因此应暂缓进行检查，直到皮肤状况改善。

3. 如何解读血气分析结果？

pH 值：是血气分析中用于评估血液酸碱平衡的关键指标，正常范围为 7.35 ～ 7.45。pH 值低于 7.35 提示酸中毒，可能由代谢性或呼吸性因素引起，如肾功能不全或呼吸衰竭。相反，pH 值高于 7.45 提示碱中毒，可能由过度通气或代谢性原因导致，如呕吐或利尿剂使用。准确解读 pH 值有助于识别潜在的代谢或呼吸问题，并指导相应的治疗措施。

二氧化碳分压（$PaCO_2$）：是反映肺部通气功能的重要指标，正常范围为 35 ～ 45mmHg。$PaCO_2$ 高于正常范围可能提示通气不良，如在慢性阻塞性肺疾病患者中常见，导致呼吸性酸中毒。相反，$PaCO_2$ 低于正常范围提示过度换气，可能导致呼吸性碱中毒，如在焦虑或高原反应中出现。通过监测 $PaCO_2$，可以评估患者的呼吸状态并调整治疗方案。

标准碳酸氢盐（HCO_3^-）：HCO_3^- 是评估代谢因素对酸碱平衡影响的指标，正常范围为 22 ～ 26mmol/L。HCO_3^- 高于正常范围可能表示代谢性碱中毒，常见于呕吐或利尿剂使用。低于正常范围则提示代谢性酸中毒，这在肾功能不全或糖尿病酮症酸中毒中较常见。通过分析 HCO_3^- 水平，可以识别代谢失衡的原因并采取适当的治疗措施。

氧分压（PaO_2）：用于评估血液中的氧合状态，正常范围为 80 ～ 100mmHg。PaO_2 低于正常范围可能表示肺部功能异常或缺氧，需关注心肺状态，在肺炎或心力衰竭患者中常见。通过监测 PaO_2，医生可以判断患者的氧合能力，并在必要时提供氧疗或其他干预措施，以改善氧合状态。

氧合饱和度（SaO_2）：是血液中红细胞负载氧气能力的指标，正常范围为 95% ～ 100%。低于正常范围提示血液中氧气含量不足，可能由呼吸系统疾病或心血管问题导致。通过监测 SaO_2，医生可以快速评估患者的氧合状况，并在必要时采取措施，如氧气补充或调整呼吸支持，以确保足够的氧气供应。

4. 血气分析检查的注意事项有什么？

在进行血气分析检查时，患者应保持呼吸状态稳定，避免在检查前进行剧烈运动、进食或吸烟等可能影响呼吸和代谢的活动。这些行为可能导致血气分析结果不准确，影响诊断和治疗决策。在采集血样时，医护人员应严格遵守无菌操作和安全规范，以防止感染和降低交又污染的风险。虽然采集血样可能会引起轻微的疼痛或不适，但所需的血量通常很小，不会对身体产生明显的影响。

口服葡萄糖耐量试验

口服葡萄糖耐量试验（OGTT）是一种重要的血液检查，用于评估人体处理葡萄糖的能力，主要通过检测服用一定量葡萄糖后血糖水平的变化，判断身体对葡萄糖的代谢速度，从而诊断糖尿病、糖尿病前期和妊娠糖尿病等疾病，并提供相关健康建议。OGTT 通常适用于筛查糖尿病高危人群、诊断妊娠糖尿病或进一步评估空腹血糖异常的患者。馒头餐试验则是一种更贴近日常饮食的糖代谢评估方法，通过让患者进食标准化的馒头后测量血糖水平的变化，适用于无法耐受 OGTT 或需要评估日常饮食中血糖波动的患者。这两种方法根据患者的具体情况选择，均可帮助医生全面了解糖代谢状态，为糖尿病的早期诊断和管理提供重要依据。

1. OGTT 的适应证有什么？

以下人群可能需要进行 OGTT 检查：糖尿病前期人群，用于评估是否存在糖尿病前期；糖尿病患者，用于监测血糖控制情况；孕妇，用于筛查妊娠糖尿病，避免对孕妇和胎儿造成不良影响。此外，若其他检查发现糖尿病风险因素，医生也可能建议进行 OGTT。

2. OGTT 的禁忌证有什么？

以下情况可能不适合进行 OGTT 检查：妊娠期间，OGTT 可能对胎儿健康有影响，因此孕妇通常不进行此项检查；严重肝病患者，由于葡萄糖代谢异常，检查结果可能不准确。医生会根据具体情况判断是否适合进行 OGTT。

3. 如何解读 OGTT 的结果？

OGTT 的结果通常通过血糖水平的变化来解读。在 OGTT 检查中，患者需要空腹饮用含有 75g 葡萄糖的溶液，并在一定时间内进行多次血糖检测，通常在空腹、服糖后 1 小时和 2 小时分别进行检测。

4.OGTT 的诊断标准是什么？

根据世界卫生组织（WHO）的标准，OGTT 的诊断标准如下：

空腹血糖：正常范围为小于 6.1mmol/L，如大于 7.0mmol/L 则考虑糖尿病可能。

餐后 1 小时血糖：正常范围为小于 10.0mmol/L。

餐后 2 小时血糖：正常范围为小于 7.8mmol/L，如大于 11.1mmol/L 则考虑糖尿病可能。

如果血糖水平高于正常范围，可能表明患者患有糖尿病、糖尿病前期或妊娠糖尿病等疾病。

5. 做 OGTT 的注意事项有什么？

饮食：在进行 OGTT 检查前，患者需要遵循医生的指导，进行特定的饮食准备，如在前一晚停食或仅限制摄入碳水化合物等。

药物：患者需要告知医生正在使用的药物，因为某些药物可能会影响 OGTT 检查的结果。

活动：在进行 OGTT 检查前，患者需要避免过度活动，以免影响血糖水平。

时间：OGTT 检查通常需要耗费时间，患者需要做好心理和时间准备。

心肌酶检验

心肌酶检验是一种通过检测血液中的心肌标志物来评估心肌损伤和坏死程度的检查方法。

心肌酶检验主要用于检测心肌损伤和坏死的程度。它通过测量血液中肌酸激酶（CK）、肌酸激酶同工酶 MB（CK-MB）和心肌肌钙蛋白 I（cTnI）等心肌标志物的水平，帮助医生诊断和评估急性冠脉综合征、心肌梗死等心血管疾病。这些心肌标志物在心肌损伤或坏死时，会释放到血液中，从而帮助判断病情。

1. 心肌酶检验的适应证有什么？

怀疑心肌损伤：如果患者存在胸痛、呼吸困难、心悸等症状，并且怀疑可能与心肌损伤有关，可能需要进行心肌酶检验以判断是否存在心肌损伤。

心血管疾病：如果患者存在心血管疾病的家族史或其他风险因素，或者正在进行心血管疾病治疗，可能需要定期进行心肌酶检验以监测病情变化。

2. 心肌酶检验的禁忌证有什么？

目前尚无明确的禁忌证。然而，在某些情况下，如严重肝肾功能不全、血液系统疾病等，可能会影响心肌酶的检测结果，因此需要谨慎使用或咨询专业医生的建议。

3. 如何解读检查的结果？

心肌酶的参考值范围因不同酶的测量方法而有所不同。

肌酸激酶（CK）的参考范围通常为男性 38 ～ 174U/L，女性 26 ～ 140U/L。

肌酸激酶同工酶（CK-MB）的参考范围为 0 ～ 3.8μg/L。

血清乳酸脱氢酶（LDH）的参考范围通常为 95 ～ 200U/L。

肌钙蛋白的参考值范围因不同检测方法和试剂而有所不同。

一般来说，肌钙蛋白 T 的参考范围为 0 ～ 0.15μg/L，肌钙蛋白 I 的参考范围为 0 ～ 0.03μg/L。

4. 心肌酶检验的相关疾病有什么？

急性冠脉综合征：所有疑似急性冠脉综合征患者应进行肌钙蛋白检测。单次检测结果阴性或低于检出限并不足以排除急性心肌梗死，应在 6 小时后再次检测以观察变化。有关心肌损伤标志物的时间分布，请参见下表：

标志物	开始升高时间范围	达到峰值平均时间	恢复正常范围所需时间
肌红蛋白	2 小时内	12 小时内	24 ~ 48 小时
肌钙蛋白 I	3 ~ 4 小时后	11 ~ 12 小时	7 ~ 10 天
肌钙蛋白 T	3 ~ 4 小时后	24 ~ 48 小时	10 ~ 14 天
CK-MB	4 小时内	16 ~ 24 小时	3 ~ 4 天
CK-MM	1 ~ 6 小时	12 小时	38 小时
LDH	10 小时内	24 ~ 48 小时	10 ~ 14 天

心力衰竭：肌钙蛋白升高的机制包括心肌梗死、心室壁压力、贫血、低血压引起的心肌细胞坏死，细胞凋亡、自噬、细胞毒性，以及肌钙蛋白池的早期释放到胞质中再释放入血。

Takotsubo 综合征又称应激性心肌病或"心碎综合征"，是一种以可逆的左心室室壁运动异常为特征的心脏病，其临床症状与急性心肌梗死极为相似，包括胸痛和呼吸困难，但通常没有冠状动脉阻塞。该病多见于女性，尤其是绝经后女性，常在经历重大情绪或身体应激事件后发病。尽管 95% 的患者会出现一过性肌钙蛋白升高，提示心肌损伤，但其峰值水平通常低于急性心肌梗死患者，且心电图可能显示广泛的 ST 段和 T 波改变。诊断依赖于影像学检查，如超声心动图（Echo）或磁共振成像，治疗主要是支持性的，包括使用 β 受体阻滞剂、ACE 抑制剂和利尿剂等药物。大多数患者在数周内可完全恢复，但需密切监测以防并发症发生。

肾脏疾病相关的心肌损伤：其升高的主要机制仍为心肌损伤所致。慢性肾功能不全的患者常常合并冠心病，此类患者合并心肌梗死也应存在肌钙蛋白的上升和降低。如果肌钙蛋白水平一直稳定，心肌梗死的可能性小，但并不能除外冠心病。

全身性疾病导致的心肌损伤：重症患者常常出现肌钙蛋白升高。例如，脓毒症患者可出现射血分数下降和肌钙蛋白升高（炎性因子对心脏的毒性作用），应根据全身性疾病的临床特点及其他辅助检查特点来进一步寻找病因。

手术操作相关的心肌损伤：心脏疾病高危患者在围手术期应监测肌钙蛋白水平，并根据术前水平判定急性还是慢性损伤。为避免误诊，诊断心肌梗死仍需依赖缺血的客观证据，如心电图和影像学变化等。

5. 检查注意事项有什么？

检查时间：心肌酶检验通常在疑似心肌损伤后的 3 ~ 6 小时进行，可能首次血检验不能检测出异常。在急诊情况下，除首次检验外，一定要在 6 小时复查一次。

饮食：在进行心肌酶检验前，患者可以正常饮食，但需要避免饮用含咖啡因的饮料，因为咖啡因可能会影响血液中心肌标志物的水平。

药物：患者需要告知医生正在使用的药物，一些药物可能会影响心肌酶检验的结果，因此在试验前需要停止使用。

病史：在进行心肌酶检验前，患者需要告知医生过去的疾病史和过敏史等相关信息。

BNP 和 NT–proBNP 检验

BNP（B 型钠尿肽）和 NT–proBNP（N 末端 B 型钠尿肽前体）检测是一种常用的血液检查方法，用于评估心脏功能，特别是在心力衰竭的诊断、监测和管理中具有重要意义。这两种生化标志物由心室肌细胞在受到压力、扩张或容量负荷增加时分泌，能够反映心脏泵血功能的状态及心室壁的扩张程度。BNP 具有生物活性，可通过利尿、扩张血管和抑制肾素 – 血管紧张素 – 醛固酮系统（RAAS）来降低心脏负荷，而 NT–proBNP 虽无活性，但因其在血液中稳定性更高、半衰期更长，更适合作为心力衰竭的诊断标志物。BNP 和 NT–proBNP 浓度与心力衰竭的严重程度呈正相关，水平越高提示心功能受损越严重。此外，这两种标志物还可用于评估急性呼吸困难的病因，区分心源性和非心源性原因（如肺部疾病），并在其他心血管疾病（如心肌梗死、心肌病、肺动脉高压等）的诊断、病情评估和预后预测中发挥重要作用。由于其非侵入性、高敏感性和广泛的临床应用价值，BNP 和 NT–proBNP 检测已成为心血管疾病管理的重要工具。

1. BNP 和 NT–proBNP 化验的适应证有什么？

BNP 和 NT–proBNP 检测主要用于评估心功能、诊断心力衰竭及监测心血管疾病的进展和治疗效果，适用于有心脏病高危因素或症状（如胸痛、呼吸困难、乏力、下肢水肿）的患者，以及慢性心力衰竭、冠心病、心肌病或肺动脉高压患者的随访。此外，该检测可用于急性呼吸困难患者区分心源性和非心源性原因，评估急性冠脉综合征的病情严重程度，以及术前心功能评估和风险预测。

2. BNP 和 NT–proBNP 化验的禁忌证有什么？

BNP 和 NT–proBNP 检测无绝对禁忌证，但肾功能不全可能导致标志物水平升高，肥胖患者可能出现假性偏低，某些药物（如 RAAS 抑制剂、β 受体阻滞剂）也可能干扰结果。因此，需结合患者的具体情况和其他临床指标综合分析检测结果。

3. 检查结果如何解读？

BNP 和 NT–proBNP 的正常参考值因年龄、性别及检测方法的不同而有所差异。以下是正常参考范围及其临床意义。

（1）正常参考范围

年龄＜ 50 岁：NT–proBNP 为 125 ～ 450pg/ml，BNP 为 35 ～ 100pg/ml。

年龄 50 ～ 75 岁：NT–proBNP 为 450 ～ 900pg/ml，BNP 为 35 ～ 100pg/ml。

年龄＞ 75 岁：NT–proBNP 为 900 ～ 1800pg/ml，BNP 为 35 ～ 100pg/ml。

（2）临床意义

正常水平：BNP 和 NT–proBNP 浓度在参考范围内通常提示心功能正常，心力衰竭的可能性较低。

轻度升高：可能提示心功能轻微受损，如早期心力衰竭、心肌病或肺动脉高压等。

显著升高：通常提示心力衰竭或其他严重心血管疾病，需结合患者症状和其他检查结果进一步评估。

动态变化：BNP 和 NT-proBNP 的动态变化对于评估治疗效果和预测预后具有重要意义。例如，治疗后水平下降提示心功能改善，而持续升高则提示病情恶化或心血管事件风险增加。

4. 检查注意事项有什么？

为了确保 BNP 和 NT-proBNP 检测结果的准确性，患者需注意以下事项：

BNP 和 NT-proBNP 检测不受时间限制，可随时进行，且无需空腹。

检测前患者可正常饮食，但应避免剧烈运动或情绪激动，以免影响心脏负荷状态，从而导致检测结果波动。

对于特殊人群（如肥胖患者或肾功能不全者），检测结果可能受到体内代谢和分布状态的影响，需结合其他临床指标综合分析。

血液电解质检验

血液电解质检验是一种重要的血液检查，用于评估血液中电解质（如钠、钾、氯、钙等）的浓度，帮助了解人体内电解质平衡情况，对于诊断和治疗多种疾病具有关键作用。其主要作用是评估体内电解质平衡和监测治疗过程中电解质的变化。当电解质失衡时，可能引发高血压、心脏病、肾脏疾病等健康问题，通过血液电解质检验，医生能够及时发现异常并制订相应的治疗方案。

1. 血液电解质检验的适应证有什么？

血液电解质检验适用于评估水电解质平衡，常用于出现头晕、呕吐、腹泻等症状的患者，慢性疾病患者的病情监测，以及治疗过程中电解质变化的评估。

2. 血液电解质检验的禁忌证有什么？

血液电解质检验相对安全，但正在进行静脉注射或输液的患者需等注射或输液完成后再进行检查，以免影响结果的准确性。

3. 检查结果如何解读？

血液电解质的参考范围及其临床意义如下：

钠（Na）：正常范围为 135～145mmol/L。低于 135mmol/L 为低钠血症，常见于严重呕吐、长期胃肠减压、利尿剂使用过量等患者，可引起水盐代谢失衡，导致低渗性脑病等。高于 145mmol/L 为高钠血症，常见于尿崩症、肾上腺皮质功能亢进等患者，可引起口渴、尿量减少等。

钾（K）：正常范围为 3.5～5.5mmol/L。低于 3.5mmol/L 为低钾血症，常见于长期饮食不足、呕吐、腹泻、使用利尿剂等患者，可引起心律失常、肌肉无力等。高于 5.5mmol/L 为高钾血症，常见于肾功能不全、静脉输入过多的钾盐等患者，可引起心律失常、心脏骤停等。

氯（Cl）：正常范围为 96～106mmol/L。低于 96mmol/L 为低氯血症，常见于长期饮食不足、呕吐、腹泻等患者，可引起代谢性碱中毒等。高于 106mmol/L 为高氯血症，常见于肾功能不全、静脉输入过多的氯化钠溶液等患者，可引起代谢性酸中毒等。

钙（Ca）：正常范围为 2.09～2.60mmol/L。低于 2.09mmol/L 为低钙血症，常见于甲状旁腺功能减退、维生素 D 缺乏等患者，可引起抽搐、心律失常等。高于 2.60mmol/L 为高钙血症，常见于甲状旁腺功能亢进、多发性骨髓瘤等患者，可引起肾结石、消化性溃疡等。

磷（P）：正常范围为 0.97～1.61mmol/L。低于 0.97mmol/L 为低磷血症，常见于营养不良、长期腹泻等患者，可引起肌肉无力等。高于 1.61mmol/L 为高磷血症，常见于肾功能不全、骨折愈合期等患者，可引起血管钙化等。

4. 检查的注意事项有什么？

检查时间：血液电解质检验可以在任何时间进行，通常不需要特殊准备。

饮食：在进行血液电解质检验前，患者可以正常饮食。

药物：患者需要告知医生正在使用的药物，一些药物可能会影响电解质的浓度，因此在试验前需要停止使用或告知医生。

超声心动图

超声心动图（也称"Echo"）是一种无创的影像学检查，通过高频声波生成实时的心脏图像，帮助医生评估心脏的结构和功能。它能够显示心脏的大小、形状、室壁厚度、心腔内径及心脏的泵血功能，还能动态观察心脏瓣膜的开合情况和血流速度。超声心动图广泛用于诊断和监测各种心脏疾病，包括心力衰竭、心脏瓣膜病、先天性心脏病、心肌病和心包疾病等。由于其安全性高、无辐射、操作简便等，所以超声心动图已成为心血管疾病诊断的重要工具，同时也可用于术前评估和术后随访，帮助医生制订个性化的治疗方案。

经食管超声心动图（TEE）是一种特殊的超声心动图技术，通过将超声探头置入患者的食管内，从心脏的后方向前近距离探查心脏深部结构。由于食管与心脏后壁紧邻，TEE 能够避免胸壁、肺气和肋骨等结构的干扰，提供更清晰、准确的图像，尤其适用于评估心脏瓣膜、左心耳、心房间隔和主动脉等部位的病变。TEE 在诊断感染性心内膜炎、心房血栓、先天性心脏缺损及术中心脏功能监测中具有重要价值。尽管其侵入性较高，但 TEE 的风险较低，通常在局部麻醉下进行，患者耐受性良好，是复杂心脏病变诊断的重要补充手段。

1. 什么情况下需要做这个检查（适应证）？

超声心动图是一种常用的心脏检查，适合怀疑有心脏问题的人。例如，体检时发现心脏杂音、心脏增大，或者有心脏病家族史的人可以做这个检查。出现胸痛、心悸、气短、乏力或晕厥等症状时，超声心动图能帮助判断是否与心脏有关，如是否有心肌缺血、心律失常或心脏结构异常。它还能检查心脏瓣膜是否正常，是否有狭窄或关闭不全的问题。超声心动图可以测量心脏的大小、形状和泵血能力，评估心脏是否肥大、扩张或功能减弱，还能通过观察血流速度和方向发现先天性心脏病或瓣膜病变。对于心包积液、心包炎等心包疾病，它也能提供重要信息。此外，手术或治疗前后，超声心动图还可以评估心脏功能变化，高血压、糖尿病等高危人群也可以通过超声心动图早期发现心脏问题。

2. 什么时候不能做这个检查（禁忌证）？

通常情况下，超声心动图是一种非侵入性的检查方法，没有特殊的禁忌证。

3. 如何解读检查结果？

左心室射血分数（LVEF）是评估心脏泵血功能的重要指标，反映左心室在心动周期中泵出的血液占左心室舒张末期容积的百分比。正常范围为 55% ～ 75%，在此范围内，心脏泵血功能被认为是正常的。LVEF 低于 50% 提示心功能受损，而低于 30% 则代表心功能严重受损。根据 LVEF 的数值，心力衰竭可分为收缩性心力衰竭（LVEF ＜ 40%）、中间型心力衰竭（LVEF 为 40% ～ 49%）和射血分数保留的心力衰竭（LVEF ≥ 50%）。

左心房内径（LAD）：是评估左心房大小的重要指标，正常范围为 25 ～ 30mm。左心房内径大于 30mm 可能提示左心房扩大，这可能与心房颤动、高血压或瓣膜病有关。左心房的大小变化可以反映心脏的压力负荷和容量负荷情况。

室间隔厚度（IVS）和左心室后壁厚度（LVPW）：室间隔厚度（IVS）和左心室后壁厚度（LVPW）用于评估心肌厚度，正常范围各为 8 ～ 11mm。IVS 或 LVPW 大于 11mm 可能提示心肌肥厚，这可能由高血压或肥厚型心肌病引起。心肌厚度的变化可以影响心脏的收缩和舒张功能。

心脏瓣膜情况超声心动图可以评估心脏瓣膜的开合情况和是否存在反流。瓣膜的异常，如狭窄或反流，可能需要进一步的诊断和治疗。瓣膜功能的正常与否直接影响心脏的血液流动效率和心脏的整体功能。

肺动脉压是评估肺循环和心脏负荷的重要指标，正常情况下静息状态下不应超过 25mmHg。肺动脉压高于 25mmHg 可能提示肺动脉高压，这需要进一步评估肺部和心脏的血液循环情况。肺动脉高压可能与多种心脏和肺部疾病相关，需要及时诊断和管理。

4. 做这个检查的注意事项有哪些？

对于经胸超声心动图（TTE），通常不需要特殊准备，患者只需放松并配合医生操作即可。在检查过程中，患者需要躺在床上，医生将超声探头放置在胸部不同位置，通过调整探头角度获取心脏的图像。对于经食管超声心动图（TEE），患者需要在检查前 8 ～ 12 小时禁食禁水，以减少胃内容物对检查的干扰并降低误吸风险。检查时，患者需接受局部麻醉以减轻不适感，并在医生指导下吞咽超声探头。整个过程通常在数十分钟内完成，检查后需观察一段时间以确保安全。TEE 检查后短时间内避免进食热饮或硬质食物，以防止食管刺激或损伤。

双平面法和 Simpson 法

双平面法和 Simpson 法是用于评估心脏功能，特别是 LVEF 的超声心动图技术。双平面法通过获取心脏不同切面的图像（通常是心尖四腔心切面和心尖二腔心切面），结合几何模型来估算心脏的体积和功能，提供更全面的心脏结构信息。Simpson 法，又称为双平面 Simpson 法或双平面面积－长度法，通过将左心室分割成多个薄片，计算每个薄片的面积和厚度来估算整个左心室的体积。这种方法使用心尖四腔心切面和心尖二腔心切面获取图像，能够更准确地计算左心室的舒张末期容积（LVEDV）和收缩末期容积（LVESV），进而计算出 LVEF。Simpson 法被认为是评估 LVEF 的金标准，因为它考虑了心脏形状的变化和不规则性。

TEE

经食管超声心动图（TEE）是一种通过将超声探头插入食管来获取心脏详细图像的技术。由于食管紧邻心脏，TEE 能够提供比经胸超声心动图更清晰和高分辨率的心脏图像，特别是对心脏后部结构进行观察。该技术常用于评估心脏瓣膜病变、心房和心室的结构异常、心脏内血栓及感染性心内膜炎等情况。TEE 在心脏手术中也被广泛应用，以实时监测心脏功能和手术效果。尽管 TEE 是一种侵入性检查，但其提供的详细信息对于复杂心脏病的诊断和治疗具有重要价值。

冠状动脉 CT 血管成像

冠状动脉 CT 血管成像（CTA）是一种先进的无创性心脏影像学检查方法，通过多层螺旋 CT 结合静脉注射碘对比剂，生成冠状动脉的高分辨率三维图像。它能够清晰显示冠状动脉的解剖结构、血管腔内的狭窄程度、斑块性质（如钙化斑块或非钙化斑块）及血管壁的病变情况。与传统的冠状动脉造影（CAG）相比，CTA 具有无创、操作简便、检查时间短等优势，特别适用于低至中危冠心病患者的筛查和评估。近年来，随着 CT 技术的不断进步，CTA 在冠心病的早期诊断、风险分层和治疗决策中发挥着越来越重要的作用。

1. 冠状动脉 CT 血管成像的适应证有什么？

CTA 适用于疑似冠心病的患者，尤其是出现心绞痛、胸痛等症状但其他检查结果不明确者。它可用于评估冠状动脉狭窄程度、斑块性质及冠状动脉变异或异常解剖结构（如冠状动脉起源异常）。对于无症状但具有冠心病高危因素（如高血压、高胆固醇、糖尿病、吸烟或家族史）的患者，CTA 可用于早期筛查和风险评估。此外，CTA 在心脏手术前的冠状动脉评估中也具有重要价值。

2. 冠状动脉 CT 血管成像的禁忌证有什么？

CTA 不适用于严重肾功能异常患者，因为碘对比剂可能加重肾损伤。孕妇或疑似妊娠者应避免检查，以免 X 线对胎儿造成潜在风险。对碘对比剂过敏的患者也不适合进行 CTA，除非经过充分的抗过敏处理。此外，心率过快或不规则（如未控制的心房颤动）及无法配合屏气的患者可能影响图像质量，需谨慎选择。

3. 冠状动脉 CT 血管成像检查的结果如何解读？

检查结果的解读方法如下：

冠状动脉狭窄程度通过冠状动脉 CTA 评估分为六类：未见明确狭窄及斑块表示冠状动脉血管无动脉粥样硬化，风险较低；管腔轻微狭窄（小于 25%）显示粥样硬化斑块存在，通常建议生活方式调整和监测；管腔轻度狭窄（25%～49%）可能需要药物治疗；管腔中度狭窄（50%～74%）通常需要更积极的药物治疗和可能的介入治疗；管腔重度狭窄（75%～99%）显著限制血流，通常需要介入治疗如支架植入或旁路移植手术；管腔闭塞（100%）则需介入以恢复血流。不同狭窄程度需根据患者症状和健康状况制订个性化治疗方案。

冠状动脉 CTA 不仅可以评估狭窄程度，还能揭示斑块性质，通常分为三种：钙化斑块、非钙化斑块和混合斑块。钙化斑块主要由钙沉积组成，影像上呈高密度区域，较为稳定且风险较低，但仍可能导致血管狭窄。非钙化斑块由脂质和纤维组织构成，密度较低，易破裂，风险较高，可能引发急性冠脉综合征。混合斑块包含钙化和非钙化成分，表现为混合密度区域，风险介于两者之间。了解斑块性质对于评估心血管事件风险和制定治疗策略至关重要，钙化斑块通常需监测和管理风险因素，而非钙化和混合斑块可能需要更积极的治疗与监控。

冠状动脉钙化积分（CAC）是一种通过 CT 扫描测量冠状动脉中钙化斑块数量的无创性方法，用于评估冠心病的风险。钙化积分是冠状动脉粥样硬化的标志，积分越高，冠心病风险越大。CAC 积分通常分为以下几个等级：0 分表示没有钙化，冠心病风险极低；1～99 分表示轻度钙化，冠心病风险较低；100～399 分表示中度钙化，冠心病风险中等；400 分及以上表示重度钙化，冠心病风险显著增加。CAC 积分有助于指导临床决策，特别是在评估无症状个体的心血管风险时，可以帮助制定个性化的预防和治疗策略。

冠状动脉 CTA 在某些情况下可能不准确，受多种因素影响。心率过快或不稳定会导致图像模糊，影响结果准确性，因此医生通常会在检查前给予药物降低心率。严重的冠状动脉钙化可能产生"伪影"，使得评估血管狭窄程度变得困难。肥胖患者由于较厚的身体组织，可能降低 CT 扫描的分辨率，影响图像质量。检查过程中，患者需要屏住呼吸以获得清晰图像，呼吸不当可能导致模糊。对比剂的使用对于图像清晰度至关重要，注射不当或对比剂过敏会影响结果。此外，心脏或血管的异常解剖结构，如先天性冠状动脉畸形、异常的血管走行或心脏位置异常（如镜像心），可能导致标准 CTA 技术难以准确评估。复杂斑块，特别是钙化斑块，会对图像产生显著影响，因为钙化区域的高密度可能掩盖或伪影化血管腔，导致狭窄程度的误判。

4. 冠状动脉 CT 血管成像检查的注意事项有哪些？

进行冠状动脉 CT 血管成像检查前需要注意以下几点：

首先，务必告知医生您的过敏史和病史，尤其是对药物或对比剂的过敏情况。检查过程中可能需要注射一种称为对比剂的物质，以帮助医生更清晰地观察血管和器官。如果您有对比剂过敏史或肾功能不全，必须提前告知医生，以便采取必要的预防措施。检查后，建议适当饮水，以帮助身体排出对比剂。此外，虽然检查涉及一定的辐射，但辐射剂量通常很小，不会对健康产生显著影响。

冠状动脉造影

冠状动脉造影是一种重要的心脏血管检查方法，通过数字减影血管造影（DSA）引导的 X 线显影技术，直观显示冠状动脉的解剖结构及病变情况。通过向冠状动脉内注射对比剂，可以清晰观察血管的走行、分支、狭窄或堵塞的部位及程度，为冠心病等心血管疾病的诊断和治疗提供重要依据。冠状动脉造影是评估冠状动脉病变的"金标准"，其在心血管疾病的诊断和治疗决策中具有不可替代的作用。其主要作用是评估冠状动脉的狭窄和堵塞情况，明确冠心病的诊断，并判断病变的严重程度和范围，为后续治疗提供依据。若发现严重狭窄或闭塞，可在造影的同时进行经皮冠状动脉介入治疗（PCI），如球囊扩张或支架植入，以恢复血流、改善心肌供血。此外，冠状动脉造影还可用于评估冠状动脉旁路移植术后的血管通畅性，以及其他心血管疾病（如心脏瓣膜病或先天性心脏病）对冠状动脉的影响。

1. 冠状动脉造影的适应证有什么？

冠状动脉造影适用于评估冠心病或其他冠状动脉相关疾病的患者。其主要包括典型心绞痛症状或急性冠状动脉综合征（如心肌梗死、不稳定型心绞痛）患者；非侵入性检查提示冠状动脉病变需进一步明确者；心脏瓣膜病或先天性心脏病术前评估；冠状动脉支架植入术或旁路移植术后随访；不明原因的心功能不全或心律失常怀疑冠状动脉病变者；以及高危人群（如冠心病家族史或多种危险因素）出现疑似症状时。

2. 冠状动脉造影的禁忌证有什么？

冠状动脉造影需谨慎用于对碘对比剂过敏、严重肾功能不全、急性心力衰竭或严重心律失常患者。出血倾向或服用抗凝药物者可能增加出血风险，妊娠期女性因 X 线对胎儿的潜在影响一般不建议检查。此外，未控制的感染或严重全身性疾病（如贫血）也可能增加并发症风险。

3. 冠状动脉造影的结果如何解读？

冠状动脉造影的结果主要关注冠状动脉的狭窄程度、病变部位、病变长度及血流情况。狭窄程度通常通过直径法测量，即狭窄处血管直径与正常血管直径的比值，按照四级法分为轻度（狭窄＜50%）、中度（狭窄为 50%～70%）和重度（狭窄＞70%）狭窄。重度狭窄通常对心肌供血产生显著影响，可能导致心绞痛或心肌梗死。病变部位和长度也是评估的重要指标，如左主干病变或左前降支近段病变通常预后较差。此外，医生还会结合冠脉血流储备分数（FFR）等功能性指标，进一步评估狭窄对心肌血流的影响，为治疗决策提供依据。

4. 稳定型冠心病患者进行经皮冠状动脉介入治疗的指征是什么？

对于稳定型冠心病患者，是否进行经皮冠状动脉介入治疗（PCI）需要综合评估病变的解剖特点和功能性指标。以下情况通常建议进行 PCI：

左主干病变：直径狭窄 > 50%，因其对心肌供血的影响较大。

左前降支近段病变：狭窄 ≥ 70%，该部位供血范围广，病变可能导致大面积心肌缺血。

多支病变伴左心室功能减低：如 2 支或 3 支冠状动脉病变合并左心室射血分数下降。

大面积心肌缺血：通过心肌核素显像等方法证实缺血面积大于左心室面积的 10%。

此外，对于药物治疗效果不佳的患者，PCI 可以改善症状，如任何血管狭窄 ≥ 70% 伴心绞痛，且优化药物治疗无效；慢性心力衰竭患者，缺血面积大于左心室面积的 10%；存活心肌的供血由狭窄 ≥ 70% 的罪犯血管提供。

5. 冠状动脉造影的注意事项有什么？

在进行冠状动脉造影前，患者需要做好充分准备，以确保检查的安全性和准确性。首先，患者应向医生详细告知自己的病史、过敏史及是否存在肾功能异常或凝血功能障碍。检查前通常需要空腹 6 ~ 8 小时，以减少胃肠道反应的风险。部分患者可能需要停用某些药物（如二甲双胍）或调整抗凝药物的剂量。在检查过程中，医生会通过股动脉或桡动脉插入导管，将其引导至冠状动脉开口处，并注入对比剂以显影冠状动脉。患者需要保持安静，避免不必要的动作，以免影响图像质量。检查过程中可能会感到短暂的胸闷或热感，这是对比剂注射引起的正常反应。检查后，患者需要卧床休息数小时，观察穿刺部位是否有出血或血肿，并适当饮水以促进对比剂的排出。如果出现胸痛、头晕或其他不适，应及时告知医生。对于肾功能不全患者，术后应加强水化治疗，并根据需要使用药物保护肾功能。

心脏磁共振成像

心脏磁共振成像（CMR）是一种无创性、非放射性的心脏检查方法，能够提供高分辨率的心脏图像，并全面评估心脏的结构和功能。与其他影像学检查相比，CMR 具有无辐射、图像清晰度高、组织分辨率优良的优势，可通过多种成像序列获取心肌、心腔、血管及周围组织的详细信息，广泛应用于心血管疾病的诊断和治疗。CMR 能够精确评估心肌的形态、厚度和功能状态，帮助诊断各种心肌病（如肥厚型心肌病、扩张型心肌病和限制型心肌病），并通过延迟增强技术（LGE）检测心肌纤维化、瘢痕及坏死区域，从而评估心肌梗死的范围和严重程度。此外，CMR 可用于评估心脏瓣膜病，提供瓣膜解剖和功能的详细信息，如反流或狭窄等病变情况。在冠心病诊断中，心肌灌注成像可用于评估心肌缺血的程度和范围，同时 CMR 还可用于检测心脏肿瘤、心包疾病及大血管病变（如主动脉夹层和动脉瘤）。在治疗过程中，CMR 还可用于监测治疗效果，如评估药物治疗或手术后的心功能改善情况，为医生调整治疗方案提供科学依据。

1. 心脏磁共振成像的适应证有什么？

CMR 适用于多种临床情况，尤其是在其他成像方法无法提供足够信息或存在禁忌时。它是评估心肌病的首选检查之一，特别是在怀疑肥厚型心肌病、扩张型心肌病或心肌炎时。此外，对于心脏瓣膜病患者，CMR 可提供瓣膜病变的解剖和功能信息，是超声心动图的重要补充。先天性心脏病患者也可通过 CMR 进行复杂心脏解剖的评估，帮助制订治疗计划。对于疑似冠心病的患者，CMR 可通过心肌灌注成像和延迟增强技术评估心肌缺血和梗死情况。心脏肿瘤、心包疾病（如心包积液、心包炎）及大血管疾病（如主动脉夹层）也是 CMR 的重要适应证。此外，对于接受心脏手术的患者，CMR 可以评估手术效果，如观察心脏重构情况或人工瓣膜功能。需要注意的是，CMR 还可用于筛查遗传性心脏病或家族性心肌病患者的心脏病变风险。

2. 心脏磁共振成像的禁忌证有什么？

尽管 CMR 是一种安全的检查方法，但某些情况下可能不适合进行。体内有金属植入物的患者需要特别注意，如传统的心脏起搏器、除颤器或非核磁检查（MRI）兼容的金属植入物可能受到强磁场的影响，导致设备故障或组织损伤。然而，近年来，MRI 兼容的起搏器和除颤器已经问世，因此患者在检查前应告知医生详细的植入物信息以确保安全。对于严重幽闭恐惧症的患者，由于检查需要在封闭的 MRI 设备中完成，可能无法耐受检查。妊娠早期的女性通常不建议进行 MRI 检查，尽管目前尚未发现 MRI 对胎儿有明确的不良影响。此外，严重肾功能不全的患者可能无法使用含钆对比剂，因为这可能增加肾源性系统性纤维化（NSF）的风险。对钆对比剂过敏的患者也需提前告知医生，避免使用对比剂或选择替代方案。

3. 检查结果如何解读？

CMR 的结果解读需要结合临床表现和其他检查结果。通过不同的成像序列，CMR 可以提供丰富的解剖和功能信息。例如，心肌 T_1 和 T_2 加权像可以评估心肌水肿、纤维化或脂肪浸润，帮助诊断心肌炎或心肌病。延迟增强成像（LGE）是 CMR 的核心技术之一，它通过显示心肌瘢痕或坏死的区域，能够评估心肌梗死的范围和程度。心肌灌注成像则可用于检测冠心病患者的心肌缺血情况，帮助判断是否需要进一步的介入治疗。功能成像可以测量左心室和右心室的射血分数、心室容积和心肌质量，从而全面评估心功能状态。此外，CMR 还可以通过流量成像评估心脏瓣膜的功能，如反流量和狭窄程度。对于心脏肿瘤或心包疾病，MRI 可以清晰显示肿瘤的大小、位置及其与周围组织的关系，为进一步治疗提供参考。

4. 检查的注意事项有什么？

在进行 CMR 前，患者需要充分了解检查过程并做好准备。首先，患者应向医生详细告知自己的病史、过敏史及是否有金属植入物或妊娠的可能性。在检查前，可能需要空腹数小时，以便获得更清晰的图像或减少对比剂的不良反应。部分检查可能需要注射钆对比剂，因此对于对比剂过敏或肾功能不全的患者需提前告知医生，以采取相应的预防措施。在检查过程中，患者需要保持静止并配合医生的指示，避免运动导致图像模糊。检查时产生的噪声是正常现象，患者可以使用耳塞或耳罩以减少不适。此外，检查结束后，建议患者多饮水以促进对比剂的排出。如果患者在检查过程中感到不适，如头晕、恶心或胸闷，应及时通知医生。对于幽闭恐惧症患者，检查前可考虑使用镇静剂以缓解焦虑。

心脏支架与磁共振成像

大多数现代心脏支架由非磁性材料制成，如不锈钢或钴铬合金，因此通常可以安全进行 MRI 检查。然而，支架的具体型号和植入时间可能影响 MRI 的安全性，因此患者在检查前应提供详细的支架信息，确保医生能够做出正确的判断。通常建议在支架植入后的 6～8 周再进行 MRI 检查，以避免早期检查可能导致支架移位或影响愈合。对于传统的心脏起搏器和除颤器，强磁场可能干扰设备功能甚至导致故障，因此通常不建议进行 MRI 检查。然而，近年来开发的 MRI 兼容型起搏器和除颤器在特定条件下可以安全使用。患者应确认其设备是否为 MRI 兼容型号，并在检查前咨询心脏病专科医生。即使是 MRI 兼容设备，也需要在检查前对设备进行编程调整，并在有心脏监测和急救设备的环境下完成检查。检查后，医生可能需要重新调整起搏器的设置，以确保设备功能正常运行。

心脏起搏器与磁共振成像

传统的心脏起搏器通常不建议进行 MRI 检查，因为强磁场可能会干扰起搏器的功能，甚至导致设备故障。然而，近年来，已经有专门设计的 MRI 兼容起搏器问世，这些设备在特定条件下可以安全地进行 MRI 检查。患者应首先确认其起搏器是否为 MRI 兼容型号，并咨询心脏病专科医生进行专业评估。即使起搏器是兼容的，仍需在检查前对设备进行特定的编程调整，并在有心脏监测和急救设备的环境下进行 MRI 检查，以确保安全。在检查完成后，可能需要对起搏器进行重新检查和调整，以确保其功能正常。

心肌核素检查

心肌核素检查（又称心肌核医学显像）是一种无创性、功能性心脏检查方法，通过放射性核素标记的药物（如锝-99m、铊-201 或氟-18）评估心肌的血流灌注、代谢和功能状态，提供心肌细胞活性、血流分布和代谢功能的动态信息。该检查敏感性和特异性较高，尤其适用于早期检测心肌缺血、评估心肌活性及判断心脏疾病的严重程度和治疗效果。心肌核素检查可用于评估冠状动脉供血情况，检测心肌缺血范围和严重程度，明确心肌梗死的部位和大小，并通过代谢显像诊断代谢异常疾病（如糖尿病心肌病或心肌炎）。此外，它还能评估冠状动脉介入治疗或旁路移植术后的血流恢复情况，判断心肌存活性，为进一步治疗（如介入治疗或心脏移植）提供依据，同时评估心脏功能（如左心室射血分数和心肌收缩功能）并预测心血管事件风险。

1. 心肌核素检查的适应证有什么？

心肌核素检查适用于评估心肌缺血、梗死和存活性，主要用于冠心病的诊断和病变范围评估，尤其适症状不典型或其他检查结果不明确的患者。它还可用于评估心肌梗死的部位和范围、心力衰竭患者的心肌灌注状态，以及冠状动脉介入治疗或手术后的血流恢复情况。此外，该检查对特殊心肌病（如心肌炎、肥厚型心肌病）和心脏肿瘤的诊断有帮助，并可用于高危人群的早期筛查。

2. 心肌核素检查的禁忌证有什么？

心肌核素检查一般不适用于孕妇或哺乳期女性，以避免放射性核素对胎儿或婴儿的潜在影响。严重肝肾功能损伤患者因核素代谢和排泄受限需谨慎使用，对放射性药物或负荷试验药物过敏者应避免检查。此外，急性心肌梗死、严重心律失常或未控制的高血压患者，以及严重肥胖或胸腔畸形导致图像质量差者，也可能不适合进行此检查。

3. 心肌核素检查的结果如何解读？

心肌核素检查的结果解读需要结合患者的临床症状和其他检查结果，主要从心肌灌注、代谢和心功能三个方面进行分析。心肌灌注显像：正常情况下，放射性核素标记的药物在心肌内均匀分布，显像结果均匀。如果心肌缺血或梗死，受损区域的药物摄取减少或完全没有摄取，显像中会出现"冷区"或"缺损区"。通过对比静息和负荷状态下的显像，可判断缺血是否可逆：负荷时出现缺损、静息时恢复的为可逆性缺血（提示心肌存活），而静息和负荷状态下均有缺损的为不可逆性缺血（提示心肌梗死）。心肌代谢显像：通过观察心肌对放射性标记葡萄糖或脂肪酸的摄取情况，评估心肌细胞的代谢活性。

正常心肌代谢活跃，显像均匀；若代谢异常（如缺血、坏死或功能受损），则药物摄取减少或缺失，显像中表现为代谢异常区域，这对诊断糖尿病心肌病、心肌炎等代谢相关疾病尤为重要。心功能评估：通过测量左心室射血分数、心腔容积和心肌收缩功能，评估心脏整体功能状态。射血分数降低或心腔扩大提示心功能下降，预后较差，需及时调整治疗。此外，心肌核素检查还能评估冠状动脉病变对心肌的功能性影响，如缺血面积和严重程度，为是否进行介入治疗或优化药物治疗提供重要依据。

4. 心肌核素检查的注意事项有什么？

在进行心肌核素检查前，患者需要做好充分准备，以确保检查的安全性和准确性。

检查前准备：患者应向医生详细告知自己的病史、过敏史及是否妊娠或哺乳。检查前通常需要空腹 4～6 小时，以减少胃肠道对药物代谢的干扰。此外，患者可能需要停用某些药物（如 β 受体阻滞剂、硝酸酯类药物等），以避免影响检查结果。

检查过程：患者需要在静息和负荷状态下接受检查。负荷试验可能通过运动（如跑步机）或药物（如腺苷、多巴酚丁胺）诱导心脏负荷，患者需配合医生的指导。检查过程中，医生会注射放射性核素标记的药物，药物一般不会引起不适，但注射时可能会有轻微疼痛。注射后需要等待一定时间（通常为 30 分钟至数小时），以便药物在体内分布。

检查后注意事项：检查结束后，患者应适当饮水，帮助体内的放射性物质尽快排出。放射性核素的剂量较低，对人体影响很小，但仍需避免与孕妇或婴儿长时间接触。

特殊情况处理：如患者在检查过程中感到胸痛、头晕或其他不适，应及时告知医生。对于无法进行运动负荷试验的患者，可以选择药物负荷试验作为替代方案。

心电图

心电图（ECG）是一种无创性、简便且快速的心脏检查方法，通过记录心脏电活动变化生成波形图，提供心脏节律、传导功能和心肌状态的实时信息，是评估心脏结构和功能的重要工具。作为基础的心脏检查方法，心电图广泛用于诊断心律失常（如房颤、早搏）、心肌缺血或梗死、心肌肥厚、传导异常（如房室传导阻滞）等疾病，还可评估药物或电解质紊乱对心脏的影响。心电图不仅用于疾病诊断，还可监测治疗效果（如药物治疗或起搏器植入），并在健康体检中作为评估心脏健康的重要手段，尤其适用于心血管高危人群的筛查。

1. 心电图的适应证有什么？

心电图适用于评估心脏功能和诊断心脏疾病，常用于胸痛、胸闷患者检测心肌缺血或梗死；心悸、晕厥患者判断心律失常或传导异常；高血压患者评估左心室肥厚；以及心力衰竭患者辅助判断类型和严重程度。此外，心电图可用于监测电解质紊乱（如高钾血症）引起的心电异常，评估药物对心脏的影响，术前检查或常规体检，以及职业健康评估和甲亢、肺栓塞等特殊疾病的诊断。

2. 心电图的禁忌证

心电图是一种安全、无创的检查方法，通常没有绝对禁忌证。

3. 心电图的结果如何解读？

心电图的结果需要由专业医生进行解读，因为普通人在阅读心电图时可能会误解其含义。以下是一些常见的心电图结果解读：

一看生死：主要看 ST-T 段有没有变化，最严重的是 ST 段抬高型心肌梗死。如果 ST 段抬高，可能表示心肌缺血或心肌梗死。此时需要紧急就医。

二看快慢：正常心跳是 60～100 次/分。长期锻炼的人或者运动员，心跳可能会偏慢一些，但太快也不好。如果心跳超过 150 次/分或更快，可能需要进行紧急处理。

三看节律：看看心脏节律是否整齐。如果不整齐，可能存在心律失常，如早搏等。如果心律失常未发现，医生可能会建议做一个 24 小时动态心电图，以便于明确诊断心律失常的类型。

4. 心电图检查的注意事项有什么？

在进行心电图检查时，患者需要遵循以下注意事项以确保结果的准确性：

检查前准备：患者应放松身体，避免剧烈运动或情绪紧张，因为这些因素可能影响心率和心电图结果。如果患者正在服用影响心脏功能的药物，应告知医生。

检查过程：患者需脱掉上身衣物，躺在检查床上，保持安静并避免说话或移动肢体。医生会在胸部、手臂和腿部贴上电极，以记录心脏的电活动。检查过程通常无痛，仅需几分钟。

检查后注意事项：心电图检查结束后，患者可以立即恢复日常活动。如果心电图提示异常，医生可能会进一步安排其他检查（如超声心动图、冠状动脉造影等）。

特殊人群的处理：对于皮肤过敏或烧伤患者，电极可能无法正常贴附，需采取特殊措施；对于孕妇或儿童，医生会根据生理特点调整解读标准。

5. 心电图的局限性有什么？

虽然心电图是重要的心脏检查工具，但也存在一定局限性。心电图只能记录短时间内的心脏电活动，可能无法捕捉到间歇性或偶发性的异常。此外，心电图主要反映心脏的电生理变化，对心脏的结构性改变（如瓣膜病、心肌病）敏感性较低，因此需要结合超声心动图、心脏磁共振成像等影像学检查进行全面评估。正常的心电图结果并不完全排除心脏疾病，尤其是早期冠心病或隐匿性心律失常患者，可能需要进行其他检查以进一步确认。

动态心电图

动态心电图（Holter 监测）是一种无创性的心脏检查方法，通过连续记录心脏电活动（通常持续 24 小时或更长时间），动态反映心脏在日常活动、工作或睡眠中的电生理变化。相比静态心电图，动态心电图能够捕捉间歇性或偶发性的心律失常和心肌缺血问题，为心脏疾病的诊断和治疗提供更全面的数据支持。其主要作用包括记录心率变化范围（如最快、最慢和平均心率），检测各种心律失常（如房性早搏、室性早搏、心房颤动、心动过速或心动过缓），以及监测心肌缺血的动态变化，特别是无症状性缺血。此外，动态心电图可评估治疗效果（如抗心律失常药物、起搏器治疗或射频消融术），帮助医生调整方案。对高危心血管患者、运动员等特殊人群，该检查还可用于长期监测心脏健康和风险评估。

1. 动态心电图的适应证有什么？

动态心电图主要用于评估心律失常和心肌缺血，适合不明原因的心悸、晕厥或头晕患者，帮助捕捉间歇性心律失常（如心房颤动、室性早搏）。对于胸痛或胸闷但常规心电图无异常者，可通过动态心电图记录活动或情绪波动时的心肌缺血表现。此外，该检查可评估心律失常的类型和严重程度，监测药物或起搏器治疗效果，并用于高危人群（如冠心病或猝死家族史患者）的心脏电活动监测。术后或介入治疗随访及特殊职业人群的健康评估（如飞行员、运动员）也常用动态心电图。

2. 动态心电图的禁忌证有什么？

动态心电图是一种安全的无创检查方法，通常没有绝对禁忌证。

3. 动态心电图的结果如何解读？

动态心电图的结果解读需要结合患者的症状和病史，由医生综合分析。它记录了 24 小时内心脏的电活动，主要包括以下方面：

心率范围：动态心电图会显示一天中最快心率、最慢心率和平均心率。如果心率过快（如窦性心动过速），可能与情绪紧张、运动或心律失常有关；如果心率过慢（如窦性心动过缓），可能提示窦房结功能异常、药物作用或其他病理情况。

心律失常：动态心电图能捕捉到各种心律失常，如房性早搏、室性早搏、心房颤动、阵发性心动过速或心动过缓等。医生会根据异常心律的类型、频率和持续时间，判断其对患者心脏功能的影响及是否需要治疗。

心肌缺血：通过观察 ST 段的变化，动态心电图可以识别心肌缺血，尤其是那些没有症状的隐匿性缺血。ST 段下移或上抬的时间、持续时间和严重程度可以为诊断和治疗提供依据。

动态心电图还可用于观察药物或手术的疗效，如抗心律失常药物是否减少了早搏，或者射频消融术后是否消除了心动过速。特殊情况记录：动态心电图还能捕捉患者在特定情况下（如运动、情绪波动或睡眠时）的异常心电活动，帮助医生找到诱发因素并制订个性化的治疗方案。动态心电图的全面数据为判断心脏健康状况和制订治疗计划提供了重要依据。

4. 动态心电图检查的注意事项有什么？

为了确保动态心电图检查结果的准确性，患者需要注意以下事项：

检查前准备：患者应向医生详细告知自身病史、过敏史和当前用药情况，尤其是正在服用的抗心律失常药物或其他心血管药物。医生可能会根据需要调整用药方案，以避免药物影响检查结果。

佩戴记录器期间的注意事项：患者需按医生的指导佩戴记录器，并保持日常生活的正常状态，不要刻意改变生活方式。记录器应避免接触水，因此在检查期间不能洗澡、游泳或进行剧烈出汗的活动。

避免电磁干扰：患者需避免接触强电磁场，如微波炉、磁铁或某些电子设备，以免干扰记录器的信号采集。

记录活动和症状：患者在佩戴记录器期间应记录自己的活动和症状（如胸痛、心悸或头晕）的发生时间和情况，以便医生在分析动态心电图时与心电变化进行对应。

检查后注意事项：检查结束后，患者应将记录器交还医生进行数据分析。如果检查期间出现严重不适或症状加重，应及时联系医生。

5. 动态心电图的局限性有什么？

尽管动态心电图在心脏疾病的诊断和监测中具有重要作用，但它也存在一定的局限性。首先，动态心电图只能记录电活动的变化，无法直接反映心脏的结构性异常（如瓣膜病、心肌病等），因此需要结合超声心动图或其他影像学检查进行全面评估。其次，动态心电图的记录时间通常为 24 小时，可能无法捕捉到更长时间间隔内发生的异常心电活动。对于这些患者，可选择植入式长期心电监测设备。此外，动态心电图的结果可能受患者活动状态、情绪波动和外界干扰的影响，因此解读时需结合患者的具体情况综合分析。

心电图负荷试验

心电图负荷试验是一种安全、非侵入性的心脏检查方法，通过在运动或药物刺激下记录心脏的电活动，评估心脏在负荷条件下的功能和疾病风险。与静息心电图相比，负荷试验能够模拟心脏在压力状态下的工作情况，帮助发现静息状态下无法检测到的异常。通常通过平板运动或药物负荷（如多巴酚丁胺）增加心脏的工作负荷，观察心脏的电活动、血流动力学变化及患者症状反应，是诊断和评估心血管疾病的重要工具。该试验可用于检测心肌缺血（如冠心病）、评估运动诱发的心律失常、判断心脏储备功能及评估药物或手术治疗效果。对于冠心病患者，负荷试验能识别心肌缺血的严重程度和分布范围，为进一步检查（如冠状动脉CTA或冠状动脉造影）提供依据，同时预测心血管事件风险（如心肌梗死或猝死）。通过观察负荷状态下的心电图变化、血压反应和症状表现，医生可制订精准治疗方案并评估疾病预后。

1. 心电图负荷试验的适应证有什么？

心电图负荷试验适用于评估心脏功能和诊断心血管疾病，主要包括冠心病的诊断与评估（如检测心肌缺血，尤其是静息心电图正常但怀疑冠心病者）、心绞痛的严重程度及无症状性心肌缺血的判断、心肌梗死后心脏储备功能的评估、运动诱发性心律失常的检测，以及冠状动脉支架植入或旁路移植术后的随访。此外，该试验适用于高血压、糖尿病等高危人群的筛查，特殊职业人群（如飞行员、运动员）的健康评估，以及药物疗效的观察。

2. 心电图负荷试验的禁忌证有什么？

心电图负荷试验禁用于急性心肌梗死、不稳定型心绞痛、严重心律失常（如持续性室性心动过速）、严重心脏瓣膜病（如主动脉瓣狭窄）、未控制的高血压（收缩压＞200mmHg或舒张压＞110mmHg）及严重肺部疾病（如COPD或肺动脉高压）。近期手术或创伤患者、妊娠期女性也需谨慎评估风险。医生会根据患者病史和检查结果综合判断试验的安全性。

3. 如何解读心电图负荷试验的结果？

心电图负荷试验的结果需要由医生综合分析，主要通过观察心电图变化、血压反应、心率变化及患者的症状来评估心脏功能和疾病风险。

心率和血压反应：正常情况下，随着运动强度增加，心率和收缩压会逐渐升高。如果心率异常减慢或收缩压下降超过10mmHg，可能提示心脏储备功能受损或存在严重心脏病变。

ST段变化：ST段下移（≥0.1mV，持续1分钟以上）是心肌缺血的典型表现，尤其是水平型或下斜型下移；而ST段抬高（≥0.1mV）可能提示严重的透壁性心肌缺血，与冠状动脉主干或近段严重狭窄有关。

心律失常：试验中如果出现室性早搏、房性早搏或室性心动过速等心律失常，可能提示心脏电活动异常，需要进一步评估。

症状表现：患者在试验中出现胸痛、头晕、乏力或呼吸困难等症状，需结合心电图变化来判断是否与心肌缺血或其他心脏问题有关。

运动耐量：通过观察患者达到的最大运动负荷水平，可以评估心脏的储备能力和耐受性，运动耐量低可能提示心功能不全或冠心病。

如果试验结果呈阳性（如 ST 段下移或典型心绞痛），医生通常会建议进一步检查，如冠状动脉 CTA 或冠状动脉造影，以明确冠状动脉病变的具体情况。

需要注意的是，心电图负荷试验可能出现假阳性或假阴性结果。假阳性是指试验结果显示异常（如 ST 段下移），但实际上冠状动脉并无明显病变，常见于女性、贫血、心脏肥大或电解质紊乱患者。假阴性是指试验结果正常，但患者实际上存在冠状动脉病变，可能与病变较轻或侧支循环代偿有关。因此，试验结果需要结合患者的症状、病史和其他检查（如冠状动脉 CTA 或冠状动脉造影）进行综合判断，以避免误诊或漏诊。

4. 心电图负荷试验的注意事项有什么？

为了确保检查的安全性和准确性，患者在进行心电图负荷试验时需注意以下事项：

检查前准备：患者需告知医生完整的病史和用药情况，尤其是抗心绞痛药物或 β 受体阻滞剂的使用情况。检查前避免剧烈运动和过量饮食，保持充足的休息。

穿着合适：建议穿着宽松的运动服和舒适的运动鞋，以便于运动试验的进行。

配合医生指示：在试验过程中，患者需按照医生的指导逐步增加运动强度，并及时报告任何不适症状（如胸痛、头晕或呼吸困难）。

避免干扰因素：试验当天避免饮用含咖啡因的饮料或吸烟，以免影响心率和血压反应。

检查后注意事项：试验结束后，患者应休息片刻，观察是否有延迟出现的不适症状。如果试验结果异常，需按照医生建议进行进一步检查或治疗。

5. 心电图负荷试验的局限性有什么？

尽管心电图负荷试验在心血管疾病的诊断中具有重要作用，但也存在一定局限性。首先，该试验对冠心病的敏感性和特异性有限，可能出现假阳性或假阴性结果，尤其是女性患者或存在基础心电图异常者。其次，试验结果可能受患者运动能力、药物使用和情绪状态的影响，因此需结合其他检查（如冠状动脉 CTA 或超声心动图）综合评估。此外，对于无法进行运动试验的患者（如肢体残疾或严重肺部疾病），需采用药物负荷试验替代，但药物试验可能存在一定风险，需谨慎选择。

颈动脉超声

颈动脉超声是一种无创的影像学检查，通过高频超声波对颈动脉进行实时成像和血流动力学评估。颈动脉是位于颈部两侧的重要大血管，负责将富含氧气的血液从心脏输送到大脑，维持脑部正常供血。颈动脉超声不仅能够清晰显示血管的解剖结构，还可以动态观察血流速度、方向及血管壁的状态，是评估动脉粥样硬化、血管狭窄及血栓形成的重要工具。由于其无辐射、操作简单、重复性好，颈动脉超声已被广泛应用于心脑血管疾病的筛查、诊断和监测。

颈动脉超声在评估全身动脉粥样硬化中具有重要意义。由于颈动脉是全身动脉系统的重要组成部分，其动脉粥样硬化的发生与全身其他部位（如冠状动脉、下肢动脉等）的动脉硬化具有一定的相关性。通过颈动脉超声，可以检测颈动脉内膜中层厚度（CIMT）、斑块形成及血管狭窄程度，这些指标不仅能反映局部血管病变，还可成为全身动脉粥样硬化的"窗口"，因为颈动脉的改变和心脑血管的改变有一定的相关性，检查颈动脉相当于抽样调查，可以帮助评估患者发生冠心病、脑卒中等心脑血管事件的风险。

1. 颈动脉超声检查的适应证有什么？

颈动脉超声适用于评估动脉粥样硬化及心脑血管疾病风险的患者，包括血脂异常、糖尿病、高血压、吸烟或肥胖等高危人群，用于筛查动脉粥样硬化及评估病变严重程度；脑卒中或短暂性脑缺血发作（TIA）患者，用于判断颈动脉狭窄或斑块脱落是否为病因；出现头晕、视力障碍、肢体无力等症状的患者，用于评估颈动脉狭窄及血流异常；冠心病、心肌梗死等心血管疾病患者，用于评估血管病变程度；需要进行心脑血管手术的患者，用于术前评估血管状态及并发症风险；以及已确诊动脉粥样硬化或颈动脉狭窄的患者，用于动态监测病变进展及治疗效果。

2. 颈动脉超声检查的禁忌证有什么？

颈动脉超声通常无绝对禁忌证，但某些情况可能影响检查准确性或增加风险，包括颈部严重外伤患者，因探头压迫可能加重损伤；颈部皮肤感染或溃疡患者，探头接触可能引起感染扩散或不适；颈动脉严重钙化患者，因超声波穿透受限可能影响图像质量；无法配合检查的患者（如严重认知障碍或躁动），可能需在特殊条件下完成检查。

3. 颈动脉超声检查结果如何解读？

颈动脉内膜中层厚度（CIMT）：正常参考值通常为 0.8 ～ 1.2mm。CIMT 增厚（≥ 1.0mm）提示早期动脉粥样硬化；局限性内膜增厚 ≥ 1.5mm 则定义为斑块。CIMT 增厚是心脑血管事件的独立危险因素，需引起重视。

颈动脉斑块：斑块的形态、大小和性质（稳定性或不稳定性）对风险评估至关重要。不稳定斑块（如表面破裂或含脂质核心较大）更容易脱落，引发脑卒中。

最大血流速度（PSV）：正常范围为 80 ～ 120cm/s。PSV 升高提示狭窄程度增加：轻度狭窄（PSV > 120cm/s）、中度狭窄（PSV > 230cm/s）、重度狭窄或闭塞（PSV 显著升高或血流中断）。

阻力指数（RI）：正常范围为 0.5 ～ 0.8。RI 升高（> 0.8）提示血管阻力增加，可能与严重狭窄或血栓形成有关。

血流方向和对称性：正常情况下，左右颈动脉的血流速度和方向应对称。如果出现明显不对称或反向血流，可能提示严重狭窄或闭塞。

4. 颈动脉超声检查的注意事项有什么？

颈动脉超声是一种安全的检查，无辐射危害，可在任何时间进行，不受空腹等条件限制。

检查前需保持颈部皮肤清洁，避免使用乳液或油性护肤品，以免影响超声探头与皮肤的接触。

检查过程中需按照医生的指令保持头部适当位置，以便获得清晰的图像和准确的数据。

5. 特殊人群的注意事项有什么？

对于颈部活动受限或病情较重的患者，需提前告知医生，以便调整检查方式或选择其他影像学检查（如 CT 或 MRI）。

如果检查发现异常（如斑块或狭窄），患者需根据医生建议定期随访，并采取相应的治疗措施（如药物治疗或生活方式干预）。

6. 颈动脉超声检查的局限性有什么？

尽管颈动脉超声在动脉粥样硬化和心脑血管疾病的诊断中具有重要价值，但其也存在一定局限性。例如，严重钙化或肥胖患者可能导致图像质量下降，影响结果的准确性。此外，超声检查无法直接评估颈动脉斑块的成分和稳定性，需结合其他检查（如 CT 血管成像或磁共振血管成像）进行进一步评估。因此，颈动脉超声的结果需与患者的临床表现和其他检查结果综合分析，以提高诊断的可靠性。

🧑‍⚕️ 直立倾斜试验

直立倾斜试验（head-up tilt test，HUTT）是一种用于评估自主神经功能和诊断晕厥原因的检查方法，特别适用于血管迷走性晕厥（神经介导性晕厥）的诊断。通过模拟体位变化（如从平卧到直立）的过程，观察患者的心率、血压及自主神经系统的反应，该试验能够评估心血管调节功能和自主神经系统的反应，帮助判断晕厥是否由神经调节异常引起。正常情况下，人体从平卧到直立时，血液因重力作用向下肢聚集，但通过交感神经调节，心率会加快，血管收缩以维持血压和脑部供血。然而，在某些患者中，这种调节机制可能异常，导致心率过慢（心动过缓）、血压过低（低血压）或两者同时发生，从而引发晕厥。直立倾斜试验可以明确晕厥的病因，尤其是神经介导性晕厥（如血管迷走性晕厥）、体位性心动过速综合征（POTS）或直立性低血压，同时还可评估自主神经功能障碍的严重程度，为治疗方案的制订提供依据。该检查具有非侵入性、操作相对简单的特点，是评估不明原因晕厥的重要工具之一，尤其在排除心源性晕厥后具有重要价值。

1. HUTT 的适应证有什么？

直立倾斜试验适用于反复不明原因晕厥的患者，尤其是心脏检查无异常者，可帮助判断是否存在神经介导性晕厥或直立性低血压；适用于怀疑血管迷走性晕厥、体位性心动过速综合征（POTS）或直立性低血压的患者，通过模拟体位变化评估血压和心率调节功能；还可用于评估自主神经功能障碍的患者，如糖尿病或帕金森病患者，明确神经调节异常的程度。

2. HUTT 的禁忌证有什么？

直立倾斜试验不适用于患有严重心脏病（如不稳定型心绞痛、近期心肌梗死）或静息状态下严重低血压的患者，以避免诱发危险事件；妊娠期女性因可能对胎儿造成风险不建议进行；急性疾病或感染患者需待病情稳定后再行检查；此外，无法配合检查的患者（如严重认知障碍者）也不适合进行此项试验。

3. HUTT 的结果如何解读？

混合型反应：表现为心率减慢（心动过缓）和血压下降（低血压）同时发生，提示存在神经介导性晕厥，通常与血管迷走性晕厥相关。

心脏抑制型反应：主要表现为心率显著减慢甚至短暂停止（窦性停搏或房室传导阻滞），血压可能轻微下降或正常，提示心脏的神经调节功能异常，可能需要进一步评估心脏功能。

血管抑制型反应：主要表现为血压显著下降（低血压），而心率变化不明显，提示血管的神经调节功能异常，可能与血管迷走性晕厥或直立性低血压相关。

体位性心动过速综合征：表现为直立时心率显著加快（增加＞30 次/分或心率＞120 次/分），伴随头晕、乏力等症状，但血压通常正常或轻微下降，提示存在自主神经功能异常。

正常反应：表现为心率和血压在体位变化过程中保持稳定，提示晕厥可能由其他原因引起（如心源性晕厥或癫痫）。

4. 检查的注意事项有什么？

试验前 4 小时需禁食禁水，以减少胃肠内容物对自主神经系统的干扰，并降低试验过程中出现恶心、呕吐等不适反应的风险。

患者需提前告知医生正在服用的药物，尤其是抗高血压药物、β 受体阻滞剂或其他可能影响心率和血压的药物。医生可能会根据情况建议暂停某些药物，以避免干扰试验结果。

患者应穿着宽松、舒适的衣物，以便在试验过程中保持放松，避免因衣物束缚影响血流或引起不适。

试验过程中患者需保持安静，避免不必要的动作或情绪波动，以确保结果的准确性。如果出现明显不适（如头晕、恶心、胸闷），应及时告知医生。

试验结束后，患者可能会感到轻微疲劳或头晕，建议休息片刻后再离开检查室。如果试验过程中诱发晕厥，需在医生观察下恢复正常后再离开。

5. 检查的局限性有什么？

尽管直立倾斜试验在诊断神经介导性晕厥和自主神经功能障碍中具有重要价值，但其也存在一定局限性。例如，试验的敏感性和特异性可能受患者个体差异和试验条件的影响，部分患者可能出现假阳性或假阴性结果。此外，直立倾斜试验主要用于评估神经介导性晕厥，对于心源性晕厥或其他原因引起的晕厥，其诊断价值有限。因此，试验结果需结合患者的病史、症状及其他检查结果（如心电图、动态心电图）进行综合分析，以提高诊断的准确性。

动态血压监测

动态血压监测是一种用于测量和记录血压在 24 小时内不同时间点变化的检查方法，其主要作用是全面评估白天和夜间的血压水平变化情况。相比于传统的偶尔测量血压，动态血压监测能够提供更准确和全面的数据，有助于诊断高血压、评估心血管疾病风险，并为治疗方案的制订和效果评估提供重要参考。

1. 检查的适应证有什么？

高血压诊断：有疑似高血压患者需要确定是否存在持续性高血压。

血压控制评估：已经诊断为高血压的患者，需要评估药物治疗效果和调整药物剂量。

随访监测：高血压患者或存在心血管疾病的患者需要定期监测血压。

2. 检查的禁忌证有什么？

皮肤严重受损或有感染的部位，会干扰血压袖带的黏附。

孕妇，特别是妊娠晚期或有宫内发育迟缓的情况。

心律失常或严重心脏病的患者。

3. 检查结果如何解读？

动态血压监测的结果通常包括平均血压、日间和夜间平均血压、血压变异性等参数。

白天和夜间血压：根据日间和夜间平均血压的比较，可以评估患者是否存在非典型高血压、昼夜节律紊乱等问题。目前尚无统一公认的动态血压检测正常值标准。根据我国有关文献推荐以下指标作为动态血压的正常参照标准，即：①24小时动态血压均值 < 130/80mmHg；②白天动态血压均值 < 135/85mmHg；③夜间动态血压均值 < 120/70mmHg。

血压变异性：指的是血压在24小时内的波动程度。过大的血压变异性可能与心血管风险增加和预后不良相关。平均白昼和夜间血压应该不同，夜间血压下降率应 ≥ 10%（计算方法为日间血压均值减去夜间血压均值，而后除以日间血压均值）。夜间血压比白昼血压下降10% ~ 20%，称为血压昼夜节律杓形改变（即昼夜节律正常）；< 10% 称为非杓形改变（即昼夜节律减弱或消失）；> 20% 称为极度杓形（或深杓形）改变，指夜间血压过度下降。正常人及多数高血压患者白天血压高于夜间血压10% ~ 20%，如不足10% 称为非杓形，大于20% 为深杓形。非杓型血压的高血压患者比杓型血压的高血压患者易发生心、脑、肾靶器官损害及心脑血管事件，也就是说非杓型高血压患者易发生左心室肥厚、冠心病、不稳定型心绞痛、急性心肌梗死、心脏性猝死及脑卒中。

4. 检查的注意事项有什么？

在进行动态血压监测前，请注意以下事项：

洗澡：避免在检查期间洗淋浴，以防止水对仪器的干扰。

昼夜节律：保持正常的日常活动和睡眠节律，尽可能真实地模拟自然状态。

记录事件：在监测期间应记录任何体育锻炼、应激事件、饮食习惯、药物使用等有可能影响血压的事件。

胸片与胸部 CT

胸片和胸部 CT 是医学影像学中常用的检查方法。胸片（胸部 X 线片）通过 X 线透视胸部结构，可显示肺部、心脏、胸腔及胸椎等情况，帮助初步评估胸部健康状况，为临床诊断和治疗提供依据。胸部 CT 则能提供高清晰度的三维图像，相较胸片对病变的显示更为清晰，能够发现细微病变，从而提高诊断的准确性。CT 检查包括平扫和增强两种方式，CT 平扫利用 X 线断层成像技术，清晰显示骨骼、器官和软组织结构，常用于诊断骨折、肿瘤、内出血及感染等病症；CT 增强则在平扫基础上通过静脉注射对比剂提高图像对比度和清晰度，能够更准确地评估血管疾病、肿瘤血供及炎症扩散情况。尽管 CT 增强提供更详细的诊断信息，但对比剂可能引起过敏反应或影响肾功能，因此需在检查前评估患者的过敏史和肾功能状态。

1. 胸片与胸部 CT 适应证有什么？

胸部影像检查，如胸片和胸部 CT，广泛用于诊断和评估多种疾病。对于呼吸系统疾病，如肺炎、肺结核、肺气肿和肺纤维化，影像检查可以帮助识别和监测病变。心血管疾病患者，如心脏病、心包炎、心肌炎和主动脉瘤，也可以通过影像检查评估心脏和大血管的状态。胸部肿瘤，包括肺癌、胸膜肿瘤和纵隔肿瘤，影像检查有助于确定肿瘤的大小和位置。此外，胸部外伤和畸形，如肋骨骨折、胸腔积液和气胸，也可以通过影像检查进行评估。预防性检查，如职业健康检查和体检，也常使用这些影像技术。

2. 胸片与胸部 CT 的禁忌证有什么？

在某些情况下，胸部影像检查可能不适合进行。怀孕妇女，尤其是在孕早期，应避免 X 线和 CT 扫描，因为辐射可能对胎儿造成损害。对于需要增强 CT 检查的患者，如果对碘剂或其他对比剂过敏，应避免使用含对比剂的检查。此外，严重肾功能不全的患者可能因对比剂加重肾功能损害，因此也应避免进行相关检查。

3. 如何解读检查结果？

影像学专家会根据影像特征和临床资料对病变进行定性和定位分析。影像诊断报告通常包括影像表现，如肺部炎症、肿块、结节和纤维化；病变定位，描述病变的部位、范围和大小；比较分析，与既往检查资料进行对比，观察病变的进展情况；诊断意见，提供初步的诊断建议。需要注意的是，影像学检查结果只能作为诊断和治疗的参考，不能完全替代临床观察和实验室检查。

4. 检查的注意事项有什么？

在进行胸片和胸部 CT 检查时，患者应注意与医生充分沟通，告知病史和药物过敏史，以便医生判断是否适合进行检查。遵循医嘱，在检查前后严格按照医生的要求进行饮食和用药调整。穿着适当，避免穿着含有金属材质的衣物，如钢托内衣和金属饰品。在检查过程中，保持放松，保持呼吸平稳，并遵循医生和技师的指导。

第十五章　心血管系统疾病常用药物

ACEI/ARB/ARNI 类药物

ACEI（血管紧张素转换酶抑制剂）、ARB（血管紧张素Ⅱ受体拮抗剂）和 ARNI（血管紧张素受体 – 脑啡肽酶抑制剂）是作用于肾素 – 血管紧张素 – 醛固酮系统（RAAS）的三类常用药物，广泛用于治疗高血压、心力衰竭、冠心病等心血管疾病。

ACEI 通过抑制血管紧张素转换酶（ACE），阻止血管紧张素Ⅰ转化为血管紧张素Ⅱ（Ang Ⅱ），减少 Ang Ⅱ 的缩血管作用，降低外周血管阻力，扩张血管，减轻心脏负荷，同时减少醛固酮分泌，促进钠和水的排泄以降低血压。此外，ACEI 还能通过减少缓激肽降解来提高缓激肽水平，进一步扩张血管，但可能引起干咳等副作用。

ARB 通过直接阻断 Ang Ⅱ 与其受体（AT1 受体）的结合，起到与 ACEI 类似的降压和心脏保护作用，但不影响缓激肽代谢，因此干咳的发生率较低。

ARNI 结合了 ARB（如缬沙坦）和脑啡肽酶抑制剂（如沙库巴曲）的作用，除阻断 Ang Ⅱ 与 AT1 受体结合外，还通过抑制脑啡肽酶［中性内肽酶（NEP）］提高内源性利钠肽（如脑钠肽）的水平，增强利尿、排钠、舒张血管和抗纤维化作用，从而进一步改善心脏功能和心脏重塑。

1. 药物作用

ACEI、ARB 和 ARNI 通过多种机制对心血管系统和肾脏产生保护作用。它们能够有效降低血压，减轻心脏的后负荷和前负荷，从而改善心脏的射血功能和舒张功能，延缓心脏重塑进程。ACEI 和 ARB 可减少心肌纤维化，改善心肌缺血，预防心力衰竭的恶化。ARNI 在此基础上进一步增强了利钠、排钠和舒张血管的作用，对心力衰竭患者的心功能改善尤为显著。此外，这三类药物均能改善肾脏血流动力学，降低肾小球内高压，减少蛋白尿，从而延缓慢性肾病的进展。通过这些机制，这些药物不仅能够控制血压，还能减少心血管疾病事件（如心肌梗死、脑卒中）的发生率，提高患者的生活质量和长期生存率。

2. 常见药物及用法

ACEI：常用药物包括培哚普利、贝那普利、卡托普利等。例如，贝那普利的推荐起始剂量为 10mg，每日 1 次，最大剂量可达 40mg，每日 1 次；卡托普利起始剂量为 6.25 ～ 12.5mg，每日 2 ～ 3 次，最大剂量为 150mg，每日 3 次。

ARB：常用药物包括氯沙坦、缬沙坦、厄贝沙坦等。例如，厄贝沙坦的起始剂量为 150mg，每日 1 次，最大剂量为 300mg，每日 1 次；缬沙坦的起始剂量为 80mg，每日 1 次，最大剂量可达 160mg，每日 1 次。

ARNI：常用药物为沙库巴曲缬沙坦，起始剂量通常为 100mg，每日 2 次（相当于沙库巴曲 49mg 和缬沙坦 51mg），最大剂量可达 200mg，每日 2 次（沙库巴曲 97mg 和缬沙坦 103mg）。

在用药过程中，需根据患者的血压、肾功能及不良反应情况调整剂量，同时需密切监测血钾水平和肾功能。

3. 用药适应证

高血压：ACEI 和 ARB 是高血压治疗的一线药物，尤其适用于伴有左心室肥厚、蛋白尿或糖尿病患者。ARNI 在高血压治疗中尚未广泛应用，但部分研究显示其对顽固性高血压可能具有潜在优势。

心力衰竭：ACEI 和 ARB 已被广泛用于射血分数降低的心力衰竭（HFrEF）患者，可改善心功能、减少住院率和死亡率。ARNI（如沙库巴曲缬沙坦）则被推荐为 HFrEF 患者的优选治疗方案，尤其适用于症状控制不佳或需要进一步改善预后的患者。

冠心病：ACEI 和 ARB 可通过改善心肌缺血、降低心肌梗死后左心室重构风险，减少再发心血管事件的发生率，适用于冠心病患者的长期管理。

糖尿病肾病和慢性肾病：ACEI 和 ARB 可降低肾小球内压，减少蛋白尿，延缓糖尿病肾病和其他慢性肾病的进展。

心肌梗死后左心室功能不全：ACEI 和 ARB 可改善心肌梗死后左心室功能，减少心力衰竭的发生率和死亡率。

4. 用药禁忌证

妊娠期：ACEI、ARB 和 ARNI 均可导致胎儿发育异常（如胎儿肾功能损害、羊水过少），因此孕妇禁用这些药物。

严重肾功能障碍：对于严重肾功能不全患者［如血肌酐＞265μmol/L 或肾小球滤过率＜30ml/（min·1.73m²）］，这些药物可能加重肾功能恶化，需慎重使用。

双侧肾动脉狭窄：ACEI 和 ARB 可能导致肾小球灌注进一步下降，加重肾功能损害，因此双侧肾动脉狭窄患者禁用。

高钾血症：ACEI、ARB 和 ARNI 均可抑制醛固酮分泌，增加血钾水平，因此血钾＞5.5mmol/L 的患者应避免使用。

过敏或不良反应：对 ACEI 或 ARB 有过敏史的患者禁用相应药物。ACEI 引起的血管性水肿患者也应避免使用 ARB 或 ARNI。

5. 用药注意事项

定期监测：用药期间需定期监测血压、肾功能（如血肌酐、尿素氮）和血钾水平，尤其是在用药初期或调整剂量后。

避免高钾饮食：避免摄入富含钾的食物（如橙子、西红柿、香蕉、菠菜等），同时慎用含钾补充剂或保钾利尿剂（如螺内酯）。

不良反应管理：ACEI 常见的不良反应包括干咳、低血压和高钾血症。若干咳严重，可考虑换用 ARB。ARNI 的不良反应发生率较低，但仍需警惕低血压、头晕、乏力等症状。

药物相互作用：ACEI、ARB 和 ARNI 可能与其他药物（如非甾体抗炎药、保钾利尿剂）发生相互作用，增加发生肾功能损害或高钾血症的风险。

在心力衰竭治疗中，ARNI（如沙库巴曲缬沙坦）已成为 HFrEF 患者的优选方案。由于 ARNI 与 ACEI/ARB 作用机制不同，转换时需注意避免不良反应（如血管性水肿、高钾血症等）。从 ACEI 转换为 ARNI 时，需停用 ACEI 至少 36 小时后再开始 ARNI，以避免缓激肽积累导致血管性水肿，起始剂量通常为沙库巴曲缬沙坦 50mg，每日 2 次，并密切监测血压、肾功能和血钾水平；从 ARB 转换为 ARNI 时，可直接停用 ARB 后开始 ARNI，无需等待间隔期，起始剂量通常为沙库巴曲缬沙坦 100mg，每日 2 次，同样需监测血压、肾功能和血钾水平，及时调整剂量以避免低血压或高钾血症。

个体化治疗：用药剂量和方案需根据患者的具体情况（如年龄、肾功能、合并疾病）个体化调整，避免过度降压或药物相关并发症。

抗血小板药物

抗血小板药物是一类能够抑制血小板聚集和血栓形成的药物，广泛用于治疗和预防心脑血管疾病，通过干预血小板的活化与聚集过程，降低血栓形成风险，从而减少心肌梗死、脑卒中等缺血性事件的发生率。阿司匹林通过抑制环氧合酶（COX，主要是 COX-1），减少血栓素 A2（TXA2）的生成，抑制血小板活化与聚集；氯吡格雷和替格瑞洛通过抑制血小板 ADP 受体（P2Y12），阻止 ADP 介导的血小板聚集，其中氯吡格雷为不可逆抑制剂，而替格瑞洛为可逆抑制剂，起效更快且作用可控；双嘧达莫通过抑制磷酸二酯酶，增加腺苷水平，抑制血小板聚集并扩张血管；吲哚布芬为可逆的环氧合酶抑制剂，与阿司匹林作用机制相似，但胃肠道耐受性更好，适用于阿司匹林不耐受的患者；铝镁匹林则是含阿司匹林和抗酸成分的复方制剂，通过中和胃酸减少胃肠道刺激，同时发挥抗血小板作用，适合需长期使用阿司匹林但胃肠道耐受性较差的患者。这些药物通过不同机制发挥作用，是缺血性心脑血管疾病预防和治疗的重要组成部分。

1. 常见药物

阿司匹林：常用剂量为每日口服 100mg（肠溶片），建议空腹服用，最大剂量可达 300mg。该药为经典抗血小板药物，被广泛用于预防心肌梗死、脑卒中等缺血性事件。

氯吡格雷：每日口服 75mg，餐前或餐后均可，通过不可逆抑制 P2Y12 受体阻止 ADP 介导的血小板聚集，常用于急性冠脉综合征及冠状动脉支架植入术后的抗血小板治疗。

替格瑞洛：每日口服 2 次，每次 90mg，建议与食物同服以改善胃肠道耐受性，是一种可逆的 P2Y12 受体拮抗剂，起效快，适用于急性冠脉综合征患者，尤其是高危人群。

双嘧达莫：常与阿司匹林联合使用（如阿司匹林 - 双嘧达莫复方制剂），每次 200mg，每日 2 次，建议餐前服用，用于预防脑卒中复发。

吲哚布芬：每日口服 100～200mg，通常分两次服用，建议餐后服用以减少胃肠道不适，作用机制与阿司匹林类似，但其作用可逆且胃肠道副作用较少，适用于阿司匹林不耐受者。

铝镁匹林：每日口服 1～2 片，具体剂量根据患者情况调整，建议餐后服用，适用于需长期使用阿司匹林但胃肠道耐受性较差的患者，通过中和胃酸减少胃刺激，同时发挥抗血小板作用。

2. 用药适应证

抗血小板药物主要用于预防和治疗心脑血管疾病，包括冠心病（如稳定型心绞痛、急性心肌梗死）、冠状动脉介入治疗术后（如支架植入术后预防血栓形成）、缺血性脑卒中（二级预防）、外周动脉疾病（改善症状、降低血栓风险）及心血管高危人群的一级预防（如糖尿病伴多重危险因素者）。

3. 用药禁忌证

抗血小板药物禁用于活动性出血（如消化道出血或颅内出血）、出血性疾病（如血友病）、孕妇（尤其妊娠晚期）及对药物成分过敏者；手术前患者需在医生指导下停药以减少术中出血风险。

4. 用药注意事项

遵医嘱：严格按照医生的建议使用抗血小板药物，不得自行增减药量或停药，以免增加心脑血管事件的风险。

监测出血风险：长期使用抗血小板药物可能增加出血风险，应定期检查血常规和凝血功能，注意胃肠道出血（如黑便、呕血）或其他出血表现（如鼻出血、皮肤瘀斑）。

饮食注意：避免食用含咖啡因、酒精等刺激性物质的食物或饮料，以减少胃肠道刺激，降低出血风险。

药物相互作用：注意与其他药物的相互作用，尤其是抗凝药物（如华法林）、非甾体抗炎药（NSAID）等，可能显著增加出血风险。此外，质子泵抑制剂（如奥美拉唑）可能降低氯吡格雷的活性，应慎重联合用药。

定期随访：定期随访评估药物疗效和安全性，及时调整治疗方案。对于高危患者（如老年人或肾功能不全者），需特别关注药物的安全性和耐受性。

抗凝血药物

抗凝血药物是一类能够抑制血液凝固的药物，是预防和治疗血栓性疾病常用的一类药物，广泛用于治疗心血管疾病和血栓疾病。

1. 药物作用

抗凝血药物通过干预身体的凝血过程，防止血液过度凝固，从而减少血栓形成和相关心血管事件的发生。这类药物通过不同的机制发挥作用。例如，华法林通过抑制维生素 K 的作用来干扰多种凝血因子合成，而直接口服抗凝剂（DOAC）如利伐沙班和达比加群则直接抑制凝血因子 Xa 或凝血酶。通过这些作用，它们能够预防和治疗如静脉血栓栓塞和心房颤动引发的卒中等血栓性疾病。

2. 常见药物

常见的抗凝血药物包括华法林、利伐沙班、艾多沙班和达比加群等。

华法林是一种维生素 K 拮抗剂，其起始剂量通常为每日 2.5 ～ 5mg，具体剂量需根据患者的 INR 进行个体化调整，目标范围通常为 2 ～ 3（机械瓣膜患者可能需要更高的 INR 目标范围），使用时需定期监测 INR 以确保安全性和疗效。华法林的疗效易受饮食中维生素 K 含量的影响，患者应避免摄入过多富含维生素 K 的食物（如绿叶蔬菜、菠菜、甘蓝等），以免降低药物抗凝效果，同时饮食应保持稳定，避免维生素 K 摄入的剧烈波动。

利伐沙班是一种直接 Xa 因子抑制剂，常用于治疗和预防血栓性疾病。对于深静脉血栓和肺栓塞患者，初始治疗期（前 21 天）每日一次服用 15mg，随后改为 20mg 每日一次用于长期维持治疗及预防复发，建议随晚餐服用以提高吸收率。此外，利伐沙班还用于非瓣膜性心房颤动患者的卒中和全身性栓塞预防，推荐剂量为每日一次 20mg，但对于肾功能轻至中度受损的患者（肌酐清除率为 15 ～ 50ml/min），剂量应调整为每日一次 15mg，同样建议随餐服用以优化药物吸收。

达比加群是一种直接凝血酶抑制剂，每日分两次服用，每次 110mg 或 150mg，主要用于非瓣膜性心房颤动患者的卒中预防，其中 110mg 适用于 75 岁以上高龄患者、肾功能轻至中度受损者（肌酐清除率为 30 ～ 50ml/min）或存在高出血风险者，而 150mg 适用于一般患者。当肌酐清除率 < 30ml/min 时，缺乏数据，不推荐使用。达比加群的吸收受酸性环境影响，建议用药时足量饮水，并避免与质子泵抑制剂（如奥美拉唑）长期合用，以免降低药效。

艾多沙班同为 Xa 因子抑制剂，每日一次服用 30mg 或 60mg，具体剂量需根据患者的体重（≤ 60kg 服用 30mg）、肾功能（肌酐清除率为 15 ～ 50ml/min 服用 30mg）及出血风险调整。艾多沙班的服用不受饮食影响，可随餐或空腹服用，但对于肾功能不全或体重过轻的患者，应特别注意剂量调整和出血风险。

这些新型抗凝药物无需常规监测，但在肾功能不全、体重过轻或合并其他疾病时，需根据患者具体情况调整剂量，同时注意药物与饮食或其他药物的相互作用，以确保用药安全和疗效。

3. 用药适应证

抗凝血药物主要用于预防和治疗静脉血栓（如深静脉血栓和肺栓塞）、心房颤动引发的卒中预防及心脏瓣膜置换后的栓塞预防。它们同样在治疗和预防血栓性脑卒中及其他动静脉血栓性疾病中发挥着关键作用，通过降低血栓形成的风险，保护患者免受潜在的致命心脑血管事件。

4. 用药禁忌证

抗凝血药物的使用在若干情况下是禁忌的，包括但不限于活动性出血、出血性倾向、未经控制的高血压、严重肝功能障碍，以及妊娠期间（特别是口服华法林）。患者需要定期监测血常规和凝血功能，以避免严重出血。药物的选择和使用须根据具体病情及风险评估，在专业医师指导下进行。

5. 用药注意事项

遵医嘱使用：切勿自行更改剂量或停药，以确保安全和疗效。

监测出血风险：长期使用抗凝药物可能增加出血风险，如有皮下淤血、鼻出血、消化道出血等症状，应及时就医。

生活方式调整：避免剧烈运动和高风险活动以减少出血机会。

饮食注意：尤其在华法林治疗时，注意维持膳食中维生素 K 的一致摄入，避免过量食用含量高的食物（如菠菜、芹菜）。

药物相互作用：告知医生其他所有正在服用的药物，避免影响抗凝治疗的药效或增加出血风险。

抗心绞痛药物

抗心绞痛药物主要通过扩张冠状动脉、降低心脏负荷、减少心肌耗氧量等机制来缓解心绞痛症状。这些药物通过不同的作用途径改善心肌供氧与耗氧的不平衡，从而缓解心肌缺血，减轻心绞痛发作的频率和强度。硝酸酯类药物（如硝酸甘油）通过扩张静脉系统，减少心脏的前负荷和后负荷，改善心肌供氧。β 受体阻滞剂（如美托洛尔）通过减慢心率和降低心肌收缩力，减少心肌耗氧量，减轻心脏负担。钙通道阻滞剂（如地尔硫䓬）通过抑制钙离子内流，扩张冠状动脉和外周血管，降低心肌收缩力和血管阻力，改善心肌供血。部分中成药（如复方丹参滴丸）通过活血化瘀、扩张冠状动脉等机制，辅助缓解心绞痛症状。这些药物的综合作用显著改善心血管疾病患者的生活质量，并降低急性心肌梗死的风险。

1. 常见药物

硝酸甘油：是治疗急性心绞痛的首选药物，其作用迅速，通过舌下含服（每次 0.5mg），在数分钟内起效。必要时每隔 5 分钟可重复使用一次，最多 3 次。硝酸甘油通过扩张静脉系统减少心脏前负荷，同时扩张冠状动脉，改善心肌供氧。

单硝酸异山梨酯：是硝酸酯类药物的长效制剂，口服每日 2 ～ 3 次（每次 40 ～ 80mg），用于预防稳定型心绞痛的发作。其通过扩张静脉和动脉系统降低心脏负荷，改善冠状动脉血流。

尼可地尔：是一种用于治疗心绞痛的药物，5mg 口服，每日 3 次，具有扩张冠状动脉和小血管、改善心肌缺血的作用，同时兼具硝酸酯类和钾通道开放剂的双重特性。

美托洛尔：是一种选择性 β_1 受体阻滞剂，口服，每日 1 ～ 2 次（每次 25 ～ 100mg），通过减慢心率、降低心肌收缩力和血压，减少心肌耗氧量，适用于稳定型心绞痛和心肌梗死后的长期管理。

地尔硫䓬：是一种非二氢吡啶类钙通道阻滞剂，通常口服 30 ～ 60mg，每日 3 次。它通过扩张冠状动脉和外周血管，降低心肌收缩力和血管阻力，用于缓解稳定型心绞痛和变异型心绞痛。

曲美他嗪：是一种代谢调节剂，通过改善心肌能量代谢，减少心肌缺血损伤，适用于长期管理缺血性心脏病，每日口服 2～3 次，每次 20mg。

复方丹参滴丸（中成药）：由丹参、三七和冰片组成，通过活血化瘀、扩张冠状动脉、改善微循环缓解心绞痛症状。推荐剂量为舌下含服，每次 10 粒，每日 3 次，适用于稳定型心绞痛和冠心病的辅助治疗。

冠心苏合丸（中成药）：具有芳香开窍、活血止痛的作用，可用于缓解心绞痛发作。通常在心绞痛发作时口服，每次 1 丸。

2. 用药适应证

抗心绞痛药物主要用于治疗和预防缺血性心血管疾病，包括稳定型心绞痛、变异型心绞痛、急性冠脉综合征（如不稳定型心绞痛和心肌梗死）及冠状动脉支架植入术后的长期管理。这些药物通过减少心绞痛发作的频率和强度，提高患者的运动耐受性和生活质量。此外，抗心绞痛药物也可用于心肌缺血导致的其他症状（如心悸、胸闷）的缓解。对于冠心病高危人群，这些药物还可用于一级预防和二级预防，以降低心肌梗死和心血管死亡的发生率。中成药（如复方丹参滴丸）在心绞痛的慢性管理中也具有一定的辅助作用，特别适用于气滞血瘀型心绞痛患者。

3. 用药禁忌证

抗心绞痛药物在某些情况下禁用或需慎用。例如，硝酸酯类药物（如硝酸甘油、单硝酸异山梨酯）禁用于严重低血压（收缩压 < 90mmHg）、梗阻性肥厚型心肌病、右心室梗死和青光眼患者，因为可能导致血压进一步下降或加重病情。β 受体阻滞剂（如美托洛尔）禁用于严重心动过缓（心率 < 50 次/分）、Ⅱ度或Ⅲ度房室传导阻滞、失代偿性心力衰竭和支气管哮喘患者，因为可能加重心脏传导阻滞或诱发哮喘发作。钙通道阻滞剂（如地尔硫䓬）禁用于严重低血压、急性心肌梗死伴心力衰竭患者。中成药（如复方丹参滴丸）禁用于对药物成分过敏者，且孕妇慎用。此外，所有抗心绞痛药物在计划进行手术的患者中应在医生指导下调整用药。

4. 用药注意事项

遵医嘱使用：所有抗心绞痛药物应严格按照医生的建议使用，不可随意调整剂量或停药，以免影响疗效或引发不良反应。特别是 β 受体阻滞剂，突然停药可能导致反跳性高血压、心绞痛加重甚至心肌梗死。

避免药物耐受性：长期使用硝酸酯类药物可能导致耐药性，需采取间歇性用药策略（如每天留出 8～12 小时的无药间隔期）以维持疗效。

监测副作用：注意药物可能引起的副作用，如硝酸酯类药物可能导致头痛、面部潮红、低血压；β 受体阻滞剂可能引起乏力、心动过缓、外周冷感；钙通道阻滞剂可能引起踝部水肿、便秘等。如出现严重不适，应及时就医调整治疗方案。

生活方式调整：药物治疗期间，患者应避免饮酒和吸烟，保持健康饮食，限制盐分和脂肪摄入，适当锻炼以改善心血管功能。

药物相互作用：注意抗心绞痛药物与其他药物的相互作用。例如，硝酸酯类药物与磷酸

二酯酶 –5 抑制剂（如西地那非）合用可能导致严重低血压；β 受体阻滞剂与钙通道阻滞剂（如维拉帕米）合用可能导致心动过缓或房室传导阻滞。患者应定期与医生沟通，了解药物的相互作用。

中成药的合理使用：中成药（如复方丹参滴丸、冠心苏合丸）应在中医辨证指导下使用，避免与西药重复用药或过量使用。

β 受体阻滞剂

β 受体阻滞剂是一类常用于治疗心血管疾病和高血压的药物，作用机制明确且效果显著。它通过阻断体内的 β 肾上腺素受体，减慢心率、降低心肌收缩力，从而减少心肌的耗氧量，减轻心脏的负担，这对缓解心肌缺血、预防心绞痛发作及降低心血管事件（如心肌梗死、猝死）发生的风险非常有效。此外，β 受体阻滞剂还能抑制肾素 – 血管紧张素系统的过度激活，帮助扩张血管、降低血压，对高血压患者尤其有益。它们还常用于治疗心律失常（如心房颤动、室性早搏），通过稳定心率来改善症状。总体来说，β 受体阻滞剂不仅能保护心脏，还能改善血压和整体心血管健康，是治疗多种心血管疾病的重要药物之一。

1. β 受体阻滞剂的分类

非选择性 β 受体阻滞剂：如普萘洛尔，能够拮抗 $β_1$ 和 $β_2$ 受体。这类药物可能导致心动过缓、心脏收缩力减弱及支气管痉挛等。

选择性 $β_1$ 受体阻滞剂：如美托洛尔、阿替洛尔、比索洛尔，主要作用于心脏，副作用较小。这些药物通过降低心率和血压来减少心脏负担。

兼有 α 受体阻滞作用的 β 受体阻滞剂：如拉贝洛尔、卡维地洛，扩张外周血管、降低血压，对心绞痛和高血压有效。

脂溶性 β 受体阻滞剂：如拉贝洛尔、美托洛尔，能穿过血脑屏障，对中枢神经系统有影响。

水溶性 β 受体阻滞剂：如阿替洛尔、比索洛尔，难以通过血脑屏障，因此中枢副作用较少。

2. 常用药物及用法

（1）普通制剂

美托洛尔：口服，每日 1 ～ 2 次，剂量为每次 25 ～ 100mg，视患者情况调整。

阿罗洛尔：口服，每日 2 次，每次 10 ～ 15mg，根据患者情况调整。

普萘洛尔（非选择性 β 受体阻滞剂）：口服，每日 2 ～ 3 次，每次 10 ～ 40mg，剂量根据患者心率和病情调整，用于高血压、心绞痛、偏头痛预防等患者。

卡维地洛（兼具 α 和 β 受体阻滞作用）：口服，每日 2 次，每次 6.25 ～ 25mg，适用于高血压、慢性心力衰竭和心绞痛患者。

艾司洛尔（短效选择性 $β_1$ 受体阻滞剂）：静脉注射，初始剂量 0.5mg/kg 静脉注射，随后以 50 ～ 200μg/（kg·min）的速度静脉滴注，主要用于术中或术后高血压和快速型心律失常患者。

拉贝洛尔（兼具 α 和 β 受体阻滞作用）：口服，每日 2～3 次，每次 100～400mg，适用于高血压尤其妊娠高血压患者；静脉注射时，初始剂量 20mg，必要时每 10 分钟追加 20～80mg。

（2）长效制剂

美托洛尔缓释片（琥珀酸美托洛尔缓释片）：口服，每日 1 次，每次 47.5～190mg，剂量根据患者情况调整。其适用于高血压、慢性心力衰竭和心绞痛患者，药效持续 24 小时。

比索洛尔（本身为长效制剂）：口服，每日 1 次，每次 5～10mg，具体剂量由患者情况决定。药效持续 24 小时，其适用于高血压、慢性心力衰竭和心绞痛患者。

阿替洛尔（长效选择性 β_1 受体阻滞剂）：口服，每日 1 次，每次 25～100mg，剂量根据患者情况调整。药效持续 24 小时，适用于高血压、心绞痛和心律失常患者。

普萘洛尔缓释片：口服，每日 1 次，每次 40～80mg，剂量根据患者情况调整。药效持续 24 小时，其适用于高血压、心绞痛和偏头痛预防患者。

3. 用药适应证

β 受体阻滞剂广泛用于高血压、心绞痛、心肌梗死及慢性心力衰竭等心血管疾病的治疗和预防。它们通过降低血压、控制心率和减少心脏耗氧，保护心血管系统免受长期损伤。

4. 用药禁忌证

不能用于哮喘患者及严重低血压、心动过缓等情况下，因为这些药物可能加重症状。此外，糖尿病患者使用需谨慎，因为 β 受体阻滞剂可能掩盖低血糖症状。副作用包括心悸、低血压、胃肠道不适等，需要及时就医。

5. 用药注意事项

遵医嘱使用：严格按照医生的建议，不自行调整药量或突然停药，以免引发不良心血管事件。

监测身体反应：使用期间需注意监测心率和血压，如出现异常心悸或低血压及时就医。

避免交互作用：避免同时使用含交感神经兴奋剂的药物，如麻黄碱，以防不良反应。

健康生活方式：遵循健康生活方式，包括戒烟限酒、均衡饮食和适度运动，以支持药物效果，保持心血管健康。

❤ 伊伐布雷定

伊伐布雷定是一种用于治疗心绞痛和慢性心力衰竭的药物，通过选择性抑制心脏窦房结的 If 离子通道来降低心率，从而减少心脏的耗氧量，改善心绞痛症状，并提高心力衰竭患者的生活质量。它适用于慢性稳定型心绞痛患者，特别是对 β 受体阻滞剂不耐受或效果不佳的患者，以及慢性心力衰竭患者，以减少住院风险。通常起始剂量为 5mg，每日 2 次，根据心率和患者反应可调整剂量。禁忌证包括急性心力衰竭、严重低血压、心动过缓、心房颤动，以及对伊伐布雷定或其成分过敏者。使用期间需监测心率和心电图，并注意可能的视觉副作用，如视物模糊或光幻觉。

钙通道阻滞剂

钙通道阻滞剂（CCB）是一类广泛用于治疗心血管疾病和高血压的药物。它们通过抑制钙离子进入心肌细胞和血管平滑肌细胞，降低细胞内钙离子浓度，从而减弱心肌收缩力、降低心肌耗氧量，并使血管平滑肌松弛，达到扩张血管、降低血压和改善血流供给的效果。这类药物不仅能够扩张冠状动脉，增加心肌供氧，还能降低外周血管阻力，减轻心脏负担，因此在治疗高血压、心绞痛和某些心律失常等心血管疾病中发挥着重要作用。

根据作用特点，钙通道阻滞剂可分为以下几类：苯烷胺类（如维拉帕米）主要作用于心肌和血管平滑肌，显著扩张冠状动脉和外周血管，同时减少心肌耗氧量，常用于心律失常和心绞痛；苯并硫氮杂䓬类（如地尔硫䓬）兼具扩张血管和平稳心率的作用，适用于心绞痛和某些心律失常患者；二氢吡啶类（如硝苯地平）主要作用于外周血管平滑肌，显著扩张血管以降低血压，适合高血压患者，但可能引起反射性心动过速；第二代钙通道阻滞剂（如氨氯地平）作用时间更长，选择性更强，广泛用于长期高血压和心绞痛的管理。

1. 常用药物及用法

硝苯地平：口服，每日 1 ～ 2 次，每次 10 ～ 20mg，根据患者情况调整。

硝苯地平控释片：口服，每日 1 次，每次 30 ～ 60mg，根据患者情况调整。

氨氯地平：口服，每日 1 ～ 2 次，每次 5 ～ 10mg，剂量根据具体临床需求调整。

维拉帕米：口服，每日 3 次，每次 40 ～ 80mg，具体剂量依患者情况而定。

地尔硫䓬：口服，每日 2 ～ 3 次，每次 30 ～ 90mg；缓释制剂每日 1 次，每次 120 ～ 240mg。

非洛地平：口服，每日 1 次，每次 5 ～ 10mg，剂量可调整。

拉西地平：口服，每日 1 次，每次 2 ～ 4mg，必要时增至 6mg。

尼群地平：口服，每日 1 次，每次 10 ～ 20mg，根据患者情况调整。

贝尼地平：口服，每日 1 次，每次 4 ～ 8mg，根据患者情况调整。

左旋氨氯地平：口服，每日 1 次，每次 10 ～ 20mg，建议餐前服用。

尼卡地平：口服，每日 2 ～ 3 次，每次 20 ～ 40mg，根据患者情况调整。

乐卡地平：口服，每日 1 次，每次 10 ～ 20mg，建议餐前至少 15 分钟服用。

2. 用药适应证

钙通道阻滞剂适用于高血压、心绞痛及某些心律失常的治疗和预防。这些药物可扩张血管、减少心肌负担，是治疗和管理心血管疾病的重要选择。

用药禁忌证在低血压或心动过缓等特定情况下，钙通道阻滞剂是禁忌的。由于这些药物可能加剧血压和心率的下降，其使用需要谨慎评估。另需注意药物副作用，包括下肢水肿、头晕、乏力和胃肠道不适，需及时就医。

3. 用药注意事项

严格按照医生的建议服药，切勿自行调整剂量或停药，以免影响治疗效果或引发不良反应。

突然停药可能导致血压反弹性升高或诱发心血管事件，如心绞痛或心肌梗死，因此停药需在医生指导下逐步进行。

用药期间需密切观察身体变化，常见副作用包括头晕、面部潮红、心悸、下肢水肿（尤其是脚踝部位）、乏力、恶心等。如果症状严重或持续，应及时联系医生。此外，部分患者可能出现牙龈增生或便秘，这也是钙通道阻滞剂的常见副作用之一。

钙通道阻滞剂可能与其他药物或食物发生相互作用，如与其他降压药合用可能导致血压过低，与交感神经兴奋剂合用可能影响药效。此外，避免饮用葡萄柚汁，因为它可能干扰药物代谢，导致药物浓度升高，增加副作用风险。

药物治疗的同时，保持健康的生活方式非常重要。戒烟限酒、均衡饮食（如低盐低脂饮食）、适度运动和控制体重有助于药物发挥最佳疗效，同时降低心血管疾病的发生风险。

增强心肌收缩力的药物

增强心肌收缩力的药物是指能够提高心肌收缩力的一类药物，也被称为正性肌力药物。这类药物通过改善心肌细胞的功能，增强心脏泵血能力，在治疗心力衰竭和心功能不全等心血管疾病中具有重要意义。

1. 药物作用

增强心肌收缩力的药物主要通过增加心肌细胞内钙离子的含量和敏感性来提高心肌收缩力。具体而言，这些药物可能通过促进钙离子进入心肌细胞、抑制钙离子外流或增加肌浆网中钙离子的释放，从而增强心肌纤维的收缩能力。这种作用机制使得心脏在每次收缩时能够泵出更多的血液，从而提高心输出量，改善组织和器官的血液灌注。对于心力衰竭患者来说，增强心肌收缩力不仅可以缓解症状、改善生活质量，还能够延缓心脏功能的进一步恶化。然而，这类药物的使用需权衡利弊，因为过度增强心肌收缩可能增加心肌耗氧量，导致心律失常等不良反应。

2. 常见药物

（1）洋地黄类药物是临床上常用的增强心肌收缩力的药物之一，主要包括地高辛和洋地黄毒苷。

地高辛：主要用于慢性心力衰竭和心房颤动的治疗。地高辛通过抑制心肌细胞膜上的 Na^+/K^+-ATP 酶，间接增加细胞内钙离子水平，从而增强心肌收缩力。地高辛可口服或静脉注射，常用剂量为每日 0.125～0.25mg，具体剂量需根据患者年龄、体重、肾功能等因素调整。其治疗窗较窄，血药浓度需维持在 0.5～2.0ng/ml，过高可能导致中毒，表现为恶心、呕吐、视物模糊或心律失常。

洋地黄毒苷：与地高辛作用机制相似，主要用于急性心功能不全的短期治疗。其半衰期较长，需每日 1 次，尤其在肾功能不全患者中需谨慎调整剂量。

（2）多巴胺和多巴酚丁胺是快速起效的正性肌力药物，主要通过静脉注射给药，适用于急性心力衰竭或心源性休克的管理。

多巴胺：通过激活 β_1 肾上腺素受体，增强心肌收缩力，同时扩张肾血管，改善肾血流灌注。常用剂量为 $2 \sim 5\mu g/（kg \cdot min）$，剂量过高可能引起外周血管收缩和心律失常。

多巴酚丁胺：选择性激活 β_1 受体，增强心肌收缩力且不显著增加心率，常用于急性心力衰竭患者。剂量通常为 $2 \sim 10\mu g/（kg \cdot min）$，根据患者实时状况调整。

（3）磷酸二酯酶抑制剂，如米力农，通过抑制磷酸二酯酶 -3，增加细胞内 cAMP 水平，间接提高钙离子浓度，从而增强心肌收缩力，同时具有一定的血管扩张作用。适用于急性心力衰竭的短期治疗，但长期使用可能增加死亡风险。

（4）钙增敏剂，如左西孟旦，通过增强心肌对钙离子的敏感性，提高收缩力，同时具有血管扩张作用，适用于急性心力衰竭患者，通常通过静脉注射给药。

（5）维立西呱通过抑制可溶性鸟苷酸环化酶（sGC）增强一氧化氮（NO）信号通路，从而扩张血管、降低心脏负荷并改善心功能。适用于射血分数降低的慢性心力衰竭患者，能够减少心力衰竭恶化和住院风险。通常口服，每日 1 次，建议随餐服用以提高药物吸收。起始剂量为 2.5mg，根据患者的耐受情况逐步调整至 5mg 或 10mg 的维持剂量。

（6）中成药：在中医药领域，也有一些中成药具有增强心肌收缩力的作用，常用于辅助治疗心力衰竭或心功能不全。

参附注射液：由人参和附子组成，具有益气回阳、强心的作用，常用于急性心力衰竭或心源性休克的辅助治疗。通过静脉注射给药，可改善心肌收缩力和血液循环。

生脉注射液：由人参、麦冬和五味子组成，具有益气养阴、强心的作用，适用于心功能不全或心肌缺血的患者。

丹参滴丸：主要成分为丹参，具有活血化瘀、改善心肌供血的作用，可用于慢性心力衰竭患者的长期辅助治疗。

心宝丸：由麝香、人参等组成，具有强心作用，适用于心功能不全的辅助治疗。

3. 适应证

增强心肌收缩力的药物主要适用于因心力衰竭、心肌梗死或心源性休克等导致心功能不全的患者。这些药物通过增强心脏的泵血能力，改善循环系统的供血和组织供氧，从而减轻因心功能不全引起的呼吸困难、乏力等症状，显著改善患者的生活质量。急性情况下（如急性心力衰竭或心源性休克），这些药物可作为抢救措施迅速改善心功能。

4. 禁忌证

增强心肌收缩力的药物在某些情况下禁用或需谨慎使用。例如，洋地黄类药物在严重心律失常、肥厚型心肌病或急性心肌炎患者中可能加重病情，应慎用。多巴胺和多巴酚丁胺等药物在严重低血容量状态下禁用，需先纠正血容量不足。此外，长期使用增强心肌收缩力药物可能导致心肌耗氧量增加，从而加重心肌损伤，因此需权衡利弊。

5. 用药注意事项

严格遵医嘱：增强心肌收缩力的药物具有窄的治疗窗，患者不可自行增减药量或停药，以避免心血管事件发生。

监测生命体征：使用期间需密切观察心率、血压及心电图变化，尤其是洋地黄类药物，需定期监测血药浓度以避免中毒。

避免药物相互作用：如与含交感神经兴奋剂的药物合用可能增加心律失常风险，需谨慎。

健康生活方式：在药物治疗的同时，患者需戒烟限酒、均衡饮食、适当锻炼，以减轻心脏负担，提高治疗效果。

注意停药方式：避免突然停药，尤其是长期使用的患者，以免发生反跳性心力衰竭或其他心血管事件。

硝酸酯类药物

硝酸酯类药物是一类常用于心血管疾病治疗的药物，其通过扩张血管、降低血管阻力、增加血流量和减少心脏前后负荷来缓解心血管症状。这些药物能够有效改善心肌供氧状况，减轻心绞痛症状，并在心力衰竭的治疗中起到重要作用。硝酸酯类药物的作用机制主要是通过释放一氧化氮（NO），激活鸟苷酸环化酶，增加细胞内环磷酸鸟苷（cGMP）的浓度，从而使平滑肌松弛，扩张血管，尤其是静脉系统血管，减少心脏的前负荷，同时扩张冠状动脉，改善心肌灌注。

1. 常见药物

硝酸酯类药物的代表性药物包括硝酸甘油和单硝酸异山梨酯。

硝酸甘油：是一种起效迅速的药物，常用于急性心绞痛发作的缓解。其给药方式多样，包括舌下含服、喷雾、静脉注射或经皮贴剂。舌下含服是最常见的方式，剂量通常为每次0.5mg，每5分钟可以重复一次，如症状不缓解应该及时就医。硝酸甘油起效迅速，通常在1～3分钟缓解症状，但药效持续时间较短，适合急性发作的短期缓解。静脉注射硝酸甘油则用于急性心力衰竭或急性心肌梗死的抢救，剂量需根据患者的血压和症状实时调整。

单硝酸异山梨酯：是一种长效硝酸酯类药物，适用于心绞痛的长期预防，通常口服给药，每日2～3次，每次1～2片（20～40mg），具体剂量需根据患者的病情和耐受性调整。与硝酸甘油不同，单硝酸异山梨酯的起效时间较慢，但作用时间更长，适合慢性心绞痛的控制和预防。

其他硝酸酯类药物：如硝酸异山梨酯（ISDN），是一种短效药物，常用于心绞痛发作的缓解和预防，剂量为每次5～10mg，每日2～3次。硝酸异山梨酯也可用于静脉注射，适合急性心力衰竭的治疗。

2. 适应证

硝酸酯类药物主要适用于以下心血管疾病的治疗和预防：

心绞痛：硝酸酯类药物是治疗稳定型心绞痛和不稳定型心绞痛的首选药物，能够迅速缓解因冠状动脉供血不足引起的胸痛。对于慢性稳定型心绞痛，单硝酸异山梨酯等长效药物可用于症状控制，而硝酸甘油则用于急性发作的缓解。

心力衰竭：在急性心力衰竭或慢性心力衰竭急性加重时，硝酸酯类药物通过扩张静脉系统，减轻心脏的前后负荷，改善心功能和症状。

急性心肌梗死：硝酸酯类药物可通过扩张冠状动脉和减少心肌耗氧量，缓解心肌缺血症状，但需注意血压水平，避免低血压导致的灌注不足。

高血压危象：静脉注射硝酸甘油可用于快速降低血压，尤其适用于伴有心力衰竭或心肌缺血的高血压危象患者。

3. 禁忌证

硝酸酯类药物在某些情况下禁用或需谨慎使用：

过敏：对硝酸酯类药物过敏的患者禁用。

低血压：收缩压低于 90mmHg 的患者禁用，以免进一步降低血压，导致器官灌注不足。

血容量不足：如严重失血或脱水患者，使用硝酸酯类药物可能进一步降低血压，应避免使用。

闭角型青光眼：硝酸酯类药物可能加重眼内压升高，因此闭角型青光眼患者禁用。

颅内压升高：如颅内出血或颅脑损伤患者，硝酸酯类药物可能进一步升高颅内压，应禁用。

药物相互作用：禁止与磷酸二酯酶 -5 抑制剂（如西地那非、伐地那非）合用，以免引起严重低血压甚至休克。

4. 注意事项

遵循医嘱：硝酸酯类药物的用量和使用频率需严格遵医嘱，不可擅自调整剂量或停药，以免影响疗效或引发反跳性心绞痛。

耐药性：长期使用硝酸酯类药物可能导致耐药性，表现为药效逐渐减弱。为避免耐药性，可采用间歇性给药（如每日停药 8 ～ 12 小时）或联合其他抗心绞痛药物（如 β 受体阻滞剂或钙通道阻滞剂）治疗。

避免饮酒：饮酒可能增强硝酸酯类药物的降压作用，导致头晕、晕厥等不良反应。

不良反应：常见不良反应包括头痛、面红、低血压和心动过速。头痛是硝酸酯类药物的常见副作用，通常随着用药时间延长而逐渐减轻。若出现严重低血压或晕厥，应立即停止用药并就医。

健康生活方式：患者应保持健康的生活习惯，包括戒烟限酒、低盐低脂饮食、适当运动和控制体重，以帮助药物发挥最佳疗效并减少心血管事件的发生风险。

药物储存：硝酸甘油对光、热和湿度敏感，应存放在密闭、避光的容器中，并定期更换以保证药效。

5. 特殊人群用药

老年人：老年患者对硝酸酯类药物的耐受性较差，需从低剂量开始使用，密切监测血压和心率。

孕妇和哺乳期妇女：硝酸酯类药物在孕妇中的安全性尚未完全明确，需在医生指导下权衡利弊使用。哺乳期妇女用药时应谨慎，避免对婴儿产生潜在影响。

肝肾功能不全患者：硝酸酯类药物的代谢可能受肝肾功能影响，需调整剂量并监测药物的不良反应。

👨‍⚕️ 他汀类药物

他汀类药物是一类广泛用于治疗高脂血症和预防心血管疾病的药物，其主要作用机制是通过抑制肝脏内 3- 羟基 -3- 甲基戊二酰辅酶 A 还原酶（HMG-CoA 还原酶）的活性，从而减少胆固醇的合成，显著降低血液中的低密度脂蛋白胆固醇（LDL-C）水平。LDL-C 是动脉粥样硬化的主要致病因子，因此他汀类药物能够有效减少动脉粥样硬化斑块的形成和进展，降低冠心病、心肌梗死、脑卒中等心血管事件的发生风险。此外，他汀类药物还具有一定的抗炎和改善血管内皮功能的作用，有助于稳定动脉粥样硬化斑块，进一步降低心血管疾病的风险。由于其显著的降脂和心血管保护作用，他汀类药物已成为高胆固醇血症患者和心血管高危人群的基础治疗药物，需根据患者的具体情况选择合适的剂量和种类，并定期监测肝功能和肌酶水平以确保用药安全性。

1. 常见的他汀类药物

瑞舒伐他汀：每日 1 次，5 ～ 40mg，不受进餐影响，对肝功能影响较小，轻中度肾功能不全无需调整剂量，重度肾功能不全禁用。

阿托伐他汀：每日 1 次，10 ～ 80mg，不受进餐影响，需注意可能引起肝功能异常，肾功能受损患者无需调整剂量。

辛伐他汀：每日 1 次，10 ～ 40mg，睡前服用，高剂量可能增加肌病风险，肝功能异常者慎用，严重肾功能不全者需调整剂量。

普伐他汀：每日 1 次，10 ～ 40mg，睡前服用，对肝功能影响较小，药物相互作用少，肾功能不全者无需调整剂量。

氟伐他汀：每日 1 次，20 ～ 80mg，睡前服用，对肝功能影响较小，肾功能不全者无需调整剂量。

匹伐他汀：每日 1 次，1 ～ 4mg，睡前服用，对肝功能影响较小，但严重肾功能不全者需谨慎使用。

洛伐他汀：每日 1 次，20 ～ 80mg，随晚餐服用，可能引起肝功能异常，肾功能不全者需谨慎使用。

血脂康：每日 2 次，每次 600mg，随餐服用，主要成分为天然洛伐他汀，对肝功能有一定影响，需定期监测肝功能，肾功能不全者使用相对安全。

2. 适应证

他汀类药物主要用于治疗高胆固醇血症，同时作为心血管疾病的预防措施，尤其是对于存在高血脂风险的患者。此外，他汀类药物还可用于已确诊动脉粥样硬化性心血管疾病的患者，以降低其复发概率。

3. 禁忌证

在以下情况下，他汀类药物使用需特别注意或避免：肝功能异常（如转氨酶显著升高超过正常值的 3 倍）、妊娠期及哺乳期女性禁用。此外，一些患者可能出现副作用，如肌痛、肌无力或肝功能损害，需及时就医以做出适当调整。

4. 注意事项

按照医生指示的剂量和时间服用，通常建议在晚上服用（因为夜间是胆固醇合成的高峰期），以提高药效。切勿自行调整剂量或停药，否则可能导致血脂水平反弹或增加心血管事件的发生风险。

他汀类药物可能与某些药物或食物发生相互作用，如红曲霉素、氨苯蝶啶、环孢素、某些抗生素（如红霉素、克拉霉素）或抗真菌药（如伊曲康唑、氟康唑）等会增加他汀类药物的血药浓度，导致不良反应风险升高。此外，避免饮用葡萄柚汁，因为它会干扰药物代谢，增加药物在体内的浓度。

服药期间需注意是否出现肌痛、肌无力、肌肉僵硬或压痛等症状，这是他汀类药物可能引起的肌肉损伤表现，严重时可能发展为横纹肌溶解症（极少见但严重）。如出现上述症状，应立即停药并就医。

他汀类药物可能对肝脏造成一定负担，因此在用药前和用药期间需定期检查肝功能（如转氨酶水平）和血脂水平，以便医生根据检查结果调整剂量或治疗方案。如果出现黄疸、尿色加深或极度疲乏等肝功能异常的表现，应及时就医。

部分患者可能出现轻微的胃肠道不适（如恶心、腹痛、腹泻）或头痛等症状，通常较轻微且可耐受，但如症状持续或加重需咨询医生。

药物治疗的同时，患者需配合健康的生活方式，包括戒烟限酒、低脂低盐饮食、适度运动和控制体重等，这不仅能增强药物疗效，还能进一步降低心血管疾病的风险。

孕妇、哺乳期女性及计划妊娠者禁用他汀类药物，因为它可能对胎儿发育造成不良影响。此外，肾功能不全的患者需谨慎使用，医生会根据具体情况调整剂量。

非他汀类降血脂药物

非他汀类降血脂药物包括纤维酸类药物、胆汁酸螯合剂、肠道胆固醇吸收抑制剂、PCSK9 抑制剂、烟酸类药物、siRNA 类调血脂药物。

1. 纤维酸类药物（贝特类）

作用及作用机制：通过激活 PPAR-α，增加脂蛋白脂酶活性，显著降低血浆中的甘油三酯水平，并提高 HDL-C 水平。

代表性药物及用法用量：非诺贝特（每日 1 次，200mg）和吉非罗齐（每日 2 次，每次 600mg，饭前服用）。

适应证：主要用于高甘油三酯血症，尤其是伴有低 HDL-C 的患者。

禁忌证：严重肝肾功能不全、胆囊疾病及对该类药物过敏者禁用。

注意事项：需定期监测肝功能和肾功能，注意肌肉相关不良反应，避免与他汀类药物合用以减少肌病风险。

2. 胆汁酸螯合剂

作用及作用机制：通过与肠道中的胆汁酸结合，阻止其重吸收，促使肝脏将更多的胆固醇转化为胆汁酸，从而降低血浆胆固醇水平。

代表性药物及用法用量：考来烯胺（每日 4 ～ 16g，分次服用）和考来替泊（每日 1 次，3.75g）。

适应证：用于降低高胆固醇血症患者的 LDL-C 水平。

禁忌证：胆道梗阻患者禁用。

注意事项：可能影响其他药物的吸收，需与其他药物间隔服用，注意胃肠道不良反应如便秘。

3. 肠道胆固醇吸收抑制剂

作用及作用机制：通过抑制小肠对胆固醇的吸收，降低血浆胆固醇水平。

代表性药物及用法用量：依折麦布（每日 1 次，10mg）。

适应证：用于高胆固醇血症，常与他汀类药物联合使用以增强降脂效果。

禁忌证：活动性肝病患者禁用。

注意事项：需监测肝功能，注意与他汀类药物合用时的肝毒性风险。

4. PCSK9 抑制剂

作用及作用机制：通过抑制 PCSK9 蛋白，增加肝细胞表面 LDL 受体数量，显著降低 LDL-C 水平。

代表性药物及用法用量：阿利西尤单抗和依洛尤单抗，通常为皮下注射，每 2 ～ 4 周 1 次，具体剂量根据患者情况调整。

适应证：用于家族性高胆固醇血症及他汀类药物效果不佳的患者。

禁忌证：对药物成分过敏者禁用。

注意事项：需在专业医疗人员指导下使用，注意注射部位反应。

5. 烟酸类药物

作用及作用机制：通过抑制肝脏中胆固醇的合成和 VLDL 的输出，显著降低 LDL 和甘油三酯水平，同时提高 HDL-C 水平。

代表性药物及用法用量：缓释烟酸（如 Niaspan），起始剂量通常为每日 500mg，逐渐增加至每日 1000 ～ 2000mg。

适应证：用于降低高胆固醇血症中非 HDL-C 和甘油三酯水平，同时提升 HDL-C。

禁忌证：活动性肝病、消化性溃疡、严重糖尿病患者禁用。

注意事项：服用中需监测肝功能，注意面红和消化道症状，逐步调整剂量可减少不良反应。避免与酒精同服以降低肝毒性风险。

6. siRNA 类调血脂药物

siRNA 类调血脂药物是一种新兴的基因靶向治疗药物，通过干扰特定基因的表达，从源头上调控胆固醇代谢相关蛋白的合成，展现显著的降脂效果。其主要作用机制是通过靶向抑制 PCSK9 基因的表达，减少 PCSK9 蛋白的产生，从而增加肝细胞表面低密度脂蛋白受体（LDLR）的数量，显著降低血浆中 LDL-C 水平。代表性药物英克司兰（Inclisiran）是一种 siRNA 类降脂药物，适用于高胆固醇血症和动脉粥样硬化性心血管疾病患者。Inclisiran 通过皮下注射给药，每 6 个月 1 次，能够持续降低 LDL-C 水平达 50% 以上，且耐受性良好，适合需要长期降脂治疗的患者。

🧑‍⚕️ 利尿剂

利尿剂是一类通过促进体内钠、水和尿素排泄来减轻液体潴留的药物，常用于降压和消除水肿。其主要作用机制是通过促进肾脏排泄水分和电解质，降低血容量和心输出量，从而达到降低血压的效果，同时有效缓解因水钠潴留引起的水肿。利尿剂在临床上广泛应用于高血压、心力衰竭、肝硬化并发腹水等疾病的管理，能够改善患者的症状并减轻心血管系统的负担。

常见的利尿剂及用法如下：

1. 噻嗪类利尿剂

噻嗪类利尿剂（如氢氯噻嗪、氯噻酮、吲达帕胺）通过抑制肾小管对钠和氯的重吸收，增加尿液排泄，从而降低血容量和血压。常用于高血压的长期管理，尤其适合老年患者或伴有骨质疏松的患者，因为它们可减少尿钙排泄。用法上，氢氯噻嗪每日 1 次，12.5～25mg，早晨服用；氯噻酮每日 1 次，25～50mg；吲达帕胺每日 1 次，1.25～2.5mg。噻嗪类利尿剂可能引起低钾血症、低钠血症和高尿酸血症，因此需定期监测电解质水平。

2. 袢利尿剂

袢利尿剂（如呋塞米、托拉塞米、布美他尼）能抑制髓袢升支粗段对钠、钾和氯的重吸收，因此具有强效利尿作用，其适用于急性或严重水肿（如心力衰竭、肾病综合征、肝硬化腹水）及急性肺水肿的快速缓解。呋塞米每日 1～2 次，20～40mg，必要时可增加至 80mg；托拉塞米每日 1 次，5～20mg；布美他尼每日 1 次，0.5～2mg。袢利尿剂作用强，但长期使用可能导致电解质紊乱（如低钾血症、低钠血症）和脱水，需密切监测患者的电解质和肾功能。

3. 保钾利尿剂

保钾利尿剂（如螺内酯、阿米洛利、依普利酮）通过抑制远曲小管和集合管对钠的重吸收，同时减少钾的排泄，常与其他利尿剂联合使用以防止低钾血症。螺内酯每日 1～2 次，20～100mg，随餐服用；阿米洛利每日 1 次，5～10mg；依普利酮每日 1 次，25～50mg。螺内酯尤其适用于肝硬化腹水和醛固酮增多症患者，以及心力衰竭患者。保钾利尿剂可能引起高钾血症，尤其是肾功能不全患者或与 ACEI/ARB/ARNI 类药物联合使用时，需定期监测血钾水平。

4. 渗透性利尿剂

渗透性利尿剂（如甘露醇）通过增加肾小管内渗透压、减少水分重吸收，快速增加尿量，适用于急性肾衰竭、颅内压增高、眼内压增高（如青光眼急性发作）的紧急治疗。20% 甘露醇，0.5～1g/kg，每日 1～2 次，通常静脉滴注，根据病情调整剂量。使用时需注意避免过量导致心力衰竭或肺水肿，尤其是心功能不全患者。

5. 碳酸酐酶抑制剂

碳酸酐酶抑制剂（如乙酰唑胺）通过抑制肾小管碳酸酐酶活性，减少钠和碳酸氢盐的重吸收，利尿作用较弱，主要用于青光眼、代谢性碱中毒和高山病的治疗。乙酰唑胺每日 1～2 次，250～500mg，早晨服用。长期使用可能导致代谢性酸中毒，因此需谨慎使用并监测酸碱平衡。

适应证：利尿剂被广泛应用于治疗一系列疾病，如高血压、水肿症状（包括心力衰竭和肾病引起的水肿）、肝硬化伴腹水，以及其他需要调节体液平衡的病症。

禁忌证：某些情况下利尿剂的使用是禁忌的，如严重肝肾功能损害、电解质紊乱如低钾血症、妊娠和哺乳期女性需谨慎使用。此外，也需监测药物给患者带来的风险，如电解质失衡（低钾血症、低钠血症、低氯血症、低钙血症、低镁血症）等。

6. 使用注意事项

严格按照医生的建议进行用药，切勿自行调整剂量或中断治疗。

定期监测肾功能和电解质水平，出现异常状况应及时咨询医务人员。

配合健康的生活方式，如低盐饮食控制和适量饮水，以帮助药物发挥最佳效果。

特殊人群如老年人、儿童和孕妇需要特别注意，务必在医生指导下量身定制治疗方案。

血管加压素 V2 受体拮抗剂（如托伐普坦）

用于治疗临床上明显的高容量性和正常容量性低钠血症，特别是血钠浓度低于 125mmol/L，或低钠血症不明显但有症状且限液治疗效果不佳的患者。这包括伴有心力衰竭、肝硬化及抗利尿激素分泌异常综合征（SIADH）的患者。通常起始剂量为 15mg，每日 1 次，根据患者反应和耐受性，可逐渐增加至 30mg 或 60mg，每日一次，建议在早晨服用。禁用于肝功能严重受损、无尿患者、对药物成分过敏者，以及妊娠期和哺乳期女性。使用期间需定期监测肝功能和电解质水平，并注意水分摄入以防脱水。重要限制事项包括不应用于需要紧急升高血钠以预防或治疗严重神经系统症状的患者。此外，尚未确定使用本品使血清钠浓度升高后对症状改善的益处。

肺动脉高压的相关药物

肺动脉高压（PAH）是一种严重且进展性疾病，由于肺动脉内压力升高，右心室负担加重，最终可能引发右心衰竭甚至危及生命。治疗肺动脉高压的药物主要通过以下机制发挥作用：首先，这些药物通过扩张肺血管降低肺动脉压力，改善血液中的氧气运输和心脏功能；其次，它们抑制血管收缩和重塑，促进血流畅通，减轻高血压对肺循环和全身的影响；最后，这些药物通过降低右心室的压力负担，减少心脏病发作的风险，从而延缓疾病进展并显著提高患者的生活质量。治疗方案通常包括内皮素受体拮抗剂（如波生坦、安立生坦）、磷酸二酯酶-5抑制剂（如西地那非、他达拉非）、可溶性鸟苷酸环化酶刺激剂（如利奥西呱）及前列环素类似物（如依前列醇、曲前列尼尔）。

1. 药物类别

钙通道阻滞剂：这些药物主要用于急性血管反应试验阳性患者。它们通过阻止钙离子进入心脏和血管平滑肌细胞，导致血管扩张和降低心率。根据患者的心率情况，医生会选择合适的药物，如硝苯地平、氨氯地平或地尔硫䓬。

磷酸二酯酶-5抑制剂：这类药物通过抑制磷酸二酯酶-5的活性，增加肺血管平滑肌中一氧化氮的浓度，导致血管扩张并降低肺动脉压力。

内皮素受体拮抗剂：通过阻断内皮素（一种促使血管收缩的物质）的作用，这些药物促进血管扩张，并帮助减轻肺动脉高压症状。

可溶性鸟苷酸环化酶激动剂：利奥西呱通过独特的双重激活机制，提高血浆中的环磷酸鸟苷水平，促进血管舒张并对抗血管重塑。

前列环素类似物和前列环素受体激动剂：由血管内皮细胞生成的前列环素是强效的血管扩张剂和内源性血小板聚集抑制剂，能显著改善肺动脉高压患者的症状。

抗凝治疗：虽然存在效果差异，抗凝治疗在某些肺动脉高压患者中能有效减少血栓风险，但应个体化决策。

2. 适应证

这些药物适用于被诊断为肺动脉高压的患者、有肺动脉高压病史的患者，以及有严重心脏病风险因素的患者。

3. 禁忌证

对药物成分过敏、严重肾脏或肝脏功能不全、低血压患者及某些特定的心脏病患者（如严重心律失常）禁用这些药物。

4. 使用注意事项

在使用肺动脉高压治疗药物时，患者应严格遵循医嘱，确保按建议剂量服药。需要注意可能的副作用，如头痛、消化不良和低血压。如果出现严重副作用，应及时就医。此外，患者应定期检查以评估病情进展和疗效，避免药物相互作用，并采取健康的生活方式，如戒烟、限制酒精摄入、保持健康饮食和适当锻炼，以支持药物治疗的效果。

α受体阻滞剂类药物

α受体阻滞剂是一类常用药物，广泛应用于心血管疾病和泌尿系统疾病的治疗。其作用机制是通过选择性或非选择性地阻断α肾上腺素受体，干预肾上腺素系统的调节，从而产生多种药理效应。首先，这类药物能够抑制血管平滑肌的收缩，导致血管扩张，从而降低全身或局部血压，常用于治疗高血压和某些血管痉挛性疾病。此外，α受体阻滞剂还能通过降低外周血管阻力，减少心脏的泵血负担，减轻心脏负荷。在泌尿系统中，这些药物通过放松尿道括约肌和膀胱颈部平滑肌，改善尿流动力学，因此该类药物被广泛用于治疗前列腺增生引起的尿流障碍。

1. 常见药物的用法及用量

哌唑嗪（prazosin）：口服服用，建议在餐后服用以减少胃肠不适。初始剂量为每日1～2mg，分2～3次服用，根据患者的个体反应逐渐增加至最大剂量，通常最大剂量为每天20mg。

特拉唑嗪（terazosin）：通常在就寝前服用以减少起立性低血压的发生风险。初始剂量为每日1mg，分1次口服，随后逐渐增加剂量以达到有效剂量，通常每日剂量为1～20mg。

2. 适应证

α受体阻滞剂适用于多种疾病。对于高血压患者，这些药物能够降低血压并改善心脏功能，因此常用于这类患者。此外，该类药物通过扩张冠状动脉，可改善心肌供血，从而缓解心绞痛。对于前列腺增生患者，该类药物减少尿道括约肌和膀胱颈部的肌肉紧张，改善尿流情况。

3. 禁忌证

对该类药物过敏或有严重过敏史的患者不应使用。此外，低血压病史或有明显低血压倾向的患者，心动过缓或其他心脏传导阻滞的患者应避免使用此类药物。孕妇、哺乳期妇女和儿童等特殊人群在使用这些药物时需在医生指导下进行。

治疗心律失常的药物

心律失常是指心脏搏动的速率、节律或传导异常，可能导致心输出量减少，严重时危及生命。治疗心律失常的药物主要作用于心脏电生理过程，通过调整心脏细胞的自动性、兴奋性和传导速度来纠正或预防心律失常。

正确使用抗心律失常药物的原则：抗心律失常药物的使用首先需要全面了解患者的病史，尤其是基础心脏病的治疗情况，以及病因和诱因的纠正。在适应证的把握上，需要明确并不是所有心律失常都需要抗心律失常药物治疗，只有当心律失常直接导致明显症状、血流动力学障碍或具有致命风险时，才考虑使用药物。有些如早搏、短阵非持续性心动过速、心室率不快的心房颤动，一般不需用抗心律失常药物。同时，还要注意这些药物的潜在不良反应，包括对心功能的影响、可能诱发的心律失常及对其他器官和系统的副作用。

1. 常见心律失常药物

β受体阻滞剂：如美托洛尔和比索洛尔，适用于室上性心律失常如早搏、心房颤动的治疗。通常通过逐渐增加口服剂量至有效水平来实现治疗效果。

钠通道阻滞剂：如利多卡因和普鲁卡因胺，主要用于室性心律失常的治疗。这类药物可以口服或静脉注射，剂量应根据患者个体反应来调整。

钾通道阻滞剂：如胺碘酮和索他洛尔，可用于室性和室上性心律失常的治疗，通常口服，剂量逐渐增加至有效。

钙通道阻滞剂：如维拉帕米和地尔硫䓬，主要用于室上性心律失常的治疗。根据不同患者的情况，剂量及使用方式有所不同。

2. 适应证

抗心律失常药物适用于治疗室上性心律失常（如心房颤动、心房扑动、房性早搏）及室性心律失常（如室性早搏、室性心动过速、心室颤动）。此外，有症状性心律失常（如心悸、胸闷、晕厥）也可考虑使用。

3. 禁忌证

对药物成分过敏或有严重副作用史的患者不应使用这些药物。其他禁忌证包括严重心功能不全、严重低血压或心源性休克。对于一些特定的心律失常类型，如二度或三度房室传导阻滞，使用钙通道阻滞剂和β受体阻滞剂者应慎重。

4. 使用注意事项

遵循医嘱是使用抗心律失常药物的基本原则，不能随意更改药物种类和剂量。治疗过程中，需定期做心电图检查以评估疗效，并根据病情调整药物使用。此外，应警惕可能的副作用，如低血压、心动过缓或心律失常加重。药物相互作用也需考虑，在使用其他药物时要告知医生。

治疗低血压的药物

低血压是指血压偏低，通常指收缩压低于90mmHg或舒张压低于60mmHg。低血压可能导致头晕、乏力、心悸等不适症状。治疗低血压的药物主要包括收缩血管药物和增加心输出量药物。

收缩血管药物与增加心输出量药物的作用：收缩血管药物通过促进血管收缩，增加血管阻力，从而使血压升高。这类药物可以有效缓解低血压患者因血流不足导致的头晕、乏力等症状，改善患者的生活质量。另外，增加心输出量的药物通过增强心脏的收缩力和心率，提高心脏排血量，从而进一步提升血压。这类药物对于因心脏功能不足导致的低血压患者尤为重要，因为它们能够帮助改善心脏泵血效能，支持血液循环功能。

1. 常见药物

麻黄碱类药物（如麻黄素、麻黄碱）：这些药物是典型的收缩血管药物，常用于治疗由血管扩张引起的低血压和休克症状。通常的用量为每次 10～20mg，每日 3～4 次。

盐酸米多君（midodrine）：这是一种常用于治疗神经性低血压的药物。通常口服，每次 10～20mg，每日 3 次，需根据患者的病情和反应调整剂量。

去甲肾上腺素（norepinephrine）：常用于治疗休克性低血压，通常通过静脉输液或静脉泵入方式给药，剂量根据病情和生命体征动态调整。

多巴胺类药物（如多巴酚丁胺、多巴胺）：这些药物通过增加心输出量，适用于低血压和心力衰竭等症状的患者。使用方法通常为静脉泵入，具体剂量根据患者的病情而定。

2. 适应证

这类药物适用于血压偏低、休克及心力衰竭等状况的患者。当低血压引起较为明显的症状如头晕、乏力等时，使用这类药物可以有效改善患者的状态。

3. 禁忌证

这些药物禁用于患有严重心律失常、心肌缺血和重度肺心病的患者。此外，过敏或有对这些药物的严重过敏史的患者也应避免使用。

4. 使用注意事项

在使用这类药物时，严格按照医生的建议进行剂量调节，避免擅自增减药量。定期监测血压和心率是必要的，以防止药物引发血压过高或过低。此外，这些药物可能会引起头晕、乏力、恶心、呕吐等症状，使用时需注意安全，避免进行可能导致跌倒等危险的活动。在治疗期间，患者应避免饮酒和避免过度劳累，以防加重低血压症状带来的身体不适。

心血管常用中成药

心血管中成药在预防和治疗心血管疾病中发挥着重要作用，通过多种中草药成分的科学组合，提供了活血化瘀、益气温阳、芳香开窍等多种疗效，适用于不同类型的心血管疾病。以下是一些常见的心血管中成药及其功效和特点：

1. 常见药物

（1）芪苈强心胶囊：主要成分包括黄芪、茯苓、桂枝、附子、党参等，具有益气温阳、利水消肿的功效，主要用于慢性心力衰竭患者，能够改善心功能，缓解水肿、气短等症状，适合长期调理使用。

（2）速效救心丸：由川芎、冰片等组成，具有活血化瘀、芳香开窍的作用，常用于冠心病和心绞痛的急性发作，能够迅速缓解胸痛、胸闷等症状，是常备的急救用药。

（3）心元胶囊：主要成分为人参、黄芪、丹参、三七等，具有益气养阴、活血化瘀的功效，适用于冠心病、心绞痛、心肌缺血等，能够改善心肌供血，缓解胸闷、心悸等症状。

（4）麝香保心丸：由麝香、苏合香、冰片、檀香等组成，具有芳香开窍、活血化瘀的作用，主要用于冠心病和心绞痛的急性发作，能迅速缓解症状，改善心肌供血。

（5）通心络胶囊：含有人参、黄芪、丹参、三七、冰片等成分，具有益气活血、通络止痛的功效，适用于冠心病、心绞痛、脑供血不足等，能够改善血液循环，缓解胸痛、卒中等症状。

（6）丹参滴丸：由丹参、三七、冰片组成，具有活血化瘀、改善心肌供血的作用，常用于冠心病和心绞痛的治疗，尤其适合心肌缺血患者。

（7）复方丹参片：成分与丹参滴丸相似，包括丹参、三七、冰片，具有活血化瘀、改善血液循环的作用，适用于冠心病、心肌缺血等症状的缓解。

（8）脑心通胶囊：由丹参、川芎、红花、赤芍等组成，具有活血化瘀、通络止痛的功效，适用于冠心病、脑供血不足等心脑血管疾病患者，能够缓解胸痛、头晕等症状。

（9）心可舒片：主要成分为黄芪、丹参、三七、川芎等，具有益气活血的作用，适用于气虚血瘀型冠心病和心绞痛患者的治疗，能够改善气虚血瘀引起的胸闷、心悸等症状。

（10）冠心苏合丸：由苏合香、冰片、檀香、乳香等组成，具有芳香开窍、活血化瘀的功效，主要用于冠心病和心绞痛的急性发作，能够迅速缓解胸痛、胸闷等症状。

（11）血府逐瘀胶囊：含有桃仁、红花、当归、川芎等成分，具有活血化瘀、行气止痛的作用，适用于胸痛、头痛、失眠等血瘀证，能够改善血液循环，缓解瘀血引起的不适。

2. 使用注意事项

辨证施治：根据中医辨证理论，结合患者的具体症状和体质选择合适的药物，避免盲目用药。

遵医嘱：严格按照医生的建议服用中成药，不自行调整剂量或更换药物，以免影响疗效或引发不良反应。

疗效监测：在用药期间需定期监测病情变化，评估药物的疗效，必要时调整治疗方案。

药物相互作用：注意中成药与其他药物（如西药、其他中成药）的相互作用，服用前应告知医生所有正在使用的药物。

特殊人群慎用：孕妇、哺乳期女性、儿童及肝肾功能不全患者需谨慎使用，必要时咨询医生。

第十六章　心血管系统常见手术

经皮冠状动脉介入治疗

经皮冠状动脉介入治疗（percutaneous coronary intervention，PCI）是一种微创的心脏介入手术，通过心导管技术治疗冠状动脉狭窄或堵塞所引起的心脏疾病，恢复或改善冠状动脉供血不足造成的心肌缺血症状。这种技术通常通过手腕（桡动脉）或大腿（股动脉）上的小切口插入导管，运用球囊扩张和支架置入等手段扩张血管，恢复血流。PCI手术具有创伤小、恢复快的优点，已成为治疗冠心病的重要方法之一，特别是在急性冠脉综合征（ACS）患者中的应用显著提高了患者的生存率和生活质量。

PCI手术通常分为以下几个关键步骤：首先，医生在局部麻醉后通过桡动脉或股动脉插入一根细长的导管，导管在造影机器的透视下被引导至冠状动脉开口。其次，通过注入对比剂实现冠状动脉造影，医生能够清晰地观察到冠状动脉狭窄或堵塞的具体部位及严重程度。最后，医生将一根导丝通过狭窄部位，并将球囊导管送至病变位置，通过高压注射液体使球囊膨胀，从而扩张狭窄的血管腔。如果病变复杂或狭窄较严重，球囊扩张后通常会置入支架以保持血管的开放状态。此外，对于某些特殊病变（如短段狭窄、小血管病变），医生可能选择药物球囊治疗而不放置支架。手术完成后，医生会进行进一步造影检查确认血流恢复情况，最后拔除导管并封闭穿刺部位。整个过程一般持续1～2小时，患者需留院观察1～2天以确保安全。

PCI手术中常用的心脏支架包括金属裸支架（BMS）、药物洗脱支架（DES）和生物可吸收支架，不同类型的支架具有不同的特点和适应证。金属裸支架是最早开发的支架类型，主要通过机械支撑血管来改善血流，但其再狭窄率较高，目前已逐渐被药物洗脱支架取代。药物洗脱支架通过在支架表面涂覆抗增殖药物（如西罗莫司或紫杉醇），在置入后缓慢释放药物，抑制血管内膜增生，从而显著降低再狭窄的发生率。生物可吸收支架是一种新型支架，由可降解聚合物制成，能够在1～2年逐渐被人体吸收，避免了长期置入物可能引发的炎症反应和血栓风险，同时促进血管的自然修复。药物球囊则是一种不留置置入物的治疗器械，通过向血管壁释放抗增殖药物（如紫杉醇），抑制血管内膜增生，适用于支架内再狭窄、小血管病变和分叉病变等特殊情况，特别是对于不能耐受长期双联抗血小板治疗的患者具有重要意义。

1. 适应证

PCI手术适用于多种冠状动脉疾病，包括稳定型心绞痛、急性冠脉综合征（如急性心肌梗死和不稳定型心绞痛）、冠状动脉狭窄导致的缺血性心肌病，以及冠状动脉再狭窄等情况。对于急性心肌梗死患者，PCI是最主要的再灌注治疗手段，能够显著降低心肌坏死面积和死亡率。对于稳定型心绞痛患者，PCI 可缓解症状、改善生活质量，但需结合患者的整体心血管风险、病变复杂程度及药物治疗效果综合评估。

2. 禁忌证

尽管 PCI 是一种相对安全的治疗方法，但在某些情况下不宜进行手术。例如，对对比剂或抗凝药物过敏的患者、严重心肾功能不全者、活动性出血或明显凝血功能障碍的患者，以及存在严重感染或全身性疾病的患者均为 PCI 的禁忌证。此外，对于冠状动脉病变过于弥漫、完全闭塞时间较长或血管解剖结构复杂的患者，PCI 可能无法取得满意效果，此时可能需要考虑冠状动脉旁路移植术。

3. 术后抗血栓治疗

术后抗血栓治疗是 PCI 成功的重要保障，能够有效预防支架内血栓形成和缺血性事件。稳定型冠心病患者在接受 PCI 后，通常建议双联抗血小板治疗（阿司匹林联合氯吡格雷或替格瑞洛）6 ~ 12 个月，随后改为单药抗血小板治疗（如阿司匹林）长期维持。对于药物球囊治疗的患者，双联抗血小板治疗疗程较短，通常为 1 ~ 3 个月。急性冠脉综合征患者则需接受至少 12 个月的双联抗血小板治疗，部分高危患者可能需延长治疗时间。此外，对于存在出血高风险的患者，可根据具体情况缩短双联抗血小板治疗疗程，并加强术后随访和监测。

4. 注意事项

在进行 PCI 手术前，患者需与医生充分沟通病史、过敏史及当前用药情况，并完成一系列术前检查，包括血常规、凝血功能、肝肾功能、心电图、超声心动图及冠状动脉 CT 等检查。术后护理同样至关重要，患者需严格遵医嘱服用抗血小板药物，并注意观察药物可能引起的不良反应，如皮肤出血、胃肠道反应等。术后应避免剧烈运动和重体力劳动，保持充足的睡眠和适当的饮食调节，以促进身体恢复。对于穿刺部位的护理，需注意避免感染和血肿形成，若出现异常情况需及时就医。此外，患者应定期复查血压、血糖、血脂等指标，并进行心电图和超声心动图检查，以监测心脏功能和支架内血流情况。

随着介入技术和器械的不断进步，PCI 手术的安全性和有效性正在逐步提高。新型药物洗脱支架和生物可吸收支架的研发进一步降低了术后再狭窄和血栓形成的风险，为患者提供了更好的长期预后。此外，药物球囊的应用范围正在扩大，特别是在复杂病变和高出血风险患者中的应用前景广阔。未来，结合人工智能和影像学技术的精准 PCI 手术，以及更高效的抗血栓治疗策略，将进一步优化冠心病的介入治疗效果，造福更多患者。

冠状动脉旁路移植术

冠状动脉旁路移植术（coronary artery bypass grafting，CABG）是一种通过使用患者自身的血管（通常是腿部的大隐静脉、胸部的乳内动脉或手臂的桡动脉）绕过冠状动脉狭窄或堵塞区域，恢复心肌血流的外科手术。这种手术是治疗冠心病（coronary artery disease，CAD）的重要方法，尤其适用于复杂或广泛的冠状动脉病变。CABG 能够有效缓解心绞痛症状，改善心功能，降低心肌梗死的发生风险，并显著提高患者的生活质量和长期生存率。与经皮冠状动脉介入治疗（PCI）相比，CABG 在多支血管病变、左主干病变及伴有心功能不全的患者中具有更优的长期预后。然而，随着 PCI 技术的不断进步，许多复杂的冠状动脉病变也逐渐能够通过介入治疗解决，尤其是药物洗脱支架、药物球囊和旋磨技术的应用，使得部分原本需要 CABG 的患者可以选择微创的 PCI 治疗。

1. 适应证

CABG 适用于复杂的冠状动脉疾病，尤其是药物治疗或 PCI 治疗效果不佳的患者。主要适应证包括三支血管病变（特别是伴心功能不全或严重心绞痛者）、左主干病变、多支血管病变伴心肌梗死、主动脉瓣病变合并冠状动脉病变，以及药物治疗无效或不能耐受的稳定型心绞痛。此外，对于急性冠脉综合征（如急性心肌梗死或不稳定型心绞痛）合并高危解剖学病变的患者，CABG 也被认为是有效的治疗手段。

SYNTAX 积分常用于评估冠状动脉病变的复杂性，帮助判断 CABG 的必要性和预后。SYNTAX 评分：0～22 分，低危，PCI（也就是通常说的心脏支架和药物球囊治疗等）；22～32 分，中危，PCI 或 CABG 均可；≥ 33 分，高危，CABG。

2. 禁忌证

CABG 在某些情况下可能增加手术风险或降低术后获益，因此需谨慎评估或禁忌实施。主要禁忌证包括严重感染（如活动性感染）、严重出血倾向（如凝血功能障碍或抗凝药物导致的异常）、广泛且不可逆的心肌缺血（如大面积心肌坏死）、严重心功能不全（左心室射血分数极低）及全身性疾病（如晚期恶性肿瘤或严重肝肾衰竭）。术前需综合评估患者的全身状况和手术风险，以制订最优治疗方案。

3. 手术过程

CABG 手术通常在全身麻醉下进行，手术时间为 3～6 小时，具体取决于病变血管的数量和复杂程度。传统的 CABG 手术通过正中胸骨切开术打开胸腔，暴露心脏和冠状动脉。外科医生通常使用患者自身的乳内动脉（LIMA）作为首选移植物，因为其长期通畅率较高。此外，大隐静脉（来自腿部）或桡动脉（来自手臂）也常被用作移植物。手术中，患者通常连接到体外循环心肺机以维持血液循环和氧合，外科医生将移植物的一端缝合到主动脉，另一端缝合到狭窄或堵塞部位远端的冠状动脉，从而绕过病变区域恢复血流。近年来，微创 CABG 和非体外循环 CABG（"不停跳"手术）逐渐被推广，这些方法通过小切口进行操作，并在心脏跳动状态下完成手术，适用于特定患者，但对外科医生的技术要求较高。

4. PCI 技术的进步与 CABG 的选择

随着 PCI 技术的快速发展，许多复杂的冠状动脉病变也逐渐能够通过介入治疗解决。例如，药物洗脱支架（DES）的广泛应用显著降低了支架内再狭窄的发生率，使得多支血管病变患者也可以选择 PCI 治疗。此外，药物球囊、旋磨技术和血管内影像学（如 OCT 和 IVUS）的应用，使得复杂病变（如钙化病变、分叉病变和慢性完全闭塞病变）也能够通过 PCI 进行有效治疗。

对于某些高危患者，PCI 的微创性和较短的恢复时间使其成为 CABG 的替代选择。然而，对于左主干病变、三支血管病变伴心功能不全或糖尿病患者，CABG 仍然是更优的治疗方案，尤其是在长期预后方面。

5. 术后注意事项

CABG 术后护理对手术成功和患者长期预后至关重要。患者术后通常需要在重症监护病房（ICU）观察 24～48 小时，以监测生命体征、心功能和术后并发症。术后需逐步恢复日常活动，避免剧烈运动和重体力劳动，同时遵循医生建议进行饮食调节，以控制体重、血脂和血糖水平。药物治疗是术后管理的重要组成部分，包括抗血小板药物（如阿司匹林和氯吡格雷）、他汀类药物（调节血脂）、β 受体阻滞剂（改善心功能）和 ACEI/ARB/ARNI 类药物（控制血压和保护心脏）。患者需警惕术后可能出现的并发症，如穿刺部位出血、感染、心律失常、心肌梗死或移植物闭塞等，若出现异常症状需及时就医。术后生活方式的改变同样重要，患者需戒烟限酒、保持健康饮食、适量运动，并定期随访以监测心功能、血脂和血压等指标，确保手术效果的长期维持。

临时起搏器植入术

临时起搏器植入术是一种救命的重要手段，用于治疗严重的缓慢性心律失常。通过股静脉植入临时起搏器，短期内可以帮助心脏维持正常的心律，从而保证足够的血流供应。

1. 适应证

临时起搏器的适应证包括严重心动过缓，即当心脏跳动过慢而无法满足机体对血流需求时。它也适用于高度房室传导阻滞的患者，这种情况是心脏收缩与舒张之间的传导受到严重阻碍。此外，在等待植入永久性起搏器期间，需要维持心率稳定的患者，以及心脏手术后需要暂时性心律失常治疗的患者，也可能需要临时起搏器的帮助。

2. 禁忌证

临时起搏器的禁忌证包括伴有严重感染的患者，因为这可能导致起搏器感染并增加并发症风险。严重凝血功能障碍的患者在手术过程中可能会出现出血不止的风险。对植入材料过敏的患者也不适合使用临时起搏器。此外，对于严重心功能不全的患者，临时起搏器可能无法改善预后，因此不建议使用。

3. 注意事项

在进行临时起搏器植入前，需对患者进行全面评估，包括心电图和超声心动图（Echo）检查，以了解具体病情并评估手术的风险和获益。术前准备应按照医生的建议进行，如调整凝血功能药物和进行抗感染治疗。在手术过程中，需密切监测患者的心电图和血压等生命体征，以确保手术安全顺利进行。术后护理重点在于避免感染，肢体制动，以免电极导线移位，定期检查伤口愈合情况，并及时调整起搏器的参数。患者应遵循医生的建议，避免剧烈运动并定期复查，以确保起搏器的正常工作和自身健康。

永久起搏器植入术

永久起搏器是一种医疗设备，主要用于治疗由于心脏传导系统功能障碍导致的心律失常。会确保合适的心率和心率反应，恢复因心率缓慢而受损的循环和血流动力学。通过电刺激来刺激心脏的搏动，改善患者的生活质量，并降低心脏病发作的风险。

起搏器的组成：起搏器通常由三个主要部分组成，即发生器、导线和电极。发生器是起搏器的核心部件，包含电池和电子电路，负责提供能量并控制电刺激信号的产生和传输。导线是连接发生器与心脏的柔软电缆，一端与发生器相连，另一端通过静脉插入心脏，用于接收心脏的电信号并将电刺激信号传递到心脏的特定位置。电极位于导线末端，附着在心脏组织上，用于感知心脏的电信号并传递电刺激信号以调节或恢复心脏的搏动。

起搏器的类型：永久起搏器根据其功能可分为不同类型，包括单腔起搏器、双腔起搏器和三腔起搏器。单腔起搏器通过一个导线连接到一个心房或一个心室；双腔起搏器通过两个导线连接到心房和心室；三腔起搏器通常用于治疗严重的心脏传导系统紊乱，通过额外的导线刺激左心室，以改善心脏的整体收缩功能。

1. 适应证

以下人群可能需要进行永久起搏器植入术：病态窦房结综合征患者，由于窦房结功能减退导致心率过缓，严重影响生活质量和生命安全；完全性房室传导阻滞患者，心脏的上、下腔之间的电信号传导受阻，导致心率过缓或心律失常；三度房室传导阻滞患者，心脏上、下腔之间的电信号传导完全中断，可能导致心脏骤停；长 QT 综合征患者，心脏复极过程异常，容易导致严重的心律失常，甚至猝死。

2. 禁忌证

手术风险因素，某些情况可能会增加起搏器植入术的风险，包括严重感染，可能导致手术部位感染并引发起搏器感染；严重出血倾向，如术前凝血功能异常或使用抗凝药物；严重心功能不全，患者可能无法耐受手术过程；过敏体质，对起搏器材料过敏可能导致植入后的并发症。

3. 注意事项

在接受永久起搏器植入术前，患者需要进行一系列准备工作。首先，术前检查是必不可少的，包括详细的心电图和超声心动图检查以评估手术的适应证和潜在风险。其次，患者应与医生共同选择最合适的起搏器型号，根据具体的病情和需求进行个性化选择。术后护理同样重要，患者需要定期门诊随访，以监测起搏器的功能和电池寿命，并在必要时及时调整参数或更换电池。妥善保管好起搏器信息卡，以便他人了解其植入了起搏器。

植入起搏器后，患者需要注意避免接触某些产生电或磁场的设备。例如，可以靠近电视、收音机和微波炉，但应避免其他可能干扰起搏器的设备。在旅行时，患者应告知机场安检人员自己装有起搏器，因为起搏器的金属部件可能触发金属探测器警报，安检人员可能会使用其他方法进行检查。手机和其他设备也需谨慎使用，它们可能产生强磁场而影响起搏器的功能。为安全起见，建议将手机放在腰以下的口袋或包里，远离起搏器。

传统的心脏起搏器通常不建议进行 MRI 检查，因为强磁场可能会干扰起搏器的功能，甚至导致设备故障。然而，近年来，已经有专门设计的 MRI 兼容起搏器问世，这些设备在特定条件下可以安全地进行 MRI 检查。患者应首先确认其起搏器是否为 MRI 兼容型号，并咨询心脏病专科医生进行专业评估。即使起搏器是兼容的，仍需在检查前对设备进行特定的编程调整，并在有心脏监测和急救设备的环境下进行 MRI 检查，以确保患者安全。在检查完成后，可能需要对起搏器进行重新检查和调整，以确保其功能正常。

植入型心律转复除颤器植入术

植入型心律转复除颤器（implantable cardioverter defibrillator，ICD）植入术是一种用于预防和治疗严重心律失常的常见手术，主要目的是降低心源性猝死的风险。心源性猝死通常由恶性心律失常（如室性心动过速或室颤）引起，这些异常心律会导致心脏无法有效泵血，从而引发意识丧失甚至死亡。ICD 是一种小型的医疗设备，能够实时监测心脏的电活动，并在检测到危及生命的心律失常时迅速干预，恢复正常心跳。

1. 适应证

植入型心律转复除颤器（ICD）的适应证包括有室性心动过速（VT）或心室颤动（VF）发作史的患者，尤其是在没有可逆病因（如心肌梗死或药物中毒）的情况下。此外，严重心功能不全的患者，特别是左室射血分数（LVEF）低于 35% 且存在心源性猝死风险的患者，高危家族遗传性心脏病（如长 QT 综合征、Brugada 综合征、心肌病等）患者也是 ICD 植入的适应人群。对于无症状性室性心动过速但经药物治疗无效或无法耐受药物的患者，以及通过心脏电生理检查发现有致命性心律失常风险的患者，ICD 也被认为是有效的治疗选择。

2. 禁忌证

ICD 植入手术的禁忌证包括严重感染或皮肤感染，因其可能导致手术部位的感染。另一个禁忌证是严重出血倾向或凝血功能障碍，因为这会增加术中和术后出血的风险。生命预期较短的患者（如晚期癌症患者）也不适合植入 ICD，因为手术的长期获益有限。此外，如果心律失常可通过药物或其他方式（如射频消融）有效控制，那么植入 ICD 的必要性降低。对于风险极低的心源性猝死患者，ICD 的预防作用有限。孕妇也是禁忌证之一，因为手术和电磁干扰可能对胎儿产生不利影响。

3. 注意事项

术前准备：在 ICD 植入术前，医生会进行全面的评估，包括心脏电生理检查和超声心动图（Echo）检查，以确认患者的适应性。患者需提前告知医生自己的药物过敏史、疾病史和手术史。同时，进行必要的术前检查，如血常规、凝血功能检测、心电图和胸片等，以全面评估身体状况。

术中操作：ICD 植入手术通常在心脏电生理实验室进行，患者会接受局部麻醉。手术开始时，对手术部位进行消毒。ICD 通常植入在左锁骨下方或左胸肌肉组织内。整个手术过程需要 1 ~ 3 小时，具体时间视患者个体情况而定。

术后护理：在术后，患者需要严格遵循医生的指示，定期复查并根据需要调整治疗方案。日常活动需谨慎，避免伤口感染、剧烈运动及重物搬运，以防止 ICD 移位或导线脱落。在日常生活中，需注意与其他电子设备的相互干扰，如手机和 MRI 设备，进行 MRI 检查时务必告知医生已植入 ICD。逐渐恢复日常活动需在医生的指导下进行。

心脏再同步化治疗

心脏再同步化治疗（cardiac resynchronization therapy，CRT）是一种专门针对某些类型心力衰竭患者的治疗方法，主要用于改善心脏的机械和电活动的协调性。心力衰竭患者中，有一部分人由于心脏电信号传导异常（如左束支传导阻滞），导致心室的收缩不同步，心脏泵血效率下降，进一步加重心力衰竭症状。CRT 通过植入一种特殊的心脏起搏器，帮助恢复心室的同步收缩，从而改善心脏功能。

1. 适应证

心力衰竭患者特别是左室射血分数（LVEF）低于 35% 的情况下，以及具有纽约心脏协会（NYHA）评分为Ⅲ级或Ⅳ级的严重心力衰竭症状患者可能是 CRT 的适应证。此外，患者如果存在左心室收缩不同步现象，显示为心电图上的 QRS 波延长（≥ 120 毫秒），也是 CRT 考虑的指征。对于那些即使在接受充分药物治疗后症状仍未得到明显改善的患者，CRT 可能会有显著的临床获益。

2. 禁忌证

CRT 植入有一些禁忌证需要考虑。患者若有严重感染或皮肤感染，可能增加手术部位的感染风险。有严重出血倾向或凝血功能障碍的患者，可能在术中或术后发生严重出血。对于生命预期较短的患者（如晚期癌症患者），可能无法从 CRT 中获益。此外，对于未经充分药物治疗或尚未明确药物治疗效果的患者，不建议直接进行 CRT 植入。

3. CRT 实施

CRT 通过将 BiV 起搏器置入患者胸部，这一过程包括通过上胸部的小切口经血管置入导线到心脏的不同位置，导线连接到脉冲发生器上。该脉冲发生器被放置在胸部皮下以协调心脏的电活动。视情况，可能需要使用含有埋藏式心脏转复除颤器的组合设备，这能感知并治疗可能致命的心律失常。

4. 注意事项

术前准备：在手术前，医生会对患者进行全面评估，这包括病史、体格检查、心电图、超声心动图（Echo）和实验室检查，以确认患者适合接受 CRT 植入。在手术前期，患者需根据医嘱停用抗凝药物如华法林和阿司匹林，以降低出血风险。手术前一晚，患者需禁食禁饮以防止术中呕吐和误吸。

术中与术后：在手术过程中，医生将监测患者的生命体征，如心率、血压和血氧饱和度，并在出现任何异常时采取措施。术后，患者需严格遵循医嘱，定期接受复查和调整治疗方案。日常生活中，避免剧烈运动和重物，以防止 CRT 设备或导线移位。患者需注意与电子设备的相互干扰，如手机和 MRI 设备。在进行 MRI 检查时，务必告知医生以采取必要的安全措施。逐渐在医生指导下恢复日常活动是恢复过程的重要环节。

主动脉内球囊反搏

主动脉内球囊反搏（intra-aortic balloon pump, IABP）是一种用于辅助心脏功能的治疗手段。通过在主动脉内植入一个球囊泵，根据心脏跳动的周期性进行充气和排气，从而增加心输出量，减轻心脏负担，改善心脏氧供，缓解心肌缺血，稳定病情。

1. 适应证

严重的心肌缺血，如急性心肌梗死和不稳定型心绞痛，这些情况需要立即改善心肌供血。IABP 也用于严重心力衰竭患者，如急性心功能不全和低心排血量综合征，以帮助维持心输出量。此外，心脏手术前后（如冠状动脉旁路移植术和瓣膜手术）及心脏介入治疗（如冠状动脉支架植入术）中，IABP 可用于支持心脏功能。心脏移植术后，IABP 辅助心脏功能恢复，帮助患者度过术后关键期。

2. 禁忌证

IABP 的禁忌证包括主动脉瘤或主动脉夹层，因为球囊的膨胀可能导致动脉破裂。严重的主动脉瓣关闭不全患者也不适合使用 IABP，因为反搏可能加重血液反流。严重感染和高度凝血功能障碍的患者在使用 IABP 时风险增加，可能导致感染扩散或出血不止。此外，对球囊材料过敏的患者也不适合使用 IABP。

3. 注意事项

在进行 IABP 植入前，需全面评估患者的心血管状况、凝血功能和感染情况，以确保手术适应证和禁忌证的准确判断。术前准备包括停用影响凝血功能的药物和进行抗感染治疗。在手术过程中，需密切监测患者的心电图和血压等生命体征，以确保手术安全顺利进行。术后，需严密观察植入 IABP 肢体的动脉搏动、皮肤温度、颜色，以及大小腿围和尿量，并与对侧进行比较，发现异常需积极处理。定期检查患者有无出血倾向，如穿刺部位出血或血肿、皮下瘀斑、口鼻出血及生命体征不稳、血红蛋白持续下降等。术后护理包括充分固定 IABP 管路、注意无菌操作以预防感染，并要求患者体位相对固定，半卧位不能超过 45°。加强心理护理，对于躁动患者必要时适当镇静，以确保患者的舒适和安全。

体外膜氧合器植入术

体外膜氧合器(ECMO)植入术是一种高级生命支持治疗手段，通过植入一个体外膜氧合器，将患者的血液引流到体外，进行充分的氧合和二氧化碳清除，再输回体内，从而暂时替代心脏和(或)肺脏的功能。用于危重症、存在危及生命的肺衰竭或心力衰竭、其他治疗无效的患者。需要 ECMO 的患者大多仅需使用数日，但有时需要使用数周。这有助于维持患者的生命体征，为心脏和肺脏恢复争取时间。

1. 适应证

因严重心肌梗死、心肌炎等导致的难以纠正的心源性休克，以及严重肺部感染和急性呼吸窘迫综合征（ARDS）导致的难以纠正的低氧血症。ECMO 也用于心脏手术和器官移植术后出现的低心排血量综合征，以及心肺复苏后心肺功能无法维持生命的患者。此外，新生儿和婴幼儿的先天性心脏病及严重呼吸窘迫综合征患者也可能需要 ECMO 的支持。

2. 禁忌证

对 ECMO 材料严重过敏的患者及严重凝血功能障碍的患者禁忌，因为这可能导致手术过程中出血不止。伴有严重感染的患者可能面临感染扩散的风险，从而增加并发症发生的可能性。对于患有终末器官功能衰竭且经评估认为 ECMO 不能改善预后的患者，以及患有严重出血性疾病或其他无法控制的出血风险的患者，也不适合使用 ECMO。

3. ECMO 的实施

ECMO 通常在医院的 ICU 中实施。医生会选择合适的施术部位，可能涉及大腿根部、胸部或颈部的血管。在进行消毒后，医生将导管插入大血管中。对于 V–A ECMO，导管会插入静脉和动脉；对于 V–V ECMO，导管可能仅插入静脉。导管被固定并连接至 ECMO 设备，设备会抽出患者的血液进行氧合后再泵回体内。医护人员会监测血液流动，并调整呼吸机参数以便肺部休息。专业团队会管理 ECMO 患者，监测心率、血压和氧含量，并使用药物预防血凝块形成。

4. 注意事项

术前准备：在进行 ECMO 植入术之前，患者需要接受全面的身体评估和相关检查，以确定其适合性。医生会评估患者的心肺功能、凝血功能、肝肾功能等，并评估可能存在的并发症风险。术前，患者需接受抗凝治疗和抗感染预防，以降低手术过程中的风险。

术后护理：患者需要接受密切监测和护理，包括生命体征、ECMO 系统状态、凝血功能和感染情况。医生会制订药物治疗方案以预防并发症。患者需遵循医生建议进行康复训练和恢复护理，以提高患者术后生存率和生活质量。

风险和并发症：尽管 ECMO 可以帮助患者度过危险期，但也伴随一定的风险和并发症，如出血、感染、血栓形成和器官功能障碍。因此，术前、术中和术后，医生和患者需充分沟通，了解可能的风险，并共同制订预防和处理方案。

心律失常的射频消融术

导管消融术有时称为"射频导管消融术"或"冷冻消融术"，可治疗某些导致心脏跳动过快的疾病，需在医院实施。射频消融术是一种微创治疗心律失常的手术方法，通过特殊的导管将射频能量传递到心脏内，对异常电活动的组织进行放电消融，从而消除异常的心脏传导通路，恢复正常的心脏节律。

1. 适应证

室上性心动过速：起源于心房或房室交界处的快速心律，可能导致心悸、气促等症状。

室性心动过速：起源于心室的快速心律，可能引发严重心律失常，甚至猝死。

心房颤动：心房快速而不规律的收缩，可能导致血栓形成、脑卒中等并发症。

心房扑动：心房快速而规律的收缩，可能导致心功能减退和心力衰竭。

2. 禁忌证

严重感染：感染可能导致手术部位感染，增加手术风险。

严重出血倾向：术前凝血功能异常、使用抗凝药物等原因导致的出血倾向，增加手术风险。

严重心功能不全：心功能极度减退，可能无法耐受手术过程，增加手术风险。

近期心肌梗死：近期心肌梗死患者，心脏组织尚未修复，增加手术风险。

3. 射频消融术的注意事项

术前检查：患者需要接受详细的心电图检查、超声心动图等，以评估手术适应证和风险。

麻醉选择：根据患者的病情和手术需要，选择合适的麻醉方法，如局部麻醉或全身麻醉。

心房颤动和心房扑动射频消融前，需要做经食管超声或其他检查，排除左心房没有血栓才可以做手术。否则还需要接受至少 3 周的抗凝治疗才可以考虑手术。

4. 射频消融术的实施

准备：患者可能被要求在手术前几天停用某些药物。在某些情况下，可以在消融手术之前进行心脏影像学检查，通常是超声心动图。建议大多数患者在手术前一天晚上的午夜停止进食和饮水。对于有生育能力的女性，通常在手术前立即进行妊娠试验，因为术中有时会使用 X 线检查。

操作：在手术开始前，通过静脉注射镇静药物。由于这种类型的镇静效果通常较深，因此许多患者不知道手术过程中发生了什么。

将小涂层导线（"导管"）插入血管，然后进入心脏以定位问题，有时还会诱发异常节律。这些导管通常通过大腿内侧的股静脉插入，然后在透视（低能量 X 线）或三维电生理解剖标测系统的引导下定位到心脏腔内。有时，导管也可以通过静脉从颈部、上胸部或手臂的一侧插入。医生会检查心脏的各个部位，并通常尝试诱发心律失常以进行诊断和治疗。

识别引起心律失常的心脏部分。右心房和右心室通过股静脉（大腿）到达。如果需要左心房通路，则在右心房和左心房之间的壁上开一个小孔。在确定心律失常的原因后，医生将使用射频能量（热或电烙）或冷冻消融（冷冻）来治疗问题区域。在手术过程中将监测心率和节律、氧气水平和血压。

手术完成后，医生可能会尝试引起心律失常的发生。如果无法启动，则该过程被视为成功。但是，如果心律失常仍然可以开始，则会提供额外的射频能量或冻结。

手术时间的长短因患者而异，具体取决于所治疗的心律失常类型和其他因素。通常，该过程持续 2 小时或更长时间。

消融后护理：患者将被送往恢复区，同时镇静药物的效果逐渐消失。在此期间，将监测导管部位的出血情况并密切观察心律。患者必须卧床数小时，以降低导管部位出血的风险。患者可能会感到疲倦，镇痛药在很短的时间就会代谢。

患者可能会被要求在手术后几周内每天服用阿司匹林以防止血栓。经过一些消融后，需要一种更强大的血液稀释药物（抗凝剂）。医生将提供有关手术后所需药物的更详细信息。

术后观察：术后早期密切观察患者的心率和心律情况，患者如有不适及时向医生汇报，必要时做心电图、超声心动图（Echo）和胸片等检查。

遵循医嘱：患者在术后需要遵循医嘱，定期随访，密切关注病情变化。出院后如有复发，应及时就近记录心电图，并与手术医生取得联系，决定下一步的治疗方案。

5. 患者在手术后需要特别注意的事项

日常生活：术后一般 1 周后可恢复正常活动，避免剧烈运动和提拿重物，以免影响伤口愈合和导致心律失常复发。同时，患者需要遵守医生的饮食建议，避免食用高脂、高盐和高糖食品，多食用蔬菜、水果、鱼类等健康食品。此外，需要避免情绪波动、过度疲劳等因素，以免影响心脏的稳定性和健康状况。

术后药物治疗：手术后，患者需要按照医生的建议服用药物，如抗心律失常药物、抗凝剂等，以保证心律的稳定和预防血栓的形成。患者需要遵守医生的用药建议，按时服药，避免漏服和过量服用。同时，患者需要注意药物的不良反应，如头晕、胃肠不适、皮疹等，如出现异常情况需要及时就诊。

风险和应对措施：手术后可能会出现一些并发症，如局部出血、血肿、心肌穿孔、心包填塞等，需要密切观察。如果出现异常情况，患者需要及时就诊，避免病情恶化。

电除颤与电复律

在急救领域，电除颤和电复律是两种关键的心脏治疗方法，通过给心脏施加电击以恢复正常心律。它们的主要作用是终止心脏的异常节律，使心脏重新恢复正常搏动。

电除颤：主要针对严重的心律失常，如心室颤动和心室扑动。其目的是在短时间内恢复患者的有效循环，避免因心脏骤停导致的死亡。

电复律：主要用于治疗其他类型的心律失常，如心房颤动、心房扑动、房性心动过速等，目的是使心脏恢复正常的节律和功能。

1. 适应证

电除颤和电复律是用于纠正严重心律失常的即刻治疗方法。电除颤特别适用于没有脉搏的心室颤动和心室扑动，这些情况会导致心脏突然停止泵送血液，可能危及生命。电复律则适用于治疗顽固性心房颤动和心房扑动，尤其是在药物治疗无效时。这些方法在恢复正常的心律方面非常有效，迅速解决急性心律失常。

2. 禁忌证

尽管电除颤和电复律是急救治疗的核心，但有些情况下需谨慎使用。对于有心脏血栓性疾病的患者，如未经过充分抗凝治疗（不足 3 周）的心房颤动 / 心房扑动或有心室血栓的情况下，电复律可能增加栓塞风险。此外，患有高度房室传导阻滞或病态窦房结综合征的患者，如果未装置起搏器或起搏器未进行适当设置，应避免电复律。

3. 注意事项

操作前，医生需要对患者进行全面评估，包括心电图和超声心动图（Echo）检查，以详细了解患者的具体病情并确定治疗的风险和收益。在操作准备阶段，患者应按医生建议进行，如服用抗凝药物和麻醉前的准备。在治疗过程中，医生会密切监测患者的生命体征，如心率和血压，确保治疗的安全性和成功性。护理方面，应检查患者皮肤有无损伤，定期评估心脏功能，严格遵循药物治疗方案，注意休息与适当锻炼以预防并发症。治疗后，患者应继续遵医嘱，定期复查心电图并监测心脏功能，以确保治疗效果和健康状况的稳定。

心脏瓣膜病的介入治疗

心脏瓣膜病是一种常见的心血管疾病，可能对患者的生活质量和生存期产生严重影响。介入治疗是治疗心脏瓣膜病的有效方法之一。

1. 介入治疗的作用

心脏瓣膜病的介入治疗是一种微创治疗方法，通过导管将特殊的器械或植入物经股静脉传送至心脏，以修复或更换受损的心脏瓣膜。这种方法能够有效改善心脏功能、缓解症状，并降低并发症的风险，从而显著提高患者的生活质量和生存期。介入治疗较传统开胸手术而言创伤更小、恢复更快，尤其适合高危患者或不适合手术的患者。

2. 适应证

介入治疗适用于多种心脏瓣膜病，包括主动脉瓣狭窄或关闭不全，这些病变可能导致心功能不全和心绞痛；二尖瓣狭窄或关闭不全，可能引发心功能不全和心房颤动；肺动脉瓣狭窄或关闭不全，可能导致心功能不全和肺动脉高压；以及三尖瓣狭窄或关闭不全，可能引起类似的症状。通过介入治疗可以有效缓解这些症状，提高患者的心脏功能。

3. 禁忌证

在考虑介入治疗时，一些禁忌证需要注意。严重感染可能导致手术部位感染，增加手术风险；严重出血倾向，如术前凝血功能异常或使用抗凝药物，也会增加手术风险。严重心功能不全的患者可能无法耐受手术过程，而严重肺动脉高压可能导致手术效果不佳。此外，某些患者的心脏解剖结构不适合进行介入治疗，如心脏畸形或严重钙化，这些情况可能增加手术风险。

4. 注意事项

术前评估对于介入治疗至关重要，患者需要接受心电图、超声心动图（Echo）和心导管检查以评估手术适应证和风险。麻醉选择根据患者的病情和手术需要进行，可能选择局部麻醉或全身麻醉。术后护理同样重要，患者需密切观察生命体征，确保心率稳定，并遵医嘱服药，预防感染和出血等并发症。术后定期随访，密切关注病情变化，如有不适，应及时就诊。

开胸手术与抗凝治疗对于选择开胸手术进行瓣膜置换的患者，使用机械瓣后需要长期服用抗凝药物如华法林，以防止血栓形成。患者需定期进行凝血检查，根据结果调整药物剂量，避免出血或血栓风险。使用生物瓣的患者通常术后需服用抗凝药物约 6 个月，然后逐渐停药。生物瓣由猪或牛的心脏瓣膜制成，虽具耐久性，但仍有钙化风险，因此术后短期抗凝治疗可有效防止血栓形成。

先天性心脏病的介入治疗

先天性心脏病是一种常见的心脏疾病，严重时可能对患者的生命安全构成威胁。介入治疗是治疗先天性心脏病的有效方法之一。

1. 介入治疗的作用

介入治疗是治疗先天性心脏病的有效方法之一，通过微创手术方式，利用导管将特殊器械或植入物传送至心脏，以修复或改善心脏的结构或功能。这种治疗方法能够有效缓解症状、改善心功能、降低并发症风险，从而提高患者的生活质量和生存期。

2. 适应证

介入治疗适用于多种先天性心脏病，包括房间隔缺损（ASD），这是一种心房之间的缺损，可能导致肺动脉高压和心功能不全；室间隔缺损（VSD），心室之间的缺损，可能导致类似的并发症；动脉导管未闭（PDA），胎儿时期的血管未闭合，可能导致心功能不全和感染性心内膜炎；主动脉瓣狭窄和肺动脉瓣狭窄，这些瓣膜狭窄可能导致心功能不全和心绞痛。

3. 禁忌证

在进行介入治疗时，有一些禁忌证需要考虑。严重感染可能导致手术部位感染，增加手术风险；严重出血倾向，如术前凝血功能异常或使用抗凝药物，也会增加手术风险。严重心功能不全的患者可能无法耐受手术过程，而严重肺动脉高压可能导致手术效果不佳。此外，部分患者的心脏解剖结构不适合进行介入治疗，可能需要采用其他治疗方法。

4. 注意事项

在进行介入治疗前，患者需要接受详细的心脏评估，包括心电图、超声心动图（Echo）和心导管检查，以评估手术适应证和风险。麻醉选择应根据患者的病情和手术需要进行，可选择局部麻醉或全身麻醉，麻醉医生需密切监测患者的生命体征。术后护理至关重要，患者需密切观察生命体征，确保心率稳定，并注意休息、遵医嘱服药，预防感染和出血等并发症。定期复查心脏功能和结构，以及进行必要的康复训练，遵循医嘱，定期随访，密切关注病情变化，如有不适，应及时就诊。

心包穿刺术

心包穿刺术是一种紧急救治手段，用于缓解心脏压迫，对于急性心包积液或心脏压塞等危及生命的情况具有重要意义。心包穿刺术的主要作用是在急性心包积液或心脏压塞时迅速将心包内多余的液体引流出来，以解除心脏压迫，恢复正常心功能。

1. 适应证

心包穿刺术主要用于治疗和诊断因心脏炎症、感染、外伤或手术等原因引起的急性心包积液。其目的是缓解心脏压塞，这是一种由于心包内积液增多导致心脏充盈受限的危急状态。心包积血，通常由心脏外伤或主动脉夹层破裂引起的心包内出血，也可以通过心包穿刺术来处理。另外，心包穿刺术亦用于诊断性目的，以评估心包积液的性质并帮助确定病因。

2. 禁忌证

心包穿刺术的禁忌证包括对局部麻醉药过敏的患者，以及存在严重凝血功能障碍的情况，这可能导致出血风险显著增加。局部皮肤严重感染区域也不适合穿刺。此外，存在心包脓肿及手术无法安全进行的情况下，都应当避免进行心包穿刺术。无法配合操作的患者，如严重意识障碍者，同样不适合进行此项手术。

3. 实施过程

常规准备对于大多数心脏压塞导致血流动力学衰竭的患者，建议采取仰卧位以促进心包积液流向低垂区，使心脏更贴近胸壁。对于清醒患者，因可能有呼吸困难和端坐呼吸倾向，需要取端坐位或半卧位以便舒适。镇静并不通常推荐，特别对于血流动力学不稳定的患者，而若需对血流无明显受损的清醒患者给予镇静，应使用短效药物如氯胺酮、芬太尼或咪达唑仑。

心包积液引流路径的选择应依据超声结果、患者体型和积液分布。

4. 注意事项

在进行心包穿刺术前，医生需对患者进行全面评估，包括病史、诊断目的，并制订个体化治疗方案。在术前，患者需按医生建议暂停抗凝药物，进行局部消毒等准备。术中，医生会密切监测患者的生命体征、心电图和血压。术后，需在医生指导下进行护理，注重引流管的维护，防止移位、阻塞或感染。患者还需密切观察术后症状，如有心悸、气促等异常，应及时告知医生。遵医嘱进行定期复查心电图和超声心动图等检查，以确保手术效果和健康。

心内膜心肌活检

心内膜心肌活检（endomyocardial biopsy，EMB）是一种用于获取心脏肌肉组织样本的医疗技术，通常在局部麻醉下进行。医生通过在颈部、手臂或腹股沟处插入导管，将其引导至心脏，并使用活检钳获取心肌组织样本。该过程在影像设备的引导下进行，以确保精确性和安全性。样本随后被送往病理实验室进行分析，以帮助诊断心肌炎、心肌病、心脏移植排斥反应等疾病。

1. 适应证

心内膜心肌活检是一种用于诊断和监测多种心脏疾病的有力工具。它适用于诊断病毒性、细菌性、寄生虫性和自身免疫性心肌炎，以及肥厚型、扩张型和限制型心肌病。心内膜心肌活检还用于监测心脏移植后的排斥反应，帮助鉴别心源性猝死的原因。此外，它在诊断心脏肿瘤或心内膜炎，以及某些特殊情况下对心脏病变原因的诊断中也发挥着重要作用。

2. 禁忌证

心内膜心肌活检的禁忌证包括对局部麻醉药过敏的患者，以及患有严重出血性疾病或凝血功能障碍的患者，因为这些情况可能导致手术中出血不止。存在严重感染的患者、心包积液明显者、严重心功能不全者，以及无法配合操作的患者，也不适合进行心内膜心肌活检。

3. 注意事项

在进行心肌活检前，医生需对患者进行全面评估，了解病史并明确诊断目的，以制订个体化治疗方案。术前准备包括暂停抗凝药物和进行局部消毒等。在手术过程中，医生会密切监测患者的生命体征、心电图和血压，以确保手术的安全性和顺利进行。术后，患者需在医生指导下进行适当护理，注意休息并避免剧烈运动。密切观察术后症状，如有出血或感染等异常情况，应及时告知医生。患者还需遵医嘱，定期复查心电图和超声心动图（Echo）等，以确保心内膜心肌活检的效果和自身健康。